U0203404

神经内镜手术：争议与启示
Controversies in Neuroendoscopy

主　编　（美）彼得·纳卡吉

Peter Nakaji，MD

Professor

Director of Minimally Invasive and Endoscopic Neurosurgery

Program Director of the Neurosurgery Residency Program

Department of Neurosurgery

Barrow Neurological Institute

Phoenix，Arizona

（美）哈桑·A. 扎伊迪

Hasan A. Zaidi，MD

Assistant Professor

Co-Director of Adult Spinal Deformity/Scoliosis

Department of Neurosurgery

Harvard Medical School/Brigham and Women's Hospital

Boston，Massachusetts

主　审　张亚卓

主　译　黄国栋

北方联合出版传媒（集团）股份有限公司

辽宁科学技术出版社

·沈 阳·

Copyright © 2019 of the original English language edition by Thieme Medical Publishers, Inc., New York, USA.
Original title:
Controversies in Neuroendoscopy by Peter Nakaji / Hasan A. Zaidi

©2024 辽宁科学技术出版社。
著作权合同登记号：第 06-2020-36 号。

版权所有·翻印必究

图书在版编目（CIP）数据

神经内镜手术：争议与启示 /（美）彼得·纳卡吉（Peter Nakaji），（美）哈桑·A. 扎伊迪（Hsan A. Zaidi）主编；黄国栋主译 . — 沈阳：辽宁科学技术出版社，2024.3
ISBN 978-7-5591-3103-4

Ⅰ.①神… Ⅱ.①彼… ②哈… ③黄… Ⅲ.①内窥镜检—应用—神经外科手术 Ⅳ.①R651

中国国家版本馆CIP数据核字（2023）第132283号

出版发行：辽宁科学技术出版社
　　　　　（地址：沈阳市和平区十一纬路25号　邮编：110003）
印　刷　者：辽宁新华印务有限公司
经　销　者：各地新华书店
幅面尺寸：210mm×285mm
印　　张：18.5
插　　页：4
字　　数：420千字
出版时间：2024年3月第1版
印刷时间：2024年3月第1次印刷
责任编辑：吴兰兰
封面设计：顾　娜
版式设计：袁　舒
责任校对：黄跃成

书　　号：ISBN 978-7-5591-3103-4
定　　价：260.00 元

投稿热线：024-23284363
邮购热线：024-23284502
E-mail:2145249267@qq.com
http://www.lnkj.com.cn

审译者名单

主审

张亚卓　北京市神经外科研究所

主译

黄国栋　深圳大学第一附属医院

副主译

洪　涛　南昌大学附属第一医院　　　　鲁晓杰　江南大学附属中心医院

张晓彪　复旦大学附属中山医院　　　　刘卫平　西安市人民医院

参译人员（按姓氏汉语拼音排序）

陈凡帆　深圳大学第一附属医院　　　　陈　垒　深圳大学第一附属医院

高大宽　空军军医大学西京医院　　　　郭　英　中山大学附属第三医院

黎　震　深圳大学第一附属医院　　　　李维平　深圳大学第一附属医院

刘　松　首都医科大学附属北京天坛医院　　刘玉飞　深圳大学第一附属医院

唐　斌　南昌大学附属第一医院　　　　王　波　深圳大学第一附属医院

王　清　江南大学附属中心医院　　　　谢　涛　复旦大学附属中山医院

阳吉虎　深圳大学第一附属医院　　　　姚　勇　北京协和医院

张秋生　深圳大学第一附属医院　　　　张协军　深圳大学第一附属医院

感谢那些在我们辩论中获益的患者；感谢我们以精神和热情与之共同讨论的同事；感谢我的家人对我的包容。

Peter Nakaji，MD

献给我的家人，他们教给我无私的爱的真正含义。

Hasan A. Zaidi，MD

前言

我一直认为神经内镜是一个工具，而不是神经外科领域一个独立的学科，显微镜的引入并没有产生一个独立的学科，也没有创造出一个亚专业。当然，我从来没有编写过关于神经外科手术中使用显微镜的图书，或教授过专业的课程，我也不参加各种协会和国际神经内镜联合会。然而，与任何新工具一样，无论是病变可视化的工具还是切除病变的工具，其效用和应用都应有一个明确的定义，理解这些工具及它们的具体用途有助于我们评估它们是否具有价值。

神经内镜为神经外科手术提供了新的方法，从而使患者受益。在神经内镜之前，开放手术更容易达到目的，但现在很多开放的手术神经内镜都可以完成。在任何领域，推翻传统和寻找新的方式都是一个很重要的过程，但是，和大多数创新一样，一开始并不是总被人们所接受，而且常会引起争议，且每一方都在为自己的观点辩护。然而，有许多的方式可以使我们在双方的辩论中做出选择，细微的差别就是其中之一。这是编辑们为这本书确定的初衷。

Nakaji 和 Zaidi 召集了来自世界多地的神经外科专家，他们在显微镜和内镜的使用方面有着丰富的经验，共同为这个特殊的可视化工具编著了最实用和有效的参考书。内镜通常需要放置在一个腔道内，才能达到其最大使用效率，因此，在只有有限空间的颅脑手术中似乎受到了限制。然而，这本书介绍了使用内镜提高手术效果的不同方法，鼻腔通道可以扩大以容纳内镜和手术器械，内镜所提供的强大照明和放大效果，可以更加精准地用于颅底病变手术。当切除大脑或小脑肿瘤时，所形成的腔道可以有效地用来放置神经内镜，而内镜反过来又可以显示可能在显微镜下观察不到的肿瘤残留。蛛网膜下腔是神经内镜发挥优势的潜在介质，甚至神经内镜可以更好地暴露腕管。

作为一个在职业生涯接受过争议的人，我可以证明，接受争议而不是回避争议是有益的。这并不意味着身处争议可以感受到平缓或者愉悦，而是作为辩论的旁观者，我们可以获得更多的信息，甚至觉得很有趣，我希望读者在这本书中能体会到这些。这本书包含适合每个人的内容：涵盖了从脑室镜到脊柱手术入路到周围神经外科的不同章节，而提出的辩论从中性甚至到极端。

Peter Nakaji 是我以前的同事（好像是很久以前的事），现在依旧是我的同事，另一位主编 Zaidi 医生是他所在医院的住院医师，现在也是他的同事，都在波士顿的 Brigham and Women's 医院工作。他们都是微创手术或"锁孔"的倡导者，我相信，他们的坚持是经过深思熟虑的，并且听取了双方的意见。本着这种精神，他们主编了目前你手中的这本著作，这本书的目的就是为各种内镜手术和开放手术的利弊进行讨论。我们常常在一些学术会议上目睹"不文明"的辩论，并想对与会者呼喊："放下武器，我们是战友，我们共同的敌人是神经系统疾病。"我们的最终目的是期望神经内镜技术如显微镜一般，获得应有的地位。

所以，我希望您认真读一读这本书，无论是用来学习还是"放松"，您和您的患者都将会从中获益。

Charles Teo, AM, MBBS, FRACS
Conjoint Professor of Neurosurgery, UNSW
Consulting Professor of Neurosurgery,
Duke Medical College, USA
Yeoh Ghim Seng Visiting Professor, NUH, Singapore
Professor Honoris Causa, Hanoi Medical University, Vietnam
Director, Centre for Minimally Invasive Neurosurgery, Sydney
Founder, Charlie Teo Foundation for Brain Cancer Research

序言

为什么要编写这样一本神经内镜讨论的书？主要是因为技术的进步而进行激烈而不失文明的辩论迫在眉睫。随着神经外科技术的发展和外科手术新技术的应用，必须通过更加仔细地检查而为患者提供选择，技术的进步带来了全新的手术方式，新技术的应用以与原有手术竞争或者以威胁着原有手术的方式开展着。有时，开放手术向微创手术的转变不是循序渐进的，而是根本性的。当外科医生进行显微外科手术切除胶样囊肿或经神经内镜切除囊肿时，他们的目的是一致的；但是，这些技术并不是各自独有的，就外科医生的手术技能而言，两者并不能立即转换。人们通常无法在它们之间提供一种"交叉"的方法。

这本书涵盖了神经外科各种病理范围，并明确指出神经外科学者必须在为患者选择治疗方案时做出严格选择。在这种多因素患者管理辩论中看到双方为决策者提供指导，提供最佳选择，进一步推动这一领域的发展。患者也有自己的偏好，我们应认识到患者的个人意向并给予适当的重视，因为患者最终会找到专业的神经外科医生。在许多情况下，两种治疗方法都可以选择，但我们必须推荐一种方法。在这本书中，我们要求每一位作者必须阐述支持观点的论据。同时，评判者提供了正反双方的观点，目的不是提供法律依据，而是提供对争议的神经内镜主旨的严格辩论。对于辩论既不鼓励也不反对，你会发现偶尔也会有积极的推荐。Martin Luther King Jr. 曾说过："衡量一个人的最终标准，不是看他在舒适顺利时的立场，而是看他在面临挑战和正义时的立场。"神经外科医生每天都在生死或者功能与非功能之间纠结，他们应该站在患者的立场，向患者分享他们的知识，就像本书中所写的一样，这才是唯一正确和有益的。

我们为你在这本书中找到的贡献和贡献者感到自豪，继续读下去，好好享受吧！

致谢

感谢我们的同事们——外科和内科的大师，他们从繁忙的工作中抽出时间在章节中分享他们宝贵的知识和经验，让本书得以顺利出版。我们还要感谢 Barrow 神经病学研究所神经科学出版部门的全体工作人员，包括编辑 Mary Ann Clifft、Paula Higginson、Joseph C. Mills、Dawn Mutchler 和 Lynda Orescanin，编辑协调员 Rogena Lake 和 Samantha Soto，以及制作编辑 Cassandra Todd，感谢医学插画家 Peter Lawrence 和 Joshua Lai 以及创作封面的 Michael Hickman。感谢 Thieme 医学出版社，特别是 Tim Hiscock，感谢他看到了这本书的潜力，感谢负责图书出版的 Kenn Schubach。最后，也是最重要的一点，感谢我们的患者和他们的家人，感谢他们把生命托付给我们，感谢他们给予我们照顾他们的机会。

编者名单

Hussam Abou-Al-Shaar, MD
Department of Neurosurgery
Hofstra Northwell School of Medicine—Northwell Health
Manhasset, New York

Nimer Adeeb, MD
Department of Neurosurgery
Louisiana State University—Shreveport
Shreveport, Louisiana

Vijay Agarwal, MD
Department of Neurosurgery
Albert Einstein College of Medicine
Bronx, New York

Syed Hassan Akbari, MD
Department of Neurosurgery
Washington University School of Medicine
St. Louis, Missouri

Brian L. Anderson, MD
Department of Neurosurgery
Pennsylvania State University School of Medicine
Hershey, Pennsylvania

Al-Wala Awad, MD
Department of Neurosurgery
University of Utah School of Medicine
Salt Lake City, Utah

Nicholas C. Bambakidis, MD
Department of Neurological Surgery
Case Western Reserve University
University Hospitals Case Medical Center
Cleveland, Ohio

André Beer-Furlan, MD
Department of Neurological Surgery
Rush University Medical Center
Chicago, Illinois

Ruth E. Bristol, MD
Department of Neurosurgery
Barrow Neurological Institute
Phoenix Children's Hospital
Phoenix, Arizona

Brandon Burroway, MS
Department of Neurological Surgery
University of Miami Miller School of Medicine
Miami, Florida

Margaret Carmody, MD
Department of Neurological Surgery
Case Western Reserve University
University Hospitals Case Medical Center
Cleveland, Ohio

Juanita Celix, MD
Department of Neurosurgery
Aurora Neuroscience Innovation Institute
Aurora St. Luke's Medical Center
Milwaukee, Wisconsin

Srikant Chakravarthi, MD
Department of Neurosurgery
Aurora Neuroscience Innovation Institute
Aurora St. Luke's Medical Center
Milwaukee, Wisconsin

Hsuan-Kan Chang, MD
Department of Neurological Surgery
University of Miami Miller School of Medicine
Miami, Florida

Peng-Yuan Chang, MD
Department of Neurological Surgery
University of Miami Miller School of Medicine
Miami, Florida

Jason Chu, MD
Department of Neurosurgery
Emory University School of Medicine
Atlanta, Georgia

Martin Corsten, MD
Department of Otolaryngology and Head and Neck Surgery
Aurora Neuroscience Innovation Institute
Aurora St. Luke's Medical Center
Milwaukee, Wisconsin

William T. Couldwell, MD
Department of Neurosurgery
University of Utah School of Medicine
Salt Lake City, Utah

Doniel G. Drazin, MD
Department of Neurosurgery
Cedars-Sinai Medical Center
Los Angeles, California

J. Bradley Elder, MD
Department of Neurological Surgery
Ohio State University
Columbus, Ohio

Richard G. Ellenbogen, MD, FACS
Department of Neurological Surgery
University of Washington School of Medicine
Seattle, Washington

Johnathan A. Engh, MD
Department of Neurological Surgery
University of Pittsburgh Medical Center
Pittsburgh, Pennsylvania

Chikezie Eseonu, MD
Department of Neurosurgery
Johns Hopkins Hospital
Baltimore, Maryland

Walid I. Essayed, MD
New York-Presbyterian/Weill Cornell Medical Center
New York, New York

James J. Evans, MD
Department of Neurological Surgery
Jefferson University School of Medicine
Philadelphia, Pennsylvania

Daniel R. Felbaum, MD
Department of Neurosurgery
MedStar Georgetown University Hospital
Washington, D.C.

Juan C. Fernandez-Miranda, MD
Department of Neurological Surgery
University of Pittsburgh Medical Center
University of Pittsburgh School of Medicine
Pittsburgh, Pennsylvania

Richard G. Fessler, MD, PhD
Rush University Medical Center
Chicago, Illinois

Steffen K. Fleck, MD
Department of Neurosurgery
University of Greifswald
Greifswald, Germany

Tatsuhiro Fujii, MD
Department of Neurological Surgery
Keck School of Medicine
Univeristy of Southern California
Los Angeles, California

Melanie Fukui, MD
Department of Neurosurgery
Aurora Neuroscience Innovation Institute, and
Department of Radiology
Aurora St. Luke's Medical Center
Milwaukee, Wisconsin

Paul A. Gardner, MD
Department of Neurological Surgery
University of Pittsburgh Medical Center
University of Pittsburgh School of Medicine
Pittsburgh, Pennsylvania

Samer S. Ghostine, MD
Division of Neurosurgery
University of California, Riverside
Riverside, California

Saksham Gupta, MD
Harvard Medical School
Boston, Massachusetts

Ali S. Haider, MD
Division of Neurosurgery
Hospital for Sick Children
University of Toronto
Toronto, Canada

Douglas A. Hardesty, MD
Department of Neurosurgery
Barrow Neurological Institute
Phoenix, Arizona

Roger Hartl, MD
Weill Cornell Medical School
New York, New York

Tim Heiland, MD
Weill Cornell Medical School
New York, New York

Christopher S. Hong, MD
Department of Neurosurgery
Yale University School of Medicine
New Haven, Connecticut

Mark Iantosca, MD
Department of Neurosurgery
Pennsylvania State University School of Medicine
Hershey, Pennsylvania

Jonathan Jennings, MD
Department of Radiology
Aurora St. Luke's Medical Center
Milwaukee, Wisconsin

J. Patrick Johnson, MD
Department of Neurosurgery
Cedars-Sinai Medical Center
Los Angeles, California

Paul E. Kaloostian, MD
Riverside Community Hospital
Riverside, California

Manish K. Kasliwal, MD, MCh
University Hospitals
Case Western Reserve University
Cleveland, Ohio

Amin Kassam, MD
Department of Neurosurgery
Aurora Neuroscience Innovation Institute
Aurora St. Luke's Medical Center
Milwaukee, Wisconsin

D. Keiner, MD
Department of Neurosurgery
Universität des Saarlandes
Saarbrücken, Germany

Sammy Khalili, MD
Department of Otolaryngology and Head and Neck Surgery
Aurora Neuroscience Innovation Institute
Aurora St. Luke's Medical Center
Milwaukee, Wisconsin

Terrence T. Kim, MD
Department of Orthopedic Surgery
Cedars Sinai Medical Center
Los Angeles, California

Varun R. Kshettry, MD
Department of Neurological Surgery
Jefferson University School of Medicine
Philadelphia, Pennsylvania

Nayan Lamba, BA
Harvard Medical School
Boston, Massachusetts

Edward R. Laws, Jr., MD
Brigham and Women's Hospital
Harvard Medical School
Boston, Massachusetts

Amy Lee, MD
Department of Neurological Surgery
University of Washington School of Medicine
Seattle, Washington

John Y. K. Lee, MD
Department of Neurosurgery
University of Pennsylvania
Philadelphia, Pennsylvania

Andrew S. Little, MD
Department of Neurosurgery
Barrow Neurological Institute
Phoenix, Arizona

Mark A. Mahan, MD
Department of Neurosurgery
University of Utah School of Medicine
Salt Lake City, Utah

Michael W. McDermott, MD
Department of Neurological Surgery
University of California, San Francisco
San Francisco, California

Kevin M. McGrail, MD
Department of Neurosurgery
MedStar Georgetown University Hospital
Washington, D.C.

Justin Moore, MD
Beth Israel Deaconess Medical Center
Harvard Medical School
Boston, Massachusetts

Peter Nakaji, MD
Department of Neurosurgery
Barrow Neurological Institute
Phoenix, Arizona

Rodrigo Navarro-Ramirez, MD
Department of Neurosurgery
Weill Cornell Medical School
New York, New York

Vikram V. Nayar, MD
Department of Neurosurgery
MedStar Georgetown University Hospital
Washington, D.C.

William C. Newman, MD
Department of Neurological Surgery
University of Pittsburgh Medical Center
Pittsburgh, Pennsylvania

Joachim Oertel, MD
Department of Neurosurgery
Universität des Saarlandes
Saarbrücken, Germany

Christopher S. Ogilvy, MD
Division of Neurosurgery
Beth Israel Deaconess Medical Center
Harvard Medical School
Boston, Massachusetts

Joseph A. Osorio, MD, PhD
Department of Neurological Surgery
University of California, San Francisco
San Francisco, California

Nelson Oyesiku, MD, PhD
Department of Neurosurgery
Emory University School of Medicine
Atlanta, Georgia

Sheri K. Palejwala, MD
Department of Neurosurgery
University of Arizona
Tucson, Arizona

Kamlesh Patel, MD
Department of Neurosurgery
Washington University School of Medicine
St. Louis, Missouri

Daniel M. Prevedello, MD
Department of Neurological Surgery
Ohio State University
Columbus, Ohio

Helen Quach, MD
Centre for Minimally Invasive Neurosurgery
New South Wales, Australia

Alfredo Quinones-Hinojosa, MD
Departments of Neurosurgery and Oncology
Johns Hopkins Hospital
Baltimore, Maryland

Amol Raheja, MD
Departments of Neurosurgery
University of Utah School of Medicine
Salt Lake City, Utah

Leonardo Rangel-Castilla, MD
Department of Neurosurgery
Mayo Clinic
Rochester, Minnesota

Jordina Rincon-Torroella, MD
Department of Neurosurgery
The Johns Hopkins University
Baltimore, Maryland

Richard Rovin, MD
Department of Neurosurgery
Aurora Neuroscience Innovation Institute
Aurora St. Luke's Medical Center
Milwaukee, Wisconsin

James T. Rutka, MD
Division of Neurosurgery
Hospital for Sick Children
University of Toronto
Toronto, Canada

Henry W. S. Schroeder, MD, PhD
Department of Neurosurgery
University of Greifswald
Greifswald, Germany

Theodore H. Schwartz, MD
Stanford University School of Medicine
Stanford, California

K. Schwerdtfeger, MD
Department of Neurosurgery
Universität des Saarlandes
Saarbrücken, Germany

Justin Singer, MD
Department of Neurological Surgery
University Hospitals Case Medical Center
Cleveland, Ohio

Harminder Singh, MD
Stanford University School of Medicine
Stanford, California, and
New York-Presbyterian/Weill Cornell Medical Center
New York, New York

Matthew D. Smyth, MD
Department of Neurosurgery
Washington University School of Medicine
St. Louis, Missouri

Carl H. Snyderman, MD
Department of Otolaryngology
University of Pittsburgh Medical Center
University of Pittsburgh School of Medicine
Pittsburgh, Pennsylvania

Robert F. Spetzler, MD
Department of Neurosurgery
Barrow Neurological Institute
University of Arizona College of Medicine
Phoenix, Arizona

Charles Teo, AM, MBBS, FRACS
Centre for Minimally Invasive Neurosurgery
New South Wales, Australia

Philip V. Theodosopoulos, MD
Department of Neurological Surgery
University of California, San Francisco
San Francisco, California

Ajith J. Thomas, MD
Division of Neurosurgery
Beth Israel Deaconess Medical Center
Harvard Medical School
Boston, Massachusetts

Luis M. Tumialán, MD
Department of Neurosurgery
Barrow Neurological Institute
Phoenix, Arizona

Francisco Vaz-Guimaraes, MD
Department of Neurological Surgery
University of Pittsburgh Medical Center
University of Pittsburgh School of Medicine
Pittsburgh, Pennsylvania

Eric W. Wang, MD
Department of Neurological Surgery
University of Pittsburgh Medical Center
University of Pittsburgh School of Medicine
Pittsburgh, Pennsylvania

Michael Y. Wang, MD
Department of Neurological Surgery and
Department of Rehabilitation Medicine
University of Miami Miller School of Medicine
Miami, Florida

Wei-Hsin Wang, MD
Department of Neurological Surgery
University of Pittsburgh School of Medicine
University of Pittsburgh Medical Center
Pittsburgh, Pennsylvania, and
Department of Neurosurgery
Neurological Institute
Taipei Veterans General Hospital
National Yang-Ming University School of Medicine
Taipei, Taiwan

Andrew I. Yang, MD
Department of Neurosurgery
University of Pennsylvania
Philadelphia, Pennsylvania

Brad E. Zacharia, MD
Department of Neurosurgery
Pennsylvania State University School of Medicine
Hershey, Pennsylvania

Gabriel Zada, MD
Department of Neurological Surgery
Keck School of Medicine
University of Southern California
Los Angeles, California

Hasan A. Zaidi, MD
Department of Neurosurgery
Harvard Medical School/Brigham and Women's Hospital
Boston, Massachusetts

目录

第一部分
神经内镜的历史与发展

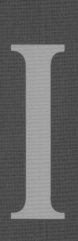

第 1 章　神经内镜的历史与发展

Hasan A. Zaidi, Peter Nakaji

阳吉虎　黄国栋 / 译

摘要

　　神经内镜的发展起源于古埃及人发明的用于葬礼仪式的工具，以及犹太人、希腊人和阿拉伯人的医疗仪器，如反射镜。19 世纪早期，在光导体发展后，Max Nitze 发展了镜头放大和内部照明技术。之后随着电的发现，内镜很快成为外科医生医疗设备中不可或缺的一部分。耳鼻喉科等专业的外科医生采用了这种技术，制造出了更好的膀胱镜，神经外科医生 Walter Dandy 推广了内镜在脉络丛切除术中的应用。Storz–Hopkins 内镜克服了光学保真度差的局限，将其应用于脑室内病变活检，并沿用至今。1960 年，Harold Hopkins 发明了杆 – 透镜系统，Karl Storz 获得了光纤外冷光传输的专利，他们的合作使得内镜的直径更小，视角更宽，光照更好，并且还能传输视频图像。在之后的几十年里，神经内镜已被用于传统的显微外科经蝶窦入路切除垂体病变，以及切除鞍旁病变和累及颈内动脉病变、中颅窝病变、颞下窝病变、齿状突病变。在 20 世纪 80 年代后期，神经内镜开始用于周围神经的神经内镜辅助尺神经减压。随后，被用于腰椎间盘切除术、胸椎间盘切除术和脊柱侧凸松解术，以及纠正矢状缝早闭和辅助经鼻手术。神经内镜的扩大应用有望在未来实现。

　　关键词：发展，经鼻，历史，神经内镜，光学，颅底，脊柱

1.1 引言

　　内镜是一个通用工具，从根本上塑造了现代神经外科。其外形小巧，透光性强，全景可视化，在颅底手术、脑室手术、脊柱手术、血管神经外科手术中留下了不可磨灭的印记。在一些手术中，神经内镜手术已经取代了传统的显微镜手术。另外，神经内镜扩大了手术应用范围，使外科医生能够治疗以往不能手术的病变，神经内镜依然占有一定优势，并将继续扩大其影响。尽管内镜在现代技术革命的推动下实现了质的飞跃，但这一工具在神经外科中的应用并不是一蹴而就的，神经内镜的起源应归功于无数的科学家、发明家、医生和学者。了解神经内镜的发展与进步，为我们如何使用这一工具提供了一个历史框架，随着该技术的发展，也将为神经内镜带来机遇与挑战。

1.2 古代文明和窥器时代：公元前2000—1800 年

　　目前已知最早的类似内镜的工具是在古埃及宗教习俗中诞生的。早在公元前 2000 年，埃及人就相信，在埋葬过程中去除颅骨的内容物，灵魂就能在来世与肉体重聚。他们在葬礼上特别注意避免脸部变形，最近使用计算机断层扫描的分析显示，脱皮是通过使用钩形棒在鼻腔内进行的。公元前 1300 年，犹太教经文描述了用来检查女性生殖器以确认女性贞洁的仪器，与今天的现代产科窥器相似。古希腊人，从希波克拉底（公元前 460—前 377 年）开始用窥器来切除肛门和生殖器疣，最近的考古发掘物显示与今天使用的窥器有惊人相似（图 1.1）。罗马人还开发了用于医疗的微创工具，他们相信，在腹部使用类似腔道的仪器和微创切口，可以减少疾病引起的积液。阿拉伯医生，如 Albukasim（公元 936—1013 年），在此基础上，利用反射光和反射镜来帮助观察空腔脏器。同样，在 1585 年，Tulio Caesare Aranzi 使用一杯水聚集定向阳光用于检查鼻腔。

1.3 维多利亚时代内镜第一阶段的发展：1806—1910 年

　　Philipp Bozzini（1773—1809 年），一位内科医生，发明了第一个与现代内镜相类似的工具，1806 年，他向维也纳医学院演示了他的"lichtleiter（光导体）"的用法；这个仪器由一根一端有目镜的长空心管和一个带有镜子的小容器组成，镜子可以反射蜡烛发出的光（图 1.2）。而这种仪器在临床应用上往往受到限制，因为它会给患者带来不适，而且设计简陋，没有什么诊断价值。尽管它的作用有限，但

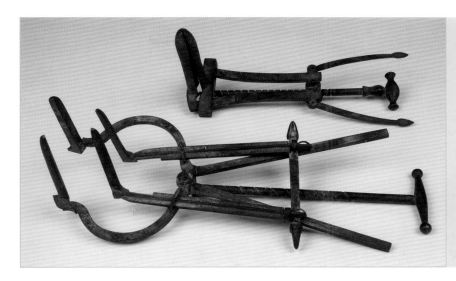

图 1.1 公元 70 年古希腊人使用的窥器复制品

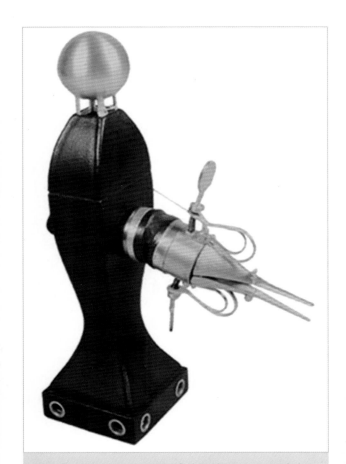

图 1.2 Philipp Bozzini 设计的原始"lichtleiter（光导体）"

是由 Bozzini 开发的"蓝图"被后人进一步完善，创造了现代内镜。

在接下来的几十年里，内镜技术的革新主要是由专门研究各种空腔脏器疾病的专家推动的。这些器官所提供的自然腔道证明内镜的使用是可行的，一个人即可操纵内镜进入自然腔道，提供诊断信息，同时对患者创伤最小。受 Bozzini 的"lichtleiter"的启发，德国泌尿科医生 Max Nitze 提出了两个至今仍在现代内镜设计中使用的基本概念：镜头放大和内部照明。他把一系列的透镜放在一个中空的金属管里用来放大投影的图像，将镜片管与目镜对面笨重的水冷铂丝相结合，从内部照亮器官，从而增加了光的穿透性（图 1.3）。虽然光源的热量常导致组织热损伤，但 Thomas Edison 1879 年发明的白炽灯消除了这一限制。Nitze 是一位典型的先驱，从内镜投影中拍摄照片，以帮助诊断和医学教育。

一旦内镜的潜力被医学界熟知，很快就被其他外科采用。1901 年，德国耳鼻喉科专家 Alfred Hirschmann 改进了以往的膀胱镜设计，并将其应用于鼻窦检查。他是第一个对此工具产生兴趣的人，这个工具改变了耳鼻咽喉科手术。不久之后的 1910 年，美国泌尿科医生 Darwin Lespinasse（1878—1946 年）改良了膀胱镜，通过经皮质 – 脑室入路脉络丛烧灼治疗脑积水患儿。跨学科的关注和应用引起了神经外科界的极大兴趣，标志着神经内镜技术的诞生。

1.4 神经内镜的黎明：1911—1969 年

约翰·霍普金斯大学医学院的神经外科医生 Walter Dandy（1886—1946 年）在神经外科推广了神经内镜的使用，他是第一个证明内镜技术优于传统方法的人。Dandy 在这一领域众多贡献之一是对脑脊

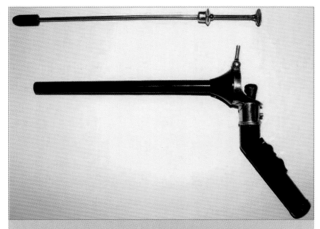

图 1.4 Walter Dandy 用于检查脑室内病变的漏斗状内镜

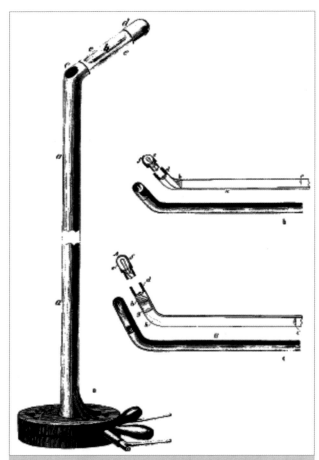

图 1.3 Max Nitze 对"lichtleiter"的改进，引入了镜头放大和内部照明的概念

液动力学和脑积水的研究。在 1918 年，他描述了以开颅脉络丛切除术治疗脑积水，此手术方式手术效果差，死亡率高。在观察了 Lespinasse 开创的内镜方法的可行性后，Dandy 在 1922 年尝试对一名交通性脑积水的患儿进行了内镜下脉络丛切除术，但没有成功（图 1.4）。他在 1932 年报道，内镜切除的成功率与当时公认的开颅技术相当。随着外科内镜在鼻腔手术的应用，Dandy 为使内镜成为神经外科手术的可行工具提供了推动力，他证明在某些情况下内镜可以取代传统的手术方法。因此，他被认为是"神经内镜之父"。

尽管早期取得了成功，但由于其光学保真度差，神经内镜的应用在很大程度上局限于脑室内病变的病理活检。与脑室内病变活检不同，颅底内镜手术使手术通道及术野更加可视化，这明显优于当时流行的传统显微神经外科手术。在 1965 年以前，这一时期的内镜基本上与 Nitze 设计的透镜系统相似，

图像的质量和放大率有限。当内镜用于脑室系统外的神经外科病变手术时，外科医生发现这一代内镜仅能提供有限的帮助，比如，Gerard Guiot（1912—1998 年）在 1961 年第一个报告使用内镜辅助显微外科手术治疗鞍区病变，在传统的显微蝶窦手术后置入内镜用于检查手术残腔。在他早期的出版物中，Guiot 继续使用传统的 Nitze 设计的内镜，发现图像质量差，不能提供太多的临床价值，最终放弃了内镜经蝶窦手术。

神经内镜在 20 世纪中期仍停滞不前，直到内镜技术赶上外科的革新，这一领域才最终取得进展。通过可弯曲的玻璃电缆传输图像是在 1926 年发展的，这启发了约翰·霍普金斯大学物理学教授 Harold Hopkins，他于 1960 年开发了杆－透镜系统，这一进展是神经内镜领域的一个转折点。Hopkins 改进了传统的内镜，在内镜中放置了一系列玻璃镜片，并使用中性玻璃代替空气（图 1.5）。这种装置通过降低折射率显著提高了光的通透率，从而增加了镜片的有效直径，此外，在直径更小的系统中，改善了光的传输和图像质量，且可以产生更广阔的视野。几乎同时，美国胃肠病学家 Basil Hirschowitz（1925—2013 年）发明了一种可以利用柔韧的玻璃纤维传输图像的内镜技术，一位德国企业家 Karl Storz（1911—1996 年）认识到这项技术也可以用来传输光，于是他申请了光纤外部冷光传输的专利，并把他的发明带到了约翰·霍普金斯大学，一起开始生产 Karl Storz 内镜，这种内镜如今被神经外科界广泛使用。该系统可以在一个小直径内镜内实现宽视角、更好的照明和高保真的视频图像传输。随着新一代内镜的出现

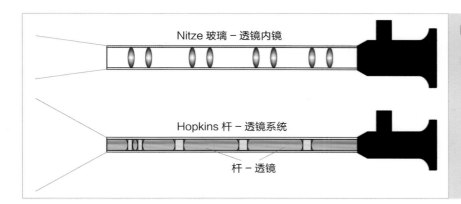

图 1.5 Nitze 设计的传统玻璃－透镜内镜与 Hopkins 设计的杆－透镜系统的对比图

和普及，神经内镜开始迅速扩展其在神经外科各亚专科的应用。

1.5 神经内镜手术适应证的扩展：1970 年至今

20 世纪后期是神经内镜快速转变的时代，神经内镜适应证不断扩展，并被神经外科领域广泛接受与采用。Michael Apuzzo 在 1977 年证明，神经内镜可以有效地辅助传统的显微外科经鼻蝶入路治疗垂体病变，而且神经内镜可以使解剖标志及术野更加清晰，并有助于评估是否有病变残留。1992 年，法国的 Roger Jankowski 报道了 3 例在没有手术显微镜的情况下成功完成的经鼻内镜切除垂体腺瘤的手术。另一些学者采用纯神经内镜颅底病变手术，新加坡的 Drahambir Sethi 和 Prem Pillay 报告了在没有手术显微镜的情况下成功完成 38 例垂体腺瘤和 2 例颅咽管瘤内镜手术。同样，在 1997 年，Hae Dong Jho 和 Ricardo Carrau 报告了 46 例运用纯神经内镜手术入路成功治疗垂体病变患者，并介绍了纯神经内镜的手术方法。随着国际上使用者的增加、自信心的增加和对内镜经鼻手术知识的不断深入，意大利的内镜先驱，如 Paolo Cappabianca、Enrico de Divitiis、Giorgio Frank 和 Ernesto Pasquini 通过内镜切除鞍旁病变，如海绵窦内肿瘤、蝶骨平台肿瘤，不断扩展了手术适应证。在 21 世纪初期，Amin Kassam 和 Ricardo Carrau 报道运用神经内镜技术成功切除了包括侵袭颈内动脉病变、和累及中颅窝、颞下窝和齿状突的病变。

神经内镜手术适应证的扩展并不局限于神经内镜经鼻颅底手术。在 1989 年，Okutsu 等报道运用神经内镜治疗腕管综合征，该方法被周围神经外科医生广泛采用。在 1995 年，Tsai 等将其应用于周围神经外科并进行神经内镜下尺神经减压术。在运用

内镜的早期，即开始用于腰椎疾病的诊断。Cloyd 和 Obenchain 在 1991 年使用腹腔镜的方法进行腰椎间盘切除术。短短 4 年后，Mack 等运用胸腔镜技术扩展了心胸外科的适应证，并用于治疗复杂的脊柱病变手术，包括胸椎间盘切除后脊柱后侧凸减压术。在 1998 年，Jimenez 和 Barone 介绍了运用内镜矫正矢状缝早闭的方法。在 2007 年，Kassam 等报道了运用神经内镜经鼻入路夹闭垂体上动脉动脉瘤。

1.6 结论

在过去的 200 年里，内镜已从一个使用蜡烛的简陋管状物发展为一个复杂的多功能工具，现已几乎运用于神经外科的各亚专业。在某些情况下，神经内镜以高质量的数据说明了其优势，取代了传统的方法。在其他方面，神经内镜仍然是一个未经考验的竞争者，等待机会做出更大的成就。在神经外科界，关于神经内镜是否能成为取代显微镜的通用工具，或者是否像其他工具一样有合适的地位和时机，存在着越来越多的争议。这本书中我们重点介绍神经内镜在神经外科各亚专业中的使用，并让主张传统手术入路和主张神经内镜的医生展开讨论，我们希望这本书将提供一个更好的非暗示性的内镜支持者和反对者的论点，因此，这本书总结了神经内镜的发展现状，最重要的是指出了未来的发展方向。虽然只有时间才能证明神经内镜产生后续影响是什么，但这本书应该作为专家和初学者的指南，阐述这项新生技术的优点和局限性。

参考文献

[1] Abd-El-Barr MM, Cohen AR. The origin and evolution of neuroendoscopy. Childs Nerv Syst. 2013; 29(5):727–737.
[2] Fanous AA, CouldwellWT. Transnasal excerebration surgery in ancient

Egypt. J Neurosurg. 2012; 116(4):743–748.

[3] Spaner SJ, Warnock GL. A brief history of endoscopy, laparoscopy, and laparoscopic surgery. J Laparoendosc Adv Surg Tech A. 1997; 7(6):369–373.

[4] Nitze M. Lehrbuch der Kystoskopie: ihre Technik und klinische Bedeutung. Wiesbaden: J. F. Bergmann; 1889.

[5] Prevedello DM, Doglietto F, Jane JA, Jr, Jagannathan J, Han J, Laws ER, Jr. History of endoscopic skull base surgery: its evolution and current reality. J Neurosurg. 2007; 107(1):206–213.

[6] Apuzzo ML, Heifetz MD, Weiss MH, Kurze T. Neurosurgical endoscopy using the side-viewing telescope. J Neurosurg. 1977; 46(3):398–400.

[7] Jankowski R, Auque J, Simon C, Marchal JC, Hepner H, Wayoff M. Endoscopic pituitary tumor surgery. Laryngoscope. 1992; 102(2):198–202.

[8] Sethi DS, Pillay PK. Endoscopic management of lesions of the sella turcica. J Laryngol Otol. 1995; 109(10):956–962.

[9] Carrau RL, Jho HD, Ko Y. Transnasal-transsphenoidal endoscopic surgery of the pituitary gland. Laryngoscope. 1996; 106(7):914–918.

[10] Cappabianca P, Alfieri A, Thermes S, Buonamassa S, de Divitiis E. Instruments for endoscopic endonasal transsphenoidal surgery. Neurosurgery. 1999; 45 (2):392–395, discussion 395–396.

[11] Kassam A, Snyderman CH, Mintz A, Gardner P, Carrau RL. Expanded endonasal approach: the rostrocaudal axis. Part I. Crista galli to the sella turcica. Neurosurg Focus. 2005; 19(1):E3.

[12] Okutsu I, Ninomiya S, Takatori Y, Ugawa Y. Endoscopic management of carpal tunnel syndrome. Arthroscopy. 1989; 5(1):11–18.

[13] Tsai TM, Bonczar M, Tsuruta T, Syed SA. A new operative technique: cubital tunnel decompression with endoscopic assistance. Hand Clin. 1995; 11 (1):71–80.

[14] Pool J. Direct visualization of dorsal nerve roots of the cauda equina by means of a myeloscope. Arch Neurol Psychiatry. 1938; 39(6):1308–1312.

[15] Cloyd DW, Obenchain TG. Laparoscopic lumbar discectomy. Semin Laparosc Surg. 1996; 3(2):95–102.

[16] Mack MJ, Regan JJ, McAfee PC, Picetti G, Ben-Yishay A, Acuff TE. Videoassisted thoracic surgery for the anterior approach to the thoracic spine. Ann Thorac Surg. 1995; 59(5):1100–1106.

[17] Jimenez DF, Barone CM. Endoscopic craniectomy for early surgical correction of sagittal craniosynostosis. J Neurosurg. 1998; 88(1):77–81.

[18] Kassam AB, Gardner PA, Mintz A, Snyderman CH, Carrau RL, Horowitz M. Endoscopic endonasal clipping of an unsecured superior hypophyseal artery aneurysm. Technical note. J Neurosurg. 2007; 107(5):1047–1052.

第二部分
颅底外科

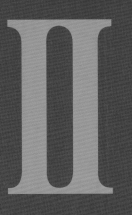

第 2 章 显微经鼻入路和内镜经鼻入路术后鼻腔并发症及生活质量的比较

Douglas A. Hardesty, Andrew S. Little

陈思豪　黄国栋 / 译

摘要

无论是内镜或显微镜下经蝶入路手术，都需要重点考虑发生术后鼻腔并发症的可能性。在过去的20年中，大量的指标已经被证实可以用于量化和研究这一患者群体中鼻窦相关的生活质量与术后发病率。在此，我们总结了这些可用的指标及其在生存质量研究中各自的优缺点，回顾了经蝶窦手术后的正常恢复期。我们还探讨了这两种手术术后患者生活质量上的差异。

关键词：内镜经鼻入路，经蝶窦手术，鼻中隔黏膜瓣，生活质量，鼻腔并发症，颅底手术

2.1 引言

无论是内镜还是显微镜下的经鼻内入路至颅底手术，一般都利用天然的腔道来处理病变。即使是大的、复杂的肿瘤也可能被切除，而不会出现与前颅底经基底入路手术相关的入路相关并发症。由于经鼻内入路会侵犯鼻旁窦，因此可能会因鼻塞、结痂、鼻窦炎和鼻出血而导致鼻功能下降。然而，利用这些通向颅底的天然窦道会引发鼻窦疾病。经鼻内颅底手术对鼻窦的损伤会导致不同程度的临床症状（表2.1）以及鼻腔并发症（表2.2）。鼻内手术破坏了正常的气流、鼻黏膜结构和生理黏液纤毛的清除功能，并且对患者的影响各不相同。在此，我们回顾分析了鼻窦疾病发病率和入路相关生活质量量表（QOL）的标准化评估指标，并比较了规范化的显微开颅手术和经鼻手术与较新的内镜经鼻入路的结果。

2.2 鼻窦疾病发病率的评估

鼻窦疾病发病率的研究必须包括标准化和以患者为中心的有效测量标准，以评估主观症状及其对患者生活质量的相对影响。入路相关生活质量指的是受外科手术损伤影响的生活质量的一个狭窄领域。衡量接近相关生活质量的指标是比较不同手术技术与鼻窦疾病发病率的最佳工具。一份理想的量表是

表 2.1 颅底手术后影响手术入路相关生活质量的常见主观症状

症状
嗅觉减退
味觉减退
擤鼻涕
呼吸困难
后鼻道流鼻涕
浓鼻涕
干鼻症
夜间呼吸困难
面部疼痛
鼻音
鼻腔异味

表 2.2 显微经鼻手术或神经内镜经鼻手术后鼻腔并发症

并发症
鼻炎
嗅觉丧失
脑脊液鼻漏
鼻塞
鼻腔粘连鼻出血
鼻梁畸形
鼻出血
注意：发生率因术者和患者个体特征而异

具有可重复性的，在术后的多个时间点有用，并在目标患者群体中可以得到文献验证。

2.2.1 鼻窦转归测试

鼻窦转归测试（SNOT-20或SNOT-22）是一种自行报告的鼻腔症状和相关问题（如情绪状况）的测量方法，最初适用于患有慢性鼻窦炎的耳鼻喉科患者。在该测试中，症状频率和严重程度被主观地结合起来，从0分（不是问题）到5分（严重问题）对个别问题进行评分。得分越高，鼻窦功能越差。SNOT-20或SNOT-22量表在鼻内颅底手术中经常使

用，但有些项目不适用于术后患者（如有耳痛、咳嗽的患者），因为该量表最初用于慢性鼻窦炎，并未在鼻内颅底手术中得到验证。然而，它是一个对其他测量方法有价值的补充，而且它可能是鼻腔颅底手术中最常用的鼻腔 QOL 测量工具。

2.2.2 前颅底问卷调查

前颅底问卷调查（ASBQ）是一个评估前颅底术后生活质量的常用工具。该调查是为研究前颅底恶性肿瘤患者生活质量多维评估而设计的。ASBQ 是多维的，并且它与评估入路相关的鼻窦疾病发病率相比，提供了更全面的评估。然而，该指标包括鼻分泌物、嗅觉和味觉问题。ASBQ 已经成功地应用于接受显微开颅手术、显微鼻腔镜和内镜经鼻入路至前颅窝的患者。该量表由 35 个项目组成，评分范围 1~5 分。该量表是目前颅底生活质量评估的标准方法。

2.2.3 鼻窦炎失能指数

鼻窦炎失能指数（RSDI），旨在评估鼻科手术和非手术患者的鼻腔生活质量，包括慢性鼻窦炎。RSDI 是多维的，包括情绪幸福感、社会互动、活动水平以及更具体的鼻腔分泌物、味道和气味等鼻腔症状。RSDI 在耳鼻喉科文献中的应用比在神经外科文献中更广泛，在非神经外科人群中得到了最广泛的验证。然而，至少有一个研究小组已经使用 RSDI 来研究鼻内镜经蝶窦手术前后与径路相关的发病率和生活质量。

2.2.4 前颅底鼻腔问卷

前颅底鼻腔问卷（ASK Nasal-12）是由资深作者（A.S.L.）设计的。他和他的同事们根据 12 项自我报告的项目评估了术后鼻腔患者的鼻窦症状，如呼吸困难和结痂。与 SNOT-22 一样，ASK Nasal-12 的得分越高，预示着症状更严重。目前的 ASK Nasal-12 的问题根据症状严重程度采用 6 分制（0~5 分）进行评分。ASK Nasal-12 是目前唯一被证实用于评估鼻内镜手术后鼻窦发病率的量表，因此被认为是所讨论的 3 个生活质量指标中最适用的。该工具在一项多中心的生活质量研究中进行了前瞻性的验证。

2.3 经鼻手术：术后恢复的一般原则

多项研究分析了鼻腔经蝶窦手术后常规鼻窦恢

复时间。正如预期的那样，根据 SNOT-22 和 ASK Nasal-12 等指标衡量，术后即刻出现鼻腔入路相关的生活质量下降。手术后 6~12 周，鼻窦 QOL 基线有望恢复。来自 Barrow 神经病学研究所的团队已经确定了高龄患者的因素，以及鼻填塞或鼻喷雾的使用，这与降低术后即刻的 QOL 有关。加州大学洛杉矶分校的研究小组还发现，通过对规范内镜的改进，可以改善患者的生活质量。韩国的其他研究表明，通过对经鼻入路改进后，改善了 QOL。这一发现证明了根据个别患者的手术病理情况进行适当的暴露（可能限制鼻甲切除），而不是一刀切地将最大鼻腔暴露在所有情况下。

在内镜手术中使用鼻中隔黏膜瓣也可能导致额外的鼻腔并发症。带血管蒂鼻黏膜瓣的出现极大地降低了鼻内镜手术后脑脊液漏的发生率。然而，从定义上讲，黏膜瓣的收获会显著破坏鼻中隔的正常鼻窦黏膜。多个机构的系列研究表明，使用带血管的黏膜瓣降低了鼻窦生活质量，特别是在鼻结痂和排泄方面。然而，在其他组，使用鼻中隔黏膜瓣和不带鼻中隔黏膜瓣的患者之间没有显著差异。其中一组甚至在使用鼻中隔黏膜瓣后显示出鼻腔生活质量的改善，尽管所有对照组均使用鼻中隔黏膜瓣。我们的经验表明，鼻部结痂和黏液脓肿可以沿着剥离的鼻中隔持续存在。与鼻甲切除术一样，我们建议不要将鼻中隔黏膜瓣作为常规使用，而应仅在手术需要的情况下使用。

术后，人们建议采用不同的治疗方案来改善患者的鼻窦症状，从而改善与入路相关的鼻腔生活质量。这些措施包括应用鼻腔喷雾、预防性抗生素和门诊鼻窦清理术。一般治疗方式在许多治疗中心的术后鼻部护理建议中均有。建议在术后 1~2 周或对有持续性鼻窦症状的患者行鼻腔清理术。清创的目的是清理鼻道，清除血液和结痂，恢复功能。大多数团队还建议每天用生理盐水喷雾或生理盐水冲洗几次鼻腔。一项随机试验检验了术后鼻内镜患者使用表面活性剂冲洗剂和高渗盐水的效果，显示出对基于表面活性剂冲洗剂的耐受性相对较差。接受表面活性剂冲洗剂治疗的患者中，超过 50% 的患者报告了副作用，20% 的患者停止了治疗，尽管两组患者在 SNOT-22 上的生活质量改善相似。这可能表明高渗生理盐水在这一患者群体中更可取。虽然口服抗生素 7~10 天是常见的做法，但没有关于经蝶窦手术后抗生素使用的数据。抗生素在功能性内镜鼻窦手术中虽然缺乏支持，但仍被广泛使用，这与经蝶窦手术关系最密切。术后鼻部护理仍是一个适合未来研究的领域。

2.4 鼻内镜与显微鼻腔入路和鼻腔生活质量

经蝶窦入路有多种类型，包括单鼻或双鼻内镜鼻腔入路、唇下鼻内镜入路和一般的鼻内镜入路。鼻腔手术公认显微手术入路标准是单鼻孔入路，一般流程是放置鼻镜，打开鼻甲，并通过鼻内镜实施标准双手操作的显微神经外科手术。相比之下，内镜手术最常采用双鼻孔入路，软组织切除程度不同，且没有固定的内镜。如上所述，这两种技术对术后鼻窦生活质量都有暂时的负面影响。然而，由我们机构领导的一项多中心前瞻性队列研究显示，在大多数时间点，内镜和显微鼻腔技术相比，两者的手术入路相关的鼻腔生活质量没有显著差异（根据ASK Nasal-12测量），术前、术后2周或术后6个月没有发现差异；内镜组在术后3个月时，与显微组相比有一个生活质量升高的微小差异，其临床意义有限。在这项队列研究中，超过75%的接受内镜鼻腔入路的患者在术后门诊复查后需要鼻窦清创，而在镜检组中只有6%。更积极的术后清创可能部分反映了耳鼻咽喉科同事在内镜手术中参与程度的增加。但无论如何，鼻窦患者生活质量没有受到不良影响。然而，其他组发现使用内镜鼻腔入路的鼻窦疾病发病率更高。Hong等回顾分析了55例患者的前瞻性数据，并通过改良的ASK鼻部调查表证实了其术后更差的鼻腔生活质量。这一发现在术后1个月和3个月都是正确的，并且在鼻结痂和流鼻涕方面最显著。手术方式的不同可能解释了Little等和Hong等不一致的发现。例如，Little等只在5%的病例中使用鼻中隔黏膜瓣，很少使用鼻填塞；相比之下，Hong等常规使用带蒂黏膜瓣、硅橡胶（道康宁公司）和鼻夹板。此外，Little等报告说，可吸收的鼻腔填塞已被证实对鼻腔生活质量有负面影响。大多数比较鼻内镜入路和显微外科入路的研究都将鼻内镜显微外科入路作为对照。然而，显微唇下经蝶窦入路也取得了很好的效果，至少有一个小组研究了使用该方法后患者的生活质量。Pledger等研究了弗吉尼亚大学使用鼻内镜经蝶窦手术或显微唇下经蝶窦手术治疗无功能性垂体腺瘤的数据资料。两组均在术后1年的这个时间点用SNOT-20和其他生活质量量表进行评估，发现两组患者相比，与手术方式相关的鼻

腔生活质量或整体患者生活质量都没有显著差异。然而，在24h至8周的早期时间点，对于与入路相关的鼻窦疾病发病率而言，内镜入路比显微外科入路更有利，但对于总体生活质量则不然。

2.5 鼻内镜与显微经鼻入路：嗅觉

嗅觉是影响前颅窝颅底病变患者生活质量的主要因素。术后鼻塞和鼻窦炎可引起暂时性嗅觉障碍或嗅觉丧失，而永久性嗅觉丧失通常是由于鼻黏膜的热损伤或机械损伤所致。数项研究表明，内镜鼻腔入路，特别是鼻中隔黏膜瓣的使用，会导致嗅觉丧失以及降低与入路相关的QOL。然而，并不是所有的文献都支持内镜入路术后嗅觉功能恶化，不同的作者在这一领域报道了相互矛盾的结果（表2.3，表2.4）。

阿拉巴马大学伯明翰分校（University of Alabama Birmingham）的研究小组前瞻性地招募了18位患者，在手术前后进行了客观标准化的嗅觉评估。他们发现，术后，嗅觉在很大程度上得到了保护，鼻中隔黏膜瓣的使用亦与嗅觉障碍无关。2014年，另一个北美小组报告了类似的结果，表明即使在二次手术的鼻内镜手术中，也能很好地保存嗅觉。然而，同年在韩国的一个重大研究中发现了相互矛盾的结果，显示有相当大比例的内镜鼻腔术后患者经历了术后嗅觉功能障碍。总体而言，有关术后嗅觉和内镜手术入路的文献受到手术方式、患者特征和不同嗅觉评估的显著差异的限制。显微手术和内镜手术的嗅觉结果比较稀少。在2015年的两篇大型队列研究型论文中，Little等和Hong等评估了显微镜和内镜治疗后的生活质量，发现这两种方式之间没有嗅觉差异，这两种方式分别通过ASK鼻部问卷和跨越文化嗅觉检定法（CCSIT）和丁醇阈值试验（BTT）进行评估。总而言之，他们得出的结论是，目前没有足够的证据证明内镜技术或显微技术比对方更有利于嗅觉的保存。如果选择内镜入路并切取鼻中隔黏膜瓣，我们建议（和其他组一样），在靠近嗅觉上皮的皮瓣上方时要注意，并在鼻中隔上方与下方留出1~2cm的边缘，以避免损伤。

2.6 内镜与显微鼻腔入路：切除范围与生活质量的关系

切除范围（EOR）是影响分泌型和非分泌型垂体

表 2.3　文献报道关于显微镜下和内镜下经蝶窦手术对嗅觉的影响结果

作者	年份	患者数（n）	评价标准	对照组	嗅觉结果
队列研究					
Zada 等	2003	100	主观评价	EEA 队列研究	73% 的患者主观上"没有嗅觉问题"
Rotenberg 等	2011	17	UPSIT，主观评价	EEA 队列研究	术后 UPSIT 显著降低；100% 的主观嗅觉有问题
Griffiths 等	2014	35	BSIT	EEA 队列研究	97% 的患者术前和术后 BSIT 评分无明显变化
Kim 等	2014	226	VAS, CCCRC, CCSIT	EEA 队列研究，两种黏膜瓣技术	EEA 术后嗅觉评估显著下降，30 岁以上患者更为严重
Chaaban 等	2015	18	UPSIT	EEA 队列研究	100% 的患者术前和术后 UPSIT 评分无明显变化
Harvey 等	2015	98	BSIT	EEA 队列研究	术前和术后嗅觉结果无显著差异
Rioja 等	2016	55	VAS, BAST-24, MCT, SF-36	局限 EEA 或者扩大 EEA	术后 12 个月，两组的主观嗅觉均无变化

缩写：BAST-24，巴塞罗那嗅觉测试 24；BSIT，简要气味识别试验；CCCRC，康涅狄格州化学感觉临床研究中心测试；CCSIT，超越文化嗅觉检定法；EEA，内镜经鼻入路；MCT，黏液纤毛清除时间（糖精试验）；SF-36，36 项简式健康量表；UPSIT，宾夕法尼亚大学嗅觉检测方法；VAS，视觉模拟量表

表 2.4　显微镜下和内镜下经蝶窦手术嗅觉结果的比较研究

作者	年份	患者数（n）	评价标准	对照组	嗅觉结果
Little 等	2015	218	ASK Nasal-12	EEA 比显微经鼻手术	6 个月时内镜组和显微镜组的嗅觉结果无差异（3 个月时 EEA 嗅觉结果略好）
Hong 等	2015	55	ASK Nasal-12, CCSIT, BTT	EEA 比显微经鼻手术	3 个月时内镜组和显微镜组的嗅觉结果无差异

缩写：ASK Nasal-12，前颅底鼻腔问卷；BTT，丁醇阈值试验；CCSIT，超越文化嗅觉检定法；EEA，内镜经鼻入路

瘤切除术后患者整体生活质量的一个独立变量。这些发现在更广泛的生活质量量表（如 ASBQ）中得到证实，虽然关注点不在鼻窦症状，但它强调了 EOR 对患者整体预后的重要性。因此，如果通过内镜或显微手术治疗垂体腺瘤能够增加 EOR，或者任何一种方式的亚型都能增加 EOR，那么它将支持该方法在肿瘤预后和改善患者生活质量两方面的应用推广。Barrow 神经病学研究所的研究小组最近回顾分析了经单纯内镜术后和单纯显微镜术后的 EOR 结果，发现在肿瘤全切除率、次全切除率或部分切除率方面没有差异。因此，外科医生应该采用可以安全地最大范围切除肿瘤的手术方式，这有助于患者长期生活质量的改善。

2.7 结论

内镜经鼻入路进入前颅底的应用越来越广泛，其取代了传统的显微经鼻入路。由于术中软组织损伤，这两种入路都会暂时降低鼻腔相关生活质量。

然而，接受任何一种手术方式的患者通常在手术后 6~12 周内可恢复到术前状态。虽然鼻中隔黏膜瓣也与嗅觉丧失有关，但一些现代文献发现，在使用或不使用带蒂黏膜瓣的术后嗅觉功能方面，内镜和显微技术之间没有差异。无论何时，重视保护黏膜和有限的软组织切除都是最大化保护鼻窦功能和减少围手术期并发症的关键。由于显微手术和内镜手术的术后远期鼻部预后相似，外科医生应该选择有利于患者获得最佳肿瘤切除结果的手术方法，而不是关注短期鼻腔相关生活质量的微小差异。由于缺乏客观的数据对比，术后鼻部护理标准尚未确定，但此类护理应包括鼻窦冲洗和鼻腔清理术。

参考文献

[1] Cappabianca P, Cavallo LM, Colao A, de Divitiis E. Surgical complications associated with the endoscopic endonasal transsphenoidal approach for pituitary adenomas. J Neurosurg. 2002; 97(2):293–298.

[2] Dusick JR, Esposito F, Mattozo CA, Chaloner C, McArthur DL, Kelly DF. Endonasal transsphenoidal surgery: the patient's perspective-survey results from 259 patients. Surg Neurol. 2006; 65(4):332–341, discussion 341–342.

[3] de Almeida JR, Snyderman CH, Gardner PA, Carrau RL, Vescan AD. Nasal morbidity following endoscopic skull base surgery: a prospective cohort study. Head Neck. 2011; 33(4):547–551.

[4] Piccirillo JF, Merritt MG, Jr, Richards ML. Psychometric and clinimetric validity of the 20-Item Sino-Nasal Outcome Test (SNOT-20). Otolaryngol Head Neck Surg. 2002; 126(1):41–47.

[5] Hopkins C, Gillett S, Slack R, Lund VJ, Browne JP. Psychometric validity of the 22-item Sinonasal Outcome Test. Clin Otolaryngol. 2009; 34(5):447–454.

[6] Gil Z, Abergel A, Spektor S, et al. Quality of life following surgery for anterior skull base tumors. Arch Otolaryngol Head Neck Surg. 2003; 129(12):1303–1309.

[7] Gil Z, Abergel A, Spektor S, Shabtai E, Khafif A, Fliss DM. Development of a cancer-specific anterior skull base quality-of-life questionnaire. J Neurosurg. 2004; 100(5):813–819.

[8] McCoul ED, Anand VK, Schwartz TH. Improvements in site-specific quality of life 6 months after endoscopic anterior skull base surgery: a prospective study. J Neurosurg. 2012; 117(3):498–506.

[9] Benninger MS, Senior BA. The development of the Rhinosinusitis Disability Index. Arch Otolaryngol Head Neck Surg. 1997; 123(11):1175–1179.

[10] Suberman TA, Zanation AM, Ewend MG, Senior BA, Ebert CS, Jr. Sinonasal quality-of-life before and after endoscopic, endonasal, minimally invasive pituitary surgery. Int Forum Allergy Rhinol. 2011; 1(3):161–166.

[11] Little AS, Jahnke H, Nakaji P, Milligan J, Chapple K, White WL. The anterior skull base nasal inventory (ASK nasal inventory): a clinical tool for evaluating rhinological outcomes after endonasal surgery for pituitary and cranial base lesions. Pituitary. 2012; 15(4):513–517.

[12] Little AS, Kelly D, Milligan J, et al. Prospective validation of a patient-reported nasal quality-of-life tool for endonasal skull base surgery: The Anterior Skull Base Nasal Inventory-12. J Neurosurg. 2013; 119(4):1068–1074.

[13] Thompson CF, Suh JD, Liu Y, Bergsneider M, Wang MB. Modifications to the endoscopic approach for anterior skull base lesions improve postoperative sinonasal symptoms. J Neurol Surg B Skull Base. 2014; 75(1):65–72.

[14] Little AS, Kelly D, Milligan J, et al. Predictors of sinonasal quality of life and nasal morbidity after fully endoscopic transsphenoidal surgery. J Neurosurg. 2015; 122(6):1458–1465.

[15] Little AS, Kelly DF, Milligan J, et al. Comparison of sinonasal quality of life and health status in patients undergoing microscopic and endoscopic transsphenoidal surgery for pituitary lesions: a prospective cohort study. J Neurosurg. 2015; 123(3):799–807.

[16] Balaker AE, Bergsneider M, Martin NA, Wang MB. Evolution of sinonasal symptoms following endoscopic anterior skull base surgery. Skull Base. 2010; 20(4):245–251.

[17] Hong SD, Nam DH, Kong DS, Kim HY, Chung SK, Dhong HJ. Endoscopic modified transseptal transsphenoidal approach for maximal preservation of sinonasal quality of life and olfaction.World Neurosurg. 2016; 87:162–169.

[18] Hadad G, Bassagasteguy L, Carrau RL, et al. A novel reconstructive technique after endoscopic expanded endonasal approaches: vascular pedicle nasoseptal flap. Laryngoscope. 2006; 116(10):1882–1886.

[19] Kassam AB, Prevedello DM, Carrau RL, et al. Endoscopic endonasal skull base surgery: analysis of complications in the authors' initial 800 patients. J Neurosurg. 2011; 114(6):1544–1568.

[20] Jalessi M, Jahanbakhshi A, Amini E, Kamrava SK, Farhadi M. Impact of nasoseptal flap elevation on sinonasal quality of life in endoscopic endonasal approach to pituitary adenomas. Eur Arch Otorhinolaryngol. 2016; 273 (5):1199–1205.

[21] Alobid I, Enseñat J, Mariño-Sánchez F, et al. Expanded endonasal approach using vascularized septal flap reconstruction for skull base tumors has a negative impact on sinonasal symptoms and quality of life. Am J Rhinol Allergy. 2013; 27(5):426–431.

[22] Harvey RJ, Malek J, Winder M, et al. Sinonasal morbidity following tumour resection with and without nasoseptal flap reconstruction. Rhinology. 2015; 53(2):122–128.

[23] Hanson M, Patel PM, Betz C, Olson S, Panizza B, Wallwork B. Sinonasal outcomes following endoscopic anterior skull base surgery with nasoseptal flap reconstruction: a prospective study. J Laryngol Otol. 2015; 129 Suppl 3: S41–S46.

[24] Farag AA, Deal AM, McKinney KA, et al. Single-blind randomized controlled trial of surfactant vs hypertonic saline irrigation following endoscopic endonasal surgery. Int Forum Allergy Rhinol. 2013; 3(4):276–280.

[25] Saleh AM, Torres KM, Murad MH, Erwin PJ, Driscoll CL. Prophylactic perioperative antibiotic use in endoscopic sinus surgery: a systematic review and meta-analysis. Otolaryngol Head Neck Surg. 2012; 146(4):533–538.

[26] Hong SD, Nam DH, Seol HJ, et al. Endoscopic binostril versus transnasal transseptal microscopic pituitary surgery: sinonasal quality of life and olfactory function. Am J Rhinol Allergy. 2015; 29(3):221–225.

[27] Pledger CL, Elzoghby MA, Oldfield EH, et al. Prospective comparison of sinonasal outcomes after microscopic sublabial or endoscopic endonasal transsphenoidal surgery for nonfunctioning pituitary adenomas. J Neurosurg. 2016; 125(2):323–333.

[28] Zada G, Kelly DF, Cohan P, Wang C, Swerdloff R. Endonasal transsphenoidal approach for pituitary adenomas and other sellar lesions: an assessment of efficacy, safety, and patient impressions. J Neurosurg. 2003; 98(2):350–358.

[29] Rotenberg BW, Saunders S, Duggal N. Olfactory outcomes after endoscopic transsphenoidal pituitary surgery. Laryngoscope. 2011; 121(8):1611–1613.

[30] Griffiths CF, Cutler AR, Duong HT, et al. Avoidance of postoperative epistaxis and anosmia in endonasal endoscopic skull base surgery: a technical note. Acta Neurochir (Wien). 2014; 156(7):1393–1401.

[31] Kim BY, Kang SG, Kim SW, et al. Olfactory changes after endoscopic endonasal transsphenoidal approach for skull base tumors. Laryngoscope. 2014; 124(11):2470–2475.

[32] Chaaban MR, Chaudhry AL, Riley KO,Woodworth BA. Objective assessment of olfaction after transsphenoidal pituitary surgery. Am J Rhinol Allergy. 2015; 29(5):365–368.

[33] Rioja E, Bernal-Sprekelsen M, Enriquez K, et al. Long-term outcomes of endoscopic endonasal approach for skull base surgery: a prospective study. Eur Arch Otorhinolaryngol. 2016; 273(7):1809–1817.

[34] McCoul ED, Bedrosian JC, Akselrod O, Anand VK, Schwartz TH. Preservation of multidimensional quality of life after endoscopic pituitary adenoma resection. J Neurosurg. 2015; 123(3):813–820.

[35] Zaidi HA, Awad AW, Bohl MA, et al. Comparison of outcomes between a less experienced surgeon using a fully endoscopic technique and a very experienced surgeon using a microscopic transsphenoidal technique for pituitary adenoma. J Neurosurg. 2016; 124(3):596–604.

第 3 章　垂体腺瘤手术：内镜与显微神经外科的比较——讨论

Varun R. Kshettry, James J. Evans

姚　勇 / 译

摘要

　　垂体腺瘤不论从药物治疗还是手术治疗上来讲，都是难以治疗的疑难杂症。尽管鼻内入路手术已经被引入 100 多年了，但时至今日，关于在狭小的手术通道中选择哪种理想的可视化形式仍存在争议。在本章中，我们讨论了垂体肿瘤的自然史、手术史，至今仍在使用的传统显微镜可视化技术，以及新型内镜经鼻入路手术。

　　关键词：内镜经鼻入路，显微镜经蝶入路，垂体腺瘤

讨论

垂体腺瘤：流行病学、临床表现和治疗

　　垂体腺瘤是由源于腺垂体细胞的肿瘤（图 3.1）。它们通常是良性的、缓慢生长的病变。垂体腺瘤的发病率大约为 3.13/10 万人。非洲裔美国人垂体腺瘤的发病率几乎是白人的 2 倍。这种疾病的发病率随年龄增长而上升，15~24 岁年龄段的人口中的发病率大约为 1.56/10 万人，65~74 岁的人中约为 6.39/10 万人。在过去的 20 年里，发病率一直在上升。这种现象部分是由于意外垂体腺瘤的检出增加而引起的，这是因为用于头痛、鼻窦炎和创伤等适应证的诊断性磁共振成像（MRI）和计算机断层扫描（CT）的敏感性和利用率提高了。

　　虽然有一些垂体腺瘤不会表现出任何症状，但仍有部分肿瘤可以由于激素分泌过多或垂体功能不全引起头痛、视力下降和激素紊乱。这会导致许多临床症状和疾病，例如疲劳、记忆力减退、月经不调、性功能障碍、不孕、泌尿系统异常、肥胖、高血压、糖尿病和心脏病。

　　临床评估依靠详细的病史采集和全面的体格检查，以评估神经系统病变和内分泌紊乱的全身特征。完整的基线内分泌学评估项目包括 AM（清晨）血清皮质醇或促肾上腺皮质激素（ACTH）刺激试验、清晨 ACTH、生长激素（GH）、胰岛素样生长因子 –1、泌乳素、促甲状腺激素、游离 T4、黄体生成素、卵泡刺激素和雌二醇和（或）游离睾丸激素和总睾丸激素（根据性别选择）。如果怀疑是分泌型垂体腺瘤，可能还需要其他检查。全面的眼科评估包括正式视野测试伴 Humphrey 或 Goldmann 视野检查法。

　　垂体腺瘤的治疗包括观察、部分病例的药物治疗、放疗和外科手术切除。无功能腺瘤一般不会引起神经性病变，因病变导致的视力损害甚至影像学可观察到的视交叉受压。尽管垂体腺瘤的自然史数据有限，但研究表明在平均 4.3 年的随访期内，绝大

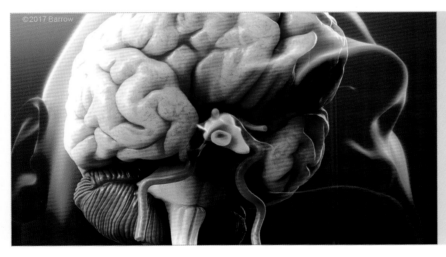

图 3.1　垂体和蝶鞍的深部位置

©2017 Barrow

多数大腺瘤的大小保持稳定，大约10%的肿瘤可能会缩小，略大于20%的腺瘤会增长。相反，80%的微腺瘤大小将保持不变，10%的腺瘤将缩小，但也有10%的腺瘤会增大。治疗指征包括：肿瘤导致视力受损等其他神经性病变、病变随时间延长而增大以及分泌型腺瘤。此外，对于年轻患者中无视力缺损但影像学提示有视交叉受压的病灶，可能也要考虑对其进行干预。分泌型腺瘤的治疗不仅要缓解症状，还应该延长GH和ACTH分泌型腺瘤患者的生存期。手术通常采用经鼻蝶入路。但究竟是显微镜还是内镜入路更有利？人们对此仍有争议，了解这些技术的革新可以帮助我们立判高低。

经蝶手术发展简史

1907年，奥地利的Hermann Schloffer首次尝试通过经鼻入路切除垂体瘤。在此手术中，Schloffer使用鼻外侧切口，通过鼻上入路到达蝶鞍。其他几位医生包括Allen Kanavel、Theodor Kocher和Harvey Cushing也开始采用经鼻手术治疗垂体瘤。Cushing主要使用唇下入路，到1929年他已经实施了272次经蝶手术。同时，维也纳的一名耳鼻喉科医生Oskar Hirsch发明并倡导了鼻内鼻中隔经蝶入路。不幸的是，鞍区经蝶入路并没有得到广泛认可，几乎被遗弃。Cushing的一位学生，Norman Dott将他在Cushing那里学到的经验带到了苏格兰，继续坚持采用经蝶手术，并引入光镜完善这项技术。然而，经蝶入路仍未获得广泛的接受和应用。法国神经外科医生Gerard Guiot真正地将经蝶入路再次发扬光大，并且第一次将X线透视应用于经蝶手术中的图像导航。在进行了超过1000次经蝶垂体瘤手术后，Guiot用客观证据证明了这种入路相较于大多数采用的经颅入路而言效果更好。他的一位研究员Jules Hardy回到蒙特利尔后详细阐述了关于Guiot给经蝶手术带来的复兴。通过使用术中显微镜和显微外科技术，Hardy能够完善操作并描述选择性垂体腺瘤切除术。

经蝶手术史上的主要挑战之一是获得充足的照明和视野。头灯的变化、照明窥器和显微镜灯光被用来增加照明。视野则通过手术放大镜来增大，后来再改为显微镜。事实上，Hardy认为他只能改良经蝶技术，因为手术显微镜提供了更好的视野，这让外科医生可以区分肿瘤和正常腺体。

内镜经蝶手术重新引起人们兴趣的一个主要原因是在近目标处发射聚光可以增加照明，而且深入

操作区域可以增大视野。德国医生Philipp Bozzini首次提出利用自然体腔结合定向光源和镜子用于内部可视化的概念。1806年，他发明了第一台初代内镜，即lichtleiter，它由目镜、蜡烛开口和平面镜组成，通过管道反射光线。在1877年，Max Nitze进一步引入透镜使视野成倍放大，延伸了Bozzini的概念，而且他发明了第一台膀胱内镜去除尿路结石。在20世纪60年代，Harold Hopkins和Karl Storz分别发明了杆-透镜系统和纤维光束，革新了内镜技术。随着内镜技术在鼻旁窦手术中的应用，一些专家将其应用扩大到纯内镜垂体手术中。

显微镜 vs 神经内镜：为什么会有争议？

当比较这两种技术时，我们必须首先明确手术的目标是什么。对于垂体手术而言，有主要的神经病学、内分泌学、鼻科学和肿瘤学的考虑。其中主要的神经病学、内分泌学和鼻科学的目标是尽可能地保存和恢复神经/视觉、垂体和鼻功能，而肿瘤学的目标是安全地最大限度切除肿瘤。当然还必须考虑患者的满意度，即最大限度地减少手术时间、失血量、住院时间和痛苦。最后，从经济成本的角度考虑，必须以最小的成本获取最大的这些质量收益。因此，当全面比较这两种技术时必须把这些重要的因素考虑进去。在接下来的章节里，在显微镜经蝶入路和内镜经蝶入路方面拥有丰富经验的专家将阐述这两种入路的优缺点、患者选择、技术上的细微差别、手术效果和并发症的避免。

结语/专家推荐

两位作者都很好地阐明了显微镜和内镜技术的优点和限制。显微镜技术可能比经鼻技术更快，需要的启动设备更少，使未受过内镜训练的神经外科医生可以有更多的熟悉度（更容易上手），提供3D深度观察，而且避免处理血液或模糊视野的碎片组织。内镜技术可以提供出色的视野效果，而且在角度内镜的使用下可以扩展操作空间。虽然作者认为内镜可以更好地为腺体-肿瘤和肿瘤-隔膜界面提供更好的视野，尤其对于功能性微腺瘤特别有用，但是单纯从鞍区的病理来看，没有哪项研究表明在对比两种技术时哪种入路有明显优势。正如两位作者所指出的那样，内镜在处理垂体腺瘤伴明显的鞍上或鞍旁蔓延时拥有毋庸置疑的优势。扩大内镜技术已经可以在这些区域安全地切除肿瘤，这在以前用显微镜技术是不可能实现的。最后，为了建立并完善

技术来实施更有难度的扩大入路，作者认为，积累内镜垂体手术的经验是无价的。

参考文献

[1] Fernández-Balsells MM, Murad MH, Barwise A, et al. Natural history of nonfunctioning pituitary adenomas and incidentalomas: a systematic review and metaanalysis. J Clin Endocrinol Metab. 2011; 96(4):905–912.

[2] Orija IB, Weil RJ, Hamrahian AH. Pituitary incidentaloma. Best Pract Res Clin Endocrinol Metab. 2012; 26(1):47–68.

[3] Gittleman H, Ostrom QT, Farah PD, et al. Descriptive epidemiology of pituitary tumors in the United States, 2004–2009. J Neurosurg. 2014; 121 (3):527–535.

[4] McDowell BD, Wallace RB, Carnahan RM, Chrischilles EA, Lynch CF, Schlechte JA. Demographic differences in incidence for pituitary adenoma. Pituitary. 2011; 14(1):23–30.

[5] Raappana A, Koivukangas J, Ebeling T, Pirilä T. Incidence of pituitary adenomas in Northern Finland in 1992–2007. J Clin Endocrinol Metab. 2010; 95 (9):4268–4275.

[6] Nilsson B, Gustavsson-Kadaka E, Bengtsson BA, Jonsson B. Pituitary adenomas in Sweden between 1958 and 1991: incidence, survival, and mortality. J Clin Endocrinol Metab. 2000; 85(4):1420–1425.

[7] Brenner DJ, Hall EJ. Computed tomography–an increasing source of radiation exposure. N Engl J Med. 2007; 357(22):2277–2284.

[8] Graversen D, Vestergaard P, Stochholm K, Gravholt CH, Jørgensen JO. Mortality in Cushing's syndrome: a systematic review and meta-analysis. Eur J Intern Med. 2012; 23(3):278–282.

[9] Swearingen B, Barker FG, II, Katznelson L, et al. Long-term mortality after transsphenoidal surgery and adjunctive therapy for acromegaly. J Clin Endocrinol Metab. 1998; 83(10):3419–3426.

[10] Schmidt RF, Choudhry OJ, Takkellapati R, Eloy JA, Couldwell WT, Liu JK. Hermann Schloffer and the origin of transsphenoidal pituitary surgery. Neurosurg Focus. 2012; 33(2):E5.

[11] Rosegay H. Cushing's legacy to transsphenoidal surgery. J Neurosurg. 1981; 54(4):448–454.

[12] Patel SK, Husain Q, Eloy JA, Couldwell WT, Liu JK. Norman Dott, Gerard Guiot, and Jules Hardy: key players in the resurrection and preservation of transsphenoidal surgery. Neurosurg Focus. 2012; 33(2):E6.

[13] Hirsch O. Endonasal method of removal of hypophyseal tumors with report of two successful cases. JAMA. 1910; 55:772–774.

[14] Lanzino G, Laws ER, Jr. Pioneers in the development of transsphenoidal surgery: Theodor Kocher, Oskar Hirsch, and Norman Dott. J Neurosurg. 2001; 95 (6):1097–1103.

[15] Hardy J. Neurosurgeon of the year. Gerard Guiot. Surg Neurol. 1979; 11(1): 1–2.

[16] Hardy J, Ciric IS. Selective anterior hypophysectomy in the treatment of diabetic retinopathy. A transsphenoidal microsurgical technique. JAMA. 1968; 203(2):73–78.

[17] Doglietto F, Prevedello DM, Jane JA, Jr, Han J, Laws ER, Jr. Brief history of endoscopic transsphenoidal surgery–from Philipp Bozzini to the First World Congress of Endoscopic Skull Base Surgery. Neurosurg Focus. 2005; 19(6):E3.

[18] Mouton WG, Bessell JR, Maddern GJ. Looking back to the advent of modern endoscopy: 150th birthday of Maximilian Nitze. World J Surg. 1998; 22 (12):1256–1258.

[19] Cockett WS, Cockett AT. The Hopkins rod-lens system and the Storz cold light illumination system. Urology. 1998; 51(5A) Suppl:1–2.

[20] Linder TE, Simmen D, Stool SE. Revolutionary inventions in the 20th century. The history of endoscopy. Arch Otolaryngol Head Neck Surg. 1997; 123 (11):1161–1163.

[21] Cappabianca P, Alfieri A, de Divitiis E. Endoscopic endonasal transsphenoidal approach to the sella: towards functional endoscopic pituitary surgery (FEPS). Minim Invasive Neurosurg. 1998; 41(2):66–73.

[22] Carrau RL, Jho HD, Ko Y. Transnasal-transsphenoidal endoscopic surgery of the pituitary gland. Laryngoscope. 1996; 106(7):914–918.

[23] Jankowski R, Auque J, Simon C, Marchal JC, Hepner H, Wayoff M. Endoscopic pituitary tumor surgery. Laryngoscope. 1992; 102(2):198–202.

[24] Rodziewicz GS, Kelley RT, Kellman RM, Smith MV. Transnasal endoscopic surgery of the pituitary gland: technical note. Neurosurgery. 1996; 39 (1):189–192, discussion 192–193.

[25] Sethi DS, Pillay PK. Endoscopic management of lesions of the sella turcica. J Laryngol Otol. 1995; 109(10):956–962.

第4章 垂体腺瘤手术：内镜与显微神经外科的比较——显微技术

Al-Wala Awad, Amol Raheja, William T. Couldwell

姚 勇 / 译

摘要

经鼻蝶入路一直是治疗鞍区病变的重要手术通道。几十年来，这种入路历经数次迭代，在结合手术显微镜的使用时，为许多疾病提供了一种安全有效的治疗工具。内镜的出现为这一不断革新的入路的传奇又增加了新的一章，在开始涉猎神经外科的医生中，它得到了广泛的青睐。在本章中，我们将探讨内镜技术的局限性，并强调传统显微镜入路的优势。最后，我们发现两种方法具有重要的局限和优势，这具体取决于特定的临床应用，而且两种技术都无法产生优于另一种的临床效果。

关键词：内镜入路，显微镜经蝶入路，经颅入路，垂体肿瘤

4.1 显微外科治疗

4.1.1 引言

鞍区病变（垂体腺瘤、Rathke 囊肿、脑膜瘤和颅咽管瘤），现在通过经蝶通道治疗起来十分便捷，尽管在以前安全地进入蝶鞍非常有挑战性。早期的医生尝试了许多手术入路，包括侧颞下入路和眶前入路。早在 1907 年，Schloffer 就报道了首次成功使用经鼻蝶手术切除垂体腺瘤。虽然获得了巨大成功，但是该手术带来了高死亡率和高发病率，而且术后影响了患者的容貌。一批顶级专家对这种入路进行了多次改良，最终 Cushing 结合了这些方法，采用黏膜下切开的方式，取代了创伤较大的鼻切开术。Cushing 的技术与当今使用的经蝶技术非常相似，但却是 Hardy 首次引入了手术显微镜，这种技术仍在被现代神经外科医生所沿用。

经过多年安全有效地使用显微镜经蝶技术切除鞍区病变后，内镜的出现导致了从显微镜到广泛接受的多种内镜技术的平稳过渡。这些方法中的每一种都有其特定的优点和缺点。在这里，我们讨论更为传统的显微镜入路的优势和内镜入路的局限。

4.1.2 病例

病史

患者女，58 岁，患有高血压和 2 型糖尿病，向基层保健医生报告手脚进行性稳定增大 2 年余，后转诊神经外科。患者注意到她的结婚戒指不再适合手指，在此期间体重增加了约 18kg。否认视力有任何改变或头痛，自绝经以来一直闭经。内分泌专家对该患者进行了评估，发现血清生长激素（GH）水平为 29ng/mL（正常范围：0.05~8ng/mL），血清胰岛素样生长因子 –1（IGF–1）水平为 1041ng/mL（正常范围：71~290ng/mL）。她的症状和实验室检查提示肢端肥大症。头颅 MRI 伴和不伴钆对比剂提示有中等大小的大腺瘤（16mm × 18mm × 22mm）伴鞍上蔓延（图 4.1a、b）和视交叉受压。根据她的症状、GH 和 IGF–1 水平及影像学检查，患者被确诊为 GH 分泌型垂体腺瘤，为此我们推荐显微镜经蝶手术切除。

手术技术

为了在显微镜下切除成年患者的垂体肿瘤，作者使用了 Griffith 和 Veerapen 描述的改良技术。患者仰卧，头右倾 15°，使用 Mayfield 三点固定装置固定，腹部做小切口取脂肪 / 筋膜。在这个技术中，手术显微镜跟在中鼻甲后部，识别蝶骨嘴。Cottle 鼻窥器用于切开垂直板与蝶骨嘴接合处的黏膜，并且将该位置的鼻中隔移向一侧。然后使用 Takahashi 和 Kerrison 咬骨钳除去蝶骨嘴。之后找到鞍底，使用 Kerrison 咬骨钳将覆盖在蝶骨嘴上面的骨质去掉。接下来，使用成角 Hardy 刮匙系统地全方位切除肿瘤。在这例手术中，通过触觉反馈和显微镜直视，我们确保最大限度地切除了肿瘤。术中发现了脑脊液（CSF）漏。再将腹部脂肪筋膜移植物放置在鞍区开口处和蝶骨内以封闭硬膜缺损。沿周围黏膜电凝止血，去除窥器后将中鼻甲复位到正常的解剖位置，然后在每个鼻孔内放置填充物。

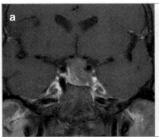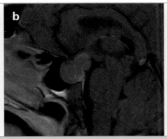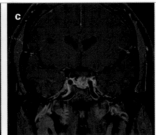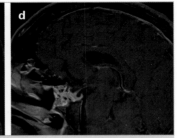

图 4.1　术前冠状位（a）和矢状位（b）头颅磁共振成像（MRI）（含对比剂）显示 GH 分泌型垂体大腺瘤伴鞍上蔓延和视神经受压。术后 6 个月的冠状位（c）和矢状位（d）MRI 图像证实了分泌 GH 的垂体大腺瘤已经完全切除，以及脂肪和筋膜移植物的增强信号

术后效果

术后患者恢复平稳。术后第 1 天，其 GH 和血清 IGF-1 水平分别为 1.93ng/mL 和 710ng/mL。术后第 3 天，未发现内分泌异常或脑脊液鼻漏，已出院。术后 1 周，她不再需要注射胰岛素治疗糖尿病，继续口服二甲双胍。经过 6 个月的随访检查，她的血清 GH 水平为 0.4ng/mL，IGF-1 水平为 198ng/mL。复查 MRI，未发现残留肿瘤的证据（图 4.1c、d）。

4.1.3　显微镜垂体手术的优势

传统的显微经蝶垂体腺瘤切除术已使用了近 50 年，可以安全有效地切除鞍上肿瘤。这种方法使用了熟悉的手术显微镜，而不需要专用设备，是一种对任何有经验的神经外科医生而言可靠且不可或缺的仪器。无须额外的专用设备是一个重要的优势，这有助于限制手术成本、培训和手术的学习曲线，避免了一些机构拥有的内镜器材有限的问题。此外，术者以熟悉的姿势进行手术，并且可以像在做其他手术时一样自由使用双手，无须额外的固定设备。

鞍区和海绵窦的邻近解剖结构是一种含血管、颅神经和内分泌成分的重要复合体。尽管显微镜不能提供内镜一样的全景，但是它提供的立体视角对于充分观察相邻结构之间的三维关系至关重要。能够最准确地保留显露的解剖结构的能力可能是手术相关血管损伤发生率低的原因之一。和其他作者一样，我们发现显微镜操作面积更大，而且较少发生镜面雾化和血液或碎屑的阻塞（这种现象也会发生在内镜手术中），因此更适合于控制术中出血。同样，独立使用两只手且无须与另一名外科医生协调的能力促进了精准手术的灵活性。这种灵活性需要

控制紧急情况，越过有难度的解剖结构并避免损伤。

在实践中，文中介绍的经鼻显微镜是一种快捷有效的显露鞍区的方式，它通常比内镜入路更快。放置牵开器后，在肿瘤从周围黏膜切除时的出血会更少。

4.1.4　内镜手术的不足

使用内镜成功进行经蝶手术已经有 50 多年了。尽管早期人们接受得很慢，但是在过去 10 年里，随着技术和应用的不断完善，它的使用也稳步增加。要想安全有效地使用内镜，需要有额外的培训，甚至对于以前接受过显微镜手术培训的人来说也要学习。内镜只有依靠其他几种技术才能正常运行，包括光源、显示器和专用仪器，这也增加了使用成本。这些额外的设备也是整个硬件故障的潜在源头，因为这些组件是串联起来的，其中一个发生故障将导致整个设备瘫痪。尽管我们发现内镜提供的视图更大，更全景，但是也有一些重要的缺点不能忽视。直到今日，内镜的视角一直是二维的，这会加大地影响对重要相邻器官的观察。随着新型三维内镜被引入手术室，其中一些问题将得到解决。

将观察镜放置在手术区域内的结果是，它必定会占用已经有限的空间，减少了操作仪器的空间；始终需要保持镜片上没有血液或碎屑，在控制活动性出血时可能会有困难。在手术的关键时刻卸下内镜进行清洁通常需要去掉已放置的仪器，或冒着风险将一个仪器放在看不见的术野中。这个难题可能会阻碍对紧急情况的控制。另一个缺点是需要使用多名外科医生或其他设备来稳定内镜或牵开器。鼻腔黏膜剥离和去除是在鼻腔内进行的，在显露时会遇到更多的出血。最后，使用内镜及其附加硬件不

一定会取代对手术显微镜的需求，因为许多外科医生报告，在遇到困难的解剖结构或术中并发症时需要从内镜切除术转变为显微切除术。

4.1.5 经蝶手术的临床价值和患者选择

垂体卒中

在很多情况下，选择适合经蝶手术的患者至关重要，比如垂体腺瘤患者。虽然每个患者的临床表现各不相同，遵循这些普遍性原则可以最大限度地减少对患者造成的不必要伤害。第一类，也是最简单的一类临床表现为急性症状性垂体卒中。这种情况通常被认为是外科急症并可能导致永久性失明、眼瘫、内分泌不足，甚至突然失去知觉。垂体卒中的确切机制仍然未知，但有两种主导理论。第一种是直接压迫鞍膈的供血血管导致缺血及随后的出血性梗死，另一种是垂体腺瘤生长过快导致血供不足，引起急性梗死和出血。在极少数情况下，卒中也可以发生在非肿瘤性疾病患者中，这些疾病有 Sheehan 综合征、伴有 Rathke 囊肿、严重低血压等。

在大多数患者中，垂体卒中很容易通过头痛、视力障碍或其他颅神经损伤在急性出血时的 MRI 或 CT 表现来识别。对于这类患者我们通常进行急诊手术减压，因为早期干预与颅神经和垂体功能的恢复改善密切相关。垂体卒中不应与在检查慢性症状时发现的垂体腺瘤的偶然性内出血相混淆。垂体卒中更多见于垂体大腺瘤患者，在大多数病例中，患者以前并未意识到其潜在病变。对卒中患者进行外科减压有两个主要目的：快速减压鞍区以保护垂体及其周围组织的正常生理功能，防止出现急性出血的占位效应；对通常与此情况相关的垂体大腺瘤进行治疗。

无功能垂体腺瘤

对于非卒中患者，手术指征取决于肿瘤类型，但通常包括临床上显著的内分泌病变、视觉异常和头痛。最常见的垂体腺瘤是无功能腺瘤，它不分泌任何临床上重要的激素。尽管它们不是分泌型的，但它们通常因为对周围正常垂体组织的占位效应而引起内分泌异常。占位效应也可以导致垂体柄受压，阻碍多巴胺的运输，从而消除了对泌乳素的紧张性释放的生理学抑制，这种现象称为垂体柄效应（Stalk Effect）。最终导致泌乳素水平升高，但是泌乳素水平很少超过 150ng/mL。这是一个重要的考虑因素，因为它可能导致泌乳素瘤的误诊，而泌乳素瘤的治疗方法不同。非功能性腺瘤对药物治疗不应答，只有通过手术减压才能有效缓解其占位效应。这也是一个重要的考虑因素，因为随着肿物的继续增大，侵袭海绵窦浸润风险更大，使它们不宜单独接受手术干预。在极端情况下，巨大的腺瘤会引起急性脑积水，使直接减压和（或）脑脊液分流显得尤为必要。

泌乳素分泌型垂体腺瘤

泌乳素瘤是最常见的分泌型垂体腺瘤。血清泌乳素水平升高可引起溢乳症状，对促性腺激素有抑制作用，导致性腺功能减退。在女性中，这种促性腺激素的减少使她们易患骨质疏松和停止排卵，在男性中可能会导致阳痿。血清泌乳素水平与肿瘤大小相关，但重要的是要考虑其他因素导致泌乳素水平升高的原因，包括垂体柄效应、甲状腺功能低下或药物反应。排除这些因素非常重要，如果怀疑有药物作用，应停止至少 72h 的药物治疗，并重新测试泌乳素水平。如果是真正的泌乳素瘤，则血清泌乳素 > 150µL/L 通常被认为具有诊断意义。在某些情况下，大腺瘤患者可能由于"钩状效应"导致血清泌乳素检测结果异常偏低，这种错误的读数是由于血清泌乳素水平过高导致检验时的抗体饱和。对于有临床或影像学证据的大泌乳素瘤但血清泌乳素水平低于预期的患者，应该怀疑"Hook Effect"。在这种情况下，应测试患者血清样品的系列稀释液以确保测试报告准确。

与非分泌性腺瘤不同，泌乳素瘤对多巴胺激动剂高度敏感，而药物治疗对于大小腺瘤来说都是一线治疗。用多巴胺激动剂治疗不仅可以减少肿瘤大小，也有助于将泌乳素水平恢复到正常水平，并且可以纠正促性腺激素水平异常。分泌泌乳素的微腺瘤很少进展为较大的大腺瘤，因此，治疗目标主要是对症治疗来控制高分泌状态。仅仅用药通常可以足够使血清泌乳素恢复正常，并且在许多情况下，长期治疗可使病变缩小到在 MRI 上检测不到。正在接受药物治疗的患者应由内分泌医生定期监测确保治疗有效；少数肿瘤对药物不够敏感或存在病灶进展性生长的证据（发生在一些对多巴胺激动剂耐药的肿瘤中），应该手术治疗。

患有大腺瘤且在 MRI 上出现视交叉压迫的迹象的患者存在永久性视野缺损的风险。在开始治疗之前，我们要进行正式的视野测试，并监测患者在 4~6 周内视力的改善情况。如果视觉症状在那时没有改善，没有影像学证据表明肿瘤大小减少，我们将对这些患者进行手术减压。囊性泌乳素瘤患者是仅凭药物治疗就不太可能受益，因为病变的囊性部分对多巴胺激动剂无反应，因此常常需要手术切除。对泌乳素瘤进行手术干预的其他适应证包括对药物治疗不耐受、耐药伴肿瘤进展或因肿瘤出血引起的不连续性颅神经受损的卒中事件。在极少数情况下，患者就医后会发生自发性脑脊液漏（在硬脑膜侵袭性肿瘤中更常见），这是通过外科手术对肿块减压并修补硬膜缺损的指征。

GH 分泌型垂体腺瘤

GH 分泌型垂体腺瘤通常出现有巨人症或肢端肥大症的症状，这取决于发病年龄。在儿童和青少年中，GH 分泌过量会引起巨人症，直到长骨的骨骺闭合；在成人中，GH 分泌过多会导致肢端肥大症，不仅影响手、脚和脸的骨骼，还会影响多个器官的软组织，甚至会导致威胁生命的心脏肥大。GH 分泌型垂体腺瘤以其快速生长而闻名，常常表现为大腺瘤，通常蔓延到鞍区以外。在 75g 口服抑制试验后血清 GH 浓度 > 1μg/L，可诊断为 GH 过量。随着 GH 水平升高，评估血清 IGF-1 水平（针对年龄和性别标准化）可排除可能导致 GH 升高的混杂因素。

最新评估手术治愈的指南要求术后随机 GH 血清水平 < 1μg/L、血清 IGF-1 水平正常。随着检测方法灵敏度的提高，临界值变得更加严格，这降低了报道的手术治疗成功率。然而，即使采用这些新标准，手术切除仍然是使血清 GH 达到正常水平的一种快速而有效的方法。与那些较常见的大腺瘤相比，微腺瘤患者的手术治愈率往往更高。大腺瘤具有较高的侵袭性和较高的术前 GH 水平，这被证明与术后复发和手术失败相关。据报道，微腺瘤手术后的内分泌治愈率高达 75%~87%。这些高治愈率很可能是没有鞍区周围结构侵袭的直接结果，在某些情况下，非侵袭性大腺瘤也达到了类似的治愈率。侵袭性大腺瘤患者的内分泌治愈率明显较低（42%~50%），并且通常需要辅助治疗。尽管无法实现完全的手术治愈，我们仍然认为手术治疗是大多数患者的一线治疗选择，因为它可以减轻肿瘤负荷并迅速治疗与病变相关的占位效应。

手术切除后 GH 或 IGF-1 水平持续升高的患者应使用生长抑素类似物进行药物治疗。尽管已有用生长抑素类似物对 GH 分泌型肿瘤进行术前治疗以减小肿瘤大小并使之更易于切除的报道，但在较大的研究中，这种做法的结果并没有显著益处。在我们的治疗中，我们通常不使用生长抑素类似物对患者进行预处理，因为除了比手术干预效果差外，预处理还给患者增加了不必要的费用并推迟了手术，这很可能导致 GH 的水平降低得更为显著。

对于手术切除后难以治疗的病例，我们保留放射治疗。放射疗法和立体定向放射外科手术可以帮助缩小肿瘤大小并在手术切除后使血清 GH 水平正常化。与外科手术不同，这种治疗的效果可能需要长达 5 年的时间才能体会到，但最终可以长期治愈。然而，一个重要的考虑因素是放疗后有发生全垂体功能减退的风险，据报道，按照不同的治疗方式，这类患者多达 30%~51%。

ACTH 分泌型垂体腺瘤

过量的促肾上腺皮质激素（ACTH）引起的皮质醇过度分泌会导致库欣病。库欣病患者的典型表现包括向心性肥胖、满月脸和近端肌肉消瘦。其他常见的相关表现包括易瘀血、腹部条纹、水牛背和骨质疏松的风险增加。大多数分泌 ACTH 的病灶为微腺瘤，与大腺瘤相比，其手术治愈率更高，但如果对大腺瘤只进行手术治疗很少会达到内分泌治愈。现已有了几种诊断病情的方法，最常用的方法是小剂量地塞米松抑制试验，该试验在晚上给予 1mg 地塞米松，第二天早上 8 点空腹测定血清 ACTH 和皮质醇水平。血清 ACTH > 140nmol/L 提示阳性结果，并且需要进行手术切除。除地塞米松抑制试验外，24h 尿皮质醇试验或两个连续的午夜唾液皮质醇值也有助于证实皮质醇的过量生成。

与其他微腺瘤不同，分泌 ACTH 的垂体微腺瘤很难在 MRI 上定位。多达 40% 的病灶在影像学上是隐匿的，但从组织学上已发现 ACTH 过量生成。目前已采取了多种策略来解决这一难题，包括术中超声检查、鼻窦采样以及通过经蝶手术直接观察，在大多数情况下（但并非所有情况下）术前双侧岩下窦采样可以定位看不见的腺瘤的侧面。这项技术可以产生缓解率和疾病的组织学证据比率，与影像学可见病变的患者类似。在我们的治疗中，如果在术前影像学上发现肿瘤，我们更愿意目视探查鞍区。MRI 检查未显示肿瘤的患者一般进行岩静脉采样。如果岩静脉采样确实显示了鞍旁 ACTH 来源，则通过经鼻手术探查该腺体；如果未发现肿瘤，我们将进行部分垂体切除术（在岩静脉旁采样研究的指导下）并监测术后合适的 ACTH 水平降低值。

总体而言，鞍内微腺瘤已报告的治愈率为 86%，长期治愈率相对较高，只有 9% 达到早期缓解（术后 6 个月）的患者在 10 年内复发了微腺瘤；无海绵窦侵袭的大腺瘤的缓解率为 71%；当病变侵袭周围的鞍状结构时，缓解率可低至 50%。硬膜侵袭是一个具有挑战性的特征，与肿瘤的大小直接相关。如果存在侵袭，其倾向于发生在鞍区的侧壁而且在 MRI 上可能难以识别。对于影像学上可识别病变的复发性大的微腺瘤，我们通常会再次手术。多达 50% 的接受再次手术和辅助放疗或抗肾上腺皮质激素治疗的患者可进入缓解期。如果存在侵入周围海绵窦的情况，我们建议患者接受辅助放疗或抗肾上腺皮质激素治疗。

垂体意外瘤

随着影像学技术使用的增加，识别的意外性垂体腺瘤也越来越多，因此对这类疾病的治疗策略的需求也越来越大。我们建议在发现偶发瘤时对垂体基线功能进行测试，以作为基线来监测患者的长期治疗。重要的是，以这种方式筛查，可以在无症状患者，尤其是大腺瘤患者中发现内分泌病变。在这些患者中，如果病变继续发展，那么可能需要手术干预。另外，每年一次视野测试是发现视力缺损的重要客观方法，而视力缺损是病变生长缓慢的患者通常容易忽视的。最后，向患者提供垂体卒中风险的咨询很重要，垂体卒中通常是在未发现的垂体腺瘤中出现。如果患者没有临床症状，我们每 1~2 年进行影像学监测，具体取决于最初发现的病变的性质，包括靠近颅神经、颈动脉和周围的海绵窦。一旦确定了增长率特征，就可以根据个人情况建立连续影像时间范围。我们以这种方式监测了许多偶然诊断出的无功能微腺瘤，尤其是在老年患者或患有不适合手术的合并症的患者中。

4.1.6 技术细节和并发症的避免

垂体肿瘤的经鼻显微外科入路可以划分为 3 个阶段：鼻腔、蝶窦和鞍区。了解与每个手术阶段相关的技术细节和避免并发症的方法是至关重要的。

鼻腔阶段

与主流的双鼻孔经鼻内镜入路相比，高年资医生通常使用的显微镜经鼻入路实际上是单鼻孔入路。外科医生的喜好和用手习惯、在复发/残留肿瘤中使用的既往经鼻手术入路以及垂体肿瘤的位置/浸润/生长方式决定了通过哪个鼻孔到达垂体肿瘤部位。以

斜线交叉的方式到达肿瘤可能更容易一点，因为一般到达肿瘤同侧部分的视野和路径更有限。为了确保有足够的操作通道并避免撕裂鼻孔（特别是在鼻孔较小的患者中），在鼻前庭内侧沿黏膜环下侧做一个小的侧切口可能会有所帮助。扩大操作空间的下一步是使中鼻甲的根部骨折并移向外侧，使鼻中隔的骨 - 软骨交界处充分移位并使鼻中隔偏向对侧鼻腔，这进一步有助于双瓣膜鼻镜的插入。将鼻镜正确放置在犁骨的一侧是至关重要的，因为如果不按照中线解剖学知识操作，那么很容易朝另一侧移动。正确的通往蝶窦的手术轨道是通过视觉提示和立体定向神经导航来确定的，以免意外进入筛窦。在手术结束时，必须使中鼻甲复位至中间，以防止阻塞上颌窦开口和鼻窦炎的发生，并使鼻中隔重新对准中线，以防止因医源性鼻中隔偏曲产生鼻窦症状。

经蝶阶段

双侧蝶骨口标志着蝶窦开口的上端。在下方，应将蝶骨嘴充分切除来显露蝶鞍和斜坡隐窝，以便于在狭窄的手术通道中轻松操作手术器械。对蝶窦内的蝶窦分隔进行仔细的术前评估，可以确保鞍区边缘充分暴露。由于旁正中骨性间隔可能止于颈动脉隆起，因此移动时应万分小心。否则，过度地牵拉鼻中隔会使骨折线向颈动脉延伸，从而损伤血管。在移动蝶骨嘴的上半部时也要多加注意，以免进入前颅底并造成脑脊液漏。使用立体定向神经导航确保充分暴露鞍区边缘。

鞍区阶段

为了确保蝶鞍开口宽敞，将骨性鞍底充分移除以显露双侧海绵窦的内侧和海绵窦间联合的上下两侧。鞍区的前壁和下壁均应打开，以利于重力辅助的肿瘤减压和手术器械的易操作性。将硬脑膜切成 X 形，并使切口的四肢朝向每个角。垂体肿瘤的下面（底）首先使用环形刮匙刮掉。然后，处理肿瘤的两侧，最后处理的前方/上方以避免蛛网膜和鞍上肿瘤的过早下垂。垂体肿瘤切除的手术可操作性的基本原理是释放鞍腔的底部、后壁和侧沟，以使肿瘤易于取出。肿瘤充分减压的标志是蛛网膜隆起平滑且没有多个蛛网膜褶，尽管沿垂体柄可见一个小的蛛网膜皱褶。如果是坚固的大肿瘤，可以通过轻柔的 Valsalva 动作或轻轻地压迫双侧颈静脉来促进蛛网膜下垂。通过视觉和触觉提示可以区分肿瘤和正常垂体，以避免在肿瘤减压时疏忽性地切除正常垂

体。如果蛛网膜破裂或肿瘤切除腔较大，应轻轻填塞脂肪/筋膜以堵塞缺损的硬脑膜。然后将脂肪轻轻地填塞蝶骨以支撑闭合处。但是，不建议用脂肪过多地填充鞍区，因为它会增加对视交叉的占位效应，导致术后视力出现反常性下降。自体筋膜用于修补较大的伴有较多脑脊液漏的蛛网膜撕裂。在某些切除肿瘤后蛛网膜开口较广的情况下，腰穿或腰椎脑脊液引流可用于暂时释放脑脊液以增强愈合并减少术后脑脊液漏。对于常规的垂体肿瘤切除术，高年资医生（W. T. C.）不建议采用鼻中隔皮瓣来增加闭合。在微腺瘤和较小的大腺瘤中，如果没有脑脊液漏，我们不常规使用脂肪或筋膜填塞。

4.1.7 显微镜经蝶手术的局限

与内镜提供的全景视野相比，笨重的 Hardy 鼻窥镜提供的管状/隧道状视野是显微经蝶手术的主要局限所在。显微镜手术的鼻孔撕裂的发生率比内镜高，这是因为放置了 Hardy 鼻窥镜。另一个局限是光源（显微镜）与目标组织之间有一定距离，这使得与内镜相比，更难以描绘出解剖细节。最后，由于显微镜无法观察到额下、大的鞍上和鞍旁的肿瘤分别向前颅窝、第三脑室和海绵窦的蔓延，所以这也限制了显微经蝶入路的肿瘤切除范围。在这种情况下首选内镜或经颅入路可能是合理的。在实际工作中，高年资医生会使用单侧经鼻显微镜手术来治疗局限于鞍区的病变，因为它操作起来更快而且需要分离和切除的黏膜更少。对于鞍区以外的病变，通过内镜入路获得的全景非常有价值，而且内镜也可以用来进行手术。

对于儿童，这里讲述的单侧经鼻手术可能因为入路太小而无法提供足够的操作通道，在这种情况下，采用更宽的双侧鼻腔通道的唇下入路会增加显露范围。

4.1.8 文献综述

为了更好地了解显微镜和内镜经蝶切除术之间的差异，我们使用 RevMan 对过去 12 年（2005 年 1 月—2016 年 12 月）的出版文章进行了文献综述和 Meta 分析，以评估内分泌学结果和并发症的差异。我们选择这一时间范围的理由是为了限定与新技术和飞速发展的内镜硬件相关的"学习曲线"数据的影响。使用检索词"Transsphenoidal Pituitary Adenoma""Microscopic Transsphenoidal"和"Endoscopic Transsphenoidal"来查找论文并在其参考文献中找到了更多资料，我们确定了 29 项研究，共获得 6769 例（内镜：n=3335；显微镜：n=3434）患者的结果，并比较了内分泌治愈率和并发症（脑脊液漏、鼻出血、血管损伤、永久性尿崩症、术后视力下降、脑膜炎）发生率。为了在我们的 Meta 分析中准确地比较不同的研究，我们仅考虑报道内镜和显微镜下经蝶切除术结局的对比研究。这将最初确定的 29 项研究限制为 2005 年 1 月之后发布的 12 项研究（总计：n=1644。内镜：n=817；显微镜：n=827）。并非所有研究都报告了每次比较的相关数据，比如一些研究报告仅仅报告了并发症的数据，但无治愈的数据。为了更好地评估比较结果，使用加权分析使较大的研究对总体计算的评估效果有更大的影响。

结果

图 4.2 总结了在辅助治疗之前进行手术切除后报告的治愈率。估计内镜手术的治愈率为 57%，而显微镜手术的治愈率为 54%。尽管估计治愈率略微有利于内镜，但总体比值比［1.16（0.78~1.71）；P=0.46］在统计学上不显著。表 4.1 中还总结了两种方法的并发症发生率。与显微经蝶手术相比，内镜手术的鼻出血发生率更高（图 4.3），比值比为 2.73（范围为 1.01~7.33；P=0.05）。两种手术方法之间的其他并发症（如血管损伤、脑脊液漏、永久性尿崩症、视力下降、脑膜炎）发生率在统计学上无显著差异（图 4.4~ 图 4.8）。

讨论

我们的分析结果与其他人报道的一致。Ammirati 等完成了对已发表文献的 Meta 分析，发现两种技术之

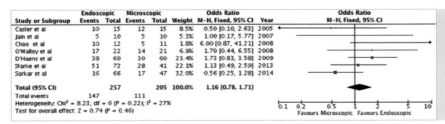

图 4.2　内镜和显微镜经蝶垂体腺瘤切除术总体治愈率比较的森林图，这种差异无统计学意义（P=0.46）

表 4.1 Meta 分析结果汇总，比较神经内镜和显微镜经鼻蝶入路手术并发症的发生率

并发症	患者数	比值比	*P*
血管损伤	1260	0.72（0.17，2.97）	0.64
脑脊液鼻漏	1586	1.25（0.81，1.94）	0.31
鼻出血	772	2.73（1.01，7.33）	0.05
永久性尿崩	1138	0.81（0.42，1.56）	0.52
视力下降	1578	1.19（0.50，2.80）	0.69
脑膜炎	1614	1.16（0.57，2.35）	0.68

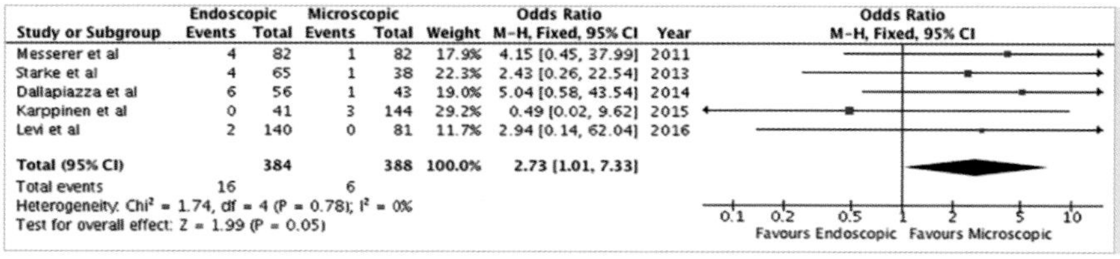

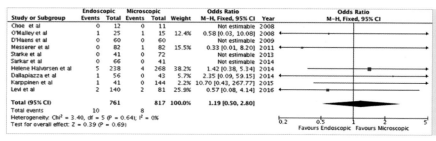

图 4.3 内镜和显微镜经蝶入路鼻出血发生率比较的森林图（分别为 4.2% 和 1.5%，*P*=0.05）

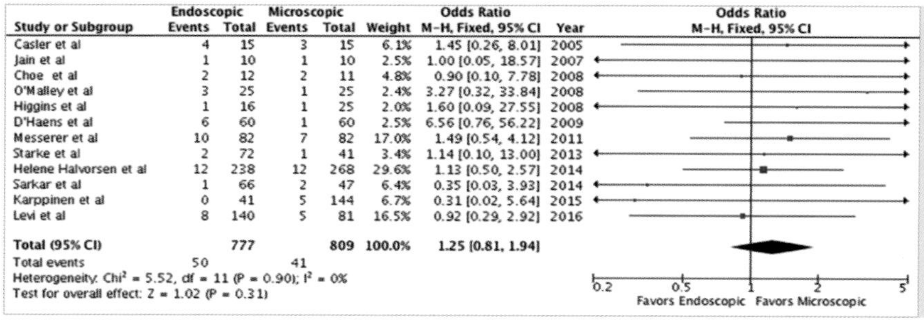

图 4.4 内镜和显微镜经蝶入路脑脊液漏发生率比较的森林图（分别为 6.4% 和 5.1%，*P*=0.31）

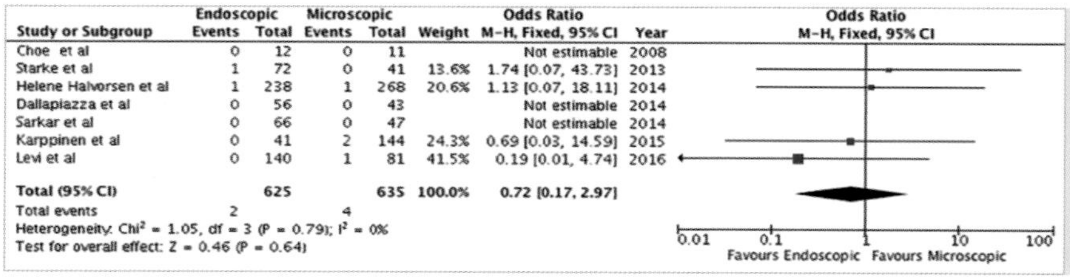

图 4.5 内镜和显微镜经蝶入路血管损伤发生率比较的森林图（分别为 0.4% 和 0.6%，*P*=0.64）

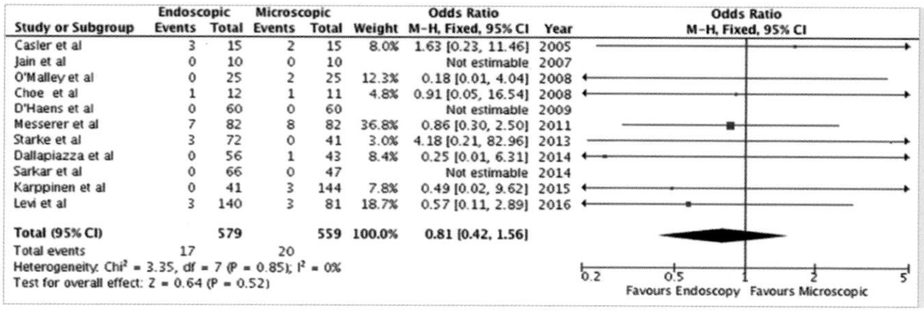

图 4.6 内镜和显微镜经蝶入路永久性尿崩症发生率比较的森林图（分别为 2.9% 和 3.6%，*P*=0.52）

图 4.7 内镜和显微镜经蝶入路视力下降的发生率比较的森林图（分别为 1.3% 和 0.98%，*P*=0.69）

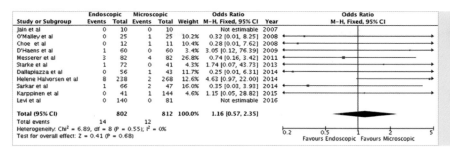

图 4.8　内镜和显微镜经蝶入路脑膜炎发生率比较的森林图（分别为 1.7% 和 1.5%，*P*=0.68）

间内分泌治愈率没有差异。对于功能性腺瘤，在内镜和显微镜入路之间似乎没有治愈率或切除范围的优势。Goudakos 等的 Meta 分析得出了相同的结论，尽管他们也纳入了包括非垂体腺瘤病变在内的研究。

在我们的综述中，我们发现内镜手术中鼻出血的发生率明显高于显微镜。鼻出血可在手术后几小时内发生，也可延后至手术后 3 周，而且在较大的专门研究中报道的发生率为 0.6%~2.5%。在大多数情况下鼻出血可以用鼻腔填塞保守治疗，但持续性出血的病例可能需要电凝蝶腭动脉。Ammirati 等发现在内镜切除的病变中出现血管并发症的比例更高（1.58%：0.50%，*P* < 0.0001）。鞍旁颈动脉损伤可引起严重的后遗症，包括威胁生命的术后血肿或假性动脉瘤形成，后者需要进一步治疗。造成这种情况的原因尚不完全清楚。但是相反，即使存在颈动脉包裹或病变侵犯海绵窦时，内镜提供的较好视角也可能允许外科医生进行更大胆的切除。据推测，如果采用显微镜切除，对于这些部分的肿瘤可能会采用辅助治疗。

意料之中的是，其他 Meta 分析的结果会得出不同的结论，这取决于它们的综述程度和所考虑的变量。Gao 等分析了追溯至 20 世纪 90 年代末的对比研究序列，发现内镜在切除范围更大、间隔穿孔发生率低、住院时间减少和手术时间缩短方面具有统计学意义。Rotenberg 等在相似的时间段内进行的另一项研究发现，内镜和显微镜的总全切除范围没有差异。然而，显微镜手术组的术后尿崩症和鼻部并发症的发生率增加，住院时间和手术时间更长，而内镜组对腰椎引流的需求减少。尽管这些发现具有统计学意义，但很难理解它们的临床意义。例如，我们发现一个与临床相关的衡量是永久性尿崩症和暂时性尿崩症的发生率，这将对患者的预后产生重大影响。类似地，在 Rotenberg 等的研究中，Rhinologic Complications 这个术语包含了许多并发症，包括术后鼻出血、鼻窦炎和间隔缺损，尽管每种并发症对患者临床病程的影响都会有所不同。更重要的是，如

果将它们单独量化，这些并发症不可能在统计学上产生显著差异。

4.2　结论

只有权衡了内镜和显微镜手术入路的优势和局限，并根据肿瘤大小、程度和生长方式以及外科医生的偏好等相关个人要求，才能选择合适的技术和器械。根据我们的经验，尽管内镜技术取得了进步，但传统的显微镜入路仍适合许多患者并且有机会获得良好的预后。之前的 Meta 分析结果通常对研究设计高度敏感，研究的时间段不同，每种技术的经验以及各组之间肿瘤大小的程度也不一致。在我们的综述中，我们证明了这两种技术均具有可比的治疗效果，并且显微镜经蝶入路具有降低鼻出血发生率的额外优势。

参考文献

[1]　Liu JK, Das K,Weiss MH, Laws ER, Jr, CouldwellWT. The history and evolution of transsphenoidal surgery. J Neurosurg. 2001; 95(5):1083–1096.

[2]　Schloffer H. Erfolgreiche Operation eines Hypophysentumors auf nasalem Wege. Wien KlinWochenschr. 1907; 20:621–624.

[3]　Cushing H. The Pituitary Body and Its Disorders: Clinical States Produced by Disorders of the Hypophysis Cerebri. Philadelphia, PA: JB Lippincott; 1912.

[4]　Hardy J. Surgery of the pituitary gland, using the trans-sphenoidal approach. Comparative study of 2 technical methods [in French]. Union Med Can. 1967; 96(6):702–712.

[5]　Rolston JD, Han SJ, Aghi MK. Nationwide shift from microscopic to endoscopic transsphenoidal pituitary surgery. Pituitary. 2016; 19(3):248–250.

[6]　Griffith HB, Veerapen R. A direct transnasal approach to the sphenoid sinus. Technical note. J Neurosurg. 1987; 66(1):140–142.

[7]　Doglietto F, Lauretti L, Frank G, et al. Microscopic and endoscopic extracranial approaches to the cavernous sinus: anatomic study. Neurosurgery. 2009; 64 (5) Suppl 2:413–421, discussion 421–422.

[8]　Solari D, Villa A, De Angelis M, Esposito F, Cavallo LM, Cappabianca P. Anatomy and surgery of the endoscopic endonasal approach to the skull base. Transl Med UniSa. 2012; 2:36–46.

[9]　Ammirati M, Wei L, Ciric I. Short-term outcome of endoscopic versus microscopic pituitary adenoma surgery: a systematic review and meta-analysis. J Neurol Neurosurg Psychiatry. 2013; 84(8):843–849.

[10]　Cho DY, Liau WR. Comparison of endonasal endoscopic surgery and sublabial microsurgery for prolactinomas. Surg Neurol. 2002; 58(6):371–375, discussion 375–376.

[11]　Guiot J, Rougerie J, Fourestier M, et al. Intracranial endoscopic explorations [in French]. Presse Med. 1963; 71:1225–1228.

[12]　Koc K, Anik I, Ozdamar D, Cabuk B, Keskin G, Ceylan S. The learning curve in endoscopic pituitary surgery and our experience. Neurosurg Rev. 2006; 29 (4):298–305, discussion 305.

[13]　Jho HD, Alfieri A. Endoscopic transsphenoidal pituitary surgery: various

surgical techniques and recommended steps for procedural transition. Br J Neurosurg. 2000; 14(5):432–440.

[14] Cappabianca P, Cavallo LM, Esposito F, de Divitiis E. Endoscopic endonasal transsphenoidal surgery: procedure, endoscopic equipment and instrumentation. Childs Nerv Syst. 2004; 20(11)(–)(12):796–801.

[15] Spencer WR, Das K, Nwagu C, et al. Approaches to the sellar and parasellar region: anatomic comparison of the microscope versus endoscope. Laryngoscope. 1999; 109(5):791–794.

[16] Catapano D, Sloffer CA, Frank G, Pasquini E, D'Angelo VA, Lanzino G. Comparison between the microscope and endoscope in the direct endonasal extended transsphenoidal approach: anatomical study. J Neurosurg. 2006; 104 (3):419–425.

[17] Nassimizadeh A, Muzaffar SJ, Nassimizadeh M, Beech T, Ahmed SK. Three-dimensional hand-to-gland combat: the future of endoscopic surgery? J Neurol Surg Rep. 2015; 76(2):e200–e204.

[18] Kari E, Oyesiku NM, Dadashev V, Wise SK. Comparison of traditional 2-dimensional endoscopic pituitary surgery with new 3-dimensional endoscopic technology: intraoperative and early postoperative factors. Int Forum Allergy Rhinol. 2012; 2(1):2–8.

[19] Laws ER, Parney IF, Huang W, et al. Glioma Outcomes Investigators. Survival following surgery and prognostic factors for recently diagnosed malignant glioma: data from the Glioma Outcomes Project. J Neurosurg. 2003; 99 (3):467–473.

[20] Zada G, Governale LS, Laws ER, Jr. Intraoperative conversion from endoscopic to microscopic approach for the management of sellar pathology: incidence and rationale in a contemporary series. World Neurosurg. 2009; 73(4): 334–337.

[21] Cardoso ER, Peterson EW. Pituitary apoplexy: a review. Neurosurgery. 1984; 14(3):363–373.

[22] Semple PL, Webb MK, de Villiers JC, Laws ER, Jr. Pituitary apoplexy. Neurosurgery. 2005; 56(1):65–72, discussion 72–73.

[23] Vance ML. Hypopituitarism. N Engl J Med. 1994; 330(23):1651–1662.

[24] Binning MJ, Liu JK, Gannon J, Osborn AG, Couldwell WT. Hemorrhagic and nonhemorrhagic Rathke cleft cysts mimicking pituitary apoplexy. J Neurosurg. 2008; 108(1):3–8.

[25] Singh TD, Valizadeh N, Meyer FB, Atkinson JL, Erickson D, Rabinstein AA. Management and outcomes of pituitary apoplexy. J Neurosurg. 2015; 122 (6):1450–1457.

[26] Bills DC, Meyer FB, Laws ER, Jr, et al. A retrospective analysis of pituitary apoplexy. Neurosurgery. 1993; 33(4):602–608, discussion 608–609.

[27] Karavitaki N, Thanabalasingham G, Shore HC, et al. Do the limits of serum prolactin in disconnection hyperprolactinaemia need re-definition? A study of 226 patients with histologically verified non-functioning pituitary macroadenoma. Clin Endocrinol (Oxf). 2006; 65(4):524–529.

[28] Koktekir E, Karabagli H, Ozturk K. Simultaneous transsphenoidal and transventricular endoscopic approaches for giant pituitary adenoma with hydrocephalus. J Craniofac Surg. 2015; 26(1):e39–e42.

[29] Verhelst J, Berwaerts J, Abs R, Dua G, Van Den Weyngaert D, Mahler C. Obstructive hydrocephalus as complication of a giant nonfunctioning pituitary adenoma: therapeutical approach. Acta Clin Belg. 1998; 53 (1):47–52.

[30] Klibanski A. Clinical practice. Prolactinomas. N Engl J Med. 2010; 362 (13):1219–1226.

[31] Casanueva FF, Molitch ME, Schlechte JA, et al. Guidelines of the Pituitary Society for the diagnosis and management of prolactinomas. Clin Endocrinol (Oxf). 2006; 65(2):265–273.

[32] St-Jean E, Blain F, Comtois R. High prolactin levels may be missed by immunoradiometric assay in patients with macroprolactinomas. Clin Endocrinol (Oxf). 1996; 44(3):305–309.

[33] Verhelst J, Abs R, Maiter D, et al. Cabergoline in the treatment of hyperprolactinemia: a study in 455 patients. J Clin Endocrinol Metab. 1999; 84(7):2518–2522.

[34] Colao A, Savastano S. Medical treatment of prolactinomas. Nat Rev Endocrinol. 2011; 7(5):267–278.

[35] Cannavò S, Curtò L, Squadrito S, Almoto B, Vieni A, Trimarchi F. Cabergoline: a first-choice treatment in patients with previously untreated prolactinsecreting pituitary adenoma. J Endocrinol Invest. 1999; 22(5):354–359.

[36] Lam G, Mehta V, Zada G. Spontaneous and medically induced cerebrospinal fluid leakage in the setting of pituitary adenomas: review of the literature. Neurosurg Focus. 2012; 32(6):E2.

[37] Nomikos P, Buchfelder M, Fahlbusch R. The outcome of surgery in 668 patients with acromegaly using current criteria of biochemical 'cure'. Eur J Endocrinol. 2005; 152(3):379–387.

[38] Sarkar S, Rajaratnam S, Chacko G, Chacko AG. Endocrinological outcomes following endoscopic and microscopic transsphenoidal surgery in 113 patients with acromegaly. Clin Neurol Neurosurg. 2014; 126:190–195.

[39] Giustina A, Chanson P, Bronstein MD, et al. Acromegaly Consensus Group. A consensus on criteria for cure of acromegaly. J Clin Endocrinol Metab. 2010; 95(7):3141–3148.

[40] Wang YY, Higham C, Kearney T, Davis JR, Trainer P, Gnanalingham KK. Acromegaly surgery in Manchester revisited—the impact of reducing surgeon numbers and the 2010 consensus guidelines for disease remission. Clin Endocrinol (Oxf). 2012; 76(3):399–406.

[41] Jane JA, Jr, Starke RM, Elzoghby MA, et al. Endoscopic transsphenoidal surgery for acromegaly: remission using modern criteria, complications, and predictors of outcome. J Clin Endocrinol Metab. 2011; 96(9):2732–2740.

[42] Starke RM, Raper DM, Payne SC, Vance ML, Oldfield EH, Jane JA, Jr. Endoscopic vs microsurgical transsphenoidal surgery for acromegaly: outcomes in a concurrent series of patients using modern criteria for remission. J Clin Endocrinol Metab. 2013; 98(8):3190–3198.

[43] Jacob JJ, Bevan JS. Should all patients with acromegaly receive somatostatin analogue therapy before surgery and, if so, for how long? Clin Endocrinol (Oxf). 2014; 81(6):812–817.

[44] Plöckinger U, Quabbe HJ. Presurgical octreotide treatment in acromegaly: no improvement of final growth hormone (GH) concentration and pituitary function. A long-term case-control study. Acta Neurochir (Wien). 2005; 147 (5):485–493, discussion 493.

[45] Stapleton CJ, Liu CY, Weiss MH. The role of stereotactic radiosurgery in the multimodal management of growth hormone-secreting pituitary adenomas. Neurosurg Focus. 2010; 29(4):E11.

[46] Abu Dabrh A, Asi N, Farah W, et al. Radiotherapy vs. radiosurgery in treating patients with acromegaly: systematic review and meta-analysis. Endocr Pract. 2015; 21(8):943-956.

[47] Pollock BE, Jacob JT, Brown PD, Nippoldt TB. Radiosurgery of growth hormone-producing pituitary adenomas: factors associated with biochemical remission. J Neurosurg. 2007; 106(5):833–838.

[48] Lonser RR, Nieman L, Oldfield EH. Cushing's disease: pathobiology, diagnosis, and management. J Neurosurg. 2017; 126(2):404–417.

[49] Hofmann BM, Hlavac M, Martinez R, Buchfelder M, Müller OA, Fahlbusch R. Long-term results after microsurgery for Cushing disease: experience with 426 primary operations over 35 years. J Neurosurg. 2008; 108(1):9–18.

[50] Nieman LK, Biller BM, Findling JW, et al. The diagnosis of Cushing's syndrome: an Endocrine Society Clinical Practice Guideline. J Clin Endocrinol Metab. 2008; 93(5):1526–1540.

[51] Jagannathan J, Sheehan JP, Jane JA, Jr. Evaluation and management of Cushing syndrome in cases of negative sellar magnetic resonance imaging. Neurosurg Focus. 2007; 23(3):E3.

[52] Salenave S, Gatta B, Pecheur S, et al. Pituitary magnetic resonance imaging findings do not influence surgical outcome in adrenocorticotropin-secreting microadenomas. J Clin Endocrinol Metab. 2004; 89(7):3371–3376.

[53] Jehle S, Walsh JE, Freda PU, Post KD. Selective use of bilateral inferior petrosal sinus sampling in patients with adrenocorticotropin-dependent Cushing's syndrome prior to transsphenoidal surgery. J Clin Endocrinol Metab. 2008; 93(12):4624–4632.

[54] Hammer GD, Tyrrell JB, Lamborn KR, et al. Transsphenoidal microsurgery for Cushing's disease: initial outcome and long-term results. J Clin Endocrinol Metab. 2004; 89(12):6348–6357.

[55] De Tommasi C, Vance ML, Okonkwo DO, Diallo A, Laws ER, Jr. Surgical management of adrenocorticotropic hormone-secreting macroadenomas: outcome and challenges in patients with Cushing's disease or Nelson's syndrome. J Neurosurg. 2005; 103(5):825–830.

[56] Blevins LS, Jr, Christy JH, Khajavi M, Tindall GT. Outcomes of therapy for Cushing's disease due to adrenocorticotropin-secreting pituitary macroadenomas. J Clin Endocrinol Metab. 1998; 83(1):63–67.

[57] Lonser RR, Ksendzovsky A, Wind JJ, Vortmeyer AO, Oldfield EH. Prospective evaluation of the characteristics and incidence of adenoma-associated dural invasion in Cushing disease. J Neurosurg. 2012; 116(2):272–279.

[58] Reincke M, Allolio B, Saeger W, Menzel J, Winkelmann W. The 'incidentaloma' of the pituitary gland. Is neurosurgery required? JAMA. 1990; 263(20):2772–2776.

[59] Couldwell WT, Kan P, Weiss MH. Simple closure following transsphenoidal surgery. Technical note. Neurosurg Focus. 2006; 20(3):E11.

[60] Goudakos JK, Markou KD, Georgalas C. Endoscopic versus microscopic transsphenoidal pituitary surgery: a systematic review and meta-analysis. Clin Otolaryngol. 2011; 36(3):212–220.

[61] Higgins TS, Courtemanche C, Karakla D, et al. Analysis of transnasal endoscopic versus transseptal microscopic approach for excision of pituitary tumors. Am J Rhinol. 2008; 22(6):649–652.

[62] Berker M, Hazer DB, Yücel T, et al. Complications of endoscopic surgery of the pituitary adenomas: analysis of 570 patients and review of the literature. Pituitary. 2012; 15(3):288–300.

[63] Mamelak AN, Carmichael J, Bonert VH, Cooper O, Melmed S. Single-surgeon fully endoscopic endonasal transsphenoidal surgery: outcomes in three-hundred consecutive cases. Pituitary. 2013; 16(3):393–401.

[64] Gondim JA, Almeida JP, Albuquerque LA, et al. Endoscopic endonasal approach for pituitary adenoma: surgical complications in 301 patients. Pituitary. 2011; 14(2):174–183.

[65] Halvorsen H, Ramm-Pettersen J, Josefsen R, et al. Surgical complications after transsphenoidal microscopic and endoscopic surgery for pituitary adenoma: a consecutive series of 506 procedures. Acta Neurochir (Wien). 2014; 156 (3):441–449.

[66] Gao Y, Zhong C, Wang Y, et al. Endoscopic versus microscopic transsphenoidal pituitary adenoma surgery: a meta-analysis. World J Surg Oncol. 2014; 12:94.

[67] Rotenberg B, Tam S, Ryu WH, Duggal N. Microscopic versus endoscopic pituitary surgery: a systematic review. Laryngoscope. 2010; 120(7):1292–1297.

第 5 章 垂体腺瘤手术：内镜与显微神经外科的比较——内镜技术

Hasan A. Zaidi, Edward R. Laws, Jr.

姚　勇 / 译

摘要

　　全内镜下垂体手术可在较小的手术通道内提供增强的照明和放大倍数。此外，角度内镜可允许外科医生在传统的显微外科手术入路的视线之外进行观察，以最大限度地切除肿瘤并提高手术安全性。在本章中，我们讨论了对于垂体肿瘤，内镜手术相对于传统显微外科手术入路的优势。

　　关键词：内镜鼻内入路，经蝶入路，经颅入路，垂体肿瘤

内镜外科治疗

病例

　　一位 53 岁的女医生到我们诊所就诊，主诉过去 3~5 年她的面部特征逐渐男性化。她报告了下颌突出、鼻子宽大、难以戴上结婚戒指，而且还有愈发加重的阻塞性睡眠呼吸暂停征和严重的关节炎。回顾症状后，患者报告指甲脆、日常头痛、便秘、高血压、双侧腕管综合征、抑郁症和大舌症。她被转介给当地的内分泌科医生，进行了全面的内分泌学检查和磁共振成像（MRI）检查。我们注意到她的胰岛素样生长因子 –1（693ng/mL）、生长激素（24.0ng/mL）、

催乳激素（186.6ng/mL）和 HbA1C（6.1%）升高。在体格检查中，该患者表现出与肢端肥大症相符的临床特征，包括额部前突、深额眉沟、鼻子和手增大以及大舌症。既往有高血压和胃食管反流病的病史，服用降压药和质子泵抑制剂控制良好。增强 MRI 提示鞍区肿块可见增强病灶侵犯左侧海绵窦并包裹其左颈内动脉（图 5.1）。考虑到临床症状、实验室检查和影像学发现，我们建议进行手术干预。

　　使用 3D 内镜（VSii；Visionsense，Philadelphia，PA）采取鼻内双鼻孔经蝶入路切除病灶。暴露颅底腹侧后，海绵窦内左颈内动脉出现扩大，肿瘤在鞍腔内广泛侵袭。首先使用 Kerrison 咬骨钳打开蝶鞍的底部（图 5.2a），并将该骨性开口延伸到覆盖左侧颈内动脉的左侧岩骨（图 5.2b）。通过将内镜放置在蝶窦深处，我们能够安全地看到形成硬脑膜和骨骼之间的边界，从而避免了暴露相关的医源性血管损伤。然后将内镜缩回并"停"在蝶窦内，做一个十字形的开口并检查覆盖在蝶鞍上的硬脑膜（图 5.2c、d）。在蝶鞍内，可见一灰白色肿瘤，内镜深入到鼻腔的通道至鞍底，便仔细检查鞍区内容物。内镜提供的高放大倍率和照明度，使我们能够清楚地观察肿瘤与正常垂体之间的明显边界（图 5.2e）。使用环形刮

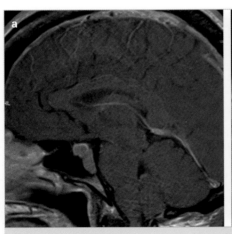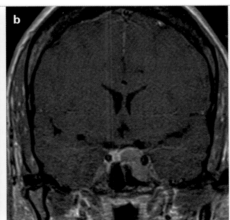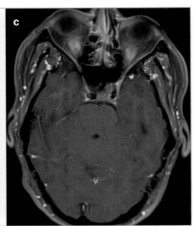

图 5.1　术前矢状位（a）、冠状位（b）和轴位（c）T1 加权钆增强 MRI 证实了蝶鞍和海绵窦的肿块圆周形环绕左海绵状颈动脉，并将正常垂体移至右侧

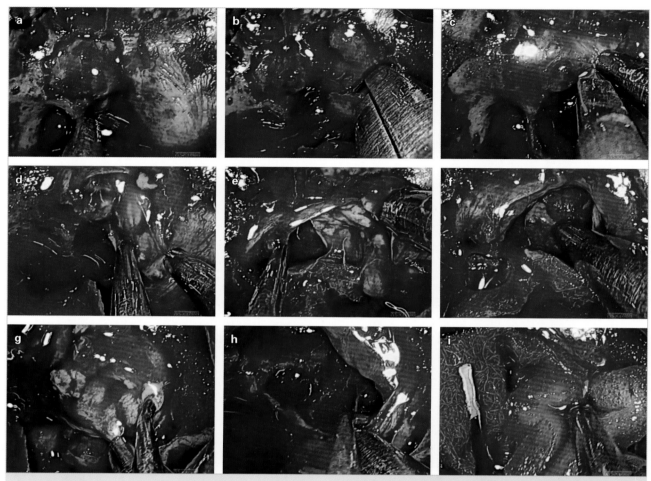

图 5.2 腹侧颅底的内镜鼻内经蝶观。a. 打开鞍底后显示左侧岩部颈动脉的骨性扩张。b. 通过直接在硬膜外平面中看到 Kerrison 咬骨钳小心地去除了覆盖在左颈动脉上的岩骨。内镜的倾斜允许外科医生直接在手术通道中看到器械，以避免造成医源性血管损伤。c. 仔细检查蝶鞍硬脑膜，并使用鼻内伸缩刀将其锐性打开。d. 覆盖左颈动脉的硬膜下平面形成并小心地打开。内镜停放在对侧（右）鼻孔中，以便直接看到硬脑膜开口，并避免器械与通过同侧（左）鼻孔引入的器械发生冲突。e. 仔细检查鞍区内容物，然后将内镜推到靠近鞍区开口处，以识别正常垂体和肿瘤之间的边界。该边界进一步形成，并小心地钝性分离减瘤蝶鞍内的肿瘤。f. 在减瘤鞍区部分的肿瘤后，将角度内镜进入蝶鞍中，以仔细检查内侧海绵窦壁并检查术野中是否有残留病变。角度内镜使外科医生能够在直视外看到腹侧颅底的解剖结构。在这种视野下，在蝶鞍中发现了一小片残留的肿瘤，这是在直接的视线下看不到的，并且在显微镜经蝶入路时可能会无意中遗留下来。g. 小心切除覆盖在左侧岩部颈动脉上的肿瘤。内镜提供的改进的放大倍率和照明度允许外科医生在外科手术时直接看到腹侧颅底，以避免造成神经血管损伤。h. 进入海绵窦，肿瘤进一步被减瘤。i. 将凝血酶浸透的明胶海绵轻轻填塞，辅助止血

匙和钝性分离的组合，在肿瘤和正常腺体之间分离边界，并且首先对肿瘤的鞍区部分进行了瘤内减容。这为内镜放置在蝶鞍内以检查和切除左海绵窦内的肿瘤创造了操作空间。使用 30° 成角内镜，我们能够越过硬脑膜反折处，检查海绵窦内侧壁，发现肿瘤明显浸润（图 5.2f）。然后，使用钝性分离和吸引相结合的方式，逐块切除肿瘤，切除海绵窦内视野之外的肿瘤时需谨慎操作，避免医源性的血管损伤，使用凝血酶浸透的明胶海绵（Gelfoam）止血后，将内镜替换为 30° 成角内镜开始将颈内动脉外侧的肿瘤减瘤（图 5.2g），海绵窦的内容物，包括横贯的颅神经，被发现嵌入到了肿瘤内（图 5.2h）。将海绵窦内颈动脉完全游离后，我们再次使用明胶海绵（Gelfoam）止血（图 5.2i）。有力的 Valsalva 动作，未见脑脊液漏，也不需要腹部脂肪填塞。使用 MacroPore 同种异体移植板重建鞍底，并支撑蝶窦内的同种异体移植填充物。

该患者术后病程不复杂，3 天后出院。术后 1 周

的随访中，她报告说自己的关节炎和粗糙的五官出现消退。在 6 周的随访中，她的基础生长激素水平降至 1.1ng/mL，泌乳素降至 20.2ng/mL。在组织病理学分析中，该肿瘤被经过人生长激素和泌乳素组织染色证实是典型垂体腺瘤。没有证据表明具有非典型性特征，免疫组化提示黄体生成素、卵泡刺激素、促甲状腺激素（TSH）、促肾上腺皮质激素（ACTH）和 α 亚基为阴性。MIB-1 增殖指数中度提高至 2.5%。术后 12 周行 MRI 检查未发现残留病变，并且她的肢端肥大症在生化指标上体现出持续缓解。

内镜的优势及手术显微镜的不足

　　Herman Schloffer 最早于 1907 年描述了经鼻经蝶入路（TNTS）治疗鞍区病变，Harvey Cushing 随后在之后的几十年中推广了唇下 TNTS。最初的技术使用了头灯，但是没有辅助放大手术腔的功能。这导致在狭窄的手术通道内光线穿透性差而且腹侧颅底不能放大，经常导致肿瘤次全切和偶发并发症。Harvey Cushing 最终在 1927 年放弃了经蝶入路，转而采用开放式经颅入路，这主要是由于不能充分观察到重要的颅底神经血管结构、频繁复发以及视交叉减压不充分。直到 Jules Hardy 在 20 世纪 60 年代引入了可以显著改善照明度和术中放大倍数的手术显微镜，人们才重新采用经蝶入路并将其作为一种可行的甚至更加偏好的治疗鞍状病变的方法。显微镜提供了更好的照明度和放大率，并使 TNTS 显微镜入路成为此后 30 年处理垂体病变的外科治疗金标准。尽管相对于无辅助可视化的技术而言有这些优点，但是显微镜仍然有一些不足。首先，显微镜在设定的焦距下可以看到狭窄的视野，导致腹侧颅底的视野很受限。其次，光源仍留在手术腔外，经常导致较深的鼻内通道的光线穿透不良。最后，显微镜仅允许在直接视线内看到结构，因此外科医生必须依靠触觉反馈而不是直接观察才能切除深层角落周围的残留病变。

　　1997 年，Hae Dong Jho 和 Ricardo Carrau 报告了 44 例接受了全内镜下经蝶入路治疗垂体瘤的患者。自从最早的描述以来，许多垂体中心都采用了全内镜技术，这在很大程度上是由于内镜可视化效果更好。首先，内镜提供了更广阔的视野，使外科医生可以对颅底有全景式的了解，而不是显微镜提供的小焦点。其次，角度内镜可以使外科医生在直视线之外观察角落结构，这有助于观察被骨质、硬脑膜、黏膜等挡住的腹侧颅底区域。在操作腹侧颅底的重

要神经血管结构时，外科医生还可以通过直接观察而不是触觉反馈。再次，内镜提供了更大的鞍区组织的放大率，使医生能够更好地区分正常腺体与腺瘤。最后，内镜将光源直接放置在鼻腔内，从而使光穿透力更大，腹侧颅底结构照明更亮。有些团队建议，内镜可以实现更安全、更有效的鞍区病变切除。我们最近对 Barrow 神经病学研究所同时期由两名不同的外科医生进行了内镜或显微镜入路的 135 例垂体疾病患者进行了直接比较。我们发现，与传统的显微镜技术相比，内镜技术可以更好地保留垂体并降低并发症的发生率。

　　过去 20 年来，内镜技术的进步有助于改善患者的预后。1998 年，Paolo Cappabianca 和 Enrico de Divitiis 提出相较于传统显微镜入路，最初的内镜入路相关的各种问题。这包括在狭窄的鼻内通道中内镜和解剖工具的潜在器械冲突，在蝶骨和鞍区操作阶段将器械引入鼻孔会增加鼻部结构损坏的风险，而且使用 2D 内镜会损失立体视觉效果。为了解决这些问题，此后有几个团队开发了专门用于内镜技术的新仪器。这包括可以在术野中允许两个器械同时工作的可弯曲操纵器械，用于不同功能的可互换接头，并淘汰了以前的刺刀状形状。此外，我们团队使用一种新型 3D 内镜在 600 多个病例中提供了立体可视化效果，在鼻内通道中操作组织和操纵内镜时为外科医生提供深度感知，从而改善了手术的灵活性。最后，微芯片技术的进步可使可塑性 3D 内镜得以发展，从而减少在手术切除腹侧颅底病变的过程中发生器械冲突的程度。

患者选择和并发症的避免

　　随着时间的推移，我们使用内镜的公共经验得到改善，现在我们可以使用内镜鼻内入路有效地治疗各种颅底病变。我们团队最近回顾了使用内镜治疗各种前颅底病变的经验。内镜提供的改良全景可视化效果和成角观察可以与延伸扩展的鼻内镜技术结合使用，以治疗从前认为使用鼻内镜切除起来危险的病变。内镜鼻内入路的患者选择范围得到扩大，不仅包括垂体和鞍区的病变（例如颅咽管瘤、Rathke 囊肿、蛛网膜囊肿、垂体细胞瘤），而且还包括切除既往采用更具侵入性的传统经颅入路治疗的肿瘤（例如脑膜瘤、颅咽管瘤、生殖细胞瘤）。

　　对于大多数的鞍内微腺瘤，内镜提供的视野与显微镜所提供的视野类似。尽管视野狭窄，但是显微镜技术已被证明是用于切除鞍内小病变的安全有

效的可视化技术。Jules Hardy 最早于 1962 年描述了在经蝶入路中使用显微镜选择性切除 ACTH 分泌型微腺瘤的方法。在处理鞍内小病变时，内镜的全景视角在许多此类病例中并不占主要优势。有人可能会认为，内镜提供的更高的放大倍率可以帮助新手外科医生更好地辨别肿瘤与正常垂体之间的边界，从而提高正常垂体的保留率。Zaidi 等证明内镜可以更好地保留垂体后叶的功能，但是两种技术在垂体前叶的保留方面效果类似。在我们的经验中，内镜技术对垂体大腺瘤伴鞍上或鞍旁蔓延的优势最为明显。在这些情况下，内镜提供的全景可视化效果有助于更安全有效地切除这些病变。医生可以直接看到颈动脉和视神经的位置，并避免对这些结构造成医源性损伤。角度内镜有助于在直接视线之外看到神经血管结构，使外科医生可以依靠直视而不是经验或触觉反馈来切除残留病变。如我们的案例所示，角度内镜允许我们使用直视下切除位于海绵窦内的肿瘤，这在显微镜下是不可能实现的。由于这些原因，我们建议在切除伴广泛的海绵窦、鞍旁或鞍上蔓延的垂体大腺瘤时使用内镜，以避免并发症的发生并提供更完整的肿瘤切除范围。

结论

可视化技术的进步很大程度上是更多的神经外科团体采用经蝶入路的原因。起初 Harvey Cushing 放弃了经蝶入路，他仅依靠头灯照亮鼻腔通道。随着手术显微镜时代的来临，经蝶入路技术得以复兴，

提高了腹侧颅底的可视化效果。内镜是基于在深而窄的鼻腔通道内提高放大倍率和增加照明的概念的最新迭代。3D 内镜和可塑内镜的出现可用于逐步提高经蝶手术治疗垂体腺瘤和其他类型的前颅底病变的疗效。

参考文献

[1]   Wang AJ, Zaidi HA, Laws ED, Jr. History of endonasal skull base surgery. J Neurosurg Sci. 2016; 60(4):441–453.
[2]   Hardy J. Transsphenoidal hypophysectomy. 1971. J Neurosurg. 2007; 107(2):458–471.
[3]   Zaidi HA, De Los Reyes K, Barkhoudarian G, et al. The utility of highresolution intraoperative MRI in endoscopic transsphenoidal surgery for pituitary macroadenomas: early experience in the Advanced Multimodality Image Guided Operating suite. Neurosurg Focus. 2016; 40(3):E18.
[4]   Jho HD, Carrau RL. Endoscopic endonasal transsphenoidal surgery: experience with 50 patients. J Neurosurg. 1997; 87(1):44–51.
[5]   Zaidi HA, Awad AW, Bohl MA, et al. Comparison of outcomes between a less experienced surgeon using a fully endoscopic technique and a very experienced surgeon using a microscopic transsphenoidal technique for pituitary adenoma. J Neurosurg. 2016; 124(3):596–604.
[6]   Dallapiazza RF, Grober Y, Starke RM, Laws ER, Jr, Jane JA, Jr. Long-term results of endonasal endoscopic transsphenoidal resection of nonfunctioning pituitary macroadenomas. Neurosurgery. 2015; 76(1):42–52, discussion 52–53.
[7]   Doglietto F, Prevedello DM, Jane JA, Jr, Han J, Laws ER, Jr. Brief history of endoscopic transsphenoidal surgery–from Philipp Bozzini to the First World Congress of Endoscopic Skull Base Surgery. Neurosurg Focus. 2005; 19(6):E3.
[8]   Barkhoudarian G, Del Carmen Becerra Romero A, Laws ER. Evaluation of the 3-dimensional endoscope in transsphenoidal surgery. Neurosurgery. 2013; 73(1) Suppl Operative:ons74–ons78, discussion ons78–ons79.
[9]   Zaidi HA, Zehri A, Smith TR, Nakaji P, Laws ER, Jr. Efficacy of three-dimensional endoscopy for ventral skull base pathology: a systematic review of the literature. World Neurosurg. 2016; 86:419–431.
[10]   Cote DJ, Wiemann R, Smith TR, Dunn IF, Al-Mefty O, Laws ER. The expanding spectrum of disease treated by the transnasal, transsphenoidal microscopic and endoscopic anterior skull base approach: a single-center experience 2008–2015.World Neurosurg. 2015; 84(4):899–905.
[11]   de Divitiis E, Laws ER, Giani U, Iuliano SL, de Divitiis O, Apuzzo ML. The current status of endoscopy in transsphenoidal surgery: an international survey. World Neurosurg. 2015; 83(4):447–454.

第6章 神经内镜颞下窝手术入路

Philip V. Theodosopoulos

姚 勇 / 译

摘要

颞下窝是颅内的一个复杂区域，周围有重要的神经血管结构。传统的开放式显微外科手术入路已显示出可切除该区域肿瘤的疗效，但也有很大的手术入路相关并发症发生的风险。对于位于该区域的某些病变，内镜经鼻入路是一种可行的选择，可以降低手术入路相关并发症发生的风险。我们将在本章中描述上颌窦内肿瘤的治疗方法和外科治疗策略。

关键词： 内镜经鼻入路，上颌，开放式显微外科手术入路，经颅入路

6.1 引言

颞下窝是与颅骨中部连接的上颌后间隙，在该处的肿瘤病变可为原发病变，亦可继发于鼻咽间隙、眼眶间隙和颅内腔蔓延而来的肿瘤。颞下窝的边界在内侧定义为咽旁间隙和蝶骨翼，外侧为下颌骨，前方为上颌窦后壁，后方为咽旁间隙。颞下窝内包括内外侧翼状肌、上颌内动脉和三叉神经的下颌支。

许多肿瘤可能会累及颞下窝。最常见的良性肿瘤是从增宽的卵圆孔蔓延而来的三叉神经神经鞘瘤和颅中窝的脑膜瘤。恶性肿瘤也可以累及颞下窝。在此区域还可以发现淋巴瘤和鼻咽癌。最后，在该区域还发现了假性瘤，这是一种知之甚少的类似肿瘤的非肿瘤性疾病。

病变的诊断性活检和手术切除通常需要进入颞下窝。应该说，考虑到一些累及该区域的某些浸润性病变的复杂关系以及紧邻后方的颈内动脉（ICA）和穿过后方咽旁间隙的颈静脉，完全切除病变通常是不可能的，除非是包裹完好的病变如累及三叉神经的神经鞘瘤。治疗的具体目标应该仔细考虑，这对于颅底中难以进入的区域显得尤为重要。就单纯的组织活检诊断而言，计算机断层扫描（CT）引导的活检是一个很好的选择。

多个进入颞下窝的手术入路通道已经被描述（图6.1a）。这些入路包括前外侧的眶颞开颅入路，外侧的颧骨截骨术和颅中窝底部钻孔，侧后面的Fisch颞下颌C形技术，或前外侧的下颌骨切开术（图6.1b、c）。考虑到颞下窝的深度，开放手术会涉及大量的软组织和骨质切除，从而带来一定的并发症，特别是涉及咀嚼、面神经功能和三叉神经感觉方面。一些发表的文章已经研究了翼腭窝的内镜入路。我们的研究团队率先描述了颞下窝的内镜治疗是一种替代开放手术的微创方法，试图将手术入路相关的并发症发病率降至最低。自描述以来，许多其他研究已证实了通道的有效性和安全性，并详细阐述了使用内镜检查颞下窝病变的适应证和局限性。

6.2 内镜技术

通往颞下窝的内镜入路可以单独通过经鼻实现或与内侧壁入路（Caldwell-Luc）联合使用。根据我们的经验，颞下窝内除前置病变以外的病变都很难通过纯经鼻入路安全、全面地显露出来。该区域的大多数病变可以通过经鼻和经上颌通道的结合得到更好的治疗。

中鼻甲经常被完全切除，以便进行广泛的上颌开放。广泛暴露于上颌窦后，用Kerrison咬骨钳小心地去除窦后壁，显露翼腭神经节。前颞下窝大部分由脂肪组织填充，在这些脂肪组织中识别出上颌内动脉的末梢支，并且分离并凝固蝶腭动脉。进一步进行解剖，并识别和分离出内外侧翼状肌。进一步解剖后路，沿颞下窝后内侧显露出三叉神经的下颌支（V3）。此处的解剖需要谨慎进行，因为ICA颈段的最上部分位于三叉神经的后面，沿着咽后间隙走行。三叉神经的暴露通常需要钻出内外侧翼状肌附着的内外侧翼状平面，根据接近神经的角度，翼状骨可以覆盖大部分的神经，因为它从卵圆孔出来。纯鼻内入路暴露时，其内侧极限是外侧翼状骨，通常不足以安全地暴露三叉神经。Caldwell-Luc入路可提供更多的内侧可视化效果，并有足够的空间钻出翼状平面。

对于主要位于颅外或局限于病变，无须重建颅底。但是，对于具有颅内成分的病变，消灭无效腔

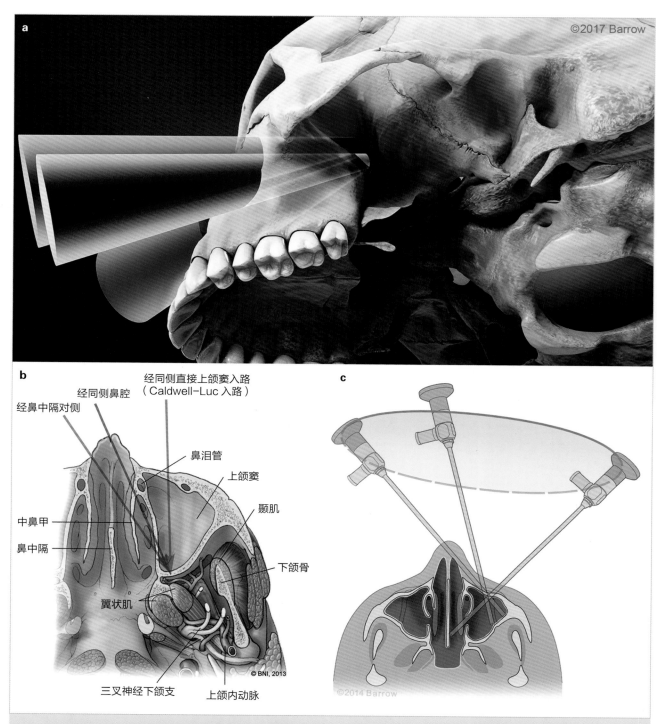

©2017 Barrow

图 6.1 a. 进入颞下窝的图示。b. 对该区域描述的各种手术入路。c. 在某些病例中，可以限制内镜颞下窝手术的应用

至关重要，可以通过使用脂肪、肌肉和硬脑膜替代物的多重技术来实现。带蒂皮瓣也可以使用，但是在我们的经验中并没有必要这样做。应该注意的是，对于任何伴颅内间隙蔓延的颞下窝病变，最佳的入路是开放手术或联合内镜和开放手术的分阶段策略。

即使使用了 Caldwell-Luc 入路，进入的角度和空间的深度也无法提供足够的可视化效果，这是病变累及颅内范围的主要方向（图 6.1c）。对于如此大的病变，我们通常会采用开放式入路，以便对颞叶减压，并用一些人工硬脑膜替代物重建颅底，然后将其用于

第二个内镜阶段指导暴露深度。

6.3 病例

在图 6.2 中我们可以看到一个病例。一名 33 岁的女性在左三叉神经的 V2 支分布处出现刺痛和麻木感。影像学诊断提示沿颞下窝有一个 3cm、均匀增强的病变，其上缘局限于卵圆孔区域。使用纯内镜并将肿瘤近乎全切。术中图片显示了暴露程度（图 6.3）。组织病理学评估证实该病变为神经鞘瘤。患者恢复良好，术后第二天出院。术后的面部感觉有所减弱。手术的唯一并发症是使用超声吸引器减瘤时造成患者上唇的 1 度烧伤。在几周内通过局部皮肤护理就很好地解决了此问题。

除了与三叉神经相关的发病外，我们还观察到在沿上颌骨底部切开骨头时有上切牙失神经的风险，这会导致严重的牙齿问题，应该避免。对于位置居中的病变或沿着颞下窝下侧显著蔓延至上颌骨底部的病变，最好通过开放的通道进入。在暴露过程中，对上颌内血管的血管掌控至关重要。该区域的病变

通常由内侧上颌支供血，因此该血管可以显著增大。直接凝固通常并不充分闭塞，我们经常选择使用血管夹，然后进行凝固和分割，以确保持久的闭塞。供血动脉的血管内闭塞几乎没有必要，但也可以采用。我们应该始终考虑到，即使在切除该区域的硬膜外病变之后，术后出血也会沿着脑膜中动脉和卵圆孔挤压而导致症状性硬膜外血肿。

在该区域进行手术时，ICA 高颈段损伤是一个问题。容纳 ICA 和颈内静脉的咽后间隙位于后部，紧邻颞下窝。对于大多数良性肿瘤，沿后缘进行解剖时应格外小心；对于恶性肿瘤，考虑到可能侵入血管的可能性，应该完全避免沿后方解剖。对 ICA 进行局部近端或远端控制是不可能的，并且在怀疑肿瘤累及血管的情况下，暴露颈部的 ICA 时应该谨慎。然而根据我们的估计，没有颞下窝病变是需要牺牲 ICA 的，即使是无意的。

6.4 结论

总之，对于颞下窝发现的许多良性和恶性病变，

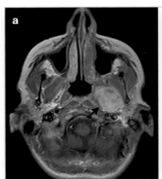
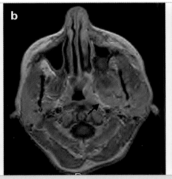
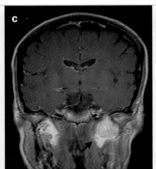
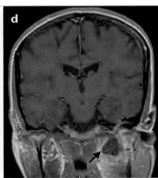

图 6.2 示例的 33 岁女性伴左三叉神经鞘瘤的病例。术前（a、c）和术后（b、d）对比增强 T1 加权 MRI

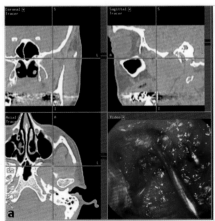
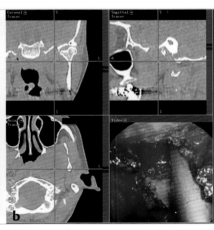

图 6.3　a、b. 带有导航定位的术中图像表明暴露程度

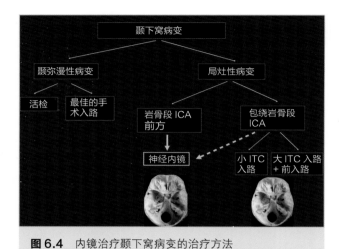

图6.4 内镜治疗颞下窝病变的治疗方法

内镜治疗是有效的且侵入性较小。涉及该区域病变的种类和范围使直接的适应证和局限性难以界定，但是，我们在治疗此类病变方面的思考已经革新，并且在图6.4中描述了这些方法。选择合适的手术入路取决于对术前影像的仔细评估和病变范围的确定，尤其是 ICA 和颅底。尽管它本身是一种有效的入路，但在肿瘤以对称方式蔓延越过颅底的情况下，也要考虑与开放手术相结合。

参考文献

[1] Sennaroglu L, Slattery WH, III. Petrous anatomy for middle fossa approach. Laryngoscope. 2003; 113(2):332–342.

[2] Theodosopoulos PV, Guthikonda B, Brescia A, Keller JT, Zimmer LA. Endoscopic approach to the infratemporal fossa: anatomic study. Neurosurgery. 2010; 66(1):196–202, discussion 202–203.

[3] Crockett DJ. Surgical approach to the back of the maxilla. Br J Surg. 1963; 50:819–821.

[4] Fisch U. Infratemporal fossa approach for glomus tumors of the temporal bone. Ann Otol Rhinol Laryngol. 1982; 91(5, Pt 1):474–479.

[5] Fisch U. Infratemporal fossa approach for lesions in the temporal bone and base of the skull. Adv Otorhinolaryngol. 1984; 34:254–266.

[6] Fisch U, Fagan P, Valavanis A. The infratemporal fossa approach for the lateral skull base. Otolaryngol Clin North Am. 1984; 17(3):513–552.

[7] Fukushima T, Day JD, Hirahara K. Extradural total petrous apex resection with trigeminal translocation for improved exposure of the posterior cavernous sinus and petroclival region. Skull Base Surg. 1996; 6(2):95–103.

[8] Sekhar LN, Schramm VL, Jr, Jones NF. Subtemporal-preauricular infratemporal fossa approach to large lateral and posterior cranial base neoplasms. J Neurosurg. 1987; 67(4):488–499.

[9] Zhang M, Garvis W, Linder T, Fisch U. Update on the infratemporal fossa approaches to nasopharyngeal angiofibroma. Laryngoscope. 1998; 108(11, Pt 1):1717–1723.

[10] Har-El G. Combined endoscopic transmaxillary-transnasal approach to the pterygoid region, lateral sphenoid sinus, and retrobulbar orbit. Ann Otol Rhinol Laryngol. 2005; 114(6):439–442.

[11] Hegazy HM, Carrau RL, Snyderman CH, Kassam A, Zweig J. Transnasal endoscopic repair of cerebrospinal fluid rhinorrhea: a meta-analysis. Laryngoscope. 2000; 110(7):1166–1172.

[12] Klossek JM, Ferrie JC, Goujon JM, Fontanel JP. Endoscopic approach of the pterygopalatine fossa: report of one case. Rhinology. 1994; 32(4):208–210.

[13] Ong BC, Gore PA, Donnellan MB, Kertesz T, Teo C. Endoscopic sublabial transmaxillary approach to the rostral middle fossa. Neurosurgery. 2008; 62(3) Suppl 1:30–36, discussion 37.

[14] Pasquini E, Sciarretta V, Farneti G, Ippolito A, Mazzatenta D, Frank G. Endoscopic endonasal approach for the treatment of benign schwannoma of the sinonasal tract and pterygopalatine fossa. Am J Rhinol. 2002; 16(2):113–118.

[15] Pasquini E, Sciarretta V, Farneti G, Mazzatenta D, Modugno GC, Frank G. Endoscopic treatment of encephaloceles of the lateral wall of the sphenoid sinus. Minim Invasive Neurosurg. 2004; 47(4):209–213.

[16] Schwartz TH, Fraser JF, Brown S, Tabaee A, Kacker A, Anand VK. Endoscopic cranial base surgery: classification of operative approaches. Neurosurgery. 2008; 62(5):991–1002, discussion 1002–1005.

[17] DelGaudio JM. Endoscopic transnasal approach to the pterygopalatine fossa. Arch Otolaryngol Head Neck Surg. 2003; 129(4):441–446.

[18] Abuzayed B, Tanriover N, Canbaz B, Akar Z, Gazioglu N. Lateral sublabial endoscopic approach to foramen ovale: a novel endoscopic technique to access infratemporal fossa. J Craniofac Surg. 2010; 21(4):1241–1245.

[19] Battaglia P, Turri-Zanoni M, Dallan I, et al. Endoscopic endonasal transpterygoid transmaxillary approach to the infratemporal and upper parapharyngeal tumors. Otolaryngol Head Neck Surg. 2014; 150(4):696–702.

[20] Chan JY, Li RJ, Lim M, Hinojosa AQ, Boahene KD. Endoscopic transvestibular paramandibular exploration of the infratemporal fossa and parapharyngeal space: a minimally invasive approach to the middle cranial base. Laryngoscope. 2011; 121(10):2075–2080.

[21] Dallan I, Fiacchini G, Turri-Zanoni M, et al. Endoscopic-assisted transoraltranspharyngeal approach to parapharyngeal space and infratemporal fossa: focus on feasibility and lessons learned. Eur Arch Otorhinolaryngol. 2016; 273(11):3965–3972.

[22] Dallan I, Lenzi R, Bignami M, et al. Endoscopic transnasal anatomy of the infratemporal fossa and upper parapharyngeal regions: correlations with traditional perspectives and surgical implications. Minim Invasive Neurosurg. 2010; 53(5–6):261–269.

[23] Devaiah AK, Reiersen D, Hoagland T. Evaluating endoscopic and endoscopicassisted access to the infratemporal fossa: a novel method for assessment and comparison of approaches. Laryngoscope. 2013; 123(7):1575–1582.

[24] Fahmy CE, Carrau R, Kirsch C, et al. Volumetric analysis of endoscopic and traditional surgical approaches to the infratemporal fossa. Laryngoscope. 2014; 124(5):1090–1096.

[25] Falcon RT, Rivera-Serrano CM, Miranda JF, et al. Endoscopic endonasal dissection of the infratemporal fossa: Anatomic relationships and importance of eustachian tube in the endoscopic skull base surgery. Laryngoscope. 2011; 121 (1):31–41.

[26] Hartnick CJ, Lacy PD, Myer CM, III. Endoscopic evaluation of the infratemporal fossa. Laryngoscope. 2001; 111(2):353–355.

[27] Hartnick CJ, Myseros JS, Myer CM, III. Endoscopic access to the infratemporal fossa and skull base: a cadaveric study. Arch Otolaryngol Head Neck Surg. 2001; 127(11):1325–1327.

[28] Hofstetter CP, Singh A, Anand VK, Kacker A, Schwartz TH. The endoscopic, endonasal, transmaxillary transpterygoid approach to the pterygopalatine fossa, infratemporal fossa, petrous apex, and the Meckel cave. J Neurosurg. 2010; 113(5):967–974.

[29] Jurado-Ramos A, Ropero Romero F, Cantillo Baños E, Salas Molina J. Minimally invasive endoscopic techniques for treating large, benign processes of the nose, paranasal sinus, and pterygomaxillary and infratemporal fossae: solitary fibrous tumour. J Laryngol Otol. 2009; 123(4):457–461.

[30] Prosser JD, Figueroa R, Carrau RI, Ong YK, Solares CA. Quantitative analysis of endoscopic endonasal approaches to the infratemporal fossa. Laryngoscope. 2011; 121(8):1601–1605.

[31] Sun XC, Li H, Liu ZF, et al. Endoscopic assisted sublabial and buccolabial incision approach for juvenile nasopharyngeal angiofibroma with extensive infratemporal fossa extension. Int J Pediatr Otorhinolaryngol. 2012; 76 (10):1501–1506.

[32] Taylor RJ, Patel MR, Wheless SA, et al. Endoscopic endonasal approaches to infratemporal fossa tumors: a classification system and case series. Laryngoscope. 2014; 124(11):2443–2450.

[33] Xu F, Sun X, Hu L, et al. Endoscopic surgical treatment of neurogenic tumor in pterygopalatine and infratemporal fossae via extended medial maxillectomy. Acta Otolaryngol. 2011; 131(2):161–165.

[34] Youssef A, Carrau RL, Tantawy A, et al. Endoscopic versus open approach to the infratemporal fossa: a cadaver study. J Neurol Surg B Skull Base. 2015; 76 (5):358–364.

[35] Zhou B, Huang Q, Shen PH, et al. The intranasal endoscopic removal of schwannoma of the pterygopalatine and infratemporal fossae via the prelacrimal recess approach. J Neurosurg. 2016; 124(4):1068–1073.

[36] Upadhyay S, Dolci RL, Buohliqah L, et al. Effect of incremental endoscopic maxillectomy on surgical exposure of the pterygopalatine and infratemporal fossae. J Neurol Surg B Skull Base. 2016; 77(1):66–74.

第 7 章　前颅底肿瘤——显微技术

Margaret Carmody, Justin Singer, Nicholas C. Bambakidis

高大宽 / 译

摘要

对前颅底病变采用显微外科手术治疗的原则是在 19 世纪 70 年代制定的。随着经鼻内镜手术的出现，为了最大限度地切除肿瘤，同时减少手术入路相关损伤，出现了多种新的技术和手术工具。本章主要讲述对于颅底腹侧病变的传统显微外科入路，并与新的经鼻内镜入路相比较，探讨优缺点。

关键词：前颅底，眶颧，翼点，开颅，颅底，肿瘤，显微镜

显微外科观点

引言

由古至今，在前颅底起源病变的外科手术中应用到了多种经颅手术入路。在过去的几十年中，内镜技术的逐渐引入应用，具有其优势，不仅仅是给外科医生提供了一种可供选择切除病变的方法，而且还引发了关于颅底肿瘤首选哪种手术方法的分歧和争论。尽管内镜技术持续进步发展，但是在许多中心传统开放手术仍是颅底手术的主要方法。颅底解剖的复杂性使得传统经颅手术方法非常注重确保重要神经血管结构的完整性。

在本中心，所有颅底肿瘤患者制订手术计划前均行细致的全面检查。除了磁共振成像（MRI），常常会进行无创血管影像检查。然后决定是否需要血管造影来更好地显示静脉窦，或者评估是否需要术前栓塞。血管造影可以提高动脉结构显影效果，判断其是否被颅底病变包裹或者移位。

病例

患者 85 岁，男性，有慢性肾病史，二尖瓣脱垂反流，高血压，青光眼。他最初表现为 1 年的短期的进展性记忆丧失。体格检查发现，对自身、地点、时间定向力正常，能正确回答问题。颅神经体格检查未见异常。全身肌力 5，深浅感觉均正常。没有脑功能障碍，运动协调。其他器官系统均未见异常。

发现记忆力下降后，颅脑计算机断层扫描（CT）

显示巨大的前颅窝脑膜瘤，并有周围血管源性脑水肿。磁共振成像检查进一步证实为巨大的偏右侧的蝶骨平台脑膜瘤，并有明显的血管源性脑水肿（图 7.1）。

肿瘤和静脉窦没有相关性，MRI 血管造影上没有发现明显的动脉供血。因此，没有进行进一步的血管影像学检查。随后为患者实施改良小翼点入路肿瘤切除手术。

术中管理

开颅过程中，给予患者 1g/kg 甘露醇，保持过度

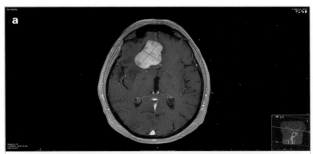
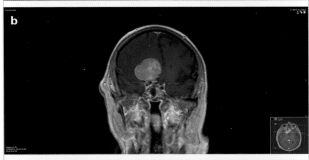
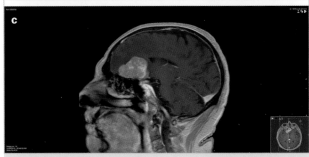

图 7.1　术前增强磁共振成像（MRI），85 岁男性患者，蝶骨平台脑膜瘤。轴位（a）、冠状位（b）和矢状位（c）MRI

换气，可以提高脑组织松弛度。额外侧进入，显露视神经－颈内动脉池，充分释放脑脊液。术中充分释放脑脊液后，仅需对脑组织很小的牵拉即可很容易显露肿瘤。肿瘤充分内减压后即可很容易辨识视神经和大脑前动脉，而且采用显微外科技术也很容易将其与肿瘤分离。术中没有任何副损伤，肿瘤获得全切。

术后管理

术后影像显示肿瘤全切（图 7.2）。MRI 显示脑组织没有明显的牵拉损伤或者缺血性改变。在本中心，对于颅底肿瘤不常规应用术中 MRI。患者住院期间神经功能完好。

传统手术入路的优点

本例是巨大的蝶骨平台脑膜瘤。由于肿瘤巨大，明显向右侧发展，而且长到了颈内动脉的外侧，这是最适合经颅手术的。正是因为这两点原因，采用经鼻内镜入路是很难全切肿瘤的。翼点入路最适合本例，其可获得充分的操作空间，有助于很好地观察肿瘤及其周围结构。采用这种方法，可以早期发现与肿瘤关系密切的视神经和大脑前动脉，并进行充分减压（图 7.3）。正是由于采用传统手术入路可以获得很好的手术视野和操作空间，所以可以全切肿瘤，而且没有脑组织牵拉损伤，也很少骚扰周围神经血管结构（图 7.4）。

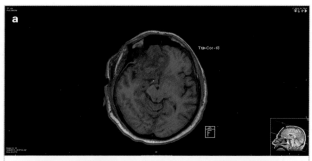

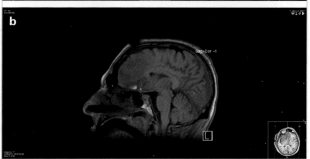

图 7.2 术后 MRI。轴位（a）和矢状位（b）MRI

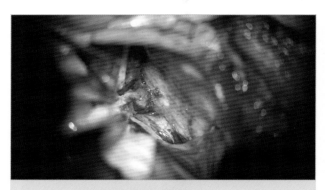

图 7.3 术中显微镜下暴露视神经

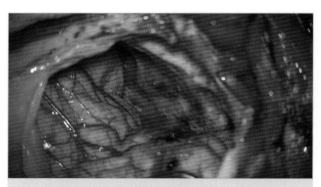

图 7.4 术中显微镜下全切肿瘤

内镜的不足

内镜技术为切除肿瘤提供了一种微创方法，但仍存在几点可能的不足。其除了需要磨除筛窦及肿瘤相关骨质，还需要大范围开放硬膜窗，这均导致其发生脑脊液漏的概率明显高于常规显微外科手术，随之而来的脑膜炎发生概率增高，需要行脑脊液引流，术后恢复期延长，增加住院时间。

另外，有报道称，内镜术中由于脑脊液快速流失可能导致危及生命的并发症，包括硬膜下血肿、张力性气颅及脑内血肿。虽然这种情况比较少见，但还是很危险的，常常需要二次手术，可能会有并发症。

经鼻内镜手术后鼻腔不适是很常见的，极大影响患者的满意度。40%~50% 的患者术后会发生鼻腔结痂及分泌物增多。尽管这些问题会慢慢好转，但是这会导致恢复期延长，因为频繁、乏味的鼻腔护理会导致很多患者的明显不满。

对于大多数颅底肿瘤来说，肿瘤切除度是决定肿瘤复发和是否需要辅助治疗的重要因素。如果肿瘤巨大，或者向侧方生长，传统开放手术可能会更有可能全切肿瘤。尤其是对于向侧方生长范围超过了颈内动脉或视神经，或者向后到达了视交叉后区域的肿瘤。对于侵袭视神经管的肿瘤，特别是引起视觉障碍的情况，必须行确切的视神经管减压。如果肿瘤从上方压迫视神经，或者向后推移视神经，经鼻内镜下很难进行安全的视神经减压。

把持内镜是一项特殊技能。没有特别的训练，多数神经外科医生不能独立完成这项任务。这就需求另外的医生来辅助完成手术，这很不方便，有时不能实施。

患者的选择

在制订手术计划和目标时需要考虑以下几点。首先，评估肿瘤的大小及位置。如果肿瘤直径＞4cm，或者表现明显的钙化，应该采用开放手术方法。也要考虑到肿瘤的位置及其与重要神经血管的毗邻关系。如果肿瘤向侧方生长超过颈内动脉，或者长到了视神经上外侧，应该采用开颅手术方法。其次，如果肿瘤包裹了血管，或者将其向上方推移时，也应当采用开颅方式。这么做可以让医生在分离这些血管时有更大限度的掌控性，提高操作自由度，减少了经鼻内镜下狭小操作空间带来的限制。

主体在鞍区的肿瘤，无论是否长入鼻窦，如果没有明显的鞍上或者侧方生长，或者是小的蝶骨平台近端，没有侧方扩展的肿瘤，是可以采用经鼻内镜手术方法的。在实际工作中，大多数颅底肿瘤是采用开放手术方式的。我们认为，相对于传统显微手术，采用内镜手术方法获益不大，除非肿瘤明显长入鼻窦内。

并发症的避免

为了获得成功的结果，避免严重的并发症，术前制订详细的手术计划是很有必要的。手术前就应该明确手术的目的，应该考虑到最有可能发生的病理生理改变，以及肿瘤的切除程度、肿瘤的位置与重要神经血管结构的相关性。

正确认识血供情况、术前栓塞可能会减少术中出血，从而避免输血。巨大的、血供丰富的脑膜瘤应该行脑血管造影，确定肿瘤供血情况有助于制订正确手术方案，决定是否需要实施术前血管栓塞。

颅底肿瘤可以有不同起源点，因此需要采用不同的颅底手术入路。颅底肿瘤的位置及其与颈内动脉、颅神经的关系，甚至颅颈交界区的结构，在制订手术计划时可能都是需要考虑到的。对病变最直接的显露可以减少对脑组织的牵拉，减轻术后脑水肿。

额下、双额纵裂、翼点及眶颧入路是最常用的

处理前颅底病变的显微外科手术入路，而后颅窝肿瘤常采用远外侧入路（图 7.5）。经验丰富的神经外科医生常采用额下和双额间纵裂入路切除前颅底病变，获得很好的肿瘤全切率，而且并发症及死亡率都很低。如果适应证把握不好，远外侧入路的并发症发生率很高。对于侧颅底肿瘤或者只能行次全切除的肿瘤（残留腹内侧肿瘤）不要强求全切，这样更有利于减少颅神经及鼻窦损伤。

每种经颅入路都有其自身的潜在风险，在制订手术计划时要考虑所有的可能性。不仅要牢记肿瘤的位置和手术目的，而且要深知作为术者自身的专业技能、能力可控范围。

技术要点

手术开始前确认一切设备运行完好，这对于确保手术顺畅进行非常重要。脚踏或者嘴控显微镜可以使术者在术中解放双手，随时随地更好地进行手术操作。也能更好地应用超声吸引器、剥离子等帮助切除肿瘤，减少手术时间。

对于这类复杂的肿瘤需要大骨窗开颅，需要大范围去除骨质。因此，了解可能发生的并发症非常

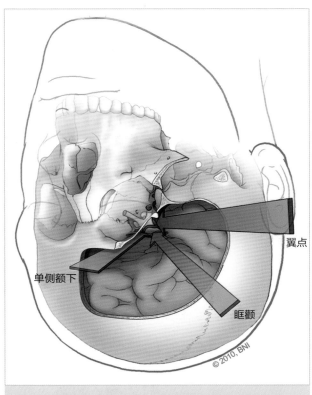

图 7.5　单侧额下翼点、眶颧入路显露颅底示意图

重要。术中必须严密止血，一旦乳突气房开放，一定要使用骨蜡严密封堵防止发生脑脊液漏。另外，由于额窦开放导致的脑脊液漏和脑膜炎一定要重视。术中应当准确辨识解剖标记，如有可能，可使用神经导航。

另外，为了避免美容问题，需要认真设计手术切口及骨窗。尽可能避免发际外（前额部）切口。

临床要点

· 使脑组织获得充分松弛，以减少对脑组织的牵拉。

· 骨窗要足够大，磨除骨窗范围内颅底的骨嵴，增加术野深部显露，获得更好的深部照明。

· 准确辨识并保护重要的神经血管结构是至关重要的。

· 术前相近的神经及血管影像学检查和分析是必需的。

· 运用传统显微外科方法全切肿瘤的概率很高。

· 向侧方扩展的大型肿瘤应当采用显微外科的方法。

支持显微外科方法的观点

显微外科手术方法是治疗颅底肿瘤的传统方法。尽管越来越多的团队采用内镜手术治疗此类肿瘤，并取得很多技术上的进步，但是，还是有很多实实在在的证据支持开颅显微手术方法。

有几项研究表明，采用显微外科手术方法治疗起源于颅底的脑膜瘤可获得很高的全切率，特别是在肿瘤伴有巨大钙化、向外侧扩展，或者直径 > 40mm 的情况下。脑膜瘤切除程度与术后复发直接相关，因此，针对具有上述特点的肿瘤，开颅显微外科手术方法更有优势。

内镜手术可能带来的脑脊液漏的风险是必须要关注的。即使应用鼻中隔黏膜瓣的重建技术，疗效有很大的提高，但是术后脑脊液漏的风险还是很高的。而且确实是存在问题，需要有经验的内镜医生

进行仔细精准的硬膜重建及闭合。我们的经验是，经鼻内镜手术的患者住院时间会延长，因为在进行多层颅底重建后多需要腰大池引流。

如果患者术前嗅觉完好，采用经鼻内镜方法发生术后嗅觉缺失的概率高于传统开颅手术。术前应当仔细评估，确有此种情况，应当采用显微外科手术方法。这么做，可以明显提高患者生活质量和术后满意度。

参考文献

[1] Soni RS, Patel SK, Husain Q, Dahodwala MQ, Eloy JA, Liu JK. From above or below: the controversy and historical evolution of tuberculum sellae meningioma resection from open to endoscopic skull base approaches. J Clin Neurosci. 2014; 21(4):559–568.

[2] Cavallo LM, Messina A, Cappabianca P, et al. Endoscopic endonasal surgery of the midline skull base: anatomical study and clinical considerations. Neurosurg Focus. 2005; 19(1):E2.

[3] Kerr EE, Prevedello DM, Jamshidi A, Ditzel Filho LF, Otto BA, Carrau RL. Immediate complications associated with high-flow cerebrospinal fluid egress during endoscopic endonasal skull base surgery. Neurosurg Focus. 2014; 37(4):E3.

[4] Awad AJ, Mohyeldin A, El-Sayed IH, Aghi MK. Sinonasal morbidity following endoscopic endonasal skull base surgery. Clin Neurol Neurosurg. 2015; 130:162–167.

[5] Komotar RJ, Starke RM, Raper DM, Anand VK, Schwartz TH. Endoscopic endonasal versus open transcranial resection of anterior midline skull base meningiomas. World Neurosurg. 2012; 77(5–6):713–724.

[6] Abbassy M, Woodard TD, Sindwani R, Recinos PF. An overview of anterior skull base meningiomas and the endoscopic endonasal approach. Otolaryngol Clin North Am. 2016; 49(1):141–152.

[7] Borg A, Ekanayake J, Mair R, et al. Preoperative particle and glue embolization of meningiomas: indications, results, and lessons learned from 117 consecutive patients. Neurosurgery. 2013; 73(2) Suppl Operative:ons244–ons251, discussion ons252.

[8] Mielke D, Mayfrank L, Psychogios MN, Rohde V. The anterior interhemispheric approach: a safe and effective approach to anterior skull base lesions. Acta Neurochir (Wien). 2014; 156(4):689–696.

[9] Pallini R, Fernandez E, Lauretti L, et al. Olfactory groove meningioma: report of 99 cases surgically treated at the Catholic University School of Medicine, Rome.World Neurosurg. 2015; 83(2):219–31.e1, 3.

[10] Benet A, Prevedello DM, Carrau RL, et al. Comparative analysis of the transcranial "far lateral" and endoscopic endonasal "far medial" approaches: surgical anatomy and clinical illustration.World Neurosurg. 2014; 81(2):385–396.

[11] Koutourousiou M, Fernandez-Miranda JC, Wang EW, Snyderman CH, Gardner PA. Endoscopic endonasal surgery for olfactory groove meningiomas: outcomes and limitations in 50 patients. Neurosurg Focus. 2014; 37(4):E8.

[12] Gallagher MJ, Durnford AJ,Wahab SS, Nair S, Rokade A, Mathad N. Patient-reported nasal morbidity following endoscopic endonasal skull base surgery. Br J Neurosurg. 2014; 28(5):622–625.

[13] Mortazavi MM, Brito da Silva H, Ferreira M, Jr, Barber JK, Pridgeon JS, Sekhar LN. Planum sphenoidale and tuberculum sellae meningiomas: operative nuances of a modern surgical technique with outcome and proposal of a new classification system.World Neurosurg. 2016; 86:270–286.

第8章 前颅底肿瘤——内镜技术

Harminder Singh, Walid I. Essayed, Theodore H. Schwartz

高大宽 / 译

摘要

内镜经鼻入路治疗前颅底肿瘤可以直视肿瘤基底，并能够在没有骚扰视神经或者颈内动脉及其分支的前提下对肿瘤进行充分的内减压。蝶骨平台及鞍结节脑膜瘤患者常因肿瘤对视神经和视交叉的压迫，或者是视神经后面穿行的大脑前动脉A1的压迫，从而表现视觉功能障碍。经鼻入路可以让医生首先控制肿瘤的血供，切除肿瘤侵蚀的骨质，在处理视神经前使其获得充分减压，这有利于视神经的恢复。经鼻入路可以更好地控制和保护视交叉相关静脉，减少视野缺失并发症的发生。小的、中线区域的、没有神经血管包裹的前颅底肿瘤更适合内镜经鼻入路。

关键词：前颅底，脑膜瘤，内镜，颅底

内镜视角

病例

一名26岁男性患者，右利手。临床表现为头痛、头昏，视物模糊，近4年逐渐加重，没有复视和癫痫。体格检查显示除右眼视力下降，仅眼前指数外，余未见明显异常。磁共振成像（MRI）显示蝶骨平台脑膜瘤，向鞍区扩展（图8.1a、b）。

手术过程

采用内镜经鼻-经蝶窦-经蝶骨平台入路。首先腰大池置管、制作鼻中隔黏膜瓣，然后，广泛开放蝶窦前壁。应用3mm磨钻逐步磨除颅底骨质，充分显露肿瘤基底（图8.2）。向前磨除蝶骨平台达到肿瘤前缘，向外侧去除覆盖OCR和视神经管的骨质，向下沿鞍底直至肿瘤下缘。

电灼肿瘤基底的硬膜，尽量减少肿瘤血供。十字形剪开硬膜，充分显露肿瘤。应用吸引器、剪刀、CUSA等进行肿瘤内减压。减压充分后，将上部分肿瘤从额叶逐步翻转，采用锐性和钝性分离技术仔细解剖分离A2段、前交通，以及视交叉上方的A1段，直至视交叉完全游离（图8.3a、b）。如果肿瘤实体部分太大，不能看清其他部分的边界，还需要再进行进一步的内减压。采用锐性方法打开视神经管内侧部分，将长入视神经管内肿瘤逐步翻转，分块切除。如果肿瘤与视神经和视交叉有粘连，采用锐性分离。最后，打开海绵间窦上下的硬膜，电凝海绵间窦后切开，打开鞍膈。从垂体上翻转肿瘤，锐性分离垂体柄。实体肿瘤充分减压后，分离边界，全切肿瘤。

全切肿瘤后，应用45°内镜进一步查看视神经管内侧，确保没有残余肿瘤。应用自体阔筋膜加Medpor补片进行"Gasket Seal"方法关闭颅底，覆盖带有血供的黏膜瓣，最后应用Dura Seal填充固定（图8.4）。术前放置的腰大池引流持续24h，流速5mL/h。

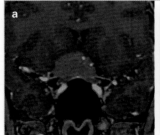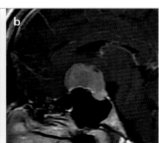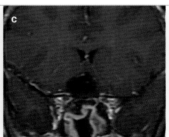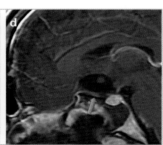

图8.1 术前、术后MRI。a. 术前冠状位增强MRI提示蝶骨平台脑膜瘤。b. 术前矢状位增强MRI显示肿瘤长入垂体窝。c、d. 术后MRI显示肿瘤获得全切。蓝色箭头指示在"Gasket Seal"颅底重建方法中应用的Medpor补片

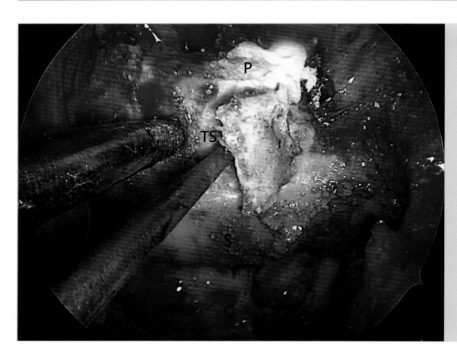

图8.2 相关区域骨质，鞍结节（TS）、平台（P）、斜坡（C）、鞍区（S）

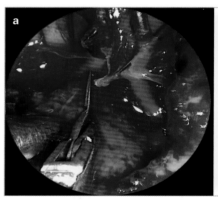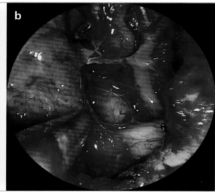

图8.3 术中照片。a. 从前交通动脉复合体上分离肿瘤。b. 从视神经上分离肿瘤

手术结果

术后MRI显示肿瘤全切。右眼视力有所改善。没有术后脑脊液漏。

内镜手术的优势

内镜经鼻入路可以直视肿瘤基底，在分离视神经和颈内动脉及其分支之前，首先对大部分肿瘤进行充分的内减压。蝶骨平台及鞍结节脑膜瘤患者常因肿瘤对视神经和视交叉的压迫，或者是视神经后面穿行的大脑前动脉A1的压迫，从而表现视觉功能障碍。经鼻手术入路可以让外科医生首先控制肿瘤血供，切除肿瘤侵袭的骨质，在进行神经分离操作前充分松弛视交叉。这些优点有助于提高视神经保护效果，而且，下方入路可降低脑缺血、癫痫、伤

口感染的风险。经鼻入路还可以更好地控制和保护视交叉相关静脉，减少了视觉相关并发症。

常规显微外科手术的缺点

为了显露肿瘤，术中必须对前额叶进行一定程度的牵拉。即使没有使用脑压板，对脑组织不同程度的牵拉还是会发生脑挫伤和脑软化的，并可能导致术后癫痫。牵拉前额叶可能会对嗅球和嗅束造成医源性损伤。磨除眶顶骨质，打开眶顶板可以减少对脑组织的牵拉。但是，术后因眼眶肿胀影响美观，患者会感觉不舒服，影响恢复效果。

视神经及视交叉通常被肿瘤向上推挤移位，特别是在视交叉前置、脑膜瘤尾征扩展超过蝶骨平台达到鞍结节区域的情况下。这时想要不骚扰、损伤

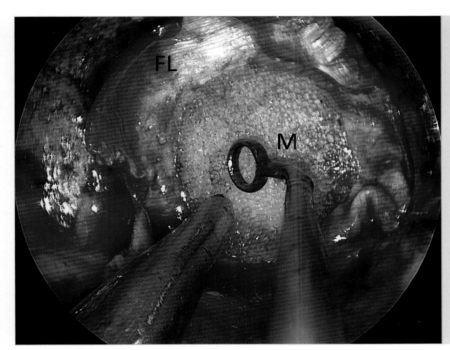

图 8.4　颅底重建"Gasket Seal"方法，应用阔筋膜（FL）和 Medpor 补片（M）嵌入骨窗，再用鼻中隔黏膜瓣覆盖

视器进行安全的肿瘤切除就很受限了。可以在硬膜外或硬膜下切除前窗突获得更大的操作空间，即使细致精准的操作，对视神经不同程度的骚扰还是很有可能发生的。前交通动脉复合体、A2 常在肿瘤的背侧，在肿瘤的切除过程中亦可能发生意外损伤。

传统显微外科手术方法对视器血供情况的观察很有限，特别是对于同侧视神经管的内下壁区域。

烧灼肿瘤基地硬膜、磨除蝶骨平台骨质最终控制肿瘤血供，常常是传统手术后期的步骤，会延缓肿瘤切除过程，特别是对于血供丰富的肿瘤。传统开发手术方法不能很好地处理鼻腔扩展的肿瘤。对颅底结果过多的电凝可能导致术后脑脊液漏，这在术中时很难及时发现的。最终可能需要二次开放手术或者经鼻内镜重建手术进行脑脊液漏修补。

患者的选择

内镜切除肿瘤的大小是没有限制的，但是，小一些的中线区域肿瘤更适合内镜手术。大的肿瘤，不但包裹大脑前动脉的或者视神经的，而且还向侧方扩展超过前床突或者达到眶顶板的，经鼻内镜下很难获得全切。行 MRI 和 CT 血管造影（CTA）进行仔细的术前解剖学评估是非常重要的。一般来讲，只要肿瘤的基底能够充分显露，上方的肿瘤就可以获得切除，除非肿瘤向侧方扩展超过前床突，颈内动脉分叉或者向周围超过了视神经和视交叉。

规避手术并发症及技术要点

避免并发症最重要的是获得足够大的骨窗，保证安全切除肿瘤。为了有信心放大骨窗，我们必须采取行之有效的颅底重建方法。我们的方法是，采用阔筋膜进行"Gasket Seal"法重建颅底，再覆盖鼻中隔黏膜瓣，术后还需腰大池持续引流 24h。我们应用这种颅底重建方法术后，脑脊液漏发生率 < 2%。有时，颅底缺损区域形状不规则，则很难采用人工材料和阔筋膜实现"Gasket Seal"法重建。对于这种病例可使用中间缝合在一起的两侧阔筋膜进行"两层按钮式"操作，模仿硬膜内侧和外侧的双侧封闭方法，这种方法对于预防脑脊液漏是很有效的。

精准合适的手术器械是必要的，包括双极、合适的显微剪刀。我们建议使用枪刺状器械，固定臂持镜，术者双手操作，但是如果需要动态持镜，要求助手能够持镜。任何钝性分离和推拉操作都是应该避免的。术中超声多普勒探头可帮助判断肿瘤包裹血管的位置。术前 CTA 有助于判断肿瘤包裹血管的情况，也可用作术中导航。

尽可能保留肿瘤周围的蛛网膜界面，这既有利于安全分离肿瘤，也会减少术后脑脊液漏的发生率。术中腰大池引流释放脑脊液，有利于减少术中蛛网膜结构疝入术区。

分离并保护垂体上动脉是非常重要的。通常情况下，其会发出分支供应垂体柄和视交叉，但存在变异。

临床要点

术前视力、视野的检测可以给患者术后结果提供合理的预期。另外，不对称性的视觉障碍提示肿瘤可能侵袭视神经管，或者向上推挤视神经造成 A1 段对视神经的卡压损伤。术前 CT 可以评估肿瘤的钙化情况、静脉窦是否变异、颅骨是否完整，以及底骨平台厚度和骨化情况。CTA 和 MRA 对血管的评估有助于了解肿瘤周围血管情况。有时，视交叉在术前 MRI 上很难辨认，此时其位置与前交通动脉密切相关。肥胖或者体重指数偏高患者从腰椎引流中获益更多，术后发生脑脊液漏的风险更高。

文献回顾 / 支持内镜手术的证据

如同我们先前所说，术前谨慎的患者筛选是获得手术成功的关键，这是通过大量显微手术和内镜手术比较得出的结论。开放手术在处理旁中央区域的肿瘤更有优势。问题是，对于特定的病例是否适合采用内镜手术。1426 例病例回顾研究发现，内镜手术视力改善度更好，整体并发症率无明显差异，但是内镜手术后脑脊液漏发生率更高。由于这些报道的内镜病例包括了很多学习曲线早期的病例，然而，常规开颅手术病例多是学习曲线成熟期的病例，这导致内镜手术脑脊液发生率被高估了。上述颅底封闭技术大大降低了扩大经鼻内镜颅底外科术后脑脊液漏的发生率，最近文献报道的＜5%。

参考文献

[1] Kulwin C, Schwartz TH, Cohen-Gadol AA. Endoscopic extended transsphenoidal resection of tuberculum sellae meningiomas: nuances of neurosurgical technique. Neurosurg Focus. 2013; 35(6):E6.

[2] Ottenhausen M, Banu MA, Placantonakis DG, et al. Endoscopic endonasal resection of suprasellar meningiomas: the importance of case selection and experience in determining extent of resection, visual improvement, and complications.World Neurosurg. 2014; 82(3–4):442–449.

[3] Leng LZ, Brown S, Anand VK, Schwartz TH. "Gasket-seal" watertight closure in minimal-access endoscopic cranial base surgery. Neurosurgery. 2008; 62 (5) Suppl 2:E342–E343, discussion E343.

[4] Garcia-Navarro V, Anand VK, Schwartz TH. Gasket seal closure for extended endonasal endoscopic skull base surgery: efficacy in a large case series.World Neurosurg. 2013; 80(5):563–568.

[5] Attia M, Kandasamy J, Jakimovski D, et al. The importance and timing of optic canal exploration and decompression during endoscopic endonasal resection of tuberculum sella and planum sphenoidale meningiomas. Neurosurgery. 2012; 71(1) Suppl Operative:58–67.

[6] Komotar RJ, Starke RM, Raper DM, Anand VK, Schwartz TH. Endoscopic endonasal versus open transcranial resection of anterior midline skull base meningiomas.World Neurosurg. 2012; 77(5–6):713–724.

[7] Schwartz TH. Editorial: Does chiasmatic blood supply dictate endonasal corridors? J Neurosurg. 2015; 122(5):1163–1164.

[8] Fahlbusch R, Schott W. Pterional surgery of meningiomas of the tuberculum sellae and planum sphenoidale: surgical results with special consideration of ophthalmological and endocrinological outcomes. J Neurosurg. 2002; 96 (2):235–243.

[9] Dhandapani S, Negm HM, Cohen S, Anand VK, Schwartz TH. Endonasal endoscopic transsphenoidal resection of tuberculum sella meningioma with anterior cerebral artery encasement. Cureus. 2015; 7(8):e311.

[10] Khan OH, Anand VK, Schwartz TH. Endoscopic endonasal resection of skull base meningiomas: the significance of a "cortical cuff" and brain edema compared with careful case selection and surgical experience in predicting morbidity and extent of resection. Neurosurg Focus. 2014; 37(4):E7.

[11] Raza SM, Schwartz TH. Multi-layer reconstruction during endoscopic endonasal surgery: how much is necessary? World Neurosurg. 2015; 83 (2):138–139.

[12] Mascarenhas L, Moshel YA, Bayad F, et al. The transplanum transtuberculum approaches for suprasellar and sellar-suprasellar lesions: avoidance of cerebrospinal fluid leak and lessons learned. World Neurosurg. 2014; 82(1–2):186–195.

[13] Luginbuhl AJ, Campbell PG, Evans J, Rosen M. Endoscopic repair of high-flow cranial base defects using a bilayer button. Laryngoscope. 2010; 120(5): 876–880.

第9章　内镜与显微镜在颅颈交界区手术入路的比较——显微技术

Ali S. Haider, James T. Rutka

张秋生 / 译

摘要

颅颈交界处是一个高度复杂的区域，包含多种承重关节和重要的神经血管结构。这一区域的病变传统上是使用显微外科技术处理的。这些技术是在过去几十年发展起来的，已被证明能最大限度地提高手术疗效，但也有相当程度的并发症。近20年来，经鼻内镜技术的出现开创了微创手术的新时代。然而，传统主义者认为这是以疗效为代价的，并可能增加脑脊液漏和脑膜炎的风险。在本章中，我们将讨论内镜和显微镜的手术入路在颅颈交界处的优缺点。

关键词：显微镜，脑干，颈髓，小儿，肿瘤

显微镜的角度

引言

脑干肿瘤是神经外科医生最难治疗的脑部病变之一。通常，这些肿瘤遵循神经解剖学的边界，将其定位于脑干的一个离散区域。脑干肿瘤的分类包括中脑（顶盖型和被盖型）、脑桥（背侧外生、弥漫性内源性和局灶性）和颈髓病变。在这一章中，我们将讨论小儿颈髓病变的显微处理。正如我们将要讨论的，这种肿瘤目前只能通过显微神经外科技术来治疗，并且还无法选择内镜这种神经外科辅助工具。

枕骨大孔肿瘤手术治疗方案的演变

枕骨大孔肿瘤对神经外科医生来说是一种特殊的挑战。考虑到枕骨大孔的侧界和前后界的范围，可以使用多种颅底神经外科手术方式中的一种来进入枕骨大孔。在某些情况下，需要联合颅底入路，其中包括：经枕下开颅的乙状窦后入路；经颞骨开颅侧颅底入路乙状窦前入路；旁外侧枕髁和枕骨大孔入路（图9.1）。

传统 / 显微外科处理

病史

一名5岁的女性患儿在首次惊厥发作时进行磁共振成像（MRI）检查。结果显示有一髓内病变位于脑干颅颈交界区（图9.2）。由于患儿最初在其他方面均表现良好，没有局灶性神经系统症状或体征，因此她之后进行了一系列MRI随访。随着时间的推移，影像学图像显示脑干颅颈交界区的病变进行性增长（图9.3）。而且她出现非常轻微的左侧轻偏瘫，并主诉左侧上、下肢感觉减退。由于出现新的症状和影像学不断进展，因此决定进行手术治疗。

神经系统检查

左侧偏瘫，左上肢较下肢更明显。患者可走动，但有向左侧倾斜的倾向。左侧跟腱反射较右侧活跃。左侧 Babinski 征（＋）。

术中处理

将患者送至手术室，取平卧位、全身麻醉下行气管插管。术中应用神经电生理监测，术前给予抗生素。中性位置使用 Sugita 头架，注册 BrainLab 系

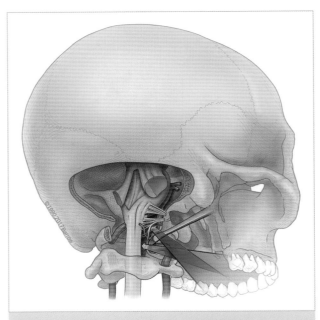

图 9.1　颅颈交界区远外侧入路手术示意图

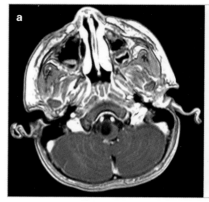
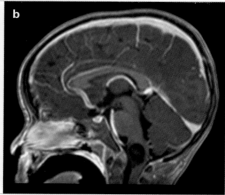

图 9.2 一名 5 岁女性患儿，首次出现惊厥发作。术前轴位（a）和矢状位（b）钆增强 MRI 显示髓内脑干病变

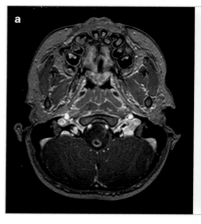
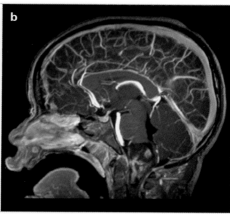

图 9.3 对同一患者进行了严密观察，轴位（a）和矢状位（b）钆增强 MRI 的重复成像显示病变进展

统。随后，在进行神经电生理监测的情况下，将患者转到俯卧位，头固定在稍微屈曲的位置。波形没有变化。在下至 C2 棘突、上至枕骨粗隆的部位行中线切口。然后按通常的方式给患者做了准备和包扎。皮肤在中线处切开，通过中线向下切开到项韧带，到 C1 的后弓和 C2 的棘突、枕骨下区。侧方去除 C1 后弓，宽度约 1.5cm，两侧显露 C2 椎板。枕骨下区枕骨大孔侧缘也显露。在枕骨大孔骨膜下平面后方、C1 上、C1 下、C2 上、C2 下，用弯曲刮匙刮除平面。用开颅气钻在枕骨大孔前约 2.5cm 的中线处钻出一个骨孔。另外，在枕骨大孔水平两侧各钻两个骨孔，每个孔距中线 1.5cm。然后用解剖器在这些骨孔下剥离，用带切割头的气钻进行约 4cm×2.5cm 的骨切开术。然后将骨瓣抬高。使用火柴杆钻头从 C1 的中线左右 1.5cm 处穿过 C1 的椎板。然后小心地切除 C1 的后弓。使用火柴杆钻头完成 C2 椎板切除术。在结束时保留了开颅手术以供再次置入。

术中超声被用于定位病变，随后在多处使用。用 Y 字形的方式切开硬脑膜，Y 的末端在双侧小脑半球，

而 Y 的交界处大约在颅颈交界区并逐渐向基底部暴露。使用双极电凝烧灼出血的硬脑膜边缘。硬脑膜的保留线用来反映硬脑膜外侧，清除任何和蛛网膜粘连的部位。此时，术中使用显微镜进行病变切除。

蛛网膜在小脑半球上方打开，向下暴露底部。发现左侧脑干延髓有一个小凸起，符合术前 MRI 扫描所见的囊性区域（图 9.4）。清除与左侧椎动脉粘连的蛛网膜以便于可上提血管。术中进行电刺激以确定中线，然后使用双极烧灼和 11 号的刀片切割。中线脊髓切开总长约 4cm 的切口，延髓部靠近扁桃体底部附近，而尾部接近暴露的基底部（图 9.5）。在正常脑干的薄层下面，有明显的与肿瘤一致的变色组织。取几块小的组织送去做快速切片。术中病理诊断为浸润性星形细胞瘤。然后使用超声手术吸引器（CUSA）完成病灶的次全切除，通过双极烧灼控制出血。在切除过程中，右臂和右腿的运动诱发电位均有下降。结束时，右臂恢复到基线的 50%，但右腿保持在 5%。在实现病灶的减压、消融、术中神经监测改变及术中诊断后，肿瘤切除 50% 以上，并停止

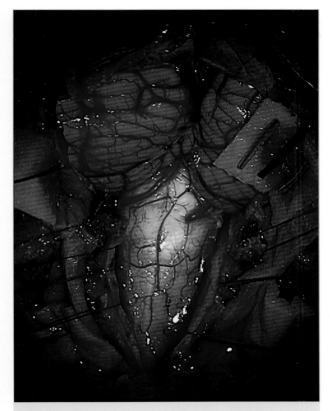

图 9.4　术中成像显示脑干延髓左侧有一个小隆起，与术前 MRI 显示的囊性区一致

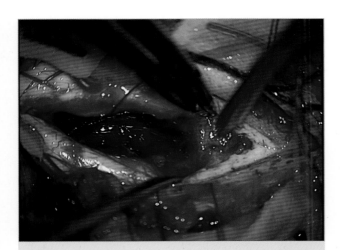

图 9.5　中线延髓切开总长约 4cm 的切口，顶部靠近扁桃体底部附近，而尾部接近暴露的基底部

手术。通过 Duraguard 完成硬脑膜成形术，创造一个扩大的空间以达到减压目的。此处使用 4-0 缝针和用 5-0 缝线严密关闭。将剩余的 C1 后拱的外侧部分以及 C2 的椎板清洁消毒，并将手术骨块置入原位融

合。然后在硬脑膜上盖上一大块凝胶泡沫。颈部肌肉用 1 号 Vicryl 缝线埋藏式缝合，筋膜用 1 号 Vicryl 缝线缝合。用 3-0 缝线以间断的方式重新对皮肤进行皮下缝合，然后用 4-0 缝线缝合皮肤。然后清洗和干燥切口并敷上敷料。然后将患者翻转回仰卧位，移除 Sugita 框架。

手术结果

　　该患者颈髓脑干区的肿瘤成功摘除（图 9.6）。经过 3 个月的康复治疗，患儿的上肢和下肢的肌力逐渐恢复。在随后的两年里，她的神经功能有了很大的改善。她接受了卡铂和长春碱维持化疗。然而，在她 7 岁时，患者再次出现左侧肢体肌力减退，MRI 显示肿瘤进展。此外，在侧脑室发现新的病变，提示转移瘤。为此，她接受了紧急的颅脊髓放疗。因脑积水进行了脑室 – 腹腔分流术。尽管采取了这些措施，她的肿瘤还是恶化了，大约在最初诊断 5 年后她就去世了。

传统 / 显微镜手术的优点

　　脑干的病变，特别是在颈髓交界处，通常需要多个神经外科步骤，逐步暴露复杂的神经解剖区域。虽然经皮入路（如经皮三叉神经束切开术）在此区域已经有过描述，但允许内镜入路的潜在空间是有限的。此外，在双极烧灼、增加放大倍率，以及区分浸润性肿瘤与正常中枢神经系统交界等能力的帮助下，脊髓中线切开术和内在颈髓脑干肿瘤切除术得到了显著的改善。最后，精准的术中神经电生理监测策略最好是在充分暴露的情况下，放置硬膜下

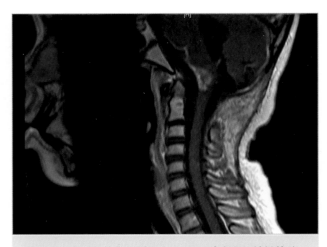

图 9.6　术后矢状位钆增强 MRI 显示肿瘤良好地被摘除

电极，可更好地识别 H- 反射和 D- 波。

内镜的缺点

内镜最适合用于有较大潜在空间可进行明显可视化的手术中，比如，脑脊液 – 脑室系统中内镜下第三脑室切开术，或是在有良好空气介质情况下分离肿瘤或垂体的经鼻蝶神经内镜手术。不幸的是，在颈髓交界处硬膜下腔室的潜在空间是相当有限的，中线入路难以清晰可见，特别是当有脑干肿瘤该区域内肿胀和扩大时。内镜方法的另一个局限性是我们相对不能回缩脊髓切开术的边缘，这对肿瘤的可视化和与周围正常脑干的鉴别是至关重要的。

患者选择（作者经验）

这个时候，虽然可以通过内镜技术来处理颅颈交界处的病变，但是脑干内肿瘤的处理仍然需要在内镜技术、光学、显微镜和入路方面有进一步的提高。

避免并发症

对于在颈髓交界处的脑干肿瘤，神经外科的风险是很高的，其中以偏瘫、颅神经麻痹、感觉障碍最常见。为了避免这些并发症，我们强调细致的神经外科技术、术中神经电生理监测、神经导航（必要时）以及最重要的术中神经外科的判断，以便根据经验和直接观察肿瘤来决定何时停止切除。

技术差别

后颅窝和枕下开颅虽然是常规手术，但必须精确。注意不要在暴露的时候切除太多的后颈椎棘突，因为这可能会导致术后后凸、颈椎不稳和疼痛。一旦硬脑膜被打开并进行脊髓中线切开术，可用 6-0 的缝线向侧面回缩脊髓切开术的边缘，以最佳地显示肿瘤并辅助肿瘤的摘除。术中超吸是必要的工具，但在显微镜下应始终能看到超吸的尖端，以避免取的"核心"样本超出肿瘤的可见范围。由于这些肿瘤经常是浸润性的，因此后一点尤为重要。在可能的情况下，显微神经外科分离器对于区分肿瘤和正常脑干之间的分界是必不可少的。最后，在肿瘤床的深处，双极应在低功率下使用，并尽量避免热损伤下行或上行的神经纤维束。

注意事项

颈髓性脑干肿瘤的临床表现可能与胃肠道疾病（反复的恶心、呕吐和体重减轻）、反复的吸入性肺炎和多发性细微的颅神经麻痹相似。通常情况下，这些患者的诊断会推迟几个月，由于其他许多专业的几位会诊医生会对他们的病例进行评估。我们呼吁，对这些患者应早期进行神经系统检查和鉴别临床症状，以便尽快进行手术治疗。

参考文献

[1] Rutka JTDJ, Hoffman HJ. Surgical Disorders of the Fourth Ventricle. Vol. 1. Hoboken, NJ: Blackwell Scientific Publications, Inc.; 1996.
[2] Shah NC, Ray A, Bartels U, et al. Diffuse intrinsic brainstem tumors in neonates. Report of two cases. J Neurosurg Pediatr. 2008; 1(5):382–385.
[3] Tsai ECRJ. Cervicomedullary gliomas. In: Berger M, Prados M, eds. Textbook of Neuro-Oncology. Vol 1. San Francisco, CA: Elsevier; 2004.
[4] Vacchrajani SEM, Rutka JT. Pediatric Brain Tumor Surgery. Vol. 1. New York, NY: Demos Medical; 2011.
[5] Weeks AFA, Rutka JT. Posterior Fossa and Brainstem Tumors in Children. Vol. 1. Philadelphia, PA: Elsevier Saunders; 2015.
[6] McAbee JH, Modica J, Thompson CJ, et al. Cervicomedullary tumors in children. J Neurosurg Pediatr. 2015; 16(4):357–366.

第 10 章　颅颈交界区——内镜技术

Margaret Carmody, Justin Singer, Nicholas C. Bambakidis

张秋生 / 译

摘要

颅颈交界区的病变的传统治疗方法是后路或后外侧入路。扩大经鼻入路目前可通过微创性通道进入颅颈交界处的病变。在这一章中，我们描述了一种内镜下扩大经鼻入路治疗颅颈交界区病变的手术技术和限制。

关键词：颈椎，颅底，内镜，扩大经鼻，斜坡，中线

内镜的层面

病例

病史和神经系统体格检查

46 岁女性，有明显的颈部疼痛及双上肢麻木，症状持续数月。术前磁共振成像（MRI）显示在枕骨大孔有一个明显强化的肿瘤（图 10.1）。她的神经系统检查正常，没有明显阳性体征。

术中处理

枕骨大孔的病变主要是通过经鼻内镜到达的，而远端内侧位于腹侧，主要通过经髁突和颈静脉结节到达（图 10.2）。去除左侧鼻中隔骨性结构以扩大入口。在完成鼻咽扩大术后，下斜坡被磨到枕骨大孔的水平，然后进行双侧内侧髁切除术。同时磨除右侧颈静脉结节。切除 C1 前弓上侧及齿状突尖端，但未破坏 C1 齿状突关节及横韧带。硬膜切口从中线开始，然后向两侧延伸。使用超声吸引器和双吸引技术去除肿瘤。在进行广泛的减瘤手术中将肿瘤与关键的神经血管结构（包括椎动脉和双侧舌下神经）分离后，进行精细的囊外显微镜下剥脱（图 10.3）。采用胶原基质、脂肪移植物、鼻中隔皮瓣等多层重建技术。放置腰椎引流管，每小时排出 10mL 脑脊液（CSF），连续 3 天。

手术结果

几乎完全切除肿瘤，包括粘连的脑膜和可能累

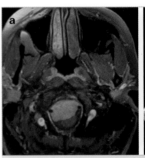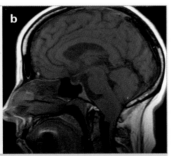

图 10.1　一名 46 岁女性患者，主诉颈部疼痛、手臂麻木。术前轴位 MRI（a）显示枕骨大孔肿瘤明显强化，矢状位非增强 MRI（b）显示脑干肿块的占位效应

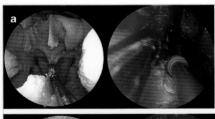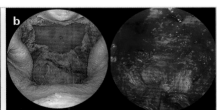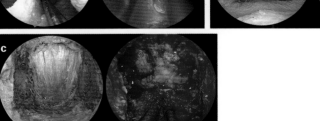

图 10.2　鼻内镜下经"远内侧"、经髁突和经颈静脉结节入路。尸体标本的解剖和术中成像证实了入路的前段（a）、中段（b）和后段（c）

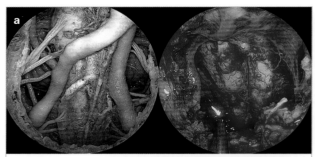

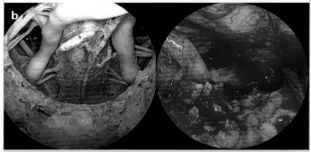

图 10.3　a、b. 术中及尸体解剖显示肿瘤切除暴露脑干后腹侧

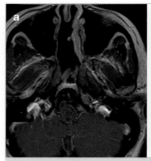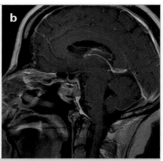

图 10.4　术后影像学检查。轴位（a）和矢状位（b）增强 MRI 显示肿瘤近完全切除

及的骨性结构（图 10.4）。因为与神经根粘连，在右侧舌下管内有很小的残留以防神经损伤。该患者在术后第 5 天出院，没有出现任何神经功能缺损或并发症。没有发生脑脊液漏。术前上肢麻木的症状完全消失。术后 1 年行伽马刀治疗残留的小肿瘤。在 3 年的随访中，她没有任何肿瘤生长或颅颈不稳定的症状。

内镜手术的优点

内镜经鼻入路（EEA）治疗枕大孔腹侧病变具有多种优点。当病变位于中线且后外侧有神经血管结构时，EEA 可通过中外侧通路直接到达病变，这可防止从外侧到内侧入路操作过程中导致的神经血管并发症。经鼻内的"远内侧"方法对比经颅的"远外侧"方法的主要优势是：进入肿瘤侵犯的骨性和脑膜结构时不需要对小脑、脑干、椎动脉、脊髓前动脉、舌下神经和颅下神经进行操作，该方法可早期阻断血流，继而进行广泛的核心减瘤而不暴露颅后窝的神经与血管结构。要记住，即使是短暂的、单侧的颅下神经麻痹也可能有明显的症状和降低生活质量，因吞咽困难导致下胃管，虽然经颅入路很少出现双侧舌下或颅下神经麻痹，但一旦出现对患者而言是毁灭性的。对于椎动脉的操作，尤其是优势侧时，有动脉损伤、血栓形成和中风的风险。其

他优势是内镜和鼻内镜的可视化程度更高。内镜在接近肿瘤与正常神经血管结构界线的同时，提供角度更大的视野和良好的照明，使微小分离更加安全，而鼻内通道则提供了通向整个大孔腹侧的通道。这与经颅远外侧入路（椎动脉、延髓和颅神经 IX～XII 之间）相对狭窄的操作通道和手术显微镜提供的狭窄视野相反，它们会留下多个盲点，尤其是对侧。经鼻内入路有更低概率的通路相关并发症，因为保留了大多数的鼻窦结构（除了鼻中隔去骨瓣）、分离／切除鼻咽肌（前腹直肌和长头肌）但没有带来功能损害、为增加暴露而切除内髁的体积不到 20%，这几乎不出现术后颅颈关节不稳的风险。这没有远外侧入路后颈椎肌肉组织出现挛缩和萎缩的潜在风险。通过经鼻入路，Simpson 1 级切除是可能实现的，特别是对于较小的肿瘤，这在经颅入路中是不可行的。本篇中的病例，在舌下神经管中残留非常小的肿瘤，因此它不符合 Simpson 1 级切除，但不管怎样，大部分的骨头和硬脑膜都被切除了。

内镜手术的缺点

EEA 的主要缺点是较高的脑脊液渗漏和继发脑膜炎的风险。髓前池脑脊液流量大，加之下斜坡位置深，给重建带来挑战。有效的重建需要多层技术，包括从深到浅，胶原基质的镶嵌，人造真皮或筋膜的粘贴，脂肪移植来填补鼻咽后壁的缺口以及用鼻中隔皮瓣从上覆盖蝶窦底部，从下覆盖鼻咽部。相比之下，经颅远外侧入路有较高的假性脑脊膜膨出的风险，一般是自限性的，在大多数情况下是无关紧要的。

患者选择

根据我们的经验，EEA 是下斜坡或岩斜坡裂隙

的硬膜外病变的首选，如脊索瘤和软骨肉瘤，即使它们有广泛的硬膜内浸润。在这些病例颈静脉孔和舌下管的侧向暴露是主要限制。对于硬膜内病变，如枕骨大孔脑膜瘤、颈静脉结节脑膜瘤、岩斜脑膜瘤、表皮样或神经管囊肿等，当病变主要位于脑桥和髓质腹侧，位于椎动脉、舌下神经和颅下神经之间时，我们会选择 EEA。对于某些主要位于腹侧但向外侧扩展超出了 EEA 范围的病变，我们主要目标是对有症状的患者（可能是年龄较大的患者）进行腹侧脑干减压时，我们可能会进行 EEA 以实现部分或近全切除。我们也可以计划一个先 EEA 再经颅入路的两阶段手术方式进行肿瘤切除。需要强调的是，对于位于 C1 弓下水平的病变不应进行经鼻内入路，因为这将需要切除齿状体和横韧带，导致颅颈不稳定。唯一的例外是基底动脉内陷，需要切除齿状突来进行脑干减压和后枕颈融合。对于这些病例，与经咽部入路相比，EEA 具有多种优势，包括造成腭部功能不全的风险最小。最后，轴内病变如脑干海绵状瘤，当病变位于腹侧延髓和脑桥髓质交界处时，根据纤维束造影显示皮质脊髓束的位置，EEA 仍可能是候选。

预防并发症

术前应仔细检查鼻腔。鼻窦炎应在 EEA 前治疗，以避免术后感染。仔细选择患者、适当的培训和专业知识是减少并发症的关键。颅脑交界的硬膜外病变如基底膜内翻或小脊索瘤是相对简单的手术，不需要侧方扩大或复杂的重建。然而，需经下通道的 EEA 的硬膜内病变和那些病变较大或向外侵犯的病变是高度复杂的，只有训练有素和经验丰富的外科团队才能尝试。进行鼻内镜手术时，团队合作的概念对于神经外科医生和耳鼻喉科医生通过共同努力、经验分享以达到最佳手术效果是必不可少的。对于有经验的团队来说，采用经颅远外侧入路治疗枕骨大孔腹侧脑膜瘤比无经验的团队采用 EEA 治疗类似病变更可取，即使前者有潜在的神经血管并发症的风险。无论如何，当代的颅底外科医生或团队应该掌握经颅显微外科手术和经鼻内镜手术的方法，为患者提供最有效和最低风险的选择。严格遵守精准和温柔的显微解剖技术是切除硬膜内病变的必要条件。然而，只有广泛进行囊内减瘤后才能进行囊外剥离。不建议尝试"整块"切除肿瘤，因为它会破坏周围神经血管的正常结构和解剖，并有动脉撕脱和颅神经损伤的风险。为了达到上述技术，熟悉和

使用专业设计的经鼻手术器械是很重要的。预防脑脊液漏的术后重建一直是治疗颅颈交界区硬膜内病变的难题。尤其具有挑战性的是曾进行手术和放射治疗的复发性颅底脊索瘤和硬膜内扩张。如前所述，我们提倡多层重建技术，其关键是设计良好的带血管蒂的鼻中隔皮瓣。使用腰椎引流管可以显著降低术后因椎体缺损引起的脑脊液漏的发生率。与预防并发症同样重要的是，当并发症发生时，应知道如何识别并解决它们。如果该部位术后出现脑脊液漏，患者并不总是出现鼻漏，考虑到颅底缺损位置较低时，他们可能会出现持续的鼻后流涕或只是气颅的增加。一旦被发现，进行 MRI 评估皮瓣的血供和评估其他并发症，并进行腰椎穿刺诊断脑膜炎是很重要的。对于鼻中隔皮瓣坏死或缺失的病例，我们成功使用的理想替代方法是应用阔筋膜联合鼻外壁 / 下鼻甲带血管蒂皮瓣。

技术差别

患者头部用 Mayfield 支架固定在中立或轻微屈曲的位置。头部稍微转向外科医生。鼻中隔皮瓣从肿瘤主部对侧或有明显鼻中隔偏曲的最有利侧抬高。血管蒂、后鼻动脉及分支应得到良好保护，血管蒂应适当可动，不能过度狭窄。暴露从蝶窦底部向上延伸至 C1 前弓下。在上颌嵴钻孔以便形成双侧和下侧的最大入路。通过将肌肉分离的烧灼器针尖和将肌肉抬高的钝性剥离术结合，将黏膜层和肌层一起从下斜坡抬高。下斜坡上有两条紧绷的肌肉嵌入线：上斜坡线和下斜坡线。前者与长头肌的嵌入线相关，代表咽结节的水平；后者是由前直肌的嵌入线形成的，它在外侧形成了代表舌下管水平的髁上沟。这两条线是入路中有用的标记，代表枕下远外侧入路的上、下项线。骨钻延伸程度取决于各个病变。下斜坡骨钻孔的侧限为：上、下裂孔，岩斜裂，颈静脉结节，舌下管，枕髁。内侧髁突切开术的外侧边界可由岩斜裂与破裂孔交界处向下延伸的虚线来估计，深达舌下管的皮质壁。

注意事项

· 扩大的鼻中隔黏膜瓣有利于较大的斜坡缺损。
· 大腿准备阔筋膜，腹部准备移植脂肪。
· 上颌窦造口术需要将黏膜瓣放置在远离术野的地方。
· 由于大部分双侧经鼻手术是在靠后部进行的，所以后部鼻中隔切除术可以减到最小。

·上颌嵴钻孔对于进行更大的双侧经鼻尾端入路非常重要。

·对于局限于下斜坡的肿瘤，通常不需要蝶窦切开术。

·广泛切除筋膜和肌层对于达到岩斜裂的侧裂和识别破裂孔的下侧是关键。

·钻孔除上述标志外，还应包括颈内结节和内髁。

·超声骨刀对这些区域的侧向钻孔很有用。

·一个良好的内髁切除术不仅在切除不到 1/4 的髁突体积的情况下提供了进入枕骨大孔侧壁的通道，而且没有发生颅颈不稳定的风险。

·椎动脉进入髁突后方的后颅窝，经内侧髁切除术后也可进入。

·对于脑膜瘤建议采用较宽的硬膜切口，以便神经血管结构的识别和外囊分离。

·只有在广泛的囊内去瘤后，才采用显微外科技术进行囊外分离。

·斜视镜有助于检查周围的角落和确定残余肿瘤，特别是当在舌下神经管时。

·对脑膜瘤进行广泛的硬脑膜切除术。

·多层重建：内嵌胶原基层、上覆阔筋膜、脂肪移植物加固、带血管蒂的扩张鼻中隔黏膜瓣，外加鼻腔填塞及术后腰椎引流（3 天）。

参考文献

[1] Morera VA, Fernandez-Miranda JC, Prevedello DM, et al. "Far-medial" expanded endonasal approach to the inferior third of the clivus: the transcondylar and transjugular tubercle approaches. Neurosurgery. 2010; 66(6) Suppl Operative:211–219, discussion 219–220.

[2] Wang WH, Abhinav K, Wang E, Snyderman CH, Gardner PA, Fernandez-Miranda JC. Endoscopic endonasal transclival transcondylar approach for foramen magnum meningiomas: anatomical considerations and technical note. Neurosurgery. 2015.

[3] Fernandez-Miranda JC, Morera VA, Snyderman CH, Gardner P. Endoscopic endonasal transclival approach to the jugular tubercle. Neurosurgery. 2012; 71(1) Suppl Operative:146–158, discussion 158–159.

[4] Fernandez-Miranda JC, Gardner PA, Snyderman CH, et al. Clival chordomas: A pathological, surgical, and radiotherapeutic review. Head Neck. 2014; 36 (6):892–906.

[5] Peris-Celda M, Pinheiro-Neto CD, Funaki T, et al. The extended nasoseptal flap for skull base reconstruction of the clival region: an anatomical and radiological study. J Neurol Surg B Skull Base. 2013; 74(6) B6:369–385.

[6] Vaz-Guimaraes Filho F, Fernandez-Miranda JC, Wang EW, Snyderman CH, Gardner PA. Endoscopic endonasal "far-medial" transclival approach: surgical anatomy and technique. Oper Tech Otolaryngol–Head Neck Surg. 2013; 24 (4):222–228.

[7] Kooshkabadi A, Choi PA, Koutourousiou M, et al. Atlanto-occipital instability following endoscopic endonasal approach for lower clival lesions: Experience with 212 cases. Neurosurgery. 2015; 77(6):888–897, discussion 897.

[8] Pinheiro-Neto CD, Fernandez-Miranda JC, Rivera-Serrano CM, et al. Endoscopic anatomy of the palatovaginal canal (palatosphenoidal canal): a landmark for dissection of the vidian nerve during endonasal transpterygoid approaches. Laryngoscope. 2012; 122(1):6–12.

[9] Zhang X, Wang EW, Wei H, et al. Anatomy of the posterior septal artery with surgical implications on the vascularized pedicled nasoseptal flap. Head Neck. 2015; 37(10):1470–1476.

[10] Rastelli MM, Jr, Pinheiro-Neto CD, Fernandez-Miranda JC, Wang EW, Snyderman CH, Gardner PA. Application of ultrasonic bone curette in endoscopic endonasal skull base surgery: technical note. J Neurol Surg B Skull Base. 2014; 75(2):90–95.

第三部分
室旁病变

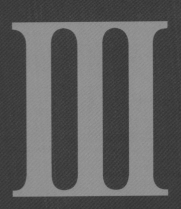

第11章 内镜下第三脑室造瘘术和脑室腹腔分流术对比

Vijay Agarwal, Helen Quach, Charles Teo

张协军 黄国栋 / 译

摘要

脑积水的治疗是复杂的，其治疗方式为将脑脊液分流至自然腔隙吸收，包括颅内分流和利用分流装置的颅外分流，每一种方式都有各自的优点和缺点，以及多种并发症存在。在这一章中，我们将讨论脑脊液分流术与内镜下第三脑室造瘘术的区别。

关键词：分流术，脑室腹腔，内镜下第三脑室造瘘术，脑脊液，脑室造瘘术

11.1 引言

脑积水的最佳治疗方式一直困扰着神经外科医生。脑积水的治疗需要根据治疗目标，多学科联合参与详细制订治疗计划。脑室腹腔分流术（VPS）在过去的几十年里经历了稳步的发展和改进，包括可调压分流管、磁共振成像（MRI）兼容分流管和抗菌涂层分流管的应用。同样，得益于科技的发展，神经内镜技术也得到了改进、提高。神经内镜从最初作为边缘应用工具的简陋设备，已经发展成为神经外科重要的技术手段。神经内镜目前已在越来越多的神经外科中心得到应用，普及性越来越高。然而，在脑积水处理方面，神经内镜相对于VPS还没有得到很好的应用，特别是在肿瘤治疗方面，目前还没有被广泛接受的方案或共识。在本章节中，我们主要是介绍神经内镜与标准治疗方法在技术上的细微差别、技术缺陷和理想的临床应用适应证。

11.2 神经内镜技术的发展

一个多世纪前，Victor de L'Éspinasse 完成了世界上第一例神经内镜手术。Walter Dandy 也是该领域的先驱，他完成了第一例开放式和第一例内镜脑室造瘘术，拓展了内镜在神经外科的应用。然而，由于显示设备、照明设备的落后和配套器械的缺乏，神经内镜的推广使用受到限制。直到1936年，Scarff 发表了使用多功能内镜的文章，改良的内镜装有一个灌洗系统来维持脑室的容积，它还有一个可移动的烧灼头。Dandy 是内镜应用的先驱者，但他认为这种做法仍然受到可视化设备和病理取材的限制。大约在20世纪中叶，脑室分流术开始应用于临床。1951年，Nulsen 和 Spitz 报道了侧脑室颈静脉分流用于治疗沟通性脑积水。由于脑室分流术的日益普及和神经内镜技术的限制。内镜第三脑室造瘘术（ETV）的再次应用源于现代内镜技术的进步，其中自光学聚焦透镜的发展、脑室内操作器械的发明，以及光纤电缆的应用等技术的引入，促进了神经内镜技术的再次发展，增加了大家对 ETV 的兴趣。1978年，Vries 报告了5例使用纤维内镜进行 ETV 治疗的病例，这份报告证明了这一技术的可行性和安全性。立体定向技术的应用又进一步提高了 ETV 的成功率。最近，Jones 等为 ETV 的发展开展了大宗病例的研究。研究结果已经揭示了 ETV 相对于分流的好处，显示了 ETV 的长期可靠性。

11.3 决策算法

11.3.1 病例

24岁女性，反复头痛、恶心、呕吐伴认知功能下降10年。主要表现为工作时注意力难以集中，症状进行性加重。初诊时实验室检查未发现明显异常。体格检查未见局灶性神经功能缺损。颅脑 MRI 平扫发现侧脑室增大，小脑蚓部囊肿与第四脑室相通，提示为 Blake 囊肿（图 11.1a~c）。

术前准备完善后，拟行内镜下第三脑室底造瘘术，钻孔点位于非优势大脑半球，冠状缝前、中线旁3cm（图 11.1d、e）。术中可见穹隆、室间孔、丘纹静脉和第三脑室顶部脉络丛，第三脑室底部较厚，呈双层膜性结构，确认乳头体前方安全区域后，行第三脑室底造瘘术，造瘘后可见脑脊液搏动感。术后，患者的恶心和认知功能障碍缓慢改善。

11.3.2 一般病例选择

手术适应证的选择要根据患者的实际情况而定，

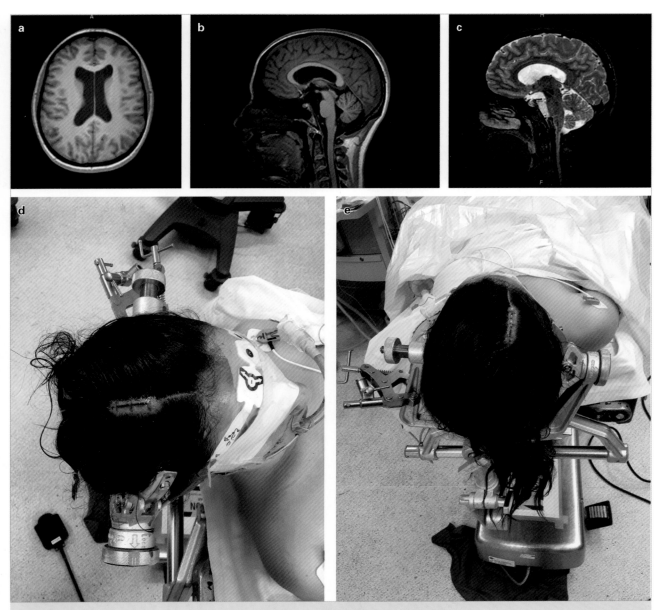

图 11.1　24 岁女性患者，表现为头痛、恶心、呕吐和进行性认知功能下降。术前轴位（a）和矢状位（b）颅脑 MRI 平扫 T1WI、矢状位（c）T2WI 显示脑室扩大，并伴有与第四脑室相通的枕下囊肿。患者置于中立位（d、e），颅骨钻孔点位于冠状缝前、中线旁开 3cm

需要考虑到患者脑积水的梗阻程度、年龄和具体的病因。作者建议首选大于 3 个月的非交通性脑积水患者。手术成功跟患者的选择有很大关系。手术失败的常见原因是脑脊液吸收障碍。在 ETV 失败患者中，60%~90% 发生在治疗后的最初几个月，少数发生在远期随访过程中。这些远期病例失败的机制尚不清楚，但 ETV 的手术成功率可以用 ETV 成功评分（ETVSS）进行量化（表 11.1）。ETVSS 从患者年龄、

病因和既往分流情况 3 个方面进行综合评分，总分应用 ETV 的成功率表示。作者的经验是，第三脑室双侧外凸（图 11.2）和第三脑室底的凹陷（图 11.3）对手术成功有阳性预测意义。

11.3.3　病因

继发性导水管狭窄是 ETV 良好的手术适应证。此种类型脑积水患者的脑脊液吸收途径正常，堵塞

表 11.1 ETVSS

分数	年龄	病因	既往分流史
0	< 1 个月	感染性	有
10	1~6 个月		无
20		脊髓脊膜膨出、脑室出血、非顶盖肿瘤	
30	6 个月 ~1 岁	导水管狭窄、顶盖肿瘤等	
40	1~10 岁		
50	> 10 岁		

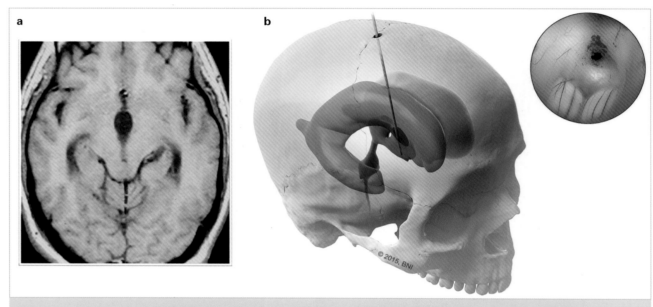

图 11.2 a. 轴位 MRI 显示双侧第三脑室外凸，为阳性预后指标。b. 内镜下第三脑室造瘘口和 Liliequist 膜（插图）

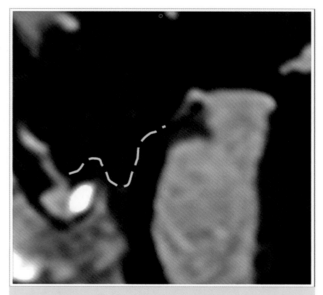

图 11.3 矢状位 MRI 显示三脑室底凹陷，一个积极的预后指标

部位通常位于第三脑室后方。颅脑的 T2WI 正中矢状位 MRI 可用来评估患者脑脊液从第三脑室到第四脑室的通畅情况。继发性或先天性导水管狭窄的具体特异征象包括：第三脑室底凹陷、松果体上隐窝增大、中脑扁平、导水管上部呈漏斗伴第四脑室形态正常（"喇叭状"征象）。虽然有部分学者认为，ETV 对交通性脑积水也有改善作用，但更普遍的看法是，对于交通性脑积水患者，脑室腹腔分流术效果可能会更好。

11.3.4 肿瘤继发性脑积水

继发性脑积水最常见的原因是肿瘤压迫中脑导水管导致脑脊液流出受阻，如顶盖部错构瘤、胶质瘤、松果体肿瘤，以及后颅窝的其他肿瘤。当然，在第三脑室前部引起阻塞的肿瘤（如胶样囊肿）不适合应用 ETV。目前，关于肿瘤继发性脑积水的治疗，ETV 和 VPS 哪种方式具有优势还存在争议，还没有文献证据揭示各种手术的优缺点。即使资深儿科肿瘤学专家，在继发性脑积水行 VPS 方面的病例数量也不足。

11.3.5 肿瘤继发脑积水的手术处理

对于肿瘤继发性脑积水，无症状脑积水建议先行切除肿瘤，手术前 48h 使用类固醇激素。症状性脑积水患者完善检查后尽快安排行手术切除肿瘤（图 11.4，图 11.5）。除非患者处于极度危险状态，否则

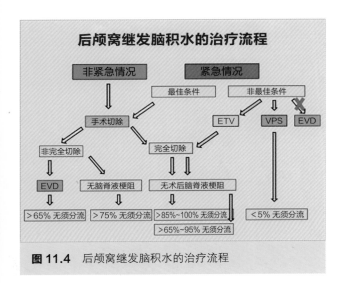

图 11.4 后颅窝继发脑积水的治疗流程

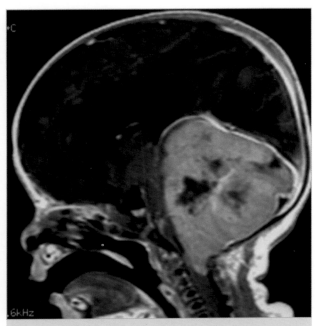

图 11.5 颅脑增强矢状位 MRI 显示后颅窝占位伴梗阻性脑积水

术前需要口服或静脉注射类固醇，收入神经重症监护室或重症病区，不需要口服药物，减少静脉输液，禁止使用镇静药物，保持床头抬高 30°。

后颅窝肿瘤引起的继发性脑积水，如果患者病情危重，肿瘤相对简单，术前不需要进一步特殊评估的患者，建议急诊行肿瘤切除。比如胶样囊肿引起的急性脑积水，如患者病情危重，可急诊送入手术室行脑脊液引流，可选择 ETV 或脑室钻孔外引流术（图 11.6）。对于儿童患者，如有后颅窝室管膜瘤引起急性梗阻性脑积水的症状，如果切除肿瘤，需进一步行脊柱 MRI 检查，如果在夜间不能进行复杂的松果体肿瘤检查，建议急诊行 ETV。对于轴内肿瘤压迫第三脑室或后颅窝肿瘤堵塞脚间池引起急性梗阻性脑积水的症状，我们建议急诊行脑室外引流术。

部分研究表明，肿瘤相关脑积水患者的分流依赖率明显较高。可能跟以下原因有关：

· 肿瘤切除前脑脊液播散可能增加永久性导水管阻塞的发生率（继发性导水管狭窄的概念）。

· 肿瘤切除不全，无法重建脑脊液循环通路。

· 肿瘤切除后留置脑室外引流管，是有效的脑脊液引流，但脑脊液的正常流动路径受抑，局部瘢痕形成或神经胶质增生形成永久性的阻塞。

· 在许多发展中国家，患者就诊不及时，继发脑膜受累，导致脑脊液吸收障碍。

· 其他原因导致的交通性脑积水，如慢性颅内压升高（ICP）、放疗、多次开颅手术、感染或蛋白分泌性肿瘤。

· 部分肿瘤引起脑脊液过度分泌，如脉络丛乳头状瘤或脉络丛乳头状癌。

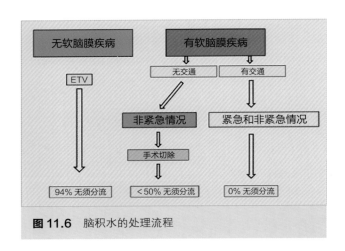

图 11.6 脑积水的处理流程

11.3.6 Chiari 畸形导致的脑积水

Chiari 1 型畸形患者中，7%~10% 伴有脑积水。传统治疗方法为 VPS。最近研究表明，ETV 是一种持久有效的治疗方法。在伴有脊髓脊膜膨出的 Chiari 2 型畸形患者中，80%~90% 的脑积水需要治疗。基于影像学评估显示，ETV 有效率可达 70%。对于大型丘脑间粘连、脑膜炎病史或者小于 6 个月婴儿等不适合行 ETV 的患者，VPS 是一个合理的选择。

11.3.7 出血后脑积水

蛛网膜下腔出血和脑室内出血可导致脑积水，这是由于蛛网膜颗粒的吸收受损，少数情况是继发性导水管狭窄导致。尽管 ETV 有效率差异较大，但仍建议作为可选治疗方案之一。ETV 治疗的原理并不是简单地增加脑脊液流出通道，它可同时减少脑组织搏动压力差。在任何情况下，对于幕上脑积水，ETV 可作为推荐治疗方案，可减少半球间积液和第三脑室底凹陷。

11.3.8 感染后脑积水

感染后脑积水的病因与出血不同，在大多数情况下，感染会在蛛网膜下腔产生瘢痕组织，导致脑脊液交通障碍。然而，脑室内感染也可能导致导水管、室间孔和第四脑室出口上瘢痕形成，形成梗阻性脑积水。与出血性脑积水相似，治疗方式取决于影像学表现。ETV 治疗感染性脑积水的成功率较低，对于感染后脑积水，ETV 治疗失败的原因考虑与软脑膜增厚和第三脑室底部瘢痕形成有关。

11.3.9 特发性正常压力脑积水

在特发性正常压力性脑积水中，脑脊液流量受损是由于脑室顺应性下降，而不是机械梗阻。鉴于此，VPS 仍是首选治疗方案。然而，研究表明 ETV 在某些情况下具有良好的疗效。Gangemi 等报告 ETV 治疗特发性常压性脑积水，术后 69.1% 病情改善，21.8% 无改善，9.1% 出现病情加重。但值得注意的是，这项研究结果存在缺陷，因为作者没有区分那些真正的正常压力脑积水患者和成年期的明显脑室增大。

11.3.10 年龄

研究发现年龄是 ETV 成功的最佳预测因素。小于 1 岁的患者失败率较高，小于 1 个月的患者失败率更高。小于 1 岁的患者的 ETVSS 评分较低。

11.3.11 ETV 禁忌证

ETV 的相对禁忌证包括：①年龄小于 6 个月；②第三脑室过小；③交通性脑积水；④颅内感染史；⑤第三脑室底增厚；⑥影像学上第三脑室解剖异常。然而，这些都是相对禁忌证。目前，有部分文献结果表明 ETV 对此类患者也具有一定治疗效果。对于伴有大面积间质水肿的脑积水患者，如有脊柱裂（图 11.7）、大脑脚间池受累（图 11.8）和第三脑室底部增厚（图 11.9），应该考虑其他治疗方式。同样，对于第三脑室以上、远侧脑室梗阻的患者，也应注意脚间池。对于术前影像无明显梗阻的脑积水患者，施行 ETV 作用有限。在作者的经验中，ETV 的不良预后因素包括脑膜炎治疗后、肿瘤侵犯脑膜、早产后的血管内溶血和任何感染史。

11.4 避免并发症

ETV 的并发症发生率为 6%~21%，失败率为 0.4%~26%。术后因并发症导致死亡的概率很低，死亡患者通常与基底动脉复合体损伤导致的蛛网膜下

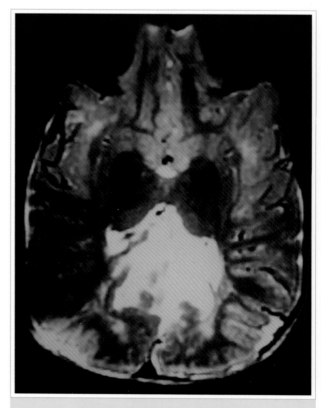

图 11.7　一例脊柱裂患者的轴向 T2 MRI 显示脑积水模式

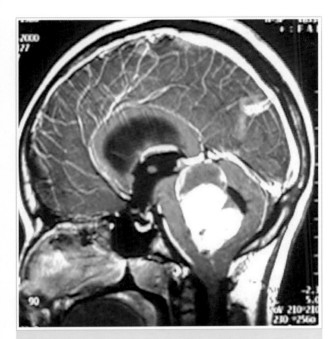

图 11.8　矢状位 T1 增强 MRI 显示后颅窝巨大占位伴脚间池消失

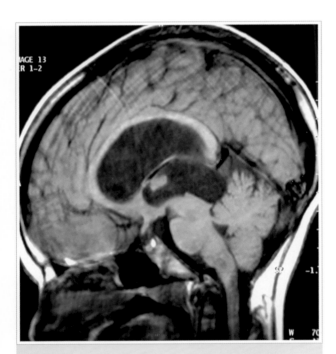

图 11.9　矢状位 T1 平扫 MRI 显示第三脑室底增厚

腔出血或手术失败有关。

在第三脑室底操作时可能会出现心动过缓或窦性停搏。这种情况可能与第三脑室过度冲洗有关，因为内镜本身会使液体从室间孔流出受限，也可能与第三脑室底压力过高有关。行脑室冲洗时必须注意检查心电监测，使用温热的乳酸林格氏液进行冲洗，确保冲洗通道畅通，冲洗液可流出，避免过度牵拉第三脑室底和下丘脑壁。处理这个问题的最好方法是在手术开始时让麻醉师提高心电图的报警音量。

下丘脑过度牵拉会导致严重的并发症，包括尿崩症、嗜食症、无渴感、闭经、高钾血症、低钠血症，严重者可导致死亡。多数情况下，这些并发症是暂时性的。正常的第三脑室底由间脑中央管、神经通路间隙和下丘脑组成。因此，从理论上讲，脑积水第三脑室底部薄层组织是由伸展的功能性神经组织构成，因此，尽量避免在中线以外的任何位置造瘘。ETV 一个常见问题是外科医生何时选择最薄的地方造瘘，第三脑室底最薄的部分可能在基底动脉分叉后方，因此最薄的地方不一定安全。造瘘最安全的区域是基底动脉复合体的前方，漏斗隐窝及鞍背后方的中线处。当第三脑室底不透明，无法辨认下方结构时，确定造瘘点最安全的方法是利用漏斗隐窝和双侧乳头体将第三脑室底部分为 3 份，漏斗隐窝和乳头体之间为安全区域。第三脑室底造瘘的器械选择也是要考虑的因素（见下面的"技术"部分）。

穹隆损伤是 ETV 最常见的并发症之一。这种情况可以发生在内镜由侧脑室进入第三脑室过或从第三脑室移出内镜过程中。穹隆损伤可导致记忆损害，双侧穹隆损伤会带来严重的记忆损害。它可能发生在内镜进入侧脑室过程中或者内镜进入第三脑室时误入对侧脑室。避免穹隆损伤的方法包括准确定位钻孔位置和穿刺点，内镜进入脑室前先用脑穿针穿刺探查，室间孔过小时选用小孔径内镜，使用软式内镜每次移动镜头需要回到空挡位置。

血管损伤可能是 ETV 中最可怕的并发症。当基底动脉或其分支被损伤时就可能会发生这种情况。这种情况虽然罕见，但却可能造成致命性的后果。第三脑室底不透明、造瘘口位置太靠后或过度扩大造瘘口，都有可能导致血管损伤的风险增加。然而，外科医生造瘘技术的熟练程度不够是导致血管损伤的最常见的原因。ETV 最具争议的问题是几乎所有的造瘘器械都有导致基底动脉损伤的风险。造瘘器械包括抓钳、单极和双极电凝、探针、球囊导管、激光探头和其他可通过内镜工作通道的器械。基于基底动脉损伤的致命性后果和第三脑室底部过度牵拉的永久性并发症情况，作者强烈建议采用钝性造瘘技术（见下文"技术"部分）。使用光滑的内镜保护套可以降低血管损伤的发生率，还有一种方法是当进入第三脑室造瘘时，将成角镜头的斜面向后，以便遇到基底动脉分叉时可以安全地推开血管。一般情况下，少量出血可以通过温和地冲洗来控制，很少会提前终止手术，出血最常见的原因是镜头进入第三脑室时室管膜血管受损。患者有视觉障碍的情况下，周围的神经结构容易受损，手术器械要以最小幅度移动。在穿刺内镜套筒前，建议先用细针穿刺侧脑室，避免大通道套筒盲目穿刺带来的脑组织损伤。术中遇到出血，如前所言，建议温和地冲洗，如果冲洗后仍无法止血，可以尝试内镜下探查出血点或电凝止血。如果最终还是无法止血，可以放出脑室内脑脊液，充入气体，以便更容易观察和电凝。如果手术中遇到基底动脉或其分支的直接损伤、蛛网膜下腔、脑室内或脑内出血、基底动脉末端假性动脉瘤形成以及动脉或静脉阻塞等大血管损伤情况，需要立即停止手术。

脑脊液漏可能与颅内压增高或造瘘失败有关。可以通过分层缝合头皮切口，应用明胶海绵填塞皮层穿刺隧道来减少这种情况的发生。操作过程中必须小心避免明胶海绵进入脑室系统。

硬膜下积液是 ETV 少见的并发症，其发生率比报道的要高。当使用大口径内镜时，发生概率会更高。可能的发生机制包括脑脊液的迅速丢失引起脑组织塌陷，并随后使硬膜下脑脊液聚集的空间扩大。脑脊液的丢失和脑组织塌陷也会导致硬膜下出血。硬膜下血肿通常体积较小，但偶尔也有较大血肿或引起临床症状。这些并发症可以通过拔鞘前扩大侧脑室、明胶海绵填塞皮层瘘口、术后避免腰椎穿刺或脑室外引流、关颅前彻底止血等方法来避免。

颅神经损伤是 ETV 操作的罕见并发症。多数表现为动眼神经和外展神经受损害。第三脑室底受压向下移位时可以压迫颅神经，但主要还是见于器械操作偏离中线区域导致神经损伤。第三脑室底操作时避免过度牵拉和过深的进入器械。作者的建议是在造瘘前在第三脑室底部做一标记，以便能够看到造瘘位置。

其他并发症包括围手术期发热（通常由脑室出血引起）、脑室炎、癫痫、感染和脑出血。

11.5 技术细节 / 临床

11.5.1 术前计划

术前计划应以 MRI 为基础，确定梗阻的位置和

基底动脉相对于第三脑室的位置关系。

手术需要设备由以下几个部件组成：带鞘内镜、光源、内镜工作站和带有林格氏液的冲洗系统，以及内镜特定器械，包括造瘘器械和球囊导管（后者用来扩大瘘口）。根据术者的习惯，有 3 种类型的内镜可供选择（表 11.2）。视频 / 控制塔由高清摄像单元、低发热光源（通常是氙气）、数字记录设备和冲洗单元（尽管资深专家更喜欢手动冲洗）组成。外科医生和工作人员应熟悉设备，并在手术前确保设备处于正常工作状态。如果要用球囊导管扩张瘘口，在使用球囊前，最好在体外先检查球囊是否膨胀。为便于清晰观察，显示器应该直接放置在医生和操作人员前方。患者取仰卧位，头部置于马蹄形头枕上，保持中立位，抬高床头 30°。Mayfield 头架可用于神经导航，但不是作者的首选。

11.5.2 冲洗

密切监测和保持冲洗对成功实施 ETV 至关重要。冲洗不仅能维持脑室的大小，还能控制微小出血并保持可见度。冲洗时应使用 36℃的林格氏液。冲洗系统出口通道应保持畅通，以避免颅内压升高。由于内镜堵塞室间孔，颅内压升高可导致心动过缓和停搏，因此内镜在第三脑室内操作时尤其要重视冲洗系统的出口通畅情况。如果采用持续冲洗，流量应 < 15mL/min。

11.5.3 技术

颅骨钻孔的位置一般位于非优势半球，冠状缝前方，中线旁开 3cm，用尖刀十字形切开硬脑膜，硬膜边缘电凝止血，打开软脑膜，控制出血。脑穿针穿刺脑室，穿刺成功后沿同样方向置入内镜及穿刺鞘。穿刺位置准确主要的定位标志包括穹隆、室间孔、丘纹静脉和隔静脉（图 11.10）。脉络膜丛向前延伸到室间孔然后向后延伸到第三脑室顶部（图 11.10）。

表 11.2　目前应用的 3 种内镜的优缺点

硬性内镜	半柔性内镜	柔性内镜
宽视角	视角较硬式内镜窄	直径小
成像质量最好图像可以无损放大允许操作器械通过	介于硬式内镜和软式内镜之间	成像质量差放大时图像分辨率下降操作器械通过困难
只能用于直线操作		操作者可环视四周的角落

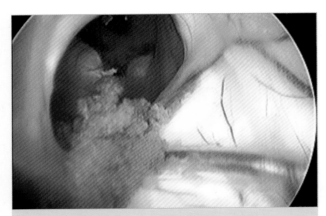

图 11.10　内镜下侧脑室内解剖标志，包括穹隆、室间孔、丘纹静脉和隔静脉

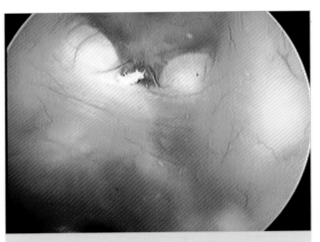

图 11.11　内镜后视图，显示松果体、后连合、乳头体和导水管

进入第三脑室后，可见丘脑前结节和下丘脑的侧壁，两侧丘脑通过中间块连接。后面可见松果体、后连合、乳头体和导水管（图 11.11），虽然上述结构具有指向作用，但我们术中不应该看到这些结构。术中出血可以采用温和的冲洗止血，必要时使用双极电凝。从前向后可辨认以下结构：终板、视交叉、漏斗隐窝、灰结节、薄层第三脑室底、乳头体和后穿质。平均而言，成人的室间孔经此入路距离硬脑膜约 6cm。第三脑室造瘘的安全区域在乳头体前方，在漏斗隐窝后方透明的第三脑室底部下方，可见基底动脉尖，造瘘过程中应该避开乳头体前下方的基底动脉（图 11.12）。漏斗隐窝后方造瘘有助于避免下方基底动脉复合体的损伤，内镜通常可用作造瘘器械。作者使用 30°镜头，镜头有一个尖头和一个斜面，造瘘时尖头朝前，斜面朝后。如果第三脑室底结构较厚，造瘘困难导致心动过缓或双侧大脑脚空间不足，无法通过 4mm 镜头，作者建议使用"打磨"技术，首先使用抓钳等钝性器械造瘘，然后使用球囊导管扩张瘘口。如果造瘘口太小，远期有闭合风险，可以应用球囊将造瘘口扩大到 4mm 以上（图 11.13）。作者不建议将球囊过度深入第三脑室底下结构或者在球囊扩张时回撤。应限制球囊进入脚间池的深度，以免损伤基底动脉复合体及其分支和动眼神经。为了更加清晰地显示第三脑室下方结构和增加脑脊液循环通路，内镜可进入桥前池探查，进一步游离蛛网膜带和 Liliequist 膜。完成操作后要检查脑脊液的搏动性，并确认是否存在出血。皮层隧道和骨孔可以填塞明胶海绵，分层缝合头皮切口。当发生术中出血或在行脑室腹腔分流前，部分外科医生喜欢使用脑室外引流。在出血的情况下，引流可用于防止血

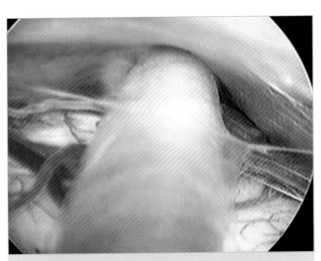

图 11.12　内镜下显示基底动脉，位于乳头体的前方和下方

块的形成。当用于先前有分流病史的患者时，建议逐渐增加压力设置并监测 ICP 和临床状态。作者对于术后常规放置脑室外引流管持保留态度。

11.5.4　术后管理

　　ETV 术后建议在重症监护病房观察 24h。术后可进行 CT 扫描，由于脑脊液循环的建立需要几周时间，因此在术后早期可出现脑室的进行性增大。术后 2 个月内进行 MRI 检查，观察脑积水和室管膜血流的改善情况，并及时识别手术失败的症状，以确保症状的改善。MRI 序列可以帮助观察脑脊液流动，可在第三脑室探测到脑脊液流空腔。但根据作者的经验，MRI 成像评估的可靠性较差，因为 MRI 结果

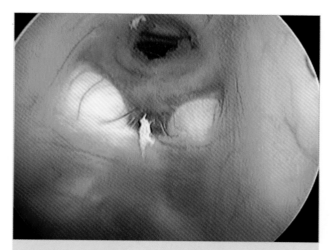

图11.13 内镜下显示第三脑室底造瘘口

表11.3 内镜第三脑室底造瘘术的通畅率与年龄相关

年龄	数量（ *n* ）	通畅率 / %
＜1 个月	13	0
1~6 个月	19	41
6 个月 ~2 岁	22	58
2~15 岁	50	78
15~30 岁	38	79
＞30 岁	42	71

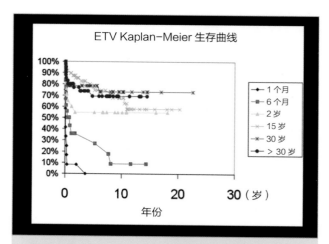

图11.14 184 例成功施行 ETV 手术通畅率各年龄分层情况

取决于许多变量，包括感兴趣区域的位置、呼吸末 CO_2 分压和持续气道正压，以及获取技术。如前所述，由于 ETV 在前 3 个月比 VPS 更容易失败，而长期临床效果改善情况较 VPS 具有优势，因此 ETV 术后必须长期随访。

11.6 作者单位的经验

作者单位的研究，对 205 例连续造瘘患者进行最长 22.6 年的随访，术中失败 21 例（10%）。如果对 ETV 进行了修订，如改行 VPS 或者死于脑积水，那么 ETV 就被认为是失败的。脑积水的病因包括：原发性导水管狭窄（80 例），继发性导水管狭窄（35 例），脊髓脊膜膨出（30 例），感染或血管内溶血（26 例），其他原因（7 例）。共有 68 例患者有分流手术史。表 11.3 显示了 5 年通畅度与年龄的关系。图 11.14 "描绘" 了 184 例成功施行 ETV 手术的各年龄层次的有效率。调整年龄层次后，下列因素对长期通畅无显著影响：既往有分流史（ *n*=68）、既往分流管感染史（ *n*=12）、手术医生、手术方法或脑积水的发病机制。并发症发生率为 11.2%，5 例（2.4%）出现严重并发症。

11.7 最后的想法 / 专家的建议

第三脑室造瘘术治疗非交通性脑积水的有效性得到越来越广泛的接受。根据我们的经验，即使有复杂的分流病史的患者在接受 ETV 治疗后也可能无须分流。最重要的是要仔细选择患者，对于所有非

交通性脑积水患者 ETV 都应作为首选治疗方案。重点包括以下几点：

- 术前影像学检查显示为非交通性脑积水。
- 手术技术应避免使用热凝或锐性造瘘。
- 造瘘口应位于中线区域，且确保瘘口足够大（＞4mm）。
- 术后脑脊液循环通路的开发观察时间要足。
- 治疗目标是临床症状改善，而不是影像学改善。
- 所选患者的成功率应＞70%。
- 长期的随访是必要的，远期失败需要记录。

参考文献

[1] Dandy WE. Extirpation of the choroid plexus of the lateral ventricles in communicating hydrocephalus. Ann Surg. 1918; 68(6):569–579.

[2] Dandy W. An operative procedure for hydrocephalus. Bull Johns Hopkins Hosp. 1922; 33:189–190.

[3] Dandy W. Surgery of the Brain. Hagerstown, MD: W.F. Prior Co.; 1945.

[4] Scarff JE. Endoscopic treatment of hydrocephalus: Description of a ventriculoscope and preliminary report of cases. Arch Neurol Psychiatry. 1936; 35 (4):853–861.

[5] Nulsen FE, Spitz EB. Treatment of hydrocephalus by direct shunt from ventricle to jugular vain. Surg Forum. 1951; •••:399–403.

[6]　Vries JK. An endoscopic technique for third ventriculostomy. Surg Neurol. 1978; 9(3):165–168.

[7]　Jones RF, Stening WA, Brydon M. Endoscopic third ventriculostomy. Neurosurgery. 1990; 26(1):86–91, discussion 91–92.

[8]　Kadrian D, van Gelder J, Florida D, et al. Long-term reliability of endoscopic third ventriculostomy. Neurosurgery. 2005; 56(6):1271–1278, discussion 1278.

[9]　Vulcu S, Tschabitscher M, Mueller-Forell W, Oertel J. Transventricular fenestration of the lamina terminalis: the value of a flexible endoscope: technical note. J Neurol Surg A Cent Eur Neurosurg. 2014; 75(3):207–216.

[10]　Durnford AJ, Kirkham FJ, Mathad N, Sparrow OC. Endoscopic third ventriculostomy in the treatment of childhood hydrocephalus: validation of a success score that predicts long-term outcome. J Neurosurg Pediatr. 2011; 8(5): 489–493.

[11]　Massimi L, Pravatà E, Tamburrini G, et al. Endoscopic third ventriculostomy for the management of Chiari I and related hydrocephalus: outcome and pathogenetic implications. Neurosurgery. 2011; 68(4):950–956.

[12]　Hayhurst C, Osman-Farah J, Das K, Mallucci C. Initial management of hydrocephalus associated with Chiari malformation Type I-syringomyelia complex via endoscopic third ventriculostomy: an outcome analysis. J Neurosurg. 2008; 108(6):1211–1214.

[13]　McLone DG. Care of the neonate with a myelomeningocele. Neurosurg Clin N Am. 1998; 9(1):111–120.

[14]　Baldauf J, Fritsch MJ, Oertel J, Gaab MR, Schröder H. Value of endoscopic third ventriculostomy instead of shunt revision. Minim Invasive Neurosurg. 2010; 53(4):159–163.

[15]　Baldauf J, Oertel J, Gaab MR, Schroeder HW. Endoscopic third ventriculostomy in children younger than 2 years of age. Childs Nerv Syst. 2007; 23 (6):623–626.

[16]　Constantini S, Siomin V. Re: Death after late failure of endoscopic third ventriculostomy: a potential solution. Neurosurgery. 2005; 56(3):E629.

[17]　Siomin V, Cinalli G, Grotenhuis A, et al. Endoscopic third ventriculostomy in patients with cerebrospinal fluid infection and/or hemorrhage. J Neurosurg. 2002; 97(3):519–524.

[18]　Siomin V, Constantini S. Endoscopic third ventriculostomy in tuberculous meningitis. Childs Nerv Syst. 2003; 19(5)(–)(6):269.

[19]　Gangemi M, Maiuri F, Naddeo M, et al. Endoscopic third ventriculostomy in idiopathic normal pressure hydrocephalus: an Italian multicenter study. Neurosurgery. 2008; 63(1):62–67, discussion 67–69.

[20]　Kulkarni AV, Drake JM, Kestle JR, Mallucci CL, Sgouros S, Constantini S, Canadian Pediatric Neurosurgery Study Group. Predicting who will benefit from endoscopic third ventriculostomy compared with shunt insertion in childhood hydrocephalus using the ETV Success Score. J Neurosurg Pediatr. 2010; 6(4):310–315.

[21]　Iantosca MR, Hader WJ, Drake JM. Results of endoscopic third ventriculostomy. Neurosurg Clin N Am. 2004; 15(1):67–75.

[22]　Recinos PFJG, Recinos VR. Endoscopic third ventriculostomy. In: Quinones-Hinojosa, ed. Schmidek and Sweet: Operative Neurosurgical Techniques. 6 ed. Philadelphia, PA: Elsevier Health Sciences; 2012:1143–1150.

[23]　Hader WJ, Walker RL, Myles ST, Hamilton M. Complications of endoscopic third ventriculostomy in previously shunted patients. Neurosurgery. 2008; 63(1) Suppl 1:ONS168–ONS174, discussion ONS174–ONS175.

[24]　Teo C. Third ventriculostomy in the treatment of hydrocephalus: experience with more than 120 cases. In: Hellwig D, Bauer BL, eds. Minimally Invasive Techniques for Neurosurgery: Current Status and Future Perspectives. Berlin: Springer; 1998:73–76.

[25]　Pierre-Kahn A, Renier D, Bombois B, Askienay S, Moreau R, Hirsch JF. Role of the ventriculocisternostomy in the treatment of non-communicating hydrocephalus [in French]. Neurochirurgie. 1975; 21(7):557–569.

[26]　Vaicys C, Fried A. Transient hyponatriemia complicated by seizures after endoscopic third ventriculostomy.Minim Invasive Neurosurg. 2000; 43(4):190–191.

[27]　Anandh B, Madhusudan Reddy KR, Mohanty A, Umamaheswara Rao GS, Chandramouli BA. Intraoperative bradycardia and postoperative hyperkalemia in patients undergoing endoscopic third ventriculostomy. Minim Invasive Neurosurg. 2002; 45(3):154–157.

[28]　Teo C. Complications of endoscopic third ventriculostomy. In: Cinalli G, Sainte-Rose C, Maixner WJ, eds. Pediatric Hydrocephalus. Milano: Springer Milan; 2005:411–420.

[29]　Schroeder HW, Gaab MR. Intracranial endoscopy. Neurosurg Focus. 1999; 6(4):e1.

[30]　Schroeder HW, Niendorf WR, Gaab MR. Complications of endoscopic third ventriculostomy. J Neurosurg. 2002; 96(6):1032–1040.

[31]　McLaughlin MR, Wahlig JB, Kaufmann AM, Albright AL. Traumatic basilar aneurysm after endoscopic third ventriculostomy: case report. Neurosurgery. 1997; 41(6):1400–1403, discussion 1403–1404.

[32]　Freudenstein D, Wagner A, Ernemann U, Duffner F. Subdural hygroma as a complication of endoscopic neurosurgery–two case reports. Neurol Med Chir (Tokyo). 2002; 42(12):554–559.

[33]　Wiewrodt D, Schumacher R, Wagner W. Hygromas after endoscopic third ventriculostomy in the first year of life: incidence, management and outcome in a series of 34 patients. Childs Nerv Syst. 2008; 24(1):57–63.

[34]　Mohanty A, Anandh B, Reddy MS, Sastry KV. Contralateral massive acute subdural collection after endoscopic third ventriculostomy - a case report. Minim Invasive Neurosurg. 1997; 40(2):59–61.

[35]　Cinalli G. Endoscopic third ventriculostomy. In: Cinalli G, Sainte-Rose C, Maixner WJ, eds. Pediatric Hydrocephalus. Milano: Springer Milan; 2005:361–388.

[36]　Kulkarni AV, Drake JM, Mallucci CL, Sgouros S, Roth J, Constantini S, Canadian Pediatric Neurosurgery Study Group. Endoscopic third ventriculostomy in the treatment of childhood hydrocephalus. J Pediatr. 2009; 155(2):254–259.e1.

第12章 胶样囊肿的治疗：讨论

Tatsuhiro Fujii, Gabriel Zada

刘泳佩　黄国栋 / 译

摘要

　　胶样囊肿是非恶性上皮细胞肿瘤，占位容易堵塞脑脊液的流出道形成梗阻（非交通性）性脑积水。就治疗方法而言，目前尚缺乏可行的内科治疗及放射治疗手段，外科手术干预依然是主要的治疗方法。针对胶样囊肿的外科治疗有很多不同的方法和技术，如单纯囊肿开窗引流、囊肿整体切除、神经内镜或传统开颅显微镜下囊肿切除术。本章我们将重点论述神经内镜与开颅显微手术治疗胶样囊肿的优点和缺点。

　　关键词：胶样囊肿，第三脑室，经皮层入路，经胼胝体，神经内镜，立体定向

12.1 引言

　　胶样囊肿是非肿瘤性上皮性病变，通常起源于第三脑室顶部，靠近脑室孔。胶样囊肿通常没有临床症状，常是偶然被发现的。它会引起脑脊液流出道的阻塞，从而导致梗阻性（非交通性）脑积水。其他体征和症状可能由肿块引起周围结构改变导致的，如记忆丧失、步态不稳和视力丧失。胶样囊肿患者极少出现突然意识丧失和死亡。

　　胶样囊肿患者的临床决策必须包括对患者病史、神经系统检查结果和影像学特征的全面评估。患者重要特征，如患者年龄和基础疾病，必须指导治疗原则。影像学特征（如囊肿大小）和脑积水的存在也是重要的临床特征，也应指导决策。在许多偶然发现的小胶样囊肿且无脑积水影像学证据的患者中，连续监测可能是一种有用的策略。在需要治疗时，外科手术仍然是主要方法，因为缺乏可行的治疗和放疗基础观点。历史上，胶样囊肿的外科治疗涉及多种入路和技术，从单纯的囊肿开窗或引流到全囊肿切除，从立体定向微创或内镜入路（图12.1）或是传统的开颅显微手术囊肿切除。重要的是要记住，用于可视化的工具可以作为独立的手术入路，不同的入路和可视化工具（如显微镜、内镜、外视镜）也可以适当搭配，为患者量身定制个性化的最安全、成功率最高的手术入路。

　　传统上，第三脑室的手术入路是由其复杂的解剖结构和深度来定义的，对于这一区域的病理，微创手术选择的发展已经引起了很多学者的兴趣，用以避免经皮质入路或开颅显微手术入路所固有的脑回缩并发症。一般来说，神经外科医生必须克服这些方法的局限性，包括缺乏足够的可视化或双手显微操作和止血能力。

12.2 胶样囊肿手术选择的范围及发展

12.2.1 传统（开放式）显微外科开颅术治疗胶样囊肿

　　治疗有症状胶样囊肿的传统神经外科主要包括第三脑室的多种入路。进入侧脑室 / 第三脑室室间孔的两个最常用的开放手术入路是半球间经胼胝体入

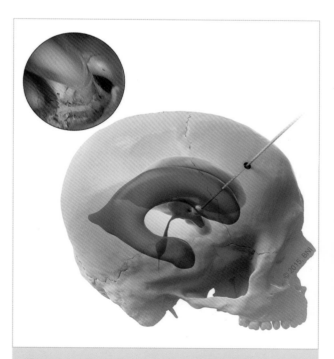

图12.1 神经内镜下切除 Monro 孔胶样囊肿的手术示意图

路和经额皮层入路。第三脑室的其他开放显微手术入路较少用于治疗胶样囊肿，包括额下经终板入路和后颅窝入路，如小脑上入路、幕下入路。

一般来说，尽管开颅术提供了包括更广泛的手术途径、在空气介质中操作的能力和使用传统神经外科器械进行双手显微解剖的主要好处，但几个关键的限制包括需要更大的切口和开颅术、增加脑内缩回的需要、光学和照明的局限性，以及术后脑水肿或癫痫发作的潜在风险增加。

经皮层入路进入侧脑室和室间孔是一种标准的入路，为胶样囊肿提供了很好的途径。一旦进入侧脑室，手术在空气介质中进行，囊肿可以开窗、引流，并从第三脑室顶部和大脑内部静脉仔细解剖。这种方法的主要缺点是需要穿过正常的皮质和皮层下脑组织，并在囊肿切除过程中回缩脑组织。使用神经导航可方便脑室的进入。在这个深度、光照和手术通道 / 器械可能会部分限制手术的特点，但使用标准神经外科器械（如双极钳和微型器械）的能力为外科医生提供了额外的舒适度和保证。这具有对囊肿包膜进行标准的显微操作，并适当处理囊肿切除后出血血管处理的能力，在历史上已转化为完全囊肿切除而不是部分切除或开窗的高比率，因此可能增加胶样囊肿患者远期获益。

同样，半球间经胼胝体入路辅以经第三脑室底部的脉络膜裂入路是一种治疗胶样囊肿的精细方法。与经皮质入路类似，半球间经胼胝体入路提供了在空气介质中进行精细显微解剖的能力，并使外科医生有机会使用标准的神经外科电烧灼装置直接处理任何出血来源。半球间经胼胝体入路的缺点主要包括：需要脑内缩回，偶尔牺牲或有损伤大静脉或静脉窦的风险，以及损伤其他关键解剖结构的风险，包括远端大脑前动脉血管、穹隆和大脑内部静脉。与经皮质入路一样，神经导航可以提高安全性和有效性。

为了简化第三脑室胶样囊肿的手术途径，部分改善上面讨论的一些挑战和风险，在神经外科中，立体定向和内镜技术的发展已经进行了大半个世纪。在过去的几十年里，由于光学和外科技术的发展，神经外科医生可以安全地、确切地治疗胶样囊肿和其他脑室病理，而不需要开颅手术，也尽量减少脑内收缩和手术入路形成损伤。

胶样囊肿的微创治疗的早期尝试涉及在立体定向系统指导下的针吸程序。虽然证明了可行性，而且患者的症状经常得到改善，但这种方法常常是无效的，这是由于缺乏直接的手术观察，囊肿再聚集和症状复发的风险很高。

然而，神经外科医生使用发展中的立体定向和内镜系统所制定原则总结经验，为仪器和光学技术的改进及更流线型的立体定向引导等新技术的出现铺平了道路。

12.2.2 胶样囊肿经脑室神经内镜治疗

经脑室神经内镜已经经历了一个多世纪的不断发展，其实用性及外科技术一直在向前发展。近年来，由于光学技术、电荷耦合装置和光纤的微型化改进，使其具有无与伦比的可视化和照明功能，这使得神经内镜能够到达脑室内病灶。神经内镜入路治疗胶样囊肿的主要优点包括更小的切口、单孔入路、不需要脑内缩回以及合适的光照。它能为患者提供了更少的手术损伤、更多的临床获益，包括更快的康复、更短的住院时间、减少疼痛和降低感染风险。虽然使用内镜时可以有更清晰的可视化，但由于操作所处的流体介质以及任何血液制品掩盖必要的视野的风险，视野容易受阻。单纯的神经内镜胶样囊肿切除术的其他限制包括：学习曲线陡峭，缺乏立体定向可视化，需要高度专业化的仪器和光学设备，在流体介质中工作时出血阻挡视野，目前不能进行双手操作和双极电烧灼，需要外科助手移动内镜。如果不复杂，神经内镜下胶样囊肿切除术是一种优雅而有益的手术。然而，即使是术中出血或与视野相关的小并发症或挑战，都可能具有潜在风险。克服预防或解决这些问题所需的学习曲线对一些外科医生来说可能是一个巨大的挑战。

尽管存在这些内在的挑战，但有了足够的经验和完善的技术，克服神经内镜技术相关的学习曲线和使用神经内镜入路切除胶样囊肿还是可以成功实现。这种技术可能依赖于在完整切除囊肿包膜之前，从第三脑室顶部进行仔细的单器械烧灼并分离囊肿和静脉解剖。囊肿切除后，静脉出血通常通过持续冲洗和留置脑室导管来控制，而不是通过开放入路进行有针对性的双极烧灼。由于这些原因，使用神经内镜方法完全切除胶样囊肿可能是不安全的，因此在某些情况下会导致次全囊肿切除，有症状的胶样囊肿复发、进展的风险较高。

在其他病例中，从神经内镜经半球间或经皮质入路已被成功报道。尽管有所限制，无数成功的内镜下手术病例系列胶样囊肿已经有所报道。脑室内神经内镜手术的光学技术和外科器械的未来发展可能会形成安全有效切除胶样囊肿的能力，而不需要开放入路。这可能通过对多端口手术方法，促进提高仪器的移动性，并优化电烧灼设备得以实现。

12.2.3 以通道为基础的侧脑室和胶样囊肿入路：一个满意的中间路径？

近年来，在处理胶样囊肿时，基于立体定向通道的脑室系统内镜入路使外科医生能够充分利用开放和内镜入路的优点。更具体地说，通畅的手术操作通道允许外科医生通过显微颅切开术、改进的脑回缩和引入外源性光学照明，同时允许双手在空气介质中进行操作，通过皮质进入侧脑室。在过去的一二十年中，以内镜为基础的胶样囊肿切除术发展迅速，在胶样囊肿的手术技术中仍是另一种可行的和不断发展的选择。

12.3 胶样囊肿患者的手术决策

在以上讨论的选项（包括非手术治疗/观察）中，在向患者和家属提供建议之前，需要考虑许多患者个人特质及影像学特征。这在一定程度上取决于为每个患者个体化的手术方案。例如，对于有症状的老年患者，手术的目标可能是减轻肿物效应和症状，部分囊肿切除伴抽吸和引流可能是一个成功和安全的选择，首选侵袭性较小的方法。对于较年轻的患者，考虑到复发的风险和期待持续、明确的干预，优先考虑完全切除。

胶样囊肿患者可采用非手术治疗的因素包括：偶然发现、无体征/症状、患者年龄较大或存在并发症、体积小（通常＜1cm）和无脑积水。适于神经内镜入路的因素包括脑积水或脑室肿大、囊肿小、病变位于室间孔附近以及首次手术。相反，经皮层（外视或显微镜）或半球间入路，应考虑任何并发症，如复发囊肿、脑室体积、大的或钙化的囊肿，或内镜进入受限的深部囊肿。

12.4 最后的想法和建议

在理想情况下，治疗胶样囊肿患者的神经外科医生将准备使用多种光学设备和手术通路，根据任何给定患者的病理、优先级和偏好量身定制一种神经外科方法。始终依赖单一入路（开放或内镜）可能对任何单个患者都不是最有利的。考虑到本节讨论的所有关键因素，以及外科医生或团队治疗胶样

囊肿患者所需的广度和通用性，将允许根据个人的表现特点进行定制治疗。最适合治疗复杂的第三脑室病变患者的外科医生将在内镜和开放手术入路中发挥广泛的作用，并可以根据这些因素为患者提供适当的建议，而不会因经验或学习曲线的限制而受到偏见或限制。随着光学和微创外科技术的不断改进，我们很可能会看到这些方法的不断改进和实施。然而，在经验丰富的中心治疗胶样囊肿时，传统的开颅手术仍然是一种安全、有效、确定的方法，特别是对于较大、更复杂或多发性复发的囊肿仍然是可行的选择。

参考文献

[1] Beaumont TL, Limbrick DD, Jr, Rich KM, Wippold FJ, II, Dacey RG, Jr. Natural history of colloid cysts of the third ventricle. J Neurosurg. 2016; 125 (6):1420–1430.

[2] Doron O, Feldman Z, Zauberman J. MRI features have a role in pre-surgical planning of colloid cyst removal. Acta Neurochir (Wien). 2016; 158(4):671–676.

[3] de Witt Hamer PC, Verstegen MJ, De Haan RJ, et al. High risk of acute deterioration in patients harboring symptomatic colloid cysts of the third ventricle. J Neurosurg. 2002; 96(6):1041–1045.

[4] Camacho A, Abernathey CD, Kelly PJ, Laws ER, Jr. Colloid cysts: experience with the management of 84 cases since the introduction of computed tomography. Neurosurgery. 1989; 24(5):693–700.

[5] Byard RW. Variable presentations of lethal colloid cysts. J Forensic Sci. 2016; 61(6):1538–1540.

[6] Godano U, Ferrai R, Meleddu V, Bellinzona M. Hemorrhagic colloid cyst with sudden coma. Minim Invasive Neurosurg. 2010; 53(5–6):273–274.

[7] Büttner A, Winkler PA, Eisenmenger W,Weis S. Colloid cysts of the third ventricle with fatal outcome: a report of two cases and review of the literature. Int J Legal Med. 1997; 110(5):260–266.

[8] Weaver KJ, McCord M, Neal D, et al. Do tumor and ventricular volume predict the need for postresection shunting in colloid cyst patients? J Neurosurg. 2016; 125(3):585–590.

[9] Rangel-Castilla L, Chen F, Choi L, Clark JC, Nakaji P. Endoscopic approach to colloid cyst: what is the optimal entry point and trajectory? J Neurosurg. 014; 121(4):790–796.

[10] Pollock BE, Huston J, III. Natural history of asymptomatic colloid cysts of the third ventricle. J Neurosurg. 1999; 91(3):364–369.

[11] Kondziolka D, Lunsford LD. Microsurgical resection of colloid cysts using a stereotactic transventricular approach. Surg Neurol. 1996; 46(5):485–490, discussion 490–492.

[12] Milligan BD, Meyer FB. Morbidity of transcallosal and transcortical approaches to lesions in and around the lateral and third ventricles: a single-institution experience. Neurosurgery. 2010; 67(6):1483–1496, discussion 1496.

[13] Konovalov AN, Pitskhelauri DI. Infratentorial supracerebellar approach to the colloid cysts of the third ventricle. Neurosurgery. 2001; 49(5):1116–1122, discussion 1122–1123.

[14] Desai KI, Nadkarni TD, Muzumdar DP, Goel AH. Surgical management of colloid cyst of the third ventricle–a study of 105 cases. Surg Neurol. 2002; 57 (5):295–302, discussion 302–304.

[15] Konovalov AN, Gorelyshev SK. Surgical treatment of anterior third ventricle tumours. Acta Neurochir (Wien). 1992; 118(1–2):33–39.

[16] Szmuda T, Słoniewski P, Szmuda M, Waszak PM, Starzyńska A. Quantification of white matter fibre pathways disruption in frontal transcortical approach to the lateral ventricle or the interventricular foramen in diffusion tensor tractography. Folia Morphol (Warsz). 2014; 73(2):129–138.

[17] Sampath R, Vannemreddy P, Nanda A. Microsurgical excision of colloid cyst with favorable cognitive outcomes and short operative time and hospital stay: operative techniques and analyses of outcomes with review of previous studies. Neurosurgery. 2010; 66(2):368–374, discussion 374–375.

[18] Couldwell WT, Apuzzo ML. Initial experience related to the use of the Cosman-Roberts-Wells stereotactic instrument. Technical note. J Neurosurg. 1990; 72(1):145–148.

[19] Apuzzo ML, Chandrasoma PT, Zelman V, Giannotta SL, Weiss MH. Computed tomographic guidance stereotaxis in the management of lesions of the third ventricular region. Neurosurgery. 1984; 15(4):502–508.

[20] Zada G, Liu C, Apuzzo ML. "Through the looking glass": optical physics,

issues, and the evolution of neuroendoscopy. World Neurosurg. 2013; 79(2) Suppl: S3–S13.

[21] Boogaarts H, El-Kheshin S, Grotenhuis J. Endoscopic colloid cyst resection: technical note. Minim Invasive Neurosurg. 2011; 54(2):95–97.

[22] Boogaarts HD, Decq P, Grotenhuis JA, et al. Long-term results of the neuroendoscopic management of colloid cysts of the third ventricle: a series of 90 cases. Neurosurgery. 2011; 68(1):179–187.

[23] Qiao L, Souweidane MM. Purely endoscopic removal of intraventricular brain tumors: a consensus opinion and update. Minim Invasive Neurosurg. 2011; 54(4):149–154.

[24] Grondin RT, Hader W, MacRae ME, Hamilton MG. Endoscopic versus microsurgical resection of third ventricle colloid cysts. Can J Neurol Sci. 2007; 34 (2):197–207.

[25] Sheikh AB, Mendelson ZS, Liu JK. Endoscopic versus microsurgical resection of colloid cysts: a systematic review and meta-analysis of 1,278 patients. World Neurosurg. 2014; 82(6):1187–1197.

[26] Osorio JA, Clark AJ, Safaee M, et al. Intraoperative conversion from endoscopic to open transcortical-transventricular removal of colloid cysts as a salvage procedure. Cureus. 2015; 7(2):e247.

[27] Greenlee JD, Teo C, Ghahreman A, Kwok B. Purely endoscopic resection of colloid cysts. Neurosurgery. 2008; 62(3) Suppl 1:51–55, discussion 55–56.

[28] Margetis K, Souweidane MM. Endoscopic treatment of intraventricular cystic tumors.World Neurosurg. 2013; 79(2) Suppl:19.e1–19.e11.

[29] Nduom EK, Sribnick EA, Ormond DR, Hadjipanayis CG. Neuroendoscopic resection of intraventricular tumors and cysts through a working channel with a variable aspiration tissue resector: a feasibility and safety study. Minim Invasive Surg. 2013; 2013:471805.

[30] Eliyas JK, Glynn R, Kulwin CG, et al. Minimally invasive transsulcal resection of intraventricular and periventricular lesions through a tubular retractor system: multicentric experience and results. World Neurosurg. 2016; 90:556–564.

[31] Two A, Christian E, Mathew A, Giannotta S, Zada G. Giant, calcified colloid cyst of the lateral ventricle. J Clin Neurosci. 2016; 24:6–9.

第 13 章　胶样囊肿的治疗：显微技术

Joseph A. Osorio, Michael W. McDermott

刘泳佩　黄国栋 / 译

摘要

开放性显微手术是治疗第三脑室胶样囊肿的金标准。通过显微外科手术的方法提供了灵活和清晰的显微外科操作，可以完全切除这些囊肿，在本章中，我们描述了治疗这种复杂疾病的技术细节和避免并发症的技术。

关键词： 胶样囊肿，显微手术，切除，半球间，经皮质

开放式显微手术观点

引言

切除第三脑室胶样囊肿的手术技术随着时间的推移不断发展，目前有多种手术入路可用，但最佳的入路仍有争议。外科手术建议包括通过钻孔开口的神经内镜治疗，以及包括半球间经胼胝体入路或经皮质 – 脑室入路的开颅入路。开颅手术的结果显示，完全切除囊肿包膜和囊肿内容物的并发症发生率是可以接受的，因此复发率低。在这一章中，我们将描述一个病例，其中使用显微外科经皮质 – 脑室入路的开放手术技术成功地对囊肿和囊肿包膜进行了全切除。我们将集中讨论支持开颅术的论点，特别是经皮质 – 经脑室入路，手术成功切除所涉及的细微差别，并回顾目前开颅显微镜入路优点的文献。

病例

一名 28 岁男性在旅行中出现了头痛、恶心和呕吐的症状。随后的检查显示第三脑室大囊肿与胶样囊肿一致。随后，他在另一家机构进行了内镜切除囊肿，手术报告详细描述了完整的囊肿吸出，但少量囊肿囊壁附着于双侧穹隆未能切除。首次内镜切除后 12 个月的随访显示第三脑室囊肿大量复发，病灶＞ 1cm。该患者现在来到后，我们建议使用开颅显微手术入路切除囊肿，使用经皮质 – 脑室入路，患者神经系统完好无损。

电凝脉络膜丛及经隔静脉延伸扩大入路，我们分离延伸到脑室内静脉的前缘（保持此静脉回流通畅）。这使得我们能够小心地剥离和分离胶样囊肿的血供，并成功地将其全部切除（图 13.1）。提供侧脑室和第三脑室内这种剥离的术中图像术中固定外脑室引流管（EVD），直至脑脊液（CSF）清除。术后第 3 天拔除 EVD，术后第 4 天出院。患者术后没有并发症，神经系统完好无损，至今未复发。

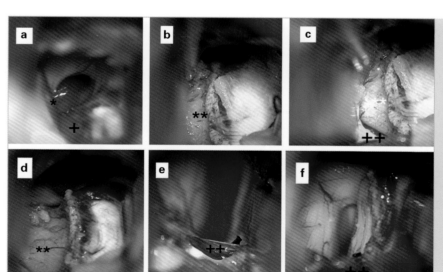

图 13.1　经皮质 – 脑室入路 2 区囊肿的术中图像。a. 脑室初次暴露显示左侧的室间孔、脉络膜丛（＋）和间隔静脉（＊）。b. 凝血、切断脉络膜丛并延伸过间隔静脉后，室间孔变宽。c. 2 区剥离延伸至未受损的侧房静脉（＋＋）前缘，可见胶样囊肿（＊＊）包围了 2 区。d. 胶样囊肿（＊＊）被小心地从邻近的血液供应中隔离出来。e. 侧房静脉（＋＋）被保存下来。f. 在仔细切除后广泛暴露

传统开放式显微手术入路的优点

开放式经皮质－脑室显微手术入路提供了一个带显微镜的可操作通道，外科医生双手沿着一个狭窄的开口直接对第三脑室内的胶样囊肿进行手术。这种方法最有利的优势是单名外科医生能够使用双手切除最精细的部分，而不需要使用摄像机或助手，这是内镜入路所不具备的。进行双手显微解剖的能力提高了操作或在关键结构附近工作的能力；它提供了所需的更好的出血控制和扩大手术通道的能力。除此之外，囊肿囊壁可以用一种器械抓取，从第三脑室顶部的附着体上用另一种器械分离；神经内镜一次只能使用一种仪器。

体积大的胶样囊肿通常不能完全通过室间孔进入，需要一个更大的手术通道进行微剥离和切除胶样囊肿包膜。通过经椎体入路对穹隆进行显微解剖，沿第三脑室顶部打开一个更大的手术通道。这种方法最好是在直接显微可视化下使用双手显微解剖。使用此入路进行室间孔的后侧扩张是一项围绕关键结构和血管的精细手术。扩大手术通道是开放式显微手术入路的优点和增加容量。

与内镜入路相比，经皮质－脑室入路和中线经胼胝体入路具有许多有利于开放显微手术入路的优点。我们倾向于经皮质－脑室入路，因为该入路时间更短，解剖剥离难度更低，矢状窦出血风险更低，总体神经并发症发生率更低（表 13.1）。

神经内镜的缺点

神经内镜入路由于手术通道小、恢复快而更受青睐，但该入路的主要缺点是不能完全切除囊肿包膜，从而导致较高的复发率，需要重复手术。囊肿复发率增高的原因是手术通道狭窄，对于通过内镜难以取出的囊肿壁，只能使用一些技术如电凝，试图切除囊肿壁。

神经内镜入路通常由两名外科医生，即操作者和助手完成。内镜的限制因素是单一的工作通道和仪器的轨迹平行于内镜的视线。内镜技术不能安全

表 13.1　开放式显微手术入路的比较

	经皮质－脑室入路	经胼胝体入路
手术时间	较短	较长
解剖难度	较低	较高
矢状窦出血风险	较低	较高
神经并发症风险	较低	较高

地打开第三脑室顶部的脉络膜。当使用这种技术治疗较大的囊肿时，外科医生通常会计划对囊肿壁进行凝固并抽吸囊肿内容物，这使得复发概率高。包膜切除与包膜电凝有很大的不同，虽然后者有降低复发率的能力，但复发率是不同的，不是 0。已经证明，在经验丰富的内镜神经外科医生手中，囊肿切除率可能接近开颅手术。尽管囊肿完全切除率高，但一些人注意到，如果囊肿较大或位于第三脑室后侧，则很难切除。

穹隆是一个非常重要的结构，由于直接粘连或囊肿的大小和范围，它经常与囊肿的上部和前部相邻。对于内镜下入路，穹隆粘连是一个特殊的挑战，因为囊肿与穹隆的分离通常是通过电凝来完成的，而直接电凝会损伤穹隆。此外，当使用内镜入路探查第三脑室内较大的囊肿时，穹隆也有危险，因为室间孔的器械操作简单，压迫和损伤了周围的结构。直接压迫通常是由于将手术通道限制在室间孔内，而不扩大该孔。

患者的选择

手术时的年龄在选择手术方式时起着重要的作用，因为年轻患者的预期寿命更长，复发率更高。因此，我们建议为预期寿命较长的患者提供最明确的方法，即对包囊内容物和包囊壁进行全部切除。根据我们的经验，全切除最好采用开放式经皮质－脑室显微外科切除。

囊肿大小也是选择手术入路时需要考虑的重要因素。术前仔细计划使用磁共振成像（MRI）可以显示囊肿在第三脑室的范围。我们之前已经构建了解剖区分类，通过经皮层入路显微解剖穹隆，沿第三脑室顶部扩大手术通道时，为外科医生了解手术边界创建了解剖区分类。图 13.2 为显示区域分类的插图，我们将在稍后详细描述图中 3 个区域的解剖学边界。当胶样囊肿体积偏大，我们已经注意到它们经常向后延伸到 2 区和 3 区。对于这些特殊情况，我们建议采用开放式经皮质－脑室显微手术入路。

复发性胶样囊肿通常是更具挑战性的手术，并将受益于双手显微解剖。特别地，它通常涉及对第三脑室顶部孔后的详细的显微解剖，以松解粘连，这些粘连经常涉及最重要的结构，包括静脉引流和穹隆。一个开放式经皮质－脑室显微外科方法将允许仔细的切除和直接可视化。

综上所述，我们认为开放式经皮质－脑室的显微手术切除更有利于年轻患者、第三脑室充满大囊

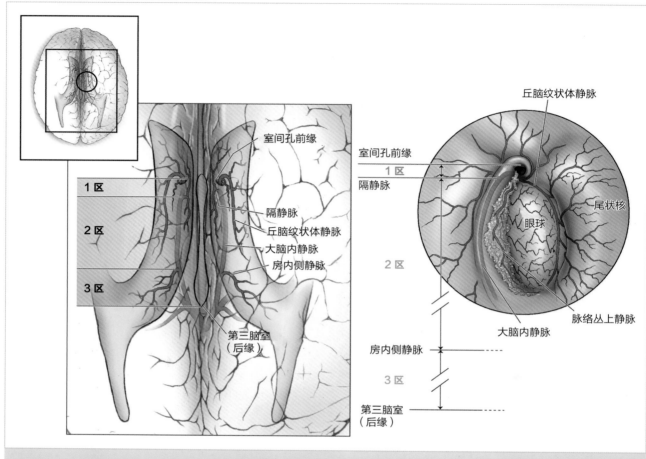

图 13.2　根据穹隆前柱、室间隔静脉和侧脑室静脉的关系确定的手术操作区示意图。1 区从穹隆的前柱向后延伸到间隔静脉的前缘

肿的患者或既往治疗后复发的患者。开放显微外科技术，结合现代图像引导系统，提供了一个安全、有效、直接的方法，为全切除提供了最好的机会。根据我们的经验，我们对胶样囊肿患者的治疗方法进行了总结，详见表 13.2。

并发症的避免

　　术前计划对于避免使用开放式开颅经皮质 – 脑室显微手术入路治疗第三脑室胶样囊肿的并发症至关重要。尽量减少皮质下剥离到心室是很重要的，选择一个最佳的通道和入口点是实现这一目标的关键。利用现代图像制导系统，在额中回选择一个准备充分的进入点和轨迹。

　　通常先行囊肿减压术，以方便发现囊肿包膜并安全切除囊肿。囊肿的塌陷在包膜周围形成一个平面，使得附着在胶样囊肿包膜上的小血管可以用双

表 13.2　根据胶样囊肿大小和患者年龄对手术治疗的建议

年龄	手术区域（大小）	治疗选择
年轻患者	1 区	内镜 / 开颅显微手术
	2、3 区	开颅显微手术
老年患者	1 区	内镜
	2、3 区	内镜 / 开颅显微手术
大小：1 区 = 小；2、3 区 = 大		

极电凝，并用直的微剪刀分开。对于 2 区较大的囊肿，需要进一步分离从第三脑室顶部供应包膜的小血管。在成功切除胶样囊肿后，做一个小的透明隔造瘘术以促进脑脊液流过侧脑室。最后，检查脑室是否有出血，我们的做法是始终在侧脑室的前角放置一个 EVD，以便在术后排除任何可能存在于脑室内的手术出血。

　　也可以缝合皮质表面在开颅术中已电凝的软脑

膜蛛网膜。根据我们的经验，自从引入这一额外步骤以后，我们再也没有硬膜下渗漏需要额外治疗的病例。

技术细节

理想的手术通道是外科医生重要的初始选择，这应该包括对计划切除范围和第三脑室开口的了解。室间孔的正交轨迹应位于额中回。

在选择进入皮质点后，为了沿着选定的路径进行解剖，使用图像引导的导管和轨迹将橡胶导管引入脑室，随后将其留在适当的位置，作为正确的解剖通道的标识。这不仅允许图像引导轨迹，而且在皮质下剥离过程中为该路径提供了定位点。皮质下剥离应该沿橡胶导管进行。总的来说，这种技术有助于实现所需的最小皮质开口。随后使用手术显微镜进行皮层下剥离，钝性剥离优于电灼或抽吸，因此不会像内镜一样留下解剖通道。

扩大室间孔后方的开口，进入第三脑室，可以切除较大的胶样囊肿。基于以往处理第三脑室顶部囊肿的经验，我们根据穹隆前柱、间隔静脉和脑室内静脉之间的关系设计了外科手术区分类。

·1区：1区从穹隆前柱向后延伸至间隔静脉的前缘（图 13.2）。小的胶样囊肿可以通过打开位于穹隆内侧和脉络丛外侧之间的脉络膜来完全去除。在不分离隔静脉的情况下，通过这种方法可以将第三脑室顶部暴露几毫米（图 13.2）。

·2区：2区从隔静脉前缘延伸至房内静脉前缘。进入该区域需要隔离、凝血和分隔隔膜静脉，保持丘脑纹状体和大脑内部静脉的通畅。一旦间隔静脉电凝，就可以沿着第三脑室顶部打开穹隆，它位于穹隆体外侧，脉络丛和大脑内部静脉的内侧。该区域的大囊肿可被小心地从脉络膜后内侧动脉分离出其血液供应，并可完全切除囊肿壁（图 13.2）。

·3区：3区从脑室内静脉向后延伸至后第三脑室。脑室内静脉是第三脑室顶部的后方，在导水管和第三脑室后方很容易看到。

有利于显微方法的文献综述／证据

通过经皮质或经胼胝体的开放显微镜下切除胶样囊肿，其完全切除率非常高，包括囊肿包膜，接近 100%。在选择经皮质和经胼胝体的显微入路时，外科医生必须确定哪一种入路损伤更轻。传统上，人们一直担心经皮质入路比经胼胝体入路与癫痫发作率增高有关。Milligan 和 Meyer 等回顾了梅奥诊所治疗第三脑室周围病变的手术经验经胼胝体入路与经皮质入路相比，术后发作风险增加 4.4 倍。Hassaneen 等在报道经胼胝体入路治疗第三脑室肿瘤的发病率时发现，34% 的患者有神经并发症，矢状窦旁静脉牺牲可能是并发症风险相关的影响因素。幸运的是经皮质入路不需要牺牲皮质静脉，这可能是并发症差异的原因。与开放式显微外科手术相比，内镜切除囊肿的完全切除率较低，为 10%~53%。Grondin 等比较了他们对胶样囊肿的内镜和显微手术经验。完整切除包囊的内镜组为 12%，显微外科组为 100%（P < 0.001）。显微手术组并发症发生率较高（32.2% : 8.3%，P < 0.001），但复发率较低（0.6% : 3.3%，P < 0.003）。Horn 等比较了内镜和经胼胝体显微手术入路，发现 53% 的内镜和 94% 的经胼胝体病例术后扫描无残留。在一篇发表于 11 个中心的关于内镜下胶样囊肿切除的意大利合作研究报告中，报告了 61 例患者，计划的技术是胶样囊电凝和囊肿吸出，包膜切除 9.8%，复发率 11.4%。最近，Hoffman 等报道了内镜下胶样囊肿切除术后残留囊肿的意义，报告了他们的经验并总结了文献。在所有内镜治疗的研究中，复发率为 6.3%，平均复发时间为 51 个月，发病率为 13.9%。在非常有经验的内镜神经外科医生手中，囊肿切除率可能接近开颅手术。有学者提出眶上内镜入路，以改善囊肿可能黏附于第三脑室壁的区域的视野问题；然而，这与完全切除率的提高无关。也有人使用框架或无框架立体定位法放置管状牵开器经额面显微切除胶样囊肿。虽然囊肿完全切除率高，但有些人注意到较大的囊肿很难完全切除。

Horn 等指出，与经胼胝体入路相比，内镜完全切除囊肿的效率较低，他们也表明手术时间和住院时间明显更短，因此，建议内镜切除作为去除胶样囊肿的首选方法是合适的。如果囊肿复发，则应尝试开放性手术。在 Greenlee 等的大型系列研究中，35 例内镜下胶样囊肿手术中有 6 例转化为开颅微创手术。一是由于设备故障，二是由于穹隆粘连和需要改善可视化。所有病例均伴有完全切除，提示经额部开颅入路作为术中抢救方法是有效的。转行开放式手术对手术过程和结果的影响没有直接比较。完全切除包括包囊在内的囊肿的目的是防止复发。然而，这并没有得到确切的证实，因为许多次全切除手术并没有导致复发。然而，Grondin 等系统地回顾了比较开放入路和内镜入路的文献，报告了内镜入路的复发率有统计学意义的增加（3% : 0.6%）。这表明完全切除可能是治疗这些病变的最佳方法。

临床思考

· 开放的经皮质显微手术入路是完全切除第三脑室内胶样囊肿的有效方法。

· 经皮质 – 脑室入路应始终结合使用图像引导导管插入脑室，引导皮质下分离。

· 开放式显微手术入路可使外科医生受益于使用双手手术切除，这增加了切除各种大小囊肿的安全性，包括那些大的和紧贴周围重要脑功能区的囊肿。

· 为年轻患者和第三脑室大囊肿患者提供明确的早期治疗，能减少避免复发和二次手术。

· 在内镜切除失败的情况下，开放经皮质切除术应被认为是一种安全有效的治疗复发性胶样囊肿的治疗方案。

参考文献

[1] Grondin RT, Hader W, MacRae ME, Hamilton MG. Endoscopic versus microsurgical resection of third ventricle colloid cysts. Can J Neurol Sci. 2007; 34 (2):197–207.

[2] Longatti P, Godano U, Gangemi M, et al. Italian neuroendoscopy group. Cooperative study by the Italian neuroendoscopy group on the treatment of 61 colloid cysts. Childs Nerv Syst. 2006; 22(10):1263–1267.

[3] Sampath R, Vannemreddy P, Nanda A. Microsurgical excision of colloid cyst with favorable cognitive outcomes and short operative time and hospital stay: operative techniques and analyses of outcomes with review of previous studies. Neurosurgery. 2010; 66(2):368–374, discussion 374–375.

[4] Greenlee JD, Teo C, Ghahreman A, Kwok B. Purely endoscopic resection of colloid cysts. Neurosurgery. 2008; 62(3) Suppl 1:51–55, discussion 55–56.

[5] Engh JA, Lunsford LD, Amin DV, et al. Stereotactically guided endoscopic port surgery for intraventricular tumor and colloid cyst resection. Neurosurgery. 2010; 67(3) Suppl Operative:ons198–ons204, discussion ons204–ons205.

[6] Barlas O, Karadereler S. Stereotactically guided microsurgical removal of colloid cysts. Acta Neurochir (Wien). 2004; 146(11):1199–1204.

[7] Horn EM, Feiz-Erfan I, Bristol RE, et al. Treatment options for third ventricular colloid cysts: comparison of open microsurgical versus endoscopic resection. Neurosurgery. 2007; 60(4):613–618, discussion 618–620.

[8] Desai KI, Nadkarni TD, Muzumdar DP, Goel AH. Surgical management of colloid cyst of the third ventricle–a study of 105 cases. Surg Neurol. 2002; 57 (5):295–302, discussion 302–304.

[9] Milligan BD, Meyer FB. Morbidity of transcallosal and transcortical approaches to lesions in and around the lateral and third ventricles: a single-institution experience. Neurosurgery. 2010; 67(6):1483–1496, discussion 1496.

[10] Hassaneen W, Suki D, Salaskar AL, et al. Immediate morbidity and mortality associated with transcallosal resection of tumors of the third ventricle. J Clin Neurosci. 2010; 17(7):830–836.

[11] Boogaarts HD, Decq P, Grotenhuis JA, et al. Long-term results of the neuroendoscopic management of colloid cysts of the third ventricle: a series of 90 cases. Neurosurgery. 2011; 68(1):179–187.

[12] Kehler U, Brunori A, Gliemroth J, et al. Twenty colloid cysts–comparison of endoscopic and microsurgical management. Minim Invasive Neurosurg. 2001; 44(3):121–127.

[13] Hellwig D, Bauer BL, Schulte M, Gatscher S, Riegel T, Bertalanffy H. Neuroendoscopic treatment for colloid cysts of the third ventricle: the experience of a decade. Neurosurgery. 2003; 52(3):525–533, discussion 532–533.

[14] Hoffman CE, Savage NJ, Souweidane MM. The significance of cyst remnants after endoscopic colloid cyst resection: a retrospective clinical case series. Neurosurgery. 2013; 73(2):233–237, discussion 237–239.

[15] Delitala A, Brunori A, Russo N. Supraorbital endoscopic approach to colloid cysts. Neurosurgery. 2011; 69(2) Suppl Operative:ons176–ons182, discussion ons182–ons183.

[16] Cohen-Gadol AA. Minitubular transcortical microsurgical approach for gross total resection of third ventricular colloid cysts: technique and assessment. World Neurosurg. 2013; 79(1):207.e7–207.e10.

[17] Kondziolka D, Lunsford LD. Microsurgical resection of colloid cysts using a stereotactic transventricular approach. Surg Neurol. 1996; 46(5):485–490, discussion 490–492.

第 14 章　胶样囊肿的神经内镜治疗

Sheri K. Palejwala, Peter Nakaji

刘泳佩　黄国栋 / 译

摘要

　　神经内镜是切除第三脑室胶样囊肿的手术方式，与显微外科技术特点有相似之处。我们提倡使用双手，双器械的内镜技术，它允许足够的手术操作来实现囊肿切除和任何潜在并发症的处理。此外，内镜微创技术减少了关键结构的回缩，如穹隆、大脑内静脉、扣带回和正常额叶皮层，使神经内镜比显微外科在治疗胶样囊肿中因脑回缩引起的相关并发症的发生率大大降低。最后，随着神经内镜技术的进步，内镜器械的改进，以及内镜手术训练的加强，完全切除囊肿壁的成功率达到 80%~100% 是可行的，以前因切除不完全而反对内镜技术的观点在现代已经不适用了。考虑到更少的手术损伤和与周围结构相关的发病率下降以及完整切除率的稳步增加，开颅显微手术适用于部分病例，而内镜下胶样囊肿治疗是一线治疗方式。

　　关键词：胶样囊肿，内镜，穹隆，半球间，微创手术，神经内镜，第三脑室，经胼胝体入路，脑室入路

内镜观点

引言

　　胶样囊肿占所有脑肿瘤的 0.5%~2%，通常位于第三脑室。文献中经常描述，由于胶样囊肿所处的位置，可阻断一个或两个室间孔的脑脊液（CSF）的流动，从而表现为梗阻性脑积水，引起头痛、恶心、呕吐。由于急性梗阻性脑积水引起的突然昏迷和死亡是最严重的并发症，发生率为 3.1%~10%。因此，首选的治疗通常是手术治疗，特别是对于大的病变和存在脑室扩大。第三脑室胶样囊肿的典型治疗方法是经胼胝体或经皮质切除术，或更为保守的立体定向囊肿开窗引流术，或脑室腹腔分流术。随着颅内神经内镜的日益广泛应用，内镜下胶样囊肿切除术在过去的 30 年中获得了广泛的应用，其效果与经颅开放入路相当，并降低了手术损伤和复发率。

开放式显微手术入路

　　治疗第三脑室胶样囊肿最常用的两种手术入路是经纵裂 – 胼胝体入路和经皮质 – 脑室入路，这通常被认为是金标准。开颅显微手术入路完全切除囊肿壁的可能性显著增加，但代价是较高的并发症发病率。开颅显微外科胶样囊肿切除术的争议在于，切除囊肿的完整性，是否证明更广泛的手术方式会增加并发症的发生率。最终，取决于医生的经验和专业知识以及患者的意愿。

经纵裂 – 胼胝体入路

　　经胼胝体入路可以很好地观察第三脑室的上半部，大多数胶样囊肿发生在第三脑室。可以理解的是，通过这种广泛的暴露和使用标准的双手显微外科技术，可以实现较高的总体全切除率。一项大型 Meta 分析报告了 1278 例患者的完全切除率（术中无任何囊肿壁残留证据）为 96.8%，显著高于内镜组（58.2%，$P < 0.0001$）。然而，经胼胝体入路的获取是耗时的，并可能导致额外的并发症发病率的增高。这些并发症主要是由于关键结构的长时间收缩，如穹隆，这可能导致短期记忆障碍，大脑深部静脉导致静脉梗死，或扣带回，这可能导致缄默症。

经皮质 – 脑室入路

　　Dandy 于 1921 年首次提出经皮质 – 脑室入路切除胶样囊肿。自从显微外科技术出现以来，死亡率明显下降，从 19% 下降到现在的不到 1%。然而，这种方法的并发症发生率并不是无关紧要的。首先，当追求深部手术范围时，标准手术显微镜提供的视野和光照度是有限的，因此通常需要进行较大的额皮质切除，甚至广泛切除正常、无病理的脑组织。这可能是术后癫痫发作率相对较高的原因，为 10.4%，而内镜时为 0.3%。总体而言，大型 Meta 分析显示，经皮质显微手术入路的并发症发生率（24.5%）明显高于其他手术方式。并发症包括癫痫发作、感染、记忆缺陷、静脉梗死和偏瘫。包括经胼胝体（14.4%）和内镜（10.5%）入路。通过比较开放式显微外科

（经胼胝体和经皮质）和内镜入路切除胶样囊肿，并发症的发生率较低。虽然在不同的研究中略有差异，但总体结论都是一致的。在队列中接受开放入路的患者比接受内镜切除患者的并发症的发生率更高。

内镜方法

1983 年，Powell 等首次描述了内镜下胶样囊肿开窗引流术。从那时起，在内镜技术、培训方面经过了 30 多年的改进，使神经内镜下胶样囊肿切除术越发安全和有效。大量的对比研究表明，内镜入路可缩短手术时间，恢复更快，由于皮质切口较小，并发症发生率降低，术后癫痫、脑积水、脑膜炎和记忆丧失发生率降低。

以往，内镜入路的最大缺点是完全切除率（53%~64.9%）明显低于经颅入路（94%~100%）。远期预后，内镜组的复发率和再手术率（分别为 3.9% 和 3.0%）也高于显微外科组（分别为 1.5% 和 0.4%，$P < 0.0003$ 和 $P < 0.0006$）。然而，许多更大的分析包括几十年前的研究，评估的是以往的手术，其中神经内镜的目标往往只是囊肿开窗引流（无囊壁切除）和降低脑室内压力。

鉴于过去几十年来，神经内镜领域及微创神经外科的蓬勃发展，以往手术的高复发率可能不能代表现代的技术。现代神经内镜的视野和可操作性得到了极大的改善，而且内镜设备种类繁多。此外，随着接触内镜技术及其在神经外科分支和机构的广泛应用，外科学习曲线正在更快地被克服。可以预见的是，最新的内镜研究显示囊肿完全切除率为80%~100%，在手术团队中，随着内镜使用方法、经验的累积，手术完全切除率也在增加。现代研究还纳入了立体定向神经导航的使用，这在神经外科中已经非常普遍。这使得单孔开颅术的位置和轨迹规划具有更大的特异性，从而减少手术对脑实质的影响，最大限度地减少对重要脑功能区的操作，并改善对手术位点的可及性。更重要的是，立体定向使开颅术能够根据患者的个体病理解剖特点量身定制手术方案，大大提高了手术完全切除的可能性。在少数内镜下小范围切除的病例中，在关键部位残留肿瘤，以减少进一步切除的潜在并发症的发病率。这些残留肿瘤可以定期随访，必要时可行二次手术切除。囊肿壁残留肿瘤在神经影像学上很难发现，因此许多人提出应通过术中直接脑室内视野来确定切除程度。然而，也有报道称，在术中脑室检查的基础上，虽然外科医生认为他们已经实现了全部切

除，但胶样囊肿仍会复发。胶样囊肿复发通常发生在术野外存在残留，通常残留在穹隆、大脑内静脉、第三脑室壁或其他重要结构部位上。囊肿复发的典型表现是在最初切除后的 2 年内，出现头痛、记忆丧失或阻塞性脑积水等症状。因此，无论手术入路如何，即使感觉可以完全切除囊肿，所有患者都应定期随访，包括临床和影像学检查，以评估囊肿复发情况。同样需要注意的是，复发后二次手术可以通过内镜或显微外科方法进行，再次神经内镜手术被报道是安全有效的，并且可以达到完全切除。

神经内镜技术

外科技术，特别是在新兴技术背景下不断发展。我们处理胶样囊肿的策略已经发展为前外侧入路，使用双手、双器械内镜技术，更专注于完整的囊肿壁切除。我们提倡内镜技术的几个技术前提是：双重器械，内镜设备新锐的解剖技术，以及导航图像引导。入路应在尾状体头部尽可能远的侧前方，以便于直接观察第三脑室顶部的下侧。我们对技术的回顾将有助于告诉读者我们并不排斥开颅手术。此描述也揭示了限制的原因，有时使内镜入路不适合完全切除。

立体定向神经导航用于制定起始点，平均位于中线外侧 4.2cm，冠状缝前 4.6cm。然后取尾状体头部所能提供的最前外侧的轨迹，以进入第三脑室的顶部，并尽可能地进入穹隆下。我们最常在非优势的右侧行入路，除非病变部位不对称地偏向左侧。然而，由于 Broca 区（Broca's Area）的濒临，会给语言带来一些风险；在某些情况下，这可能会导致转向正确的方法或开放的方法。我们常用：一个刚性 6mm 30° 内镜，使用两个 1.4mm 工作通道、一个单独的 2.2mm 通道和一个 2.4mm 光学通道（MINOP TM 系统；Aesculap Tuttlingen，德国）。当然，也有其他内镜可供选择。在影像引导下，内镜进入侧脑室前角。一旦遇到囊肿，使用双极电凝法用于凝固。

囊肿壁切除时使用小儿牵引器进行轻柔牵引，内镜下使用微型剪进行尖锐解剖或双极电凝。当助手手持内镜作为一个动态的"镜架"时，通过神经内镜的工作通道使用标准的双手技术。透明隔切开术当然应该与内镜技术一起考虑，以防止罕见的室间孔梗阻转变为单侧脑室。使用该技术，我们完成了 82% 病例的完全切除，95% 的胶样囊肿在影像学（X 线片）上接近完全切除。

除了以往完整的囊肿壁切除率较低外，内镜技术另外一个缺点就是对脑室的过分依赖。然而，一

项研究显示，16 例脑室正常大小的患者接受内镜下胶样囊肿切除术，其安全性和有效性与脑积水患者相当。然而，神经内镜检查不仅显示出陡峭的学习曲线，在正常大小的脑室内内镜下切除胶样囊肿，尚有一定的难度。我们建议不要通过较小的室间孔来推进内镜，也不要处理一些有难度的病例，直到外科医生对更直接的病变有足够的经验。位于典型位置室间孔的病灶最有利，而位于第三脑室后方或位于穹隆或位置的病灶应考虑采用开颅显微手术入路或单纯引流。

适应证和局限性

内镜方法能够快速地为囊肿减压和使脑室系统扩张。它可以使完整的包囊壁切除率达到80%~100%，对很长时程的研究表明，手术切除率的提高与复发率的降低和再手术率的相关性。尽管如此，内镜下手术仍有一些局限性，包括囊肿较大（> 1.5cm），囊肿穹隆扁平表明囊肿与穹隆有较大的粘连，不常见的囊肿位置包括后第三脑室和间隔位置，最后是左侧囊肿（表 14.1）。这些并不是内镜技术本身的绝对禁忌证；相反，它们是术前因素，可能表明通过内镜入路完全切除的可能性降低。因此，外科医生可能倾向于采用经胼胝体的显微外科技术，或者更彻底地了解患者对残留、复发和再次手术的可能性的想法。

另一方面，我们主张内镜技术作为一线治疗，以最大限度地安全切除为目标。如果认为内镜下入路不足以切除囊肿壁或处理并发症，外科医生是可以转换为开放入路的。一项研究评估了 4 例胶样囊肿切除术后由内镜转为开颅显微手术的病例，指出囊肿壁坚固和医生神经内镜技术问题是导致囊肿转移的主要原因。随着技术的改进，外科医生和手术团队对内镜的使用变得更加容易，这些问题将不再那么普遍。我们相信，中转到开颅显微入路，虽然很少有必要，但是一个可行的选择，特别是在面对有挑战性的病例或外科医生刚刚将神经内镜纳入他们

表 14.1 选择内镜或开放式显微外科技术切除胶样囊肿的指征

	内镜手术	开放式显微手术
囊肿直径	< 1.5cm	> 1.5cm
形状	圆形	扁平、长型
最佳入路	右侧、中间	左侧
位置	前孔、室间孔	第三脑室后方、隔区

的设备来处理胶样囊肿或其他脑室内病变的情况下。此外，在次全切除的情况下，任何残留的囊肿壁都可以通过连续磁共振成像（MRI）随访，或使用重复的内镜入路或显微外科半球间经胼胝体入路切除。

从本质上讲，我们的目标不是让外科医生专注于一种单一的手术方法，并在他或她的整个职业生涯中固执地坚持这种方法。相反，重要的是要理解所有可用的外科治疗策略中微妙的技术细节，以及非手术治疗的适应证，这样，外科医生可以与患者一起决定哪种已有策略最适用于特定病变。

病例

提供两个有说明性的病例。第一个是典型的内镜入路，胶样囊肿大小适中，伴有脑积水，位于穹隆下，位于室间孔。第二个是腔内穹隆间囊肿，不适合内镜下明确切除（只能内镜下引流和开窗）。

病例 1

1 位 56 岁男性，入院当天出现进行性头痛和行走不稳，呕吐。计算机断层扫描（CT）（未显示）和MRI 显示第三脑室的胶样囊肿（图 14.1a、b）。行脑室外引流术立即缓解了患者的症状。第二天，他接受了右侧内镜囊肿切除术。值得注意的是，在影像学上，囊肿大小适中（最大尺寸约 12mm），位于 Fornices 孔下方（因此更容易分离），位于室间孔（因此内镜下无须剥离脉络膜裂隙即可进入）。增大的脑室使前外侧角度的入路变得可能，这使外科医生能够更好地接近穹隆的下方，即病变附着位置。患者接受了简单的完全切除手术，对其记忆力没有影响（图 14.1c）。

病例 2

一位 66 岁女性，记忆困难加重，有胶样囊肿病史，在系列影像上可见囊肿扩大。她还患有渐进性头痛。MRI 显示囊肿很大，位于透明隔小叶和穹隆之间（图 14.2a、b）。经过讨论后，推荐半球间经胼胝体开颅术，患者接受该手术无并发症。囊肿被引流，但未完全切除，因为有一长段囊肿附着于双侧穹隆（图 14.2c）。起初患者有短期记忆问题，术后2 周恢复好于术前基线。她正在接受动态影像随访，囊肿在未来有比普通病例更高的复发可能性。

结论

胶样囊肿在神经外科中存在较多的争议。这很

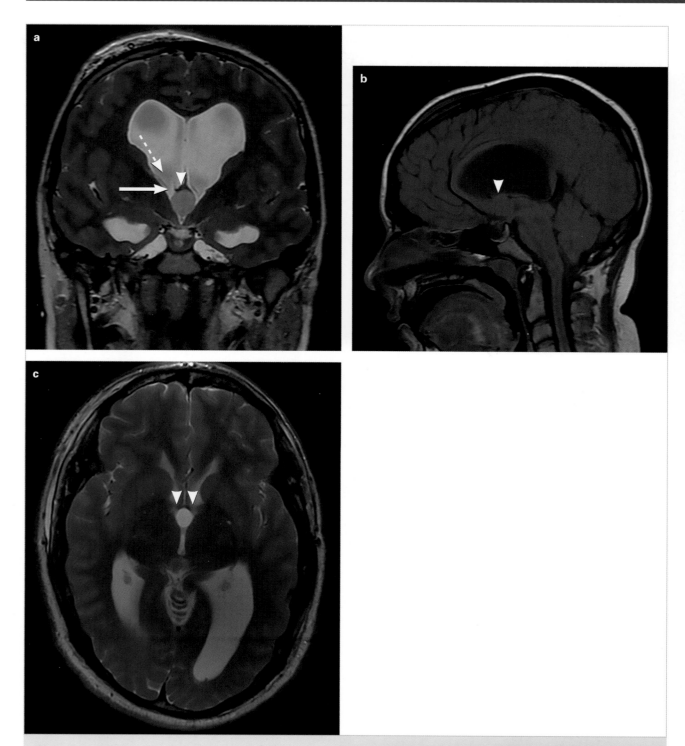

图 14.1　a. 室间孔水平冠状 T2 加权 MRI 显示脑室较大，允许较浅入路越过尾状体头部（虚线箭头），右侧室间孔较大且开放（实线箭头）。b. 矢状位 T1 加权 MRI 通过中线显示穹隆顶和囊肿之间有少量分离（箭头尖）。c. 术后 MRI 显示囊肿被完全切除，保留囊肿原有的空间，并保留良好的穹隆（箭头尖）

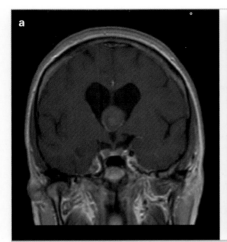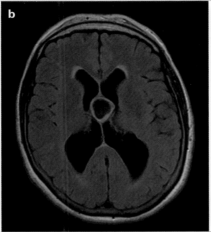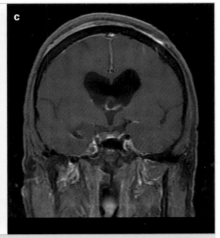

图 14.2　a. 头颅冠状位 T1 加权钆成像 MRI 显示胶样囊肿位于脑室之间的上穹隆，而不是在第三脑室。b. 轴位 MRI Flair 成像证实了胶样囊肿位于穹隆和脑室间隔。c. 术后冠状位 T1 加权 MRI 显示残留的囊肿壁和保留下来的穹隆。持续性脑室扩大在随后的影像学上逐渐消退

大程度上是因为有两种相对都较好的治疗选择，开颅显微外科手术和神经内镜手术，而且涉及的风险很高。必须权衡急性昏迷和脑脊液阻塞死亡之间的潜在风险，以及伴随短期记忆损害的穹隆损伤。每种方法都有优点，风险也略有不同。然而，总而言之，我们认为内镜入路是首选的方案，开放显微外科技术用于部分胶样囊肿病例。熟练掌握这两种技术是至关重要的。可以说，这对于神经内镜技术更难实现，因为一般的显微外科技术比复杂的脑室神经内窥技术更容易实践和转移到开放手术中。随着神经内镜器械技术的进步，以及越来越多的神经外科医生专攻神经内镜和微创技术，内镜入路的手术发病率越来越低，而疗效也在不断提高。

参考文献

[1] Batnitzky S, Sarwar M, Leeds NE, Schechter MM, Azar-Kia B. Colloid cysts of the third ventricle. Radiology. 1974; 112(2):327–341.

[2] Little JR, MacCarty CS. Colloid cysts of the third ventricle. J Neurosurg. 1974; 40(2):230–235.

[3] Wait SD, Gazzeri R, Wilson DA, Abla AA, Nakaji P, Teo C. Endoscopic colloid cyst resection in the absence of ventriculomegaly. Neurosurgery. 2013; 73(1) Suppl Operative:ons39–ons46, ons46–ons47.

[4] Boogaarts HD, Decq P, Grotenhuis JA, et al. Long-term results of the neuroendoscopic management of colloid cysts of the third ventricle: a series of 90 cases. Neurosurgery. 2011; 68(1):179–187.

[5] Beaumont TL, Limbrick DD, Jr, Rich KM, Wippold FJ, II, Dacey RG, Jr. Natural history of colloid cysts of the third ventricle. J Neurosurg. 2016; 125 (6):1420–1430.

[6] Byard RW. Variable presentations of lethal colloid cysts. J Forensic Sci. 2016; 61(6):1538–1540.

[7] Horn EM, Feiz-Erfan I, Bristol RE, et al. Treatment options for third ventricular colloid cysts: comparison of open microsurgical versus endoscopic resection. Neurosurgery. 2007; 60(4):613–618, discussion 618–620.

[8] Rangel-Castilla L, Chen F, Choi L, Clark JC, Nakaji P. Endoscopic approach to colloid cyst: what is the optimal entry point and trajectory? J Neurosurg. 2014; 121(4):790–796.

[9] Sheikh AB, Mendelson ZS, Liu JK. Endoscopic versus microsurgical resection of colloid cysts: a systematic review and meta-analysis of 1,278 patients. World Neurosurg. 2014; 82(6):1187–1197.

[10] Dandy W. Benign Tumors in the Third Ventricle of the Brain: Diagnosis and Treatment. Springfield, IL: Williams and Wilkins; 1933.

[11] Teo C, Nakaji P. Neuro-oncologic applications of endoscopy. Neurosurg Clin N Am. 2004; 15(1):89–103.

[12] Grondin RT, Hader W, MacRae ME, Hamilton MG. Endoscopic versus microsurgical resection of third ventricle colloid cysts. Can J Neurol Sci. 2007; 34 (2):197–207.

[13] Powell MP, Torrens MJ, Thomson JLG, Horgan JG. Isodense colloid cysts of the third ventricle: a diagnostic and therapeutic problem resolved by ventriculoscopy. Neurosurgery. 1983; 13(3):234–237.

[14] Gaab MR. Colloid cysts: endoscopic or microsurgical resection?World Neurosurg. 2014; 82(6):1017–1019.

[15] Birski M, Birska J, Paczkowski D, et al. Combination of neuroendoscopic and stereotactic procedures for total resection of colloid cysts with favorable neurological and cognitive outcomes.World Neurosurg. 2016; 85:205–214.

[16] Bergsneider M. Complete microsurgical resection of colloid cysts with a dualport endoscopic technique. Neurosurgery. 2007; 60(2) Suppl 1:ONS33–ONS42, discussion ONS42–ONS43.

[17] Wilson DA, Fusco DJ, Wait SD, Nakaji P. Endoscopic resection of colloid cysts: use of a dual-instrument technique and an anterolateral approach. World Neurosurg. 2013; 80(5):576–583.

[18] Azab WA, Salaheddin W, Alsheikh TM, Nasim K, Nasr MM. Colloid cysts posterior and anterior to the foramen of Monro: Anatomical features and implications for endoscopic excision. Surg Neurol Int. 2014; 5:124.

[19] da C F Pinto PH, Nigri F, Gobbi GN, Caparelli-Daquer EM, Caparelli-Daquer E. Conversion technique from neuroendoscopy to microsurgery in ventricular tumors: Technical note. Surg Neurol Int. 2016; 7(32) Suppl 31: S785–S789.

第 15 章　颅内蛛网膜囊肿开窗术与分流术

Brian L. Anderson, Mark Iantosca, Brad E. Zacharia

刘泳佩　黄国栋 / 译

摘要

脑室内蛛网膜囊肿是一种先天性病变，可随时间增长而导致梗阻性脑积水。当有症状时，治疗方式包括囊肿开窗术和分流术。由于蛛网膜囊肿的位置不同，目前没有一个单一的方法可以解决全部蛛网膜囊肿的治疗问题。随着科技和技术的不断进步，神经内镜现在为各种颅内病变提供了一种开放式显微外科手术的替代方法，对正常组织的破坏更小，并发症的发病率更低。在本章中，我们将描述各种治疗方案及其相关的优点和缺点。

关键词：蛛网膜囊肿，内镜，分流术，开窗术

15.1 引言

蛛网膜囊肿是最常见的颅内囊肿，约占所有颅内病变的 1%。蛛网膜囊肿的病因仍然是一个争论的话题，从传染到创伤都有广泛的解释，大多数专家现在普遍认为其起源可能是先天性的。这些病变由间充质引起，表现为正常蛛网膜的异常增生。它们的病因可以通过多种生理机制推测，包括球阀机制、渗透梯度分布和液体分泌过多等。它们常与潜在的脑积水有关，可能成为开窗成功但治疗失败的原因。自 19 世纪早期发现胶样囊肿以来，大多数人都认为它们是偶发的，良性的病变。随着对神经系统的认知越来越深，它们的临床意义也逐渐被了解。神经放射学的进步和放射学研究的增加也增加了神经系统相关症状识别。以往传统的治疗策略只有观察并没有影像学随访的观察，有些病例没有手术干预。自然史研究提示囊肿的增长率很低，4 岁以上的患者囊肿的增长率接近于 0，这进一步支持了保守观察的策略。

由于蛛网膜囊肿的位置不同，没有一个单一的方法可以解决全部蛛网膜囊肿的治疗。在某种程度上，由于科学技术的不断进步，神经内镜现在提供了一种开放式显微外科手术的替代方法，能最小化对正常组织的破坏和控制并发症的发病率。特别是，脑室和囊性病变的治疗由于神经内镜的出现而发生了革命性的变化。在脑室系统及囊性结构内实现了良好的视野，通常会遇到足够的手术操作区域。神经导航的结合进一步促进了这些技术的发展，并增加了它们的安全性，现在被认为是一种常规的治疗方法，并且是良性和恶性神经疾病的首选。在本章中，我们将讨论蛛网膜囊肿的评估和治疗策略，包括手术干预的考虑和建议。我们将强调神经内镜现在所扮演的角色，并在提供技术细微差别和临床要点的同时，指出这项技术的优缺点。

15.2 流行病学

以往的蛛网膜囊肿患病率为 0.5%~4%。随着先进的放射学影像实用性的增加，一些在儿童和成人人群中的流行病学研究已有报道。2010 年，Al-Holou 等评估了近 12 000 项儿童磁共振成像（MRI）研究，发现总体发病率为 2.6%，男性的发病率高于女性（分别为 3.8% 和 1.8%）。最常见的部位是中后颅窝，占病灶的大部分。更少见的是沿凸面、脑室和鞍上的囊肿，各占 4%。左半球的患者有 47%，而右半球的患者有 27%，其余的患者在中线。2013 年，Al-Holou 等报道了一项在成人中进行的类似研究的结果。超过 48 000 名成年人接受了 MRI 检查，并对蛛网膜囊肿进行了评估。与儿科人群相似，与女性相比，男性患病率增加（1.8%：1.1%）。位置的变化包括后窝囊肿占主导地位，38% 影响小脑，7% 位于桥小脑角。中窝囊肿占 34%，是左侧明显优势的原因。评估了 203 例患者的自然史，平均随访 3.3 年，仅 1% 的患者出现症状。这与其他自然史研究一致，这些研究表明偶然发现的蛛网膜囊肿进展的风险较低，年龄 < 5 岁的患者进展风险最高。

15.3 发病机制

目前主流的理论认为蛛网膜囊肿的起源是先天性的，许多研究报告认为早在发育的前 3 个月就发现了蛛网膜囊肿。组织学研究发现囊肿的边界存

在正常蛛网膜的异常增生，从而形成囊肿壁。这个潜在空间充满了液体，形成了囊肿腔。先天性起源进一步支持了其他发育缺陷的存在，可以同时出现。囊肿位置的多样性使人怀疑，任何一种理论都不能解释所有蛛网膜囊肿的形成。脑室内囊肿形成的理论指出，在脑室系统内可能存在分散的蛛网膜细胞，而另一些理论则认为囊肿起源于位于鞍上的Liliequist 膜。

有一些学者提出了理论来解释一些病例中脑室内压力升高的原因。一些学者认为应该用单向阀式液体系统来解释这一发现，而另一些人则认为是滞留液体的分泌过多。囊内蛋白浓度升高提示渗透成分可能起作用。我们依然缺乏一个完整的解释，这些理论的进步对临床的作用仍然是一个谜。

15.4　临床表现

大多数蛛网膜囊肿是偶然在颅脑影像中发现的，可能是由于其他不相关的原因住院。大量研究一致认为，蛛网膜囊肿的症状发生率约为 5%。蛛网膜囊肿的症状通常继发于局部结构的肿物压迫或颅内压升高。婴儿最常出现脑积水的症状和体征。在年龄较大的儿童和成人中，头痛是最常见的症状，伴恶心、呕吐、嗜睡和第 VI 对颅神经麻痹较少出现。其他特定部位的症状包括：鞍上囊肿的视觉障碍和垂体功能障碍，桥小脑角囊肿的眼球震颤和其他颅神经表现，脑室或四边板囊肿的梗阻性脑积水。其他与蛛网膜囊肿相关的多种神经疾病也有报道，但个体的蛛网膜囊肿发现有其敏感性和特异性，凭借症状往往很难确定蛛网膜囊肿。据报道与蛛网膜囊肿有关的最令人担忧的并发症是颅内出血。当这种情况发生时，囊内出血可出现与突然占位效应相关的症状。最常见的表现是慢性硬膜下血肿，这种人群的出血表现通常比慢性硬膜下血肿更为良性和持久。非颞部蛛网膜囊肿出血的风险较低，总出血率约为 0.1%。因此，没有证据证明预防性手术是合理的。有人认为外伤会增加出血的风险，但关于外伤与出血的真

正关联的报道是混杂的。我们认为出血是一种风险，无论是否有明显的既往创伤，但限制活动是否能降低这种风险尚不清楚。我们认为继续参加运动是安全的，但建议与患者和家属开诚布公地讨论数据。

据估计，蛛网膜囊肿患者的癫痫发作率高达10%~30%。病因很难确定，因为癫痫发作是缺乏影像学检查的指征，导致囊肿的识别困难。颞叶癫痫通常被认为是由中窝蛛网膜囊肿引起的，但相关性有限。一个值得注意的发现是，在发现囊肿形成的患者中，有 1/4 的患者皮质发育不良的概率增加。这可能混淆了蛛网膜囊肿和癫痫发作之间的联系。Arai等报道了 77 例中窝蛛网膜囊肿的治疗结果，34% 的患者术前诊断为癫痫，54% 的患者脑电图（EEG）异常。患者行囊肿 – 腹腔分流术，无明显并发症。只有 1 例患者癫痫发作得到缓解，而 4 例患者的药物需求增加。71% 的患者的脑电图没有改变或恶化。此外，作者还证明，手术干预对行为问题或发育迟缓没有改善，说明外科治疗对逆转发育缺陷的效果有限。虽然蛛网膜囊肿与癫痫之间可能存在关联，但因果关系尚不明确，治疗方法也可能不确定。

15.5　影像学表现

频繁的 X 线检查是蛛网膜囊肿患者治疗意识增强的主要原因。CT 和 MRI 评估为有症状和无症状患者的检查提供了相关影像学信息。当有囊性出血或相关钙化时，CT 影像特别有用。偶然发生的非出血性蛛网膜囊肿应在密度和外观上同脑脊液（CSF）。如果发现的位置令人担忧，应完成 MRI 检查，以排除其他潜在的病理，包括皮样或表皮样囊肿、神经肠源性囊肿、肾孔囊肿和其他囊样病变。囊肿内部液体在 MRI 的表现与脑脊液在影响中所有序列包括 FLAIR（液体衰减反转恢复）和弥散加权成像一致，这有助于鉴别上述其他囊性病因（图 15.1~ 图 15.4）。为了更好地评估蛛网膜囊肿内囊液流动性，相位对比 MRI 研究已经报道并取得了一些成功。脑池造影也可用于显示囊肿与邻近结构关系，但这种做法已不再常规使

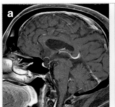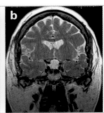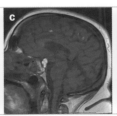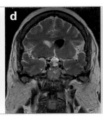

图 15.1　鞍内 / 鞍上蛛网膜囊肿，表现为进行性视觉障碍。a. 术前矢状位 T1 加权 MRI。b. 术前冠状位 T2 加权 MRI。c、d. 术后 MRI 显示蛛网膜囊肿内有脂肪

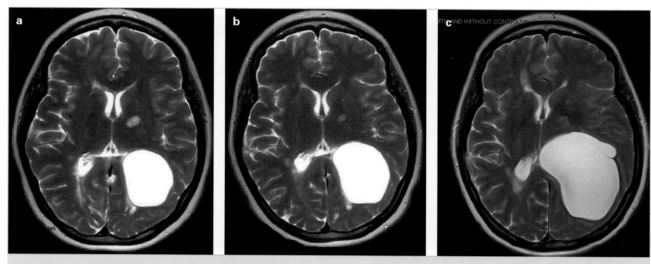

图 15.2 a~c. 术前左顶骨脑室边缘囊肿的连续轴位 T2 加权 MRI，显示囊肿稳定的生长并产生局部占位效应。注意囊肿和左侧脑室之间的薄膜

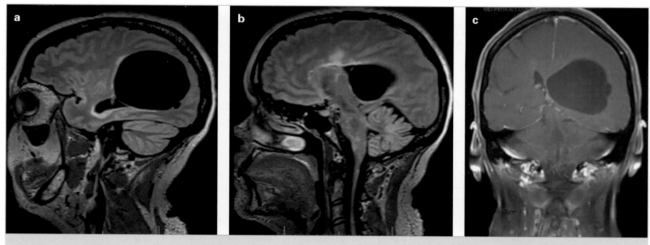

图 15.3 术前矢状位（a、b）和冠状位（c）MRI 显示脑室周围囊肿。注意将囊肿与脑室和侧脑室颞角分隔开的薄膜

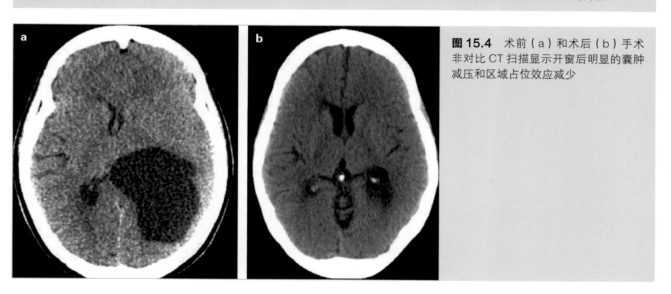

图 15.4 术前（a）和术后（b）手术非对比 CT 扫描显示开窗后明显的囊肿减压和区域占位效应减少

用，并已在很大程度上被新型 MRI 技术所取代。我们需要仔细评估邻近结构是否有水肿和压迫。

脑室扩大或其他可能提示脑积水的症状必须控制。影像表现与临床症状的相关性将提高治疗成功的可能性。

15.6 治疗决策

是否手术治疗蛛网膜囊肿的问题需要仔细考虑干预的目标，并在可接受的并发症风险下实现手术治疗。现已证明，大多数蛛网膜囊肿是偶然发现的，很少涉及神经系统。在接受颅脑影像学检查的患者中，患病率高达 1%~3%，许多患者可能出现与一般人群相同的各种主诉，必须根据具体情况考虑它们之间的联系。不应轻易忽视的关键发现包括脑积水、颅神经病变、显著的局部占位效应或水肿、新发癫痫和显著的颅骨重塑。在极少数情况下，我们不得不对一个因颞部大囊肿导致的渐进性颅骨畸形的幼儿进行干预，这主要是基于潜在的毁容和社会影响风险。这一组代表了蛛网膜囊肿中相对较小的一部分，但不应被忽视。最困难的是那些症状不典型的患者，这并不容易归因于蛛网膜囊肿的存在。慢性头痛、间歇性认知症状、头晕、步态障碍和发育迟缓可能是偶然发现的，但它们之间的联系常常令人怀疑。对于外科干预在这一群体中所起的作用，有各种各样的观点。尽管缺乏有力的数据支持干预，但由于精确跟踪细微症状的存在难度，以及对长期后遗症的担忧，儿科人群比类似的成人人群更有可能采用手术治疗。Mørkve 等最近报道了 90 例接受手术治疗的症状性蛛网膜囊肿患者的前瞻性评估结果。结果评估的重点是头痛和头晕症状，并进行了术前和术后评估。他们发现，接受治疗的患者头晕和头痛症状明显减少。干预方式主要是开窗手术。有 20% 的患者没有进行随访，因此没有考虑到引入了显著的偏倚，但他们的发现可能支持干预以减少头痛和头晕的症状，虽然在儿童神经外科中有一小部分人提倡预防性干预以降低随后出血的风险，但我们认为可以肯定的是，手术（很少，如果有的话）并不能预防性地降低出血风险。关于出血的真正风险有各种各样的研究，一些研究表明，出血的风险并不能通过提前手术干预来降低。预防性手术的出血风险虽然和无症状蛛网膜囊肿的保守治疗几乎完全一致，但应仔细评估症状表现和影像学相关性，并根据具体情况确定治疗方案。

15.7 外科治疗的发展

对于具有适当手术指征的患者，有几种选择。所有手术的目的都是降低蛛网膜囊肿内液体的压力。最初手术医生的努力，受技术的限制，集中于开颅和囊肿开窗，使囊肿囊液进入蛛网膜下腔和（或）脑室内。很少会有激进的尝试去剥除整个囊肿壁，但如果怀疑有恶性病变，可以取一小块进行组织学分析。分流术提供了一种相对简单的方法来转移囊肿内的积液，这种方法几乎所有神经外科医生都采用，前期并发症的风险较低，尽管仍然存在重要功能区病变和（或）感染的风险。最近，内镜下囊肿壁开窗入路已成为一种选择，具有开放手术和类似于放置分流器的微创入路的优点。颅内病理内镜治疗的趋势与神经外科医生的努力相一致，并遵循历史和所有神经外科分支专科的典型模式。历史上的入路受到当时技术的限制，目前采用了新技术，以最大限度地减少软组织和脑损伤，提供安全的手术入路，并改善患者的预后。特别是内镜方面的进步，包括改进的光学、先进的光源和双手内镜器械的发明，与神经外科医生的开拓精神相结合，使神经内镜领域迅速发展。我们认为内镜下蛛网膜囊肿手术是手术方式的一种自然发展，值得考虑作为一线手术治疗方式。

15.8 现代决策

虽然蛛网膜囊肿的解剖位置和临床表现的复杂性排除了公式化的治疗策略的可能，但我们认为基于解剖位置，个体化治疗方法为神经外科医生处理这些病变提供了一个框架。这绝不是全面的，我们谨慎地对待，但对使用单一手术方式时不要过于严厉。

15.8.1 鞍区 / 鞍旁蛛网膜囊肿

鞍区和鞍旁蛛网膜囊肿是一种相对少见的蛛网膜囊肿类型，约占该组的 3%。这些患者经常表现为视力障碍和（或）体征症状。MRI 典型显示鞍区囊性病变，伴脑脊液密度增高，未见异常强化，鞍膈向上弯曲，垂体变薄（图 15.1）。

传统的治疗方法是幕上开颅并开窗入基底池。当病变主要位于鞍上且与脑室边界不容易接近时，我们认为通过眶上开颅术进行显微手术开窗是最合适的。然而，我们已经采用 McLaughlin 等的技术来治疗主要是鞍区蛛网膜囊肿的病变。早期广泛的鞍区蛛网膜囊肿开窗治疗有较高的严重并发症发生率。以前的技术提供了一种简化的鼻内镜入路来消除脑脊液流入蛛网膜囊肿，而不造成或扩大蛛网膜开口进入基底池。切开并清除蛛网膜囊肿并通过脂肪填塞来加强有缺陷的鞍膈或蛛网膜憩室（图 15.1b）。虽然这种技术与传统方法不同，但我们获得了与 McLaughlin 一致的良好早期结果。我们认为这是治疗以鞍区为主的蛛网膜囊肿的一种合理的选择，具有更低的并发症发病率和较高的疗效。

15.8.2 脑室内及脑室周围胶样囊肿

脑室内及脑室周围胶样囊肿这是一组异质性病变，因为蛛网膜囊肿可在脑室系统内的任何位置形成，而室外囊肿常与脑室系统交界。这些病变通常引起脑积水和继发的颅内压增高。除了非常罕见的例外，我们发现内镜入路是治疗这些囊肿的理想方法。当在囊腔或脑室腔内工作时，有足够的工作空间来观察局部解剖。随着现代脑室内镜器械的使用，人们可以在囊性结构和正常的脑室通道之间完成一个宽的开窗或切除整个囊肿（尽管这通常不需要）。如果怀疑是肿瘤，可以很容易地取囊肿壁的一块，并送去进行病理分析。此外，内镜方法允许患者在需要时通过鼻中隔开窗或内镜下第三脑室造瘘术来治疗合并脑积水。

15.8.3 颞叶、后颅窝

颞叶、后颅窝虽然是蛛网膜囊肿最常见的位置，但很少有一致的症状表现。因此，这些囊肿类型很少需要手术干预。如上所述，有一些数据支持颞叶蛛网膜囊肿治疗以提高生活质量，但本研究有显著的方法缺陷，在这方面尚未有定论。当需要手术干预时，我们更倾向于囊肿开窗而不是脑室 - 膀胱 - 腹腔分流术。如前所述，考虑到重要植入物损伤和感染的风险，我们尽一切努力避免永久性的植入。虽然囊肿开窗可以在内镜引导下完成，但我们经常发现，与单纯的内镜入路相比，微创开窗和使用手术显微镜可以提供良好的暴露、视野和更简单的操作组织。我们总是有内镜设置，然而，内镜辅助可以很有帮助，尤其是在头骨开口有限的角落里。

15.9 内镜手术

手术方式和囊肿的特征和位置有很大的差异，

我们未能详细说明囊肿案例处理的每一个细微差别；然而，我们将提出一个蛛网膜囊肿的案例，说明内镜下蛛网膜囊肿开窗的几个关键因素。在进行任何神经内镜手术之前，医生必须熟悉各种必要的设备，以安全地进行该手术。我们主要使用了来自 Aesculap 的 MINOP 模块化神经内镜系统，但也使用了源自 Storz 的 LOTTA 系统。两者都提供优良的光学性能和允许双手操作的内镜设备，并提供直的和 30° 的。除了最复杂的病例外，我们更倾向于采用双人 - 外科医生入路，由外科医生使用器械和助手扶持内镜。对于较长或更复杂的病例，内镜支架可以使用，市场上有很多这样的支架。不过，对各种神经内镜系统的全面讨论超出了本章的范围。

15.10 病例

患者为 50 岁女性，长期患有多发性硬化症，最近已通过药物治疗得到控制。在她的神经科医生的常规随访中，她出现轻度认知功能障碍和进行性失衡。她每年至少接受两次 MRI 随访，发现左侧顶骨囊肿逐渐扩大，因此转至神经外科治疗（图 15.1）。经神经系统检查，患者未出现神经症状。虽然患者说她的思维已经不像几个月前那么敏锐了，但还是无法找出明显的认知缺陷。然而，我们确实发现了新发的右侧偏盲。MRI 显示 7.2cm × 5.2cm 顶枕囊肿（图 15.1，图 15.2）。囊肿紧靠侧脑室壁，具有明显的区域占位效应。这导致早期颞叶沟回疝和左颞角受压（图 15.2）。2013 年，该囊肿大小 3.5cm × 4.7cm（图 15.2a），因此显然在扩大。虽然这个囊肿的病因尚不完全清楚，但可以推测这是由以前的多发性硬化斑块发展而来的。无论如何，鉴于她明显的神经功能障碍和认知功能衰退，我们一致认为直接治疗囊肿是最谨慎的做法。我们讨论了 3 种主要的选择：①开放式手术囊肿开窗；②内镜下囊肿开窗；③囊肿 - 腹腔分流术。我们个人保留囊肿分流术给那些至少有一次囊肿开窗尝试失败的患者。植入物并发症和非生理性分流是不可取的，我们认为这使分流成为二线治疗。

开放式手术切除可以提供更可靠的工作角度和使用双手操作手术的能力。这通常能够实现一个更大的开窗与标准化的手术程序，尽管相对的优点不清楚。对于多发性复杂囊肿的病例，开放入路可能是最好的。同样，对于有大量出血或感染性物质的病例，开放入路可能更助于观察。尽管如此，我们还是倾向于在技术上可行的情况下进行腔镜囊肿开窗，这显然是处理脑室系统扩张部分内或附近囊肿的首选方法。

我们最终决定采用左顶骨内镜囊肿开窗术。患者平卧位，右侧肩部垫高，使头部向右旋转，暴露左侧顶骨。在术前立体定向 CT 扫描的基础上，我们注册了 Stealth AxiEM 无框架、无针神经导航系统。考虑到囊肿的大小和最小的覆盖皮层，我们选择了一个可以穿过最小皮层的入口点，方便囊肿的进入。然后我们选择了囊肿壁与侧脑室相连的靶点。这一轨迹在定位系统和目标距离被记录。然后在头皮上确定进入点，并标记一个 3cm 的线性切口。局部注射麻醉药后，向下切开颅骨。使用标准打孔器打孔。然后我们将 Stealth AxiEM 导管置入脑室导管。微创硬脑膜切开，通过定位导航将导管推进到目标深度。然后我们通过靠近导管的 MINOP 脑室镜，直接观察。我们可以看到导管已经穿透了囊肿的深壁。我们利用内镜及闭孔器进一步穿刺囊膜。脉络膜丛证实进入侧脑室。内镜下进一步扩大开窗。止血干净，取出内镜。在孔中放入一片明胶海绵，然后按照通常的方式闭合头皮。

患者术后表现良好，神经症状有所改善。术后 3 个月左右，她的视野缺损有所改善。CT 显示囊肿显著减小，现为 4.3cm × 3cm × 1.5cm，占位效应减小（图 15.4）。

15.11　技术细节

在内镜治疗颅内囊肿时，有许多因素必须考虑。内镜开窗的微创性可以从积极和消极两方面来看待。鉴于其固有的局限性，我们必须采取额外的准备步骤。与所有神经外科手术一样，术前影像学评估是至关重要的。特别要注意囊肿的位置、大小、与脑室或池腔的关系以及有无出血。大脑和（或）脑室的区域压迫也应该被确认。一般来说，我们倾向于从脑室系统进入囊肿，而不是从脑室外进入囊肿内，因为它更容易开窗进入膨胀的囊肿。同样重要的是，要注意脉络膜丛和血管结构的位置与拟定的手术轨迹的关系。我们目前严重依赖神经导航，它在某些情况下至关重要，但有几点需要注意。我们最常用的是无框架 AxiEM 系统，任何导航系统都可以适用于神经内镜使用。AxiEM 系统的优点是，它消除了对直接路线的需要，而这通常会导致手术轨迹偏移问题。此外，该系统是从探头的尖端导航的，因此

不受关于探头弯曲和不对准的问题的影响。虽然固体金属可以干扰 AxiEM 系统，但我们发现它通过 MINOP 内镜的工作通道工作得很好，因此可以直接实时跟踪摄像头。当从一个较小的结构开窗到一个较大的结构时，神经导航是特别有用的，以提供一个垂直的囊肿壁保证安全开窗。最重要的是，必须考虑一旦囊肿开窗，大脑将如何移动。这可能会导致神经导航不准确和不可靠。因此，在发现小目标的情况下，我们通常会在神经导航下沿着轨迹通过脑室导管，作为内镜插入的向导，因为我们认为这是导航最准确的时候。我们还会尽量减少硬脑膜开口在内镜周围形成封闭。这避免了手术中脑脊液的额外渗漏和囊肿的收缩。

15.12　临床意义

· 在切开 / 插入前测试设备并彻底验证导航 / 注册。

· 复杂病例需要先进的、专业的神经内镜设备。其主要特点包括高超的光学技术、冲洗 / 脑脊液的连续输入和输出，以及包括双极和单极烧灼术在内的广泛的内镜设备。

· 密切评估囊肿的术前影像学特征、位置和区域解剖。

· 在手术过程中尽可能保持垂直头部位置（即 0°或 90°），这有助于理解脑室 / 囊肿解剖。

· 尽量减少硬脑膜开口，避免脑脊液明显流出。

· 在可能的情况下，从较小的结构向较大的结构开窗。

· 当导航可能是最准确的时候，首先进行手术中最具解剖学意义的部分。

· 当发生脑室塌陷或出血时，优先考虑手术目标。例如，为缓解脑积水开窗可能优先于活检，这可能会产生出血，阻碍有效的开窗。

· 在使用烧灼术之前，尝试用镜头直接加压和冲洗来控制出血，这可能会加重出血或对邻近结构造成热损伤。

15.13　误区

· 术前准备是至关重要的。如果出血不能通过冲洗控制，可用内镜双极烧灼。

· 很容易迷失方向，尤其是当囊肿减压时。

参考文献

[1] Al-Holou WN, Terman S, Kilburg C, Garton HJ, Muraszko KM, Maher CO. Prevalence and natural history of arachnoid cysts in adults. J Neurosurg. 2013; 118(2):222–231.

[2] Al-Holou WN, Yew AY, Boomsaad ZE, Garton HJ, Muraszko KM, Maher CO. Prevalence and natural history of arachnoid cysts in children. J Neurosurg Pediatr. 2010; 5(6):578–585.

[3] Katzman GL, Dagher AP, Patronas NJ. Incidental findings on brain magnetic resonance imaging from 1000 asymptomatic volunteers. JAMA. 1999; 282 (1):36–39.

[4] Weber F, Knopf H. Incidental findings in magnetic resonance imaging of the brains of healthy young men. J Neurol Sci. 2006; 240(1–2):81–84.

[5] Candela S, Puerta P, Alamar M, et al. Epidemiology and classification of arachnoid cysts in children [in Spanish]. Neurocirugia (Astur). 2015; 26 (5):234–240.

[6] Huang JH, Mei WZ, Chen Y, Chen JW, Lin ZX. Analysis on clinical characteristics of intracranial arachnoid cysts in 488 pediatric cases. Int J Clin Exp Med. 2015; 8(10):18343–18350.

[7] De Keersmaecker B, Ramaekers P, Claus F, et al. Outcome of 12 antenatally diagnosed fetal arachnoid cysts: case series and review of the literature. Eur J Paediatr Neurol. 2015; 19(2):114–121.

[8] Goksu E, Kazan S. Spontaneous shrinkage of a suprasellar arachnoid cyst diagnosed with prenatal sonography and fetal magnetic resonance imaging: case report and review of the literature. Turk Neurosurg. 2015; 25(4):670–673.

[9] Youssef A, D'Antonio F, Khalil A, et al. Outcome of fetuses with supratentorial extra-axial intracranial cysts: a systematic review. Fetal Diagn Ther. 2016; 40 (1):1–12.

[10] Bretelle F, Senat MV, Bernard JP, Hillion Y, Ville Y. First-trimester diagnosis of fetal arachnoid cyst: prenatal implication. Ultrasound Obstet Gynecol. 2002; 20(4):400–402.

[11] Cotes C, Bonfante E, Lazor J, et al. Congenital basis of posterior fossa anomalies. Neuroradiol J. 2015; 28(3):238–253.

[12] Rengachary SS, Watanabe I. Ultrastructure and pathogenesis of intracranial arachnoid cysts. J Neuropathol Exp Neurol. 1981; 40(1):61–83.

[13] Fox JL, Al-Mefty O. Suprasellar arachnoid cysts: an extension of the membrane of Liliequist. Neurosurgery. 1980; 7(6):615–618.

[14] Helland CA, Aarhus M, Knappskog P, et al. Increased NKCC1 expression in arachnoid cysts supports secretory basis for cyst formation. Exp Neurol. 2010; 224(2):424–428.

[15] Dagain A, Lepeintre JF, Scarone P, Costache C, Dupuy M, Gaillard S. Endoscopic removal of a suprasellar arachnoid cyst: an anatomical study with special reference to skull base. Surg Radiol Anat. 2010; 32(4):389–392.

[16] Berle M, Wester KG, Ulvik RJ, et al. Arachnoid cysts do not contain cerebrospinal fluid: A comparative chemical analysis of arachnoid cyst fluid and cerebrospinal fluid in adults. Cerebrospinal Fluid Res. 2010; 7:8.

[17] Santamarta D, Aguas J, Ferrer E. The natural history of arachnoid cysts: endoscopic and cine-mode MRI evidence of a slit-valve mechanism. Minim Invasive Neurosurg. 1995; 38(4):133–137.

[18] Sandberg DI, McComb JG, Krieger MD. Chemical analysis of fluid obtained from intracranial arachnoid cysts in pediatric patients. J Neurosurg. 2005; 103(5) Suppl:427–432.

[19] Helland CA, Wester K. A population-based study of intracranial arachnoid cysts: clinical and neuroimaging outcomes following surgical cyst decompression in children. J Neurosurg. 2006; 105(5) Suppl:385–390.

[20] Arai H, Sato K, Wachi A, Okuda O, Takeda N. Arachnoid cysts of the middle cranial fossa: experience with 77 patients who were treated with cystoperitoneal shunting. Neurosurgery. 1996; 39(6):1108–1112, discussion 1112–1113.

[21] Rajesh S, Bhatnagar S, Chauhan U, Gupta S, Agarwal N, Kasana V. Arachnoid cyst of the cavum velum interpositum in a septuagenarian: radiological features and differential diagnosis. Neuroradiol J. 2014; 27(2):154–157.

[22] Pradilla G, Jallo G. Arachnoid cysts: case series and review of the literature. Neurosurg Focus. 2007; 22(2):E7.

[23] Hershey AD, Powers SW, Bentti AL, LeCates S, deGrauw TJ. Characterization of chronic daily headaches in children in a multidisciplinary headache center. Neurology. 2001; 56(8):1032–1037.

[24] Cherian J, Viswanathan A, Evans RW. Headache and arachnoid cysts. Headache. 2014; 54(7):1224–1228.

[25] Rico-Cotelo M, Diaz-Cabanas L, Allut AG, Gelabert-Gonzalez M. Intraventricular arachnoid cyst [in Spanish]. Rev Neurol. 2013; 57(1):25–28.

[26] Hinojosa J, Esparza J, Muñoz MJ, Valencia J. Endoscopic treatment of suprasellar arachnoid cysts [in Spanish]. Neurocirugia (Astur). 2001; 12(6):482–488, discussion 489.

[27] Alexiou GA, Sfakianos G, Prodromou N. Giant suprasellar arachnoid cyst with head bobbing. Mov Disord. 2013; 28(9):1216.

[28] Kertmen H, Gürer B, Yilmaz ER, Sekerci Z. Chronic subdural hematoma associated with an arachnoid cyst in a juvenile taekwondo athlete: a case report and review of the literature. Pediatr Neurosurg. 2012; 48(1):55–58.

[29] Kawanishi A, Nakayama M, Kadota K. Heading injury precipitating subdural hematoma associated with arachnoid cysts–two case reports. Neurol Med Chir (Tokyo). 1999; 39(3):231–233.

[30] Demetriades AK, McEvoy AW, Kitchen ND. Subdural haematoma associated with an arachnoid cyst after repetitive minor heading injury in ball games. Br J Sports Med. 2004; 38(4):E8.

[31] Zuckerman SL, Prather CT, Yengo-Kahn AM, Solomon GS, Sills AK, Bonfield CM. Sport-related structural brain injury associated with arachnoid cysts: a systematic review and quantitative analysis. Neurosurg Focus. 2016; 40(4):E9.

[32] Strahle J, Selzer BJ, Geh N, et al. Sports participation with arachnoid cysts. J Neurosurg Pediatr. 2016; 17(4):410–417.

[33] Liu Z, Xu P, Li Q, Liu H, Chen N, Xu J. Arachnoid cysts with subdural hematoma or intracystic hemorrhage in children. Pediatr Emerg Care. 2014; 30(5): 345–351.

[34] Ciricillo SF, Cogen PH, Harsh GR, Edwards MS. Intracranial arachnoid cysts in children. A comparison of the effects of fenestration and shunting. J Neurosurg. 1991; 74(2):230–235.

[35] Sener RN. Coexistence of schizencephaly and middle cranial fossa arachnoid cyst: a report of two patients. Eur Radiol. 1997; 7(3):409–411.

[36] Vaquerizo-Madrid J. Sylvian arachnoid cysts, temporal lobe hypoplasia and epileptic encephalopathy [in Spanish]. Rev Neurol. 1999; 29(12):1188–1189.

[37] Arroyo S, Santamaria J. What is the relationship between arachnoid cysts and seizure foci? Epilepsia. 1997; 38(10):1098–1102.

[38] Battal B, Kocaoglu M, Bulakbasi N, Husmen G, Tuba Sanal H, Tayfun C. Cerebrospinal fluid flow imaging by using phase-contrast MR technique. Br J Radiol. 2011; 84(1004):758–765.

[39] Yildiz H, Erdogan C, Yalcin R, et al. evaluation of communication between intracranial arachnoid cysts and cisterns with phase-contrast cine MR imaging. AJNR Am J Neuroradiol. 2005; 26(1):145–151.

[40] Galassi E, Tognetti F, Gaist G, Fagioli L, Frank F, Frank G. CT scan and metrizamide CT cisternography in arachnoid cysts of the middle cranial fossa: classification and pathophysiological aspects. Surg Neurol. 1982; 17(5):363–369.

[41] Mørkve SH, Helland CA, Amus J, Lund-Johansen M, Wester KG. Surgical decompression of arachnoid cysts leads to improved quality of life: a prospective study. Neurosurgery. 2016; 78(5):613–625.

[42] Levy ML, Wang M, Aryan HE, Yoo K, Meltzer H. Microsurgical keyhole approach for middle fossa arachnoid cyst fenestration. Neurosurgery. 2003; 53(5):1138–1144, discussion 1144–1145.

[43] Spacca B, Kandasamy J, Mallucci CL, Genitori L. Endoscopic treatment of middle fossa arachnoid cysts: a series of 40 patients treated endoscopically in two centres. Childs Nerv Syst. 2010; 26(2):163–172.

[44] Ozgur BM, Aryan HE, Levy ML. Microsurgical keyhole middle fossa arachnoid cyst fenestration. J Clin Neurosci. 2005; 12(7):804–806.

[45] Gangemi M, Colella G, Magro F, Maiuri F. Suprasellar arachnoid cysts: endoscopy versus microsurgical cyst excision and shunting. Br J Neurosurg. 2007; 21(3):276–280.

[46] Gangemi M, Seneca V, Colella G, Cioffi V, Imperato A, Maiuri F. Endoscopy versus microsurgical cyst excision and shunting for treating intracranial arachnoid cysts. J Neurosurg Pediatr. 2011; 8(2):158–164.

[47] Tamburrini G, D'Angelo L, Paternoster G, Massimi L, Caldarelli M, Di Rocco C. Endoscopic management of intra and paraventricular CSF cysts. Childs Nerv Syst. 2007; 23(6):645–651.

[48] Enchev Y, Oi S. Historical trends of neuroendoscopic surgical techniques in the treatment of hydrocephalus. Neurosurg Rev. 2008; 31(3):249–262.

[49] Rowland NC, Sammartino F, Lozano AM. Advances in surgery for movement disorders. Mov Disord. 2017; 32(1):5–10.

[50] Hardesty DA, Ponce FA, Little AS, Nakaji P. A quantitative analysis of published skull base endoscopy literature. J Neurol Surg B Skull Base. 2016; 77(1):24–31.

[51] Beyer-Berjot L, Aggarwal R. Toward technology-supported surgical training: the potential of virtual simulators in laparoscopic surgery. Scand J Surg. 2013; 102(4):221–226.

[52] Suri A, Patra DP, Meena RK. Simulation in neurosurgery: past, present, and future. Neurol India. 2016; 64(3):387–395.

[53] McLaughlin N, Vandergrift A, Ditzel Filho LF, et al. Endonasal management of sellar arachnoid cysts: simple cyst obliteration technique. J Neurosurg. 2012; 116(4):728–740.

[54] Cavallo LM, Prevedello D, Esposito F, et al. The role of the endoscope in the transsphenoidal management of cystic lesions of the sellar region. Neurosurg Rev. 2008; 31(1):55–64, discussion 64.

[55] Dubuisson AS, Stevenaert A, Martin DH, Flandroy PP. Intrasellar arachnoid cysts. Neurosurgery. 2007; 61(3):505–513, discussion 513.

[56] Saeki N, Tokunaga H, Hoshi S, et al. Delayed postoperative CSF rhinorrhea of intrasellar arachnoid cyst. Acta Neurochir (Wien). 1999; 141(2):165–169.

第 16 章　内镜下中脑导水管成形术

Steffen K. Fleck, Henry W. S. Schroeder

刘泳佩　黄国栋 / 译

摘要

各种先天性或后天疾病引起的脑导水管狭窄可导致梗阻性脑积水。20 世纪 20 年代，人们首次尝试治疗由于导水管狭窄引起的幕上脑积水。现代方法严重依赖脑脊液分流手术，但存在分流失败和重新手术的风险。替代方案包括使用脑导水管支架重新开放自然液体吸收通道。在这一章，我们讨论手术指征，操作中细微差别，并发症的避免，脑导水管支架的替代。

关键词：导水管成形术，导水管狭窄，脑积水，孤立的第四脑室，神经内镜

16.1 引言

16.1.1 概述

虽然 Magendie 是首位描述 Sylvius 导水管阻塞（Iter）（1842）的医生，但 Touche 似乎是第一个把脑积水和导水管闭塞联系起来的学者。Spiller 和后来的 Guthrie 推测炎症是导水管阻塞和脑积水的原因。20 世纪 20 年代首次尝试治疗由于导水管狭窄（AS）引起的幕上脑积水。Dandy 解释说："脑积水的治疗必须针对病因。"他为两个婴儿进行了第一次导水管重建。通过分离小脑暴露第四脑室，用钢导管刺穿导水管后，从第四脑室通过导水管插入橡胶导管，然后放置 2~3 周，其他许多作者也报告了他们的经历（Greenwood，1944；Norlen，1949；Elvidge，1966；Turnball 和 Drake，1966 年；Crosby，1973）。还有，Leksell 报告了大量的 62 例接受手术治疗的 AS 患者。在他早期的病例中，导水管从枕下入路插管。然后将橡胶导管放置几天，通过颈部肌肉引导出来。后来，他发明了一种方法，用软橡胶导管插入导水管，然后在导水管内永久放置钽螺旋管。随后，Lapras 等报道了 74 例患者，这些患者在 1964—1983 年采用坐位直接枕下手术治疗。他们使用了一种特殊设计的导管，减少了导管脱位的风险。作者得出结论，使用这种技术，50%~60% 的患者可以保持分流独立。

对于显微外科手术，如导水管开窗、第四脑室出口入路、经小脑、经幕和经口入路都是可行的选择。另外，还讨论了幕上过度引流可能是导水管阻塞的原因。

16.1.2 导水管狭窄的病因包括孤立的（或"困住的"）第四脑室

脑室积水是由 AS 引起的，在成人中占 10%~40%，在儿童中占 15%~60%。脑室出血、感染或炎症、局部或播散性肿瘤疾病（如癌性脑膜炎）是 AS 和（或）孤立的（或"困住的"）第四脑室（IFV）的主要原因。导水管在侧脑室扩张的压力下也可能被动地塌陷，这是导水管阻塞的继发原因，而不是原发性狭窄。现有分流系统的过度引流也会导致导水管堵塞。这种并发症可发生在幕上分流术（产生初步改善）后，可能是由于室管膜炎症引起的粘连和导水管壁狭窄所致。在最初足够的幕上分流手术后也可能发生。第四脑室出口梗阻（FVOO）可伴有先天性第四脑室孔梗阻、Chiari Ⅰ型畸形或 Dandy-Walker 型畸形。第四脑室内脉络膜丛和室管膜持续产生脑脊液（CSF）或导水管中的瓣膜样机制，再加上导水管近端梗阻和第四脑室孔前孔和侧孔远端梗阻，导致第四脑室进行性扩张。当这种情况发生时，脑干受压于斜坡，小脑受压于小脑幕。

16.1.3 导水管狭窄的分类（根据治疗选择）

1949 年，Russel 根据病理将先天性 AS 分为 4 类：①分叉；②单纯原发性狭窄（真狭窄）；③间隔形成；④胶质细胞狭窄。中脑导水管狭窄 AS 类型来进行区分，以选择最合适的神经内镜治疗策略。

·膜性狭窄，涉及狭窄前导水管近端壶腹扩张。

·肿瘤或囊肿相关：此处梗阻可直接由顶盖神经胶质瘤演变而来，也可由松果体区突起（如囊肿、松果体瘤或生殖细胞瘤）继发演变而来。

·IFV：这是由第四脑室前孔和侧孔和导水管孔阻塞引起的脑积水。

16.1.4 体征和症状

通常由脑积水引起的颅内高压的体征和症状包括头痛、恶心、呕吐、癫痫发作、共济失调、意识减退。长期脑积水可急性发作，也可慢性发作。迟发特发性 AS 通常表现为共济失调，痴呆或尿失禁，见于常压脑积水患者。小儿脑积水患者可能表现为颅缝张开、颅囟隆起、头周增大、嗜睡、痉挛、角弓反张、心动过缓、呼吸暂停发作和吸吮无力。某些神经麻痹（动眼神经、滑车神经、外展神经、面神经、球神经）或 Parinaud 综合征也可能发生，特别是在 IFV 的病例中也可能发生扁桃体突出，这与获得性 Chiari 畸形和脊髓水肿形成一致，这是由于后颅窝脑脊液间隙长期增大所致。

16.2 神经内镜治疗方案的发展

16.2.1 治疗方案：IFV 概述

CSF 分流手术包括放置颅内分流系统导管。可能的入路包括中线经小脑蚓部、小脑外侧、经导水管（顺行或逆行）、经第四脑室前孔（Magendie）和经皮质（小脑幕裂孔）。治疗 IFV 的显微外科技术（第四脑室池造瘘术）包括通过后颅窝开窗，在脊髓蛛网膜下腔放置或不放置支架，以及放置经小脑导管连接幕上分流系统。内镜干预的目的是实现比颅外分流更符合生理特性的脑脊液流动。他们还寻求平衡脑脊液室之间的压力，并避免引入异物，如分流导管，众所周知这会引起长期并发症。在过去 25 年中，随着内镜设备的改进，神经内镜技术也随之发展，为各种颅疾病提供了一些新的治疗选择。内镜下第三脑室造瘘术（ETV）是目前治疗成人和儿童 AS 引起的梗阻性脑积水最广泛应用的内镜手术。然而，必须注意到这种手术的局限性，内镜下导水管修复的价值仍然存在争议。

16.2.2 内镜下导水管成形术

内镜下导水管成形术（EAP）与支架植入术是治疗 AS 和 IFV 引起的第三室梗阻性脑积水的一种选择。这种方法在过去的几十年里已经建立起来，并且在经验丰富的神经外科医生的手中，已经被证明是安全有效的。然而，近期对不植入支架的导水管成形术的长期评估显示，由于 AS 导致的第三脑室积水的治疗成功率低得令人失望。

主要的内镜技术包括：

·带支架的水管成形术（顺行或逆行）。

·脑室间造瘘术（侧脑室或第三脑室至第四脑室）并支架植入术。

·ETV（第三脑室梗阻性脑积水）。

内镜下，可以通过插管或导水管成形术（带或不带支架）或开窗上髓膜来创建脑脊液内部分流通道。根据幕上脑室的大小，可采用幕上或幕下（顺行或逆行）入路。在 IFV 的病例中，可以进行导水管支架植入术，与现有的侧脑室分流术建立连接。这种治疗方法提供了一个稳定的临床过程。支架可以使用硬质内镜放置。由于导水管的弯曲路线，可操控的内镜具有一定的优势，可能更安全。

16.3 内镜技术

16.3.1 顺行经脑室入路导水管成形术

支架导水管成形术

如果解剖情况允许，我们倾向于幕上入路。患者在全身麻醉下仰卧，头部一般置于马蹄形头枕中。当采用神经导航时，需要使用 Mayfield 头架固定。对于儿童，我们用胶带固定他们的头部。此外，头部轻微抬高和前倾，以避免脑脊液过度损失。在大多数情况下（无明显的禁忌证），我们在皮肤切口前 30min 给予围手术期单针抗生素预防（头孢呋辛）。我们使用棒透镜脑室镜系统（LOTTA 系统），它包括一个较大的（标准 LOTTA）和一个较小的（小 LOTTA）脑室镜。较小的范围（直径 3.6mm）内通常用于导水管成形术和 ETV。可弯曲镜可用于检查导水管远段，但在我们的临床中并不常用。我们更喜欢使用手持设备（如气动臂：Pointsetter），而不是依靠"徒手"指导。每个单孔的位置是根据高分辨率（矢状）磁共振成像（MRI）获得的信息确定的。神经导航（在我们部门：BrainLAB，Heimstetten，Germany）也可以用来帮助确定最优轨迹。在这里，考虑到室间孔和穿刺道的入口点的线。在大多数病例中，单孔位于冠状缝前 3~5cm。成人的单孔距离位于中线旁约 1~2cm，儿童的单孔偏离与年龄有关。手术的瓶颈主要是室间孔的大小问题，这决定了入路方式。已经存在的导管可以作为进一步操作中有效的脑室标志。

在逐步切开并打开硬脑膜后，我们用库欣针确定手术轨迹。将带套管针的鞘插入侧脑室的前角，成人在 4~5cm 后可到达侧脑室。然后取出套管针。小出血可以在持续冲洗下几分钟内被止住。然后识别脉络膜丛、丘脑纹状静脉和室间孔，在目视控制下，小心地将内镜通过门孔进入第三脑室。在通过脑室时，内镜鞘的边缘必须始终保持可见（内镜缩回套管内），特别是在通过室间孔时。如果孔很窄，内镜沿着神经丛的顶部引导，轻轻向下按压。对于第三脑室的进一步解剖定位，30°和45°光学内镜检查有时是有用的。最后，将诊断范围改为操作范围。非充气球囊导管（no. 3 French Fogarty）用于加宽穿刺道。在这里，球囊必须非常小心地充气（比 ETV 中的充气要少得多）。此外，导管应充满液体（而不是空气），以避免可能弹出的球囊扩大。弯曲导管尖端也有助于适应导水管的轻微弯曲形状和个体解剖的变化。我们通常使用刚性光学内镜（直径 2mm，0°、30°和45°）或使用灵活的范围来显示第四脑室的脉络丛。此外，可操作的内镜可用于穿孔远端膜性闭塞。当内镜被放置在导水管内（并将其堵塞）时，必须小心避免强制冲洗，以免第四脑室严重过载。

打开导水管后，应放置支架，如法国心室导管（Cordis Corp., Miami, FL, or Bactiseal, Codman Corp, Raynham, MA）。为了减少中脑损伤的风险，我们更倾向于使用不带导管针的超前置管。最佳长度必须根据术前 MRI、未来儿童头部生长情况以及脑脊液腔室改变的预期影响来估计。沿着支架的额外穿孔将确保脑脊液腔之间的充分沟通。然而，由于室管膜或神经胶质瘢痕可能发生，不建议在导水管上再开洞。使用标准的 LOTTA 系统，支架可以通过工作通道直接置于视野控制范围内。当取出脑室镜和内镜鞘时，可使用内镜钳将支架固定在适当的位置。另外，支架可以通过温和的操作方式植入第四脑室：在移除工作通道后，在 0°检查内镜下引导导管。用 0°光学内镜检查或灵活的范围重新评估可以确定支架的正确位置。我们将导管与毛刺孔储液器连接（例如 Integra Neurosciences 植入物，法国）或预先存在分流系统，使测量压力和收集脑脊液标本成为可能。最近，我们开始使用 Tachosil（人凝血酶 / 人纤维蛋白原）来促进骨膜和帽状腱膜的闭合，来预防脑脊液漏。

脑室间造瘘术

当 IFV（由第四脑室正中孔和侧孔和导水管孔阻塞引起的脑积水），脑实质通过四边形池膨出进入小脑幕裂孔时，可以选择内镜下脑室间造瘘术。在这里，必须穿过第三脑室或侧脑室的后部和第四脑室

的顶部。基底静脉、内静脉和顶盖板通常明显移位，尤其易受损伤。因此，只有在有半透明膜的情况下才应该尝试开窗。建议使用支架以避免再闭塞。

内镜下经脑室经中脑导水管第四脑室正中孔和侧孔成形术

内镜下经脑室经中脑导水管第四脑室正中孔和侧孔成形术可替代显微外科枕下开颅术和硬质内镜治疗原发性或继发性 FVOO。Longatti 等使用柔性内镜成功地通过脑室经导水管开孔的 Magendie 孔（第四脑室正中孔）。Torres-Corzo 等也报道了大量的 Magendie 孔成形术。此外，他们首次描述了第四脑室侧孔成形术的患者，这些患者由于基底蛛网膜下腔不通畅或原发性 FVOO 的发生而不能进行 ETV。这种方法既安全又可行，65.3% 的患者有临床改善和明显积极的结果。

16.3.2 经幕下入路逆行导水管成形术（内镜下经第四脑室导水管成形术）

适应证

经幕下入路逆行导水管成形术适应证：①脑室破裂；②某些解剖限制排除 ETV（第三脑室底极厚，乳头体与鞍背间隙狭窄，鞍底疝入鞍内，基底动脉与鞍底邻近，Monro 孔小）；③远侧 AS（导水管狭窄）。在这些病例中，可以选择幕下入路行导水管逆行插管。

一些作者描述了他们的技术，包括开发特殊设计的导管（Lapras）用于导水管插管。枕下入路使用刚性或可操纵镜，在经验丰富的神经内镜诊所进行，既安全又有效。它也特别适合治疗 IFV。Cinalli 等却指出枕下（旁正中）入路也有其局限性，因解剖结构缺乏方向，经常发生解剖变异。此外，Ⅱ型 Chiari 畸形患者不适合经第四脑室入路后颅窝入路（例如，在 IFV 中打开第四脑室出口），因为其潜在好处"小于"手术带来的侵袭性损伤。据报道，甚至联合手术（ETV 和幕下入路治疗 EAP 和支架）也能使脑脊液从第四脑室回流至第三脑室，最终进入基部间池。

手术方法

患者俯卧位或坐位行枕下颅骨切除术。有些作者喜欢用附加正中直皮肤切口，从第四脑室侧孔到导水管的轨迹，远离内镜置入的颅骨切除术部位。用牵开器抬高双侧小脑扁桃体，为刚性神经内镜准

备好空间。一个坚硬的 0° 内镜插入第四脑室。仔细探查脉络丛和导水管尾端后，可将 3 French Fogarty 导管穿过导水管。支架可以在内镜控制下放置，并附着在硬脑膜上或与现有的分流系统相连。通过这种方式，通过 Y 形接头连接到同一个阀门系统，确保了幕上和幕下脑脊液间隙之间的压力水平的平衡。当第四脑室太大而小脑皮质较薄时，我们倾向于将内镜通过旁正中单孔直接插入扩大的第四脑室。这种方法简单易行，避免了小脑扁桃体的显微外科挫伤受损。

16.4 内镜技术的手术结果

16.4.1 梗阻性第三脑室脑积水

ETV 和 EAP（带或不带支架）越来越多地被用于治疗导水管狭窄引起的梗阻性第三脑室脑积水。与 ETV 相比，导水管成形术具有能够恢复生理的脑脊液通路的优势。此外，导水管周围通常不会累及蛛网膜。蛛网膜会干扰第三脑室底以下的脑脊液循环，有时会导致 ETV 衰竭。基底动脉及其分支的解剖结构，以及在第三脑室底增厚的情况下对下丘脑的损伤，可能会增加风险，甚至阻碍 ETV。同时，在导水管内进行操作也有可能造成中脑损伤和某些神经缺陷。显然，风险将大大增加。就长期导水管的通畅率而言，ETV 的成功率是令人满意的。包括阻塞性脑积水的儿童患者在内的 ETV 研究报告的成功率为 33%~82.2%。多种因素影响成功的概率：AS、无出血或感染史、既往无分流史通常是预后良好的积极预测因素，而年轻则是预后较差的预测因素。年龄与脑积水患者的 ETV/脉络膜丛凝血成功的相关性已被证实。

最初，在精心挑选的患者中，EAP 的成功率为 69%~100%，无死亡率。然而，长期来看，在手术后很长一段时间之后，EAP 也经常因为造瘘口重新关闭而失败。甚至在具有理想解剖结构和膜性闭塞的病例中也会发生再闭合。到目前为止，我们在患者中观察到临床显著的无支架 EAP 术后复发率为 55%，这与文献相符。目前，一般建议将支架植入作为一种有效提高长期充分引流机会和防止管腔闭塞的方法。

16.4.2 孤立的第四脑室

由于 IFV 的发生率较低，现有文献大多基于小型回顾性队列研究。EAP 单独（无支架）治疗 IFV 被报道经常失败。成功（定义为无须再手术的临床

改善）的患者仅占 1/3，而失败主要是由于导水管再狭窄。而进行支架植入术时，失败率要低得多（约 15%）。其他作者报道支架植入术的成功率 > 70%。当经第四脑室导水管成形术并支架植入术后，所有患者在平均 90.8 个月的随访期内均表现出稳定的临床改善。据报道，放射学上第四脑室明显变小的患者分别为 10%~50%、76% 和 100%，但 IFV 均未恢复到正常大小。最近，Fallah 等进行了一项个体参与者数据 Meta 分析，以确定 EAP（不伴随 ETV 或 CSF 分流）在患者年龄、发病机制、手术方式和支架使用方面的有效性和安全性。作者发现了 14 篇符合条件的文章，报道了 137 例患者。75% 的患者不需第二次脑脊液分流术。根据多因素分析，手术患者年龄大、先天性发病机制和支架使用是预后良好的独立预测因素。总之，通过精心的个体化术前规划，经验丰富的神经外科医生实施支架植入术（从幕上或幕下）和脑室间造瘘术（支架植入术）已成为安全、可行和可接受的治疗方法。较长的中脑导水管狭窄段或肿瘤相关梗阻，应采用 ETV 作为主要的治疗方法。

16.4.3 EAP 后导水管重新关闭的可能原因

EAP 至少在短期内使导水管内 CSF 流量恢复正常。MRI 研究表明，接受 EAP 的患者导水管中的脑脊液流量与健康志愿者相同。此外，通过恢复的导水管的流速已被证明明显低于 ETV 造瘘口的流速；同时 ETV 似乎不会影响 EAP 后导水管内的流量。

我们建议用较高的流速通过瘘口，这可以降低导水管重新闭合的风险。经过观察发现，当 Liliequist 膜未充分打开时，ETV 后的复闭率似乎更高。在重复 ETV 中更宽的开窗后，我们观察到气孔开放时间就更长了。有趣的是，由于同时进行 EAP、ETV 后通过脑室造瘘的脑脊液流速只有轻微的减少。我们预期中通过 ETV 后的脑脊液流速可能大量减少，但结果发现流速几乎相同。

导水管的直径明显小于经 ETV 后的开口。此外，较长的导水管直径明显小于经 ETV 后的开口，且导水管较长为管状。因此，导水管成形术出现相关梗阻的风险似乎比 ETV 大得多。这与 Hagen-Poiseuille 定律相一致，该定律指出，流经管子的流量主要取决于管子的直径，与管子的长度呈反比。ETV 后的流出阻力降低，通过修复后的导水管流出阻力升高。其他研究也得出了类似的结果。与对照组导水管组相比，脑室造瘘组的卒中率显著增加。然而，即使是

一些通过恢复的导水管高流量的患者，也会在 EAP 后发生再闭合，流量观察并不是一个良好的预后指标。90 多年前，Dandy 曾说："在试图修复管腔后，Sylvius 导水管的狭窄会复发。"这一观察似乎仍然适用于今天。最终，我们得出结论，ETV 是治疗 AS 脑积水的最佳选择。内镜手术结合支架植入适用于 IFV 病例。

16.5 内镜手术管理

16.5.1 治疗方案的适应证和选择：患者的选择

一般来说，临床症状恶化（如上所述）或脑脊液室的进行性扩大最终需要手术。AS 引起的梗阻性第三脑室脑积水，侧脑室和第三脑室增宽，第三脑室底尾部鼓起，终板弯曲，脑室周围强化，显示经室管膜脑脊液积聚，狭窄的导水管前段增宽，皮质沟剖面缩小是持续脑积水的典型放射学征象。在这些病例中，随着典型脑积水症状的发展，明确的手术指征也随之发展。由于对脑干和小脑的压力增加，IFV 需要手术治疗。有症状的患者存在颅内高压症状和脑干或小脑受压体征。然而，即使第四脑室明显扩张可能是代偿性的，这也使长期稳定的临床症状和影像学表现成为可能。个人的解剖结构、病史（包括病理原因）、并发症风险以及对某些技术的医生的治疗经验将影响个体化治疗的选择。

16.5.2 术前计划和考虑：EAP/ 支架植入术的解剖学条件

常用观察脑室的影像学方式首选 MRI。特别是高分辨率 T2 加权 MRI，可以对导水管的流量进行定性评估［例如，稳态建设性干扰（CISS）或采用稳态采集的快速成像（FIESTA）］。此外，脑室门控电影相位对比 MRI 可以定量评估脑脊液流量，从而可以确定导管道或脑室造口的通畅。然而，即使是高分辨率 MRI，也可能无法揭示第四脑室脑积水的潜在原因（脑室内比脑室外或吸收性）。在这种情况下，MRI 脑室造影后的钆给药可能提供额外的诊断信息。关于术前计划和确定 EAP/ 支架植入的解剖适应性的其他细节如下（避免并发症）。

16.6 术后护理和随访

在重症监护病房或中级监护病房仔细观察一晚是必要的。除了术后早期失败外，也存在神经功能晚期迅速恶化的可能。由于这些原因，建议接受 ETV 的患者长期随访。我们的常规方案包括：

・术后 1 天进行 MRI 检查（以确定支架的正确位置和脑室的大小）。

・出院后 10~14 天复查。

・随访 3 个月，包括 MRI 和脑脊液流量检查。

・每年的临床和影像学随访。

16.7 典型案例

16.7.1 病例 1

病史及治疗

正常发育的儿童在出生后 5 天出现嗜睡、弓背肌和吸吮无力，无败血症的迹象或症状。最初的经颅超声显示侧脑室和第三脑室扩大。第一例急诊手术是通过额孔内镜灌洗。结果显示无乳链球菌引起脑室炎，开始静脉注射抗生素治疗。在接下来的几周内反复进行内镜灌洗。然后置入 Rickham 可调压式分流管，接着帽状腱膜下的分流。目的是避免频繁穿刺，同时也降低脑脊液蛋白水平，为后续脑室 - 腹腔分流做准备。第 6 周时，第四脑室（最初正常）扩大，产生占位效应压迫脑干，产生包括呼吸暂停等的症状（图 16.1）。我们决定进行导水管支架植入术和 VP 分流术（并将两者连接起来）。术中发现导水管阻塞。在视野控制下，使用严格的 2mm 0°光学内镜检查，可以通过导水管将支架正确地放置在第四脑室。术后，一过性眼动障碍完全消失。在最后 18 个月的随访中，尽管由于年龄增长头部增大，支架顶端向上移动，但所有脑室的大小保持稳定。此外，同时发现了一个典型的多结节囊性颅内疾病，囊肿包膜增大，需要从乙状窦后入路进行双侧开窗显微手术。目前，该女孩的神经心理发育基本正常。

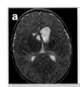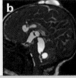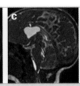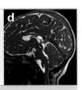

图 16.1 a、b. 术前轴位（a）和矢状位（b）T2 MRI 显示：孤立的第四脑室扩大，合并导水管狭窄；帽状腱膜下脑脊液积聚（分流），幕上脑脊液间隙在 3 周内保持稳定。c. 第四脑室变小。d. 脑桥前囊肿增大，导水管支架的顶端由于生理头部增大而向上移动

讨论

我们认为没有足够的显微外科手段来治疗 IFV。用神经内镜在 6 周大时进行微创手术。在这种情况下，唯一可行的显微外科策略是通过幕下入路进入第四脑室，目的是打开第四脑室出口并在原位留下单独的分流器。然而，增宽幕上脑室是治疗 AS 的最佳手段。在这种情况下，神经导航可以提供很大的帮助，特别是当解剖是扭曲的时候，如感染后发生多脑室脑积水的患者中较为多见。此外，这个病例说明需要仔细的随访，并且经常需要结合各种外科技术进行治疗。

16.7.2 病例 2

病史与治疗

一名 2 岁男童发生进行性占位性 IFV（图 16.2）。在 4 周时，他由于中脑导水管狭窄出血后第三脑室脑积水行脑脊液分流术。临床随访显示尽管临床症状恢复迟滞，但病程稳定。由于正在发育的第四脑室的体积越来越大，随后出现运动功能受损，共济失调增加，癫痫发作加重，并出现新的呼吸暂停发作。我们决定行顺行导水管成形术并植入支架。打开一层薄膜阻塞，放置一个支架，整个过程都很顺利。癫痫发作和共济失调的频率降低，呼吸暂停发作停止。典型的是第四脑室缩小，但未达到正常大小。

讨论

在有薄膜性导水管闭塞的情况下，结合扩大的脑室，顺行支架植入术是安全可行的治疗方案。相比之下，直接幕下显微手术入路进入第四脑室会更具侵入性。此外，术后幕下瘢痕可减少手术成功的机会。如果不作为连接幕上和幕下脑脊液间隙的支架，额外置入的小脑幕下导管也会增加分流系统功能障碍 / 阻塞的风险，因为它会导致第四脑室的脑脊液减少。

16.7.3 病例 3

病史与治疗

1 位 35 岁男性，右侧颞叶巨大少星形细胞瘤（WHO Ⅱ度）切除 7 年（图 16.3）。术后感染后脑积水经 VP 分流治疗后，患者临床稳定，无主诉症状，并恢复了汽车司机的工作。经过长时间的稳定治疗后，他的意识迅速恶化。MRI 显示一个增强的进行性肿瘤，提示恶性胶质瘤。由于肿瘤的占位效应，第四脑室变得孤立和占位。我们决定立即通过幕上入路对 IFV 进行手术。我们进行了导水管支架植入术，并将支架与现有 VP 分流器连接。手术过程很简单。神经导航和现有的近端分流导管对于术中定位是有用的，因为脑室内胶质细胞瘢痕和扭曲的解剖模糊了通常的解剖定位标志。起初，患者术后表现好转，但 4 周后死于迅速进展的胶质瘤。

讨论

在权衡了幕下手术的优缺点后，我们最终决定采用内镜下幕上经椎间孔入路。目的是将新的支架与现有的 VP 分流器连接，以达到脑脊液室之间的平衡。鉴于最初的 MRI，尚不清楚如何进行导水管支架。由于胶质细胞瘢痕，解剖结构严重扭曲，但现有的近端导管有助于定位，为神经导航提供了额外的信息。显微外科手术（可能是内镜辅助）打开第四脑室出口可能是一种选择。然而，由于第四脑室向上隆起，通向导水管尾孔的轨迹非常偏向颅骨（与枕骨孔轴向水平接近 90°）。我们还想避免双近端导管。最后，导水管远端解剖没有为安全引入导水管支架提供足够的空间。不幸的是，所有可能的手术都不能改变患者的最终结果。

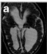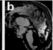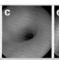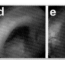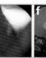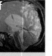

图 16.2 a、b. 术前轴位（a）和矢状位（b）T2 MRI 显示幕上脑室扩大、第四脑室占位，以及导尿管闭塞。c. 内镜视图（硬性 2mm 0° 光学）：导水管的膜性闭塞，狭窄导水管前扩张。d. 第四脑室的内镜视图（硬性 2mm 30° 光学）。e. 准确放置第四脑室支架。f. 术后 MRI 成像显示第四脑室支架放置准确；第四脑室变小

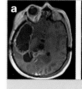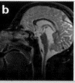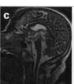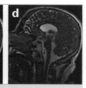

图 16.3 a. T1 MRI 显示肿瘤切除后左侧颞部囊肿，增强扫描无异常。b. T2 MRI（CISS）显示第四脑室明显向上隆起，导水管周围解剖结构扭曲，通过幕下入路到达导水管困难。c、d. 术后矢状位 T2 MRI（CISS）显示第四脑室内导水管支架的位置（c）以及第四脑室缩小（d）

16.8 并发症的避免

必须提到几个潜在的并发症。内镜下导管植入术的一般并发症包括脑脊液间隙感染、硬膜下积液和植入材料功能障碍（如迁移、阻塞和断开）。此外，与导水管附近解剖条件直接相关的并发症有中脑损伤、眼球运动脱位、Parinaud 综合征、动眼神经和滑车麻痹。放置第四脑室导管的风险是显著的，可能直接与手术相关，也可能由于术后大脑扩张而延迟发生。最近，在第四脑室被困治疗后，由于存在相同压力水平的双分流系统（幕上和幕下），导致降压幕下疝（幕上和幕下结构通过幕上裂孔进入后窝）。众所周知，在幕上压力升高的情况下进行腰椎穿刺后会发生这种现象。据报道，术后并发症（即眼球运动脱位，多为暂时性而非永久性）的发生率为 11.4%~25%。在他们最近的 Meta 分析中，Fallah 等发现 EAP 术后的发病率为 22%（主要是眼球麻痹和出血），无死亡率。在有支架和没有支架的手术中，新发眼部麻痹的发生率几乎相同（5.19%：5.17%）。表 16.1 总结了为避免手术并发症而应考虑的几点和技术上的细微差别。

16.9 技术细节

在计划行 EAP/ 支架植入术时，考虑个体解剖结构是至关重要的。首先，脑室的大小必须考虑到内镜的操作而不增加对周围结构的风险。此外，室间孔的大小必须允许内镜通过。这些将决定手术中内镜的选择。建议使用更小的硬性或可操作的内镜，特别是对新生儿和幼儿。在冠状面和矢状面 MRI 上还应检查室间孔，以确定最佳入路。此外，理清导水管的个体解剖结构至关重要：成年人大脑导水管的平均长度为 15mm，直径为 0.5~2.8mm。对于儿童来说，测量数据与年龄有关。一般来说，导水管腹侧是凹的，这是在推进导管或内镜时需要考虑的重要因素。有时建议根据导水管的形状弯曲球囊导管的尖端，以避免假侧通。然而，在脑积水患者中，个体解剖总是可变的，如上所述，对术前影像进行细致、个体化的研究是必不可少的。

神经导航系统帮助脑室没有明显增大的患者规划轨迹。此外，当解剖性脑室内地标被扭曲时，导航是有帮助的，否则定位将是困难的甚至是不可能的。对于分流相关狭缝脑室的患者，在术前 48~72h 严格的颅内压监测下将分流器外化有助于扩大脑室，但我们不提倡这种技术。此外，可能需要更换现有分流器的阀门。

16.10 神经内镜与显微外科手术的一般优点 / 缺点

一般来说，与显微外科技术相比，内镜技术是治疗各种疾病的一种侵入性小得多的选择。现在可用的高清可视化技术大大提高了图像质量。深层结构的手术可以更加量身定制，允许较小的开颅或甚至只是一个单孔的干预。正如需要提到的要点，不同角度（如 6°、30°、45° 和 70°）的硬性视野和可操纵视野可以更好地显示周围的解剖结构。在显微外科手术中，可视化空间受到限制，很难提供更深层

表 16.1 为避免手术并发症而需要考虑的技术细微差别的总结

术前计划		
解剖学	脑室大小（左 / 右）	内镜下行或逆行入路的决策
	室间孔的大小（左 / 右）	
	导水管狭窄的范围 / 实体	
影像学	基于高分辨率 MRI 的神经导航	
脑室孔的位置	相对于个体位置和导水管的空间方向	
术中线索		
影像学	内镜在导水管内时应避免	
球囊导管	根据导水管结构弯曲尖端	
分流术	合适的长度	
	其他孔洞 / 不在渡槽水平面上	
	与单孔储层现有分流器连接	

结构的直接视图。内镜下，即使是隐藏的区域也可以安全地探查。内镜下脑脊液损失的估计通常比开放显微手术的严重程度低，而且更容易控制，因为可以持续地液体冲洗。另一方面，内镜在操作工作通道内的器械方面有局限性。此外，出血会极大地影响内镜下的视野。然而，微小的出血通常是自我限制的，在持续冲洗下就会停止。对于更严重的出血，我们采用脑室灌洗技术。

16.11 结论

根据我们的经验，在治疗任何类型的梗阻性脑积水时，都应该认真考虑神经内镜技术。任何显微外科方法都有增加梗阻的风险，分流术有更多的长期并发症。ETV 是治疗 AS 性脑积水的金标准。简单的导水管成形术有令人失望的高复闭率，不能推荐。导水管支架植入术是治疗第四脑室梗阻的首选方法。理想情况下，支架与分流导管同时使用，这通常是必要的。然而，在非分流依赖的患者中，简单的导水管支架已经足够治疗 IFV。最重要的是将支架固定在单孔储液器上，以防止支架移位。在幕上狭缝脑室的病例中，需要逆行导水管成形术和支架植入。导水管支架通常提供一个稳定的长期临床过程，虽然长期成功率是有希望的，终身监测仍然是强制性的。

16.12 致谢

感谢 Marc Matthes，MSc 对数据的精心准备，以及 Samantha Taber 对英文文本的编辑。还要感谢 Soenke Langner 博士提供的 MRI 图像。

参考文献

[1] Touche M. Hydrocéphale Interne (Présentartion de Piéces). Bull Mem Soc Med Hop Paris. 1902(19):141–144.
[2] Spiller WG. Two cases of partial internal hydrocephalus from closure of the interventricular passages: with remarks on bilateral contractures caused by a unilateral cerebral lesion. Am J Med Sci. 1902; 124:144–155.
[3] Guthrie LG. Hydrocephalus. Practitioner. 1910; 32:47.
[4] Dandy W. The diagnosis and treatment of hydrocephalus resulting from strictures of the aqueduct of sylvius. Surg Gynecol Obstet. 1920; 31:340–358.
[5] Greenwood J, Jr.. Cicatricial occlusion of aqueduct. Dis. Nerv. System. 1944; 5:139–141.
[6] Norlen G. Contribution to the surgical treatment of inoperable tumours causing obstruction of the Sylvian aqueduct. Acta Psychiatr Neurol. 1949; 24 (3-4):629–637.
[7] Elvidge A. Interventriculostomy in stenosis of the aqueduct. As presented at meeting of the Canadian Neurological Society, Edmonton, Canada, June, 1964. J Neurosurg. 1966; 24:11–23.
[8] Turnbull IM, Drake CG. Membranous Occlusion of the Aqueduct of Sylvius. J Neurosurg. 1966; 24(1):24–34.
[9] Crosby RMN, Henderson CM, Paul RL. Catheterization of the cerebral aqueduct for obstructive hydrocephalus in infants. Journal of Neurosurg. 1973; 38(5):596–601.
[10] Mottolese C, Szathmari A, Ginguene C, Simon E, Ricci-Franchi AC. Endoscopic aqueductoplasty. J Neurosurg. 2007; 106(5) Suppl:414–416, author reply 416–418.
[11] Lapras C, Poirier N, Deruty R, Bret P, Jyeux O. Catheterization of the sylvian aqueduct. Its present role in the surgical treatment of sylvian aqueduct stenosis of PCF tumors, and of syringomyelia [French]. Neurochirurgie. 1975; 21(2):101–109.
[12] Leksell L. A surgical procedure for atresia of the aqueduct of Sylvius. Acta Psychiatr Neurol. 1949; 24(3)(–)(4):559–568.
[13] Lapras C, Bret P, Patet JD, Huppert J, Honorato D. Hydrocephalus and aqueduct stenosis. Direct surgical treatment by interventriculostomy (aqueduct canulation). J Neurosurg Sci. 1986; 30(1)(–)(2):47–53.
[14] Dollo C, Kanner A, Siomin V, Ben-Sira L, Sivan J, Constantini S. Outlet fenestration for isolated fourth ventricle with and without an internal shunt. Childs Nerv Syst. 2001; 17(8):483–486.
[15] Harter DH. Management strategies for treatment of the trapped fourth ventricle. Childs Nerv Syst. 2004; 20(10):710–716.
[16] James HE. Spectrum of the syndrome of the isolated fourth ventricle in posthemorrhagic hydrocephalus of the premature infant. Pediatr Neurosurg. 1990 – 1991; 16(6):305–308.
[17] Oi S, Matsumoto S. Isolated fourth ventricle. J Pediatr Neurosci. 1986; 2:125–133.
[18] Scotti G, Musgrave MA, Fitz CR, Harwood-Nash DC. The isolated fourth ventricle in children: CT and clinical review of 16 cases. AJR Am J Roentgenol. 1980; 135(6):1233–1238.
[19] Longatti P, Marton E, Magrini S. The marionette technique for treatment of isolated fourth ventricle: technical note. J Neurosurg Pediatr. 2013; 12 (4):339–343.
[20] Tisell M. How should primary aqueductal stenosis in adults be treated? A review. Acta Neurol Scand. 2005; 111(3):145–153.
[21] Hirsch JF, Hirsch E, Sainte Rose C, Renier D, Pierre-Khan A. Stenosis of the aqueduct of Sylvius. Etiology and treatment. J Neurosurg Sci. 1986; 30(1)(–)(2):29–39.
[22] Jellinger G. Anatomopathology of non-tumoral aqueductal stenosis. J Neurosurg Sci. 1986; 30(1)(–)(2):1–16.
[23] Robertson IJ, Leggate JR, Miller JD, Steers AJ. Aqueduct stenosis–presentation and prognosis. Br J Neurosurg. 1990; 4(2):101–106.
[24] Tisell M, Edsbagge M, Stephensen H, Czosnyka M, Wikkelsø C. Elastance correlates with outcome after endoscopic third ventriculostomy in adults with hydrocephalus caused by primary aqueductal stenosis. Neurosurgery. 2002; 50(1):70–77.
[25] Ang BT, Steinbok P, Cochrane DD. Etiological differences between the isolated lateral ventricle and the isolated fourth ventricle. Childs Nerv Syst. 2006; 22(9):1080–1085.
[26] Oi S, Matsumoto S. Pathophysiology of aqueductal obstruction in isolated IV ventricle after shunting. Childs Nerv Syst. 1986; 2(6):282–286.
[27] Williams B. Is aqueduct stenosis a result of hydrocephalus? Brain. 1973; 96 (2):399–412.
[28] Foltz EL, Shurtleff DB. Conversion of communicating hydrocephalus to stenosis or occlusion of the aqueduct during ventricular shunt. J Neurosurg. 1966; 24(2):520–529.
[29] Spennato P, Cinalli G, Carannante G. Multiloculated hydrocephalus. In: Cinall G, Maixner WJ, Saint-Rose C, eds. Pediatric Hydrocephalus. Milan: Springer; 2004:219–244.
[30] Hawkins JC, III, Hoffman HJ, Humphreys RP. Isolated fourth ventricle as a complication of ventricular shunting. Report of three cases. J Neurosurg. 1978; 49(6):910–913.
[31] Rekate HL. Hydrocephalus classification and pathophysiology. In: McLone DG, ed. Pediatric Neurosurgery: Surgery of the Developing Nervous System. Philadelphia, PA: Saunders; 2001:457–474.
[32] Fritsch MJ, Schroeder HW. Endoscopic aqueductoplasty and stenting. World Neurosurg. 2013; 79(2) Suppl:20.e15–20.e18.
[33] Fritsch MJ, Kienke S, Manwaring KH, Mehdorn HM. Endoscopic aqueductoplasty and interventriculostomy for the treatment of isolated fourth ventricle in children. Neurosurgery. 2004; 55(2):372–377, discussion 377–379.
[34] Fritsch MJ, Kienke S, Mehdorn HM. Endoscopic aqueductoplasty: stent or not to stent? Childs Nerv Syst. 2004; 20(3):137–142.
[35] Cinalli G, Spennato P, Savarese L, et al. Endoscopic aqueductoplasty and placement of a stent in the cerebral aqueduct in the management of isolated fourth ventricle in children. J Neurosurg. 2006; 104(1) Suppl:21–27.
[36] Russel DS. Observations on the Pathology of Hydrocephalus. Special Report Series No. 265, Medical Research Council. London: HM Stationery Office; 1949.
[37] da Silva LR, Cavalheiro S, Zymberg ST. Endoscopic aqueductoplasty in the treatment of aqueductal stenosis. Childs Nerv Syst. 2007; 23(11):1263–1268.
[38] Ogiwara H, Morota N. Endoscopic transaqueductal or interventricular stent placement for the treatment of isolated fourth ventricle and pre-isolated fourth ventricle. Childs Nerv Syst. 2013; 29(8):1299–1303.
[39] Chai WX. Long-term results of fourth ventriculo-cisternostomy in complex versus simplex atresias of the fourth ventricle outlets. Acta Neurochir (Wien). 1995; 134(1–2):27–34.

[40] Montes JL, Clarke DB, Farmer JP. Stereotactic transtentorial hiatus ventriculoperitoneal shunting for the sequestered fourth ventricle. Technical note. J Neurosurg. 1994; 80(4):759–761.

[41] Sharma RR, Pawar SJ, Devadas RV, Dev EJ. CT stereotaxy guided lateral transcerebellar programmable fourth ventriculo-peritoneal shunting for symptomatic trapped fourth ventricle. Clin Neurol Neurosurg. 2001; 103(3):143–146.

[42] Udayakumaran S, Biyani N, Rosenbaum DP, Ben-Sira L, Constantini S, Beni-Adani L. Posterior fossa craniotomy for trapped fourth ventricle in shunttreated hydrocephalic children: long-term outcome. J Neurosurg Pediatr. 2011; 7(1):52–63.

[43] Villavicencio AT,Wellons JC, III, George TM. Avoiding complicated shunt systems by open fenestration of symptomatic fourth ventricular cysts associated with hydrocephalus. Pediatr Neurosurg. 1998; 29(6):314–319.

[44] Guertin SR. Cerebrospinal fluid shunts. Evaluation, complications, and crisis management. Pediatr Clin North Am. 1987; 34(1):203–217.

[45] Benzel EC, Reeves JD, Kesterson L, Hadden TA. Slit ventricle syndrome in children: clinical presentation and treatment. Acta Neurochir (Wien). 1992; 117(1–2):7–14.

[46] Sansone JM, Iskandar BJ. Endoscopic cerebral aqueductoplasty: a transfourth approach. J Neurosurg. 2005; 103(5) Suppl:388–392.

[47] Jones RF, Kwok BC, Stening WA, Vonau M. The current status of endoscopic third ventriculostomy in the management of non-communicating hydrocephalus. Minim Invasive Neurosurg. 1994; 37(1):28–36.

[48] Jones RF, Stening WA, Brydon M. Endoscopic third ventriculostomy. Neurosurgery. 1990; 26(1):86–91, discussion 91–92.

[49] Schroeder HW, Warzok RW, Assaf JA, Gaab MR. Fatal subarachnoid hemorrhage after endoscopic third ventriculostomy. Case report. Neurosurg Focus. 1999; 6(4):e4.

[50] Erşahin Y. Endoscopic aqueductoplasty. Childs Nerv Syst. 2007; 23(2):143–150.

[51] Miki T, Nakajima N, Wada J, Haraoka J. Indications for neuroendoscopic aqueductoplasty without stenting for obstructive hydrocephalus due to aqueductal stenosis. Minim Invasive Neurosurg. 2005; 48(3):136–141.

[52] Schroeder HW, Gaab MR. Endoscopic aqueductoplasty: technique and results. Neurosurgery. 1999; 45(3):508–515, discussion 515–518.

[53] Schroeder HW, Oertel J, Gaab MR. Endoscopic aqueductoplasty in the treatment of aqueductal stenosis. Childs Nerv Syst. 2004; 20(11–12):821–827.

[54] Schroeder C, Fleck S, Gaab MR, Schweim KH, Schroeder HW. Why does endoscopic aqueductoplasty fail so frequently? Analysis of cerebrospinal fluid flow after endoscopic third ventriculostomy and aqueductoplasty using cine phase-contrast magnetic resonance imaging. J Neurosurg. 2012; 117 (1):141–149.

[55] Schroeder HW, Oertel J, Gaab MR. Endoscopic treatment of cerebrospinal fluid pathway obstructions. Neurosurgery. 2007; 60(2) Suppl 1:ONS44–ONS51, discussion ONS51–ONS52.

[56] Matula C, Reinprecht A, Roessler K, Tschabitscher M, Koos WT. Endoscopic exploration of the IVth ventricle. Minim Invasive Neurosurg. 1996; 39 (3):86–92.

[57] Schulz M, Goelz L, Spors B, Haberl H, Thomale UW. Endoscopic treatment of isolated fourth ventricle: clinical and radiological outcome. Neurosurgery. 2012; 70(4):847–858, discussion 858–859.

[58] Shin M, Morita A, Asano S, Ueki K, Kirino T. Neuroendoscopic aqueductal stent placement procedure for isolated fourth ventricle after ventricular shunt placement. Case report. J Neurosurg. 2000; 92(6):1036–1039.

[59] Teo C, Burson T, Misra S. Endoscopic treatment of the trapped fourth ventricle. Neurosurgery. 1999; 44(6):1257–1261, discussion 1261–1262.

[60] Gallo P, Szathmari A, Simon E, et al. The endoscopic trans-fourth ventricle aqueductoplasty and stent placement for the treatment of trapped fourth ventricle: long-term results in a series of 18 consecutive patients. Neurol India. 2012; 60(3):271–277.

[61] Frassanito P, Markogiannakis G, Di Bonaventura R, Massimi L, Tamburrini G, Caldarelli M. Descending transtentorial herniation, a rare complication of the treatment of trapped fourth ventricle: case report. J Neurosurg Pediatr. 2015; 16(5):540–544.

[62] Torres-Corzo J, Rodriguez-Della Vecchia R, Rangel-Castilla L. Trapped fourth ventricle treated with shunt placement in the fourth ventricle by direct visualization with flexible neuroendoscope. Minim Invasive Neurosurg. 2004; 47(2):86–89.

[63] Geng J, Wu D, Chen X, Zhang M, Xu B, Yu X. Aqueduct stent placement: indications, technique, and clinical experience. World Neurosurg. 2015; 84 (5):1347–1353.

[64] Little AS, Zabramski JM, Nakaji P. Simplified aqueductal stenting for isolated fourth ventricle using a small-caliber flexible endoscope in a patient with neurococcidiomycosis: technical case report. Neurosurgery. 2010; 66(6) Suppl Operative:373–374, discussion 374.

[65] Schroeder HW. A new multipurpose ventriculoscope. Neurosurgery. 2008; 62(2):489–491, discussion 491–492.

[66] Longatti P, Fiorindi A, Feletti A, Baratto V. Endoscopic opening of the foramen of magendie using transaqueductal navigation for membrane obstruction of the fourth ventricle outlets. Technical note. J Neurosurg. 2006; 105 (6):924–927.

[67] Torres-Corzo J, Sánchez-Rodríguez J, Cervantes D, et al. Endoscopic transventricular transaqueductal Magendie and Luschka foraminoplasty for hydrocephalus. Neurosurgery. 2014; 74(4):426–435, discussion 436.

[68] Gawish I, Reisch R, Perneczky A. Endoscopic aqueductoplasty through a tailored craniocervical approach. J Neurosurg. 2005; 103(5):778–782.

[69] Goel A, Pandya SK. A shunting procedure for cerebrospinal fluid fistula, employing cannulation of the third and fourth ventricles. Br J Neurosurg. 1993; 7(3):299–302.

[70] Toyota S, Taki T, Oshino S, et al. A neuroendoscopic approach to the aqueduct via the fourth ventricle combined with suboccipital craniectomy. Minim Invasive Neurosurg. 2004; 47(5):312–315.

[71] Rekate HL. Endoscopic fourth ventricular aqueductoplasty. J Neurosurg. 2005; 103(5):773–774, discussion 774–775.

[72] Ferrer E, de Notaris M. Third ventriculostomy and fourth ventricle outlets obstruction.World Neurosurg. 2013; 79(2) Suppl:20.e9–20.e13.

[73] Baldauf J, Oertel J, Gaab MR, Schroeder HW. Endoscopic third ventriculostomy in children younger than 2 years of age. Childs Nerv Syst. 2007; 23 (6):623–626.

[74] Gangemi M, Donati P, Maiuri F, Longatti P, Godano U, Mascari C. Endoscopic third ventriculostomy for hydrocephalus. Minim Invasive Neurosurg. 1999; 42(3):128–132.

[75] Hopf NJ, Grunert P, Fries G, Resch KD, Perneczky A. Endoscopic third ventriculostomy: outcome analysis of 100 consecutive procedures. Neurosurgery. 1999; 44(4):795–804, discussion 804–806.

[76] Oka K, Yamamoto M, Ikeda K, Tomonaga M. Flexible endoneurosurgical therapy for aqueductal stenosis. Neurosurgery. 1993; 33(2):236–242, discussion 242–243.

[77] Cinalli G, Sainte-Rose C, Chumas P, et al. Failure of third ventriculostomy in the treatment of aqueductal stenosis in children. Neurosurg Focus. 1999; 6 (4):e3.

[78] Warf BC, Tracy S, Mugamba J. Long-term outcome for endoscopic third ventriculostomy alone or in combination with choroid plexus cauterization for congenital aqueductal stenosis in African infants. J Neurosurg Pediatr. 2012; 10(2):108–111.

[79] Bisht A, Suri A, Bansal S, et al. Factors affecting surgical outcome of endoscopic third ventriculostomy in congenital hydrocephalus. J Clin Neurosci. 2014; 21(9):1483–1489.

[80] Sufianov AA, Sufianova GZ, Iakimov IA. Endoscopic third ventriculostomy in patients younger than 2 years: outcome analysis of 41 hydrocephalus cases. J Neurosurg Pediatr. 2010; 5(4):392–401.

[81] Javadpour M, Mallucci C, Brodbelt A, Golash A, May P. The impact of endoscopic third ventriculostomy on the management of newly diagnosed hydrocephalus in infants. Pediatr Neurosurg. 2001; 35(3):131–135.

[82] Kulkarni AV, Drake JM, Mallucci CL, Sgouros S, Roth J, Constantini S, Canadian Pediatric Neurosurgery Study Group. Endoscopic third ventriculostomy in the treatment of childhood hydrocephalus. J Pediatr. 2009; 155(2):254–259.e1.

[83] Schroeder HW, Oertel J, Gaab MR. Incidence of complications in neuroendoscopic surgery. Childs Nerv Syst. 2004; 20(11–12):878–883.

[84] Sagan LM, Kojder I, Poncyljusz W. Endoscopic aqueductal stent placement for the treatment of a trapped fourth ventricle. J Neurosurg. 2006; 105(4) Suppl:275–280.

[85] Fallah A, Wang AC, Weil AG, Ibrahim GM, Mansouri A, Bhatia S. Predictors of outcome following cerebral aqueductoplasty: an individual participant data meta-analysis. Neurosurgery. 2016; 78(2):285–296.

[86] Schroeder HW, Schweim C, Schweim KH, Gaab MR. Analysis of aqueductal cerebrospinal fluid flow after endoscopic aqueductoplasty by using cine phase-contrast magnetic resonance imaging. J Neurosurg. 2000; 93(2): 237–244.

[87] Stoquart-El Sankari S, Lehmann P, Gondry-Jouet C, et al. Phase-contrast MR imaging support for the diagnosis of aqueductal stenosis. AJNR Am J Neuroradiol. 2009; 30(1):209–214.

[88] Dinçer A, Yildiz E, Kohan S, Memet Özek M. Analysis of endoscopic third ventriculostomy patency by MRI: value of different pulse sequences, the sequence parameters, and the imaging planes for investigation of flow void. Childs Nerv Syst. 2011; 27(1):127–135.

[89] Bargalló N, Olondo L, Garcia AI, Capurro S, Caral L, Rumia J. Functional analysis of third ventriculostomy patency by quantification of CSF stroke volume by using cine phase-contrast MR imaging. AJNR Am J Neuroradiol. 2005; 26 (10):2514–2521.

[90] Dandy W. An operative procedure for hydrocephalus. Bull Johns Hopkins Hosp. 1922; 33:189–190.

[91] Oi S, Abbott R. Loculated ventricles and isolated compartments in hydrocephalus: their pathophysiology and the efficacy of neuroendoscopic surgery. Neurosurg Clin N Am. 2004; 15(1):77–87.

[92] Rademaker KJ, Govaert P, Vandertop WP, Gooskens R, Meiners LC, de Vries LS. Rapidly progressive enlargement of the fourth ventricle in the preterm infant with post-haemorrhagic ventricular dilatation. Acta Paediatr. 1995; 84(10):1193–1196.

[93] Udayakumaran S, Panikar D. Postulating the concept of compensated trapped fourth ventricle: a case-based demonstration with long-term clinicoradiological follow-up. Childs Nerv Syst. 2012; 28(5):661–664.

[94] Kulkarni AV, Drake JM, Armstrong DC, Dirks PB. Imaging correlates of successful endoscopic third ventriculostomy. J Neurosurg. 2000; 92(6): 915–919.

[95] Joseph VB, Raghuram L, Korah IP, Chacko AG. MR ventriculography for the study of CSF flow. AJNR Am J Neuroradiol. 2003; 24(3):373–381.

[96] Spennato P, O'Brien DF, Fraher JP, Mallucci CL. Bilateral abducent and facial nerve palsies following fourth ventricle shunting: two case reports.

Childs Nerv Syst. 2005; 21(4):309–316.

[97]   Oyelese AA, Steinberg GK, Huhn SL, Wijman CA. Paradoxical cerebral herniation secondary to lumbar puncture after decompressive craniectomy for a large space-occupying hemispheric stroke: case report. Neurosurgery. 2005; 57(3):E594–, discussion E594.

[98]   Samadani U, Huang JH, Baranov D, Zager EL, Grady MS. Intracranial hypotension after intraoperative lumbar cerebrospinal fluid drainage. Neurosurgery. 2003; 52(1):148–151, discussion 151–152.

[99]   O'Brien DF, Javadpour M, Collins DR, Spennato P, Mallucci CL. Endoscopic third ventriculostomy: an outcome analysis of primary cases and procedures performed after ventriculoperitoneal shunt malfunction. J Neurosurg. 2005; 103(5) Suppl:393–400.

[100] Boschert JM, Krauss JK. Endoscopic third ventriculostomy in the treatment of shunt-related over-drainage: Preliminary experience with a new approach how to render ventricles navigable. Clin Neurol Neurosurg. 2006; 108(2):143–149.

[101] Manwaring JC, El Damaty A, Baldauf J, Schroeder HW. The small-chamber irrigation technique (SCIT): a simple maneuver for managing intraoperative hemorrhage during endoscopic intraventricular surgery. Neurosurgery. 2014; 10 Suppl 3:375–379, discussion 379.

第四部分
神经血管

IV

第 17 章　颅神经减压：显微技术

Nayan Lamba, Hasan A. Zaidi, Robert F. Spetzler

王　清　鲁晓杰 / 译

摘要

微血管减压术可以有效缓解由搏动性血管压迫颅神经或脑干而引起的症状。近 50 年来，显微外科可视化技术一直是治疗该类疾病的主要手段。与内镜手术相比，显微镜可提供最大的手术自由度和同等开颅骨窗大小，提供外科医生熟悉的显微解剖。在本章中，我们将讨论微血管减压术的历史、适应证以及相比与内镜下手术的优势。

关键词：脑干，颅神经，减压，内镜，显微镜，微血管

显微外科观点

引言

搏动性血管直接压迫颅神经（CN）时可引起血管压迫综合征，这种血管直接压迫颅神经可导致颅神经受到刺激和髓鞘损伤。三叉神经痛（TN）、面肌痉挛（HFS）、前庭蜗神经痛和舌咽神经痛是最常见的神经血管压迫综合征。其他情况包括梅尼埃病、眩晕、耳鸣、痉挛性斜颈、脑干血管压迫。每个都是由不同的血管压迫引起的并导致特有的症状。最常见的综合征如下所述。

三叉神经（CN V）是一种含有感觉和运动的混合神经，负责面部的感觉神经支配和咀嚼肌和腭帆张肌运动功能。三叉神经痛常由于小脑上动脉（SCA）、小脑前下动脉或静脉结构压迫而引起。这种压迫综合征以突发性的、闪电样的面部疼痛为特征，常被面部无伤害刺激而触发单侧上颌神经或下颌神经分布区域的皮肤疼痛。

面神经（CN Ⅶ）也是一种混合神经，它控制着面部表情的肌肉，传递舌前 2/3 味觉，其中副交感神经支配鼻腔黏膜、下颌下腺、舌下腺和泪腺。面肌痉挛是由于面神经被 AICA、小脑后下段动脉（PICA）、椎动脉或较少静脉结构压迫而引起。这种压迫综合征导致一侧脸不自主地痉挛。痉挛通常从眼睛周围开始，到该神经支配的面部肌肉。

前庭蜗神经（CN Ⅷ）是一种纯感觉神经，通过其耳蜗部分感觉听力和前庭部分来维持平衡。在 AICA 或静脉结构压迫前庭蜗神经时可发生前庭阵发性耳聋，导致急性眩晕和伴有耳鸣的平衡失调突发性发作。

最后，舌咽神经是一种含有感觉、运动和副交感的混合神经，其主要感觉来自舌后、口咽和耳区；颈动脉体和窦化学感受器和压力感受器的信息；副交感纤维支配同侧腮腺分泌。舌咽神经痛常发生于 PICA、椎动脉或静脉结构压迫舌咽神经。这种压迫可引起单侧的、剧烈的、阵发性的舌咽神经感觉分布区的疼痛。

颅神经微血管减压术的历史与进展

在 20 世纪 20 年代，Spiller-Frazier 方法是治疗三叉神经痛的公认方法，开颅进入中颅窝底在卵圆孔和圆孔处切断汇集到三叉神经节的神经，尽管保留了神经节的上部和三叉神经的眼支，这种方法仍伴有较高概率的面瘫和角膜炎并发症。尽管如此，它仍然是近 50 年来的主要治疗方法。

与此同时，神经外科医生 Walter Dandy 发明了一种微血管减压术的新方法治疗 TN。采用枕下小脑手术入路完全或部分切断后颅窝内的三叉神经，这种方法可以保留触觉，并且面瘫发生率要比 Spiller-Frazier 方法低得多。当 Dandy 发表这项技术时，他仅评论了"随机动脉环"似乎阻碍了对三叉神经节感觉根的手术视野，并没有意识到这些动脉环可能是神经痛的根源。在他采用该方法做了大约 250 例三叉神经切断术之后，意识到这些血管环的压迫效应可能是致病因素。在分析 215 例患者后 Dandy 发现 60% 的三叉神经感觉根在进入脑干处到压迫效应的影响；66 例源自 SCA，30 例是由岩静脉引起的。尽管 Dandy 为探索 TN 的病理生理做了大量的工作，但在 1934 年之后，他再没有发表有关理论假说。在 20 世纪 50 年代，来自哥本哈根的神经外科医生 Palle Taarnhoj 重新审视了 Dandy 的方法。他采用颞部入路，暴露中窝在神经节和根的后部切开硬脑膜，这就像 Dandy 的减压方法一样，可以避免面瘫或感觉

丧失的情况下治疗 TN，Taarnhoj 的做法很快传到了美国。1959 年，来自克利夫兰诊所的 James Gardner 立即采用了该减压的方法，并在 100 例患者中证实 67 例患者在麻醉恢复后疼痛完全消失。Gardner 与 Dandy 一样也提出血管压迫的理论假说，认为三叉神经根损伤可能来源于异常动脉、动脉瘤、基底动脉的压迫或者后颅窝肿瘤。

随着这些结构可视化技术的出现，这一理论假设在 20 世纪 60 年代得到了广泛的认可。在 20 世纪 60 年代末，Peter Jannetta 将手术显微镜引入 TN 的减压过程，可直接显示压迫三叉神经的动脉和（或）静脉。在 5 例 TN 患者的报告中，他描述使用双目解剖显微镜通过小脑幕显露三叉神经，发现 4 例患者三叉神经被可能来源 SCA 分支的小动脉压迫，将动脉从蛛网膜中分离并从三叉神经根部移开。Jannetta 应用同样的手术方法，通过电凝并切断压迫面神经的脑桥延髓静脉治愈了 1 例 41 岁 HFS 男性患者，通过针对压迫静脉的精准手术永久性地治愈 HFS 患者。1977 年，Jannetta 报道显微外科减压术充分显示在颅神经疼痛患者中的有效性。在 61 例 TN 患者中，术后 57 例疼痛完全缓解。此外，在 45 例典型 HFS 患者中，38 例获得良好的术后效果，无痉挛或咀嚼肌减弱。Jannetta 的显微减压术已经成为治疗 TN、HFS、听神经功能障碍和舌咽神经痛等桥小脑角区颅神经病变的金标准。

颅神经血管压迫综合征

三叉神经痛

颅神经血管压迫综合征是指常发生在后颅窝桥小脑区血管直接接触并刺激颅神经出入脑干区域而引起的一组综合征。

在 TN 患者中最常见的压迫血管是：SCA、AICA 和少见的基底动脉环，基底动脉，PICA。尽管与动脉性压迫相比，静脉性压迫较少见，主要是岩上静脉。

除了机械性刺激，三叉神经受压处脱髓鞘病变也是导致 TN 的发病机理的重要因素。动物实验和尸检证明神经受压处存在脱髓鞘性病变。Jannetta 推测疼痛的感觉是由于脱髓鞘处异常冲动传播而产生的。此外有研究表明 TN 患者也可能在三叉神经内存有斑块。有关脱髓鞘与发病机制的最终证据显示在多发性硬化患者中 TN 的发病率较高。尽管大多数患者受益于 MVD，但有个小组的患者在减压后（即使有明确血管压迫）并没有得到缓解。因此，微血管压迫

和脱髓鞘病变都可能在 TN 的发病机制中发挥作用。

TN 的治疗首选是药物治疗，主要是钠通道阻滞剂，如卡马西平和奥卡西平。钠通道阻滞剂对大多数 TN 有效但伴有许多副作用，如困倦、头晕、皮疹和震颤。对通常需要大剂量的药物来缓解疼痛的患者副作用更大，而减少剂量将导致治疗的失败。其他已经证明治疗 TN 有效但缓解程度低的药物有巴氯芬、拉莫三嗪和吡莫嗪。

对于药物难治的患者可考虑手术治疗。外科技术包括经皮穿刺三叉神经节手术（即经皮根切断术），伽马刀手术（GKS）和微血管减压术（MVD）。经皮根切断术用套管穿透卵圆孔进入三叉神经节，在节内或者根部产生机械性损伤，如经射频热凝、化学注射或使用球囊压迫。大多数（90%）患者经皮根切断术后疼痛得到缓解，1 年、3 年和 5 年的随访中疼痛缓解率分别为 68%~85%、54%~64% 和 50%。

伽马刀手术（GKS）是一种非侵入性手术方式，对后颅窝三叉神经根部采用聚焦光束照射。由于它具有相对较少的副作用，并且无须开颅手术，GKS 作为治疗 TN 主要方式获得流行。各种研究表明，GKS 术后 1 年疼痛缓解率达到 69%~89%，一些研究也报告了多达 71%~90% 的患者术后疼痛立即缓解。但是 GKS 缺点在于长期效果差和副作用。据报道 20%~32% 的患者术后出现面部麻木，此外在对 10 项 GKS 研究的回顾性分析中，疼痛缓解时间为 8~50 个月，5 年复发率为 11%~53%。

MVD 是治疗 TN 的最后选择，通过开颅手术的方式到达后颅窝压迫三叉神经的血管。术后即刻止痛效果显著，达 80%~98%。最值得注意的是，MVD 术后疼痛的长期缓解。在对 13 项 MVD 研究的回顾中，总的疼痛缓解持续超过 5 年。此外，MVD 的复发率下降到 8%~38%，明显低于 GKS。在 TN 的主要治疗措施中，MVD 的疼痛缓解时间最长，患者满意度最高。

尽管开颅手术和 MVD 已成为治疗难治性 TN 的金标准，但值得注意的是，许多患者由于年龄偏大和伴随其他严重疾病而列为 MVD 的相对适应对象，在这类患者中，立体定向放射外科尽管不如 MVD 有效，但仍应予以考虑。

面肌痉挛

HFS 的治疗包括药物和外科手术治疗。口服药物，如卡马西平和苯并二氮䓬类药物，在治疗 HFS 方面疗效不佳。76%~100% 的患者注射肉毒杆菌毒素

可获得缓解，其主要缺点是相对短暂的缓解期（仅10~31周）。因此如持续控制疾病，需要多次注射且终身注射。其主要缺点是随着时间的推移需要更高注射剂量，有口轮匝肌麻痹、上睑下垂和兔眼症等不良反应。

不能耐受肉毒杆菌毒素注射的患者，可以考虑MVD。该神经外科手术方法通过在受压神经和责任血管之间放置 Teflon 海绵，解除神经因血管压迫引起的任何异位兴奋或刺激（图 17.1）。2012 年，对MVD 的安全性和有效性进行了一次系统性回顾，对22 项研究共 5685 例患者进行分析，发现 91.1% 的患者术后症状完全缓解；此外，该研究报告平均 5 年随访中 87.6% 的患者症状缓解。虽然并发症相对少见，但出现短暂性面瘫（9.5%）、短暂性听力障碍（3.2%）、脑脊液漏（1.4%）。永久性并发症更为罕

见，有听力缺损（2.3%）和面瘫（0.9%）。

舌咽神经痛

与 TN 和 HFS 一样，舌咽神经痛也可以通过药物或外科手术治疗。由于常用的镇痛药治疗无效，主要药物包括苯妥英钠和卡马西平等抗惊厥药。对于药物反应不良的患者，需要手术治疗。可用的神经外科手术治疗包括开颅迷走神经（CN X）和舌咽神经（CN IX）根切断术或神经切断术和经皮射频根切断术、三叉神经束切断术或核切除术。MVD 也是其中之一的选项。

2002 年一项研究跟踪 20 例舌咽神经痛的患者MVD 治疗资料，显示即刻和长期的缓解率超过 90%。2004 年的一项研究显示，MVD 治疗后疼痛缓解率为98%。对 29 例患者进行了长期随访（中位数为 12.7年），28 例（97%）达到治愈。最后，2010 年对 21例 MVD 患者 4 年的中位随访中发现 90% 的患者症状完全缓解。

与 MVD 相比，神经根切断术和 GKS 术治疗舌咽神经痛的效果并不理想，神经根切断术后伴有声嘶和吞咽困难的发生率较高。2013 年的一项回顾比较了接受 MVD 或神经根切断术的患者的术后并发症和长期疼痛控制，发现神经根切断术与 MVD 相比提供了更好的长期疼痛控制（分别为 87% 和 85%，平均随访时间约为 4.5 年），但却伴有较高的迷走神经功能障碍率（25% 和 13.2%）。2016 年的一项研究跟踪了 22 名舌咽神经痛接受 GKS 治疗的患者资料，结果显示术后 1 年疼痛缓解率为 63%，2 年降至 49%，3~5 年降至 38%。总的来说，这些研究表明 MVD 在长期缓解疼痛方面优于神经根切断术和放射外科。

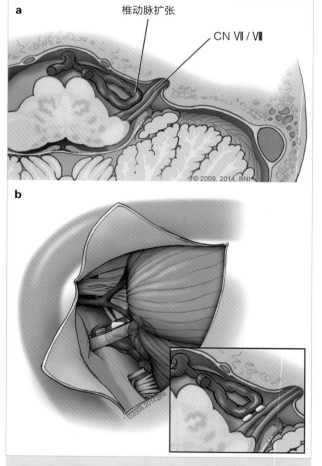

图 17.1 示意图。a. 轴位图：一个巨大的扩张椎动脉压迫 CN VII / VIII复合体导致面肌痉挛。b. 后外侧位图：植入 Teflon 垫片减除搏动性动脉对面神经的压迫（插图：轴视图）

手术结果

根据颅神经压迫综合征的病理生理学特点，有必要在 MVD 术中寻找责任血管。在一系列术中未发现血管压迫的患者中，未发现责任血管的比例为3%~90%。当未发现责任血管压迫时，手术医生可采取其他各种方法，最常见的是部分感觉根切断术，其他还包括再次 MVD、神经松解术或全神经梳理术。在这种情况下，有作者主张再次 MVD 比消融手术更重要，因为消融有导致严重感觉缺陷的风险，在该研究中，有 5 例术中未发现责任血管的患者，2 例首次手术后疼痛完全缓解，其余 3 例接受了再次手术后疼痛也缓解。这种在未发现责任血管下疼痛的缓解与术中轻微神经操作和解除异常脑干活动有关。

尽管在短期症状内有所改善，但一些研究表明，初次手术无明显血管压迫的患者，其疼痛复发率较高。在另一项研究中，该类患者 12 个月后有 11.8% 的复发率，48 个月后为 43.2%；其复发率明显高于有责任血管压迫的患者。

病例介绍

男性，55 岁，因多年左侧面部痉挛无法接受保守治疗入住巴罗神经研究所，曾有注射肉毒杆菌毒素史。2 年前开始注射肉毒杆菌毒素，首次注射后症状改善 5 个月，随着症状缓解时间缩短，需要每月注射 1 次，但每次注射后疗效明显减弱。影像检查显示有血管环毗邻面 – 前庭蜗神经（CN Ⅶ / Ⅷ）复合体（图 17.2a）。在对手术的风险和益处充分了解后，患者决定进行手术治疗。在镇静插管后，对三叉神经、面神经和脑干进行体感诱发电位（SEP）和听觉诱发电位（AEP）监测，记录基线监测。头部予以 Mayfield 头架固定，向右旋转，暴露左耳周区域。利用头皮轮廓进行计算机神经导航系统注册，并用已知的解剖标志确认准确性。标记横窦 – 乙状窦交界处，并在该区域设计切口。神经导航引导下设计一个小切口和小骨窗，类似于神经内镜手术。用高速气钻进行开颅，显露横窦和乙状窦的下缘（图 17.2b）。用 15 号刀片 T 形切开硬脑膜，悬吊硬脑膜进一步移动乙状窦内侧缘，该处常会阻碍进入基底池时的手术视野。调整手术显微镜在显微镜观察下完成手术操作。采用锐性分离解剖技术打开后颅窝蛛网膜，尽早释放脑脊液让脑组织松弛，无须固定牵开器。对任何粘连的神经血管结构予以锐性解剖分离，识别出面听神经（CN Ⅶ / Ⅷ）复合物出内听道孔，钝性剥离子探查面神经近端，可见 AICA 的动脉环压迫面神经出脑干处，将 Teflon 移植物放置在血管和神经之间，探查脑池段面神经以确定没有其他血管压迫神经（图 17.2c~f）。显微镜下可清晰显示面神经的近端，但对面神经的脑池段需在牵拉后方可显示，严密缝合硬脑膜和皮肤。术后患者症状完全缓解仅有轻微疼痛。在 6 个月的随访中，症状缓解稳定并停用抗惊厥药物。

显微手术的优点

术后疼痛持续缓解比较

显微镜下 MVD 手术是目前治疗 TN 的标准方法，但内镜下手术方法很少被采用。因此很少有大规模

的研究对采用全内镜神经减压术的患者的预后进行分析，有些研究结果显示等同于显微手术后的结果。Kabil 等对 118 例采用神经内镜减压的三叉神经痛患者随访 3 年发现，有 93% 的完全疼痛缓解。Yadav 等报道了 51 例三叉神经痛患者，经内镜治疗有 94% 的部分和 90% 的完全疼痛缓解。Setty 等报道了 57 例接受内镜下血管减压治疗的 TN 患者，平均随访 32 个月有 98%（n=56）的患者完全疼痛缓解。

微手术和内镜手术治疗 HFS 的成功率也是相似的，但是根据 HFS 患者的手术数量和长期随访时间，表明显微手术成功率可能更有意义。Barker 等对 612 例 HFS 患者术后 1 个月的随访发现有 86% 的患者缓解；10 年的随访中，仍有高达 86% 的缓解率。在一项评估 1976—1991 年 1032 例 TN 或 HFS 显微手术患者长期预后的研究中，术后即刻治愈率为 92.9%~98.3%，5 年或更长时间随访中，成功率为 80.3%~89%。最后，Barker 等对 1185 例 TN 显微手术患者的研究中发现术后即刻、1 年后和 10 年后的随访，完全缓解和部分缓解分别为 82% 和 16%、75% 和 9%、64% 和 4%。因此，在即刻和长期维持方面显微镜下的颅神经减压术被证实是有效的。

Lee 等在比较显微镜和内镜手术时，发现内镜比显微镜能更好地显示责任血管。在内镜手术中有 7% 未发现压迫神经的责任血管，而显微镜手术中有 11%。但是，增强的手术视野似乎对术后结果无明显影响，两组患者的疼痛缓解率为 70%~80%，日常生活改善率为 85%，3 年后疼痛控制率为 80%。尽管直接比较这两种技术的资料并不多，但这些研究共同证明，尽管神经内镜技术提供了增强手术视野，但这两种技术在术后和长期随访中都为患者提供了良好的缓解率。

显微手术的技术优势

在颅神经近脑干端减压术中，尽管神经内镜下宽广手术视野的优越性在很大程度上被认为优于显微镜入路的主要体现，但目前显微手术仍然是标准。研究表明，显微镜下比神经内镜有更好的手术操作自由度。此外，即使采用神经内镜手术，视野也受到限制。例如：由于神经内镜通常位于手术视野的深处，可以清楚显示镜头前方视野，但会出现镜后盲区。这种前方显示手术视野使手术器械进出更加危险，增加了血管和神经组织损伤的可能性。此外，显微镜提供的双眼深度感觉要优于神经内镜。

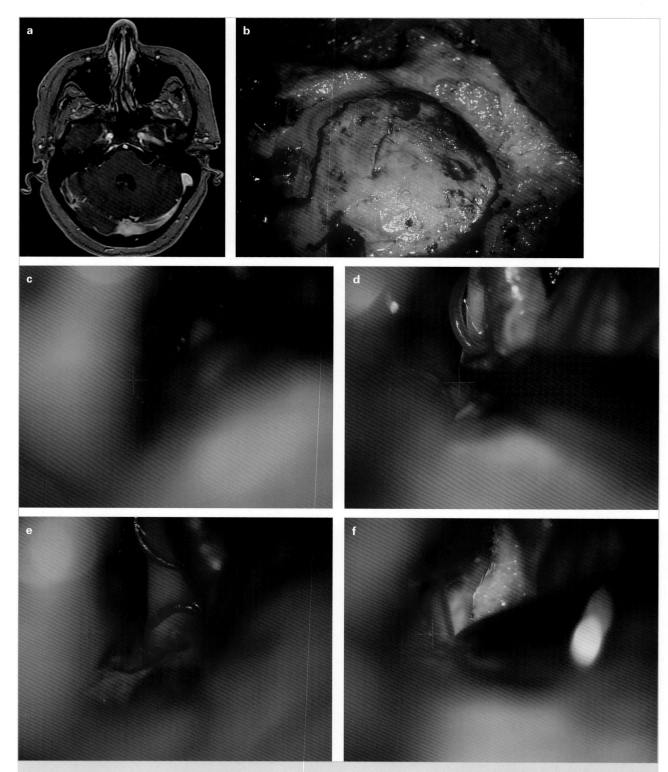

图 17.2 男性，55 岁，因左侧脸部 V 2 和 V 3 分布区灼痛，保守治疗无效。a. 术前 MRI 显示有一个血管环毗邻左三叉神经入脑干处。b. 术中照片显示以横窦 – 乙状窦交界处为中心的小骨瓣开颅术。c. 打开蛛网膜可见颅神经。d. 通过对 Dandy 静脉解剖可见近脑干段的三叉神经。e. 在三叉神经近脑干腹侧区可见一小血管袢。f. 在血管袢和受压神经之间植入 Teflon 垫片，术后患者无围手术期并发症，面部灼痛完全缓解

神经内镜手术的缺点

技术局限性

内镜手术有许多技术局限性。尤为显著的是神经内镜入路有视觉局限性，包括对手术野缺乏深度感和镜后盲点，以及神经内镜在狭小手术空间中的占位效应。此外，神经内镜前端产生的热量可能导致邻近结构的损坏。

当术中出血时，内镜镜头受血液污染起雾，造成神经内镜很难进行镜下止血。预防或克服这种局限性需要额外的手术步骤，如间歇冲洗镜头和助手参与，这些不可避免地增加了手术时间。此外，助手的正确定位和操作需要大量的实践和陡峭的学习曲线。

技术专长

总的来说，神经内镜手术一个重要限制是所具备的技术专长。神经内镜减压术需要双手灵巧操作，因此在外科医生有效开展内镜减压术之前，必须在尸体或模型上进行重要的实践。此外，在术中发生出血时，手持内镜医生不具备双手灵活操作，此时由于需要助手协助，该手术就受到限制。

患者的选择

如上所述，对于药物治疗不敏感的患者，颅神经压迫综合征的外科治疗有效率为 75%~98%。在接受 MVD 手术的患者中，对于神经根部血管压迫严重的患者比压迫较轻的患者更有效，动脉压迫比静脉压迫的术后效果更好。

并发症的避免

MVD 术后并发症包括耳蜗、前庭、面神经和外展神经功能障碍，以及听力丧失、痛觉亢进和感觉过敏。据报道轻微并发症占 2%~7%，主要包括疼痛、感觉丧失和轻度或暂时性颅神经功能障碍。听力受损占 0.8%~16.2%，面瘫和麻木为 1%~9.1%。总的来说，更严重的并发症很少见，中风有 0.3%~1.7%，小脑血肿发病率为 1.7%，水肿有 0.5%。此外，死亡率较低，为 0.1%~1.7%。

学者们提出了许多避免 MVD 术后并发症的方法。其中包括术中密切监测脑干反应。例如监测听觉脑干反应以确定是否有神经损伤现象，如第五波潜伏期延迟 > 1ms 或波幅降低 40%。自从 20 世纪末引入术中脑干诱发反应监测以来，颅神经并发症明显降低，例如同侧听力损失率从 1980 年之前的 3% 下降到 1980 年之后的 1%。

避免并发症的其他方法还包括技术精确性和对细节的细致关注。通过垂直于听神经轴的牵引来防止对耳蜗和前庭神经的损伤；应特别小心处理责任血管，以防损伤面神经、外展神经和后组颅神经，在处理 AICA 时需仔细保护面神经。此外，必须仔细处理椎基底动脉以避免外展神经功能减退。因此，在分离椎基底动脉对神经压迫时应使用替换的垫片，以避免压迫外展神经。最后，当后组颅神经受到牵拉或来自双极电凝热损伤时，易发生后组颅神经功能障碍。为最大限度地减少对神经的损伤，在使用电凝之前用湿棉片保护神经。另一个策略就是使用一个狭窄的吸引管，提供更大的操作空间和手术自由度，允许更仔细的操作而避免神经受伤。

MVD 术后最麻烦的后遗症之一是术后小脑水肿，可能是由于小脑牵拉不当或术中损伤岩上静脉所致，完全打开小脑池，尽可能多地释放脑脊液，可防止小脑牵拉损伤。此外，小脑牵拉时间应 < 5min。对小脑的牵拉应轻柔，如果可能的话，用吸引管代替牵开器。小心地剪开覆盖在静脉上的蛛网膜，让血管有一定的活动，可以防止术中静脉损伤。在静脉损伤时可使用纤维蛋白胶，以确保静脉正确地引流到主窦。一旦发生小脑出现水肿，必须立即进行脑室外引流术或后颅窝减压术。总的来说，在不到 2h 的手术时间内通过一个小切口进行手术，必须减少牵拉和控制手术时间，以防止小脑损伤。

尽管预防此类并发症并及时处理是非常必要的，但我们强调 MVD 术中术后发生严重并发症的情况是罕见的。MVD 因其优良的成功率而成为治疗颅神经微血管压迫综合征的金标准。

参考文献

[1] Donahue JH, Ornan DA, Mukherjee S. Imaging of vascular compression syndromes. Radiol Clin North Am. 2017; 55(1):123–138.
[2] Jannetta PJ. The history of microvascular decompression surgery. In: Li ST, Zhong Jun, Selukha R, eds. Microvascular Decompression Surgery: New York, NY: Springer; 2016:1–7.
[3] Haller S, Etienne L, Kövari E, Varoquaux AD, Urbach H, Becker M. Imaging of neurovascular compression syndromes: trigeminal neuralgia, hemifacial spasm, vestibular paroxysmia, and glossopharyngeal neuralgia. AJNR Am J Neuroradiol. 2016; 37(8):1384–1392.
[4] Maarbjerg S, Di Stefano G, Bendtsen L, Cruccu G. Trigeminal neuralgia - diagnosis and treatment. Cephalalgia. 2017; 37(7):648–657.
[5] Patel SK, Liu JK. Overview and history of trigeminal neuralgia. Neurosurg Clin N Am. 2016; 27(3):265–276.
[6] Dandy WE. The treatment of trigeminal neuralgia by the cerebellar route. Ann Surg. 1932; 96(4):787–795.
[7] Dandy WE. Concerning the cause of trigeminal neuralgia. Am J Surg. 1934; 24:447–455.
[8] Gardner WJ, Miklos MV. Response of trigeminal neuralgia to decompression of sensory root; discussion of cause of trigeminal

neuralgia. J Am Med Assoc. 1959; 170(15):1773–1776.

[9] Jannetta PJ. Arterial compression of the trigeminal nerve at the pons in patients with trigeminal neuralgia. J Neurosurg. 1967; 26(1):159–162.

[10] Jannetta PJ. Observations on the etiology of trigeminal neuralgia, hemifacial spasm, acoustic nerve dysfunction and glossopharyngeal neuralgia. Definitive microsurgical treatment and results in 117 patients. Neurochirurgia (Stuttg). 1977; 20(5):145–154.

[11] Piazza M, Lee JY. Endoscopic and microscopic microvascular decompression. Neurosurg Clin N Am. 2016; 27(3):305–313.

[12] Xia L, Zhong J, Zhu J, et al. Effectiveness and safety of microvascular decompression surgery for treatment of trigeminal neuralgia: a systematic review. J Craniofac Surg. 2014; 25(4):1413–1417.

[13] Barker FG, II, Jannetta PJ, Bissonette DJ, Larkins MV, Jho HD. The long-term outcome of microvascular decompression for trigeminal neuralgia. N Engl J Med. 1996; 334(17):1077–1083.

[14] Cui ZL. Zhipei. Advances in microvascular decompression for hemifacial spasm. J Otol. 2015; 10(1):1–6.

[15] Broggi M, Acerbi F, Ferroli P, Tringali G, Schiariti M, Broggi G. Microvascular decompression for neurovascular conflicts in the cerebello-pontine angle: which role for endoscopy? Acta Neurochir (Wien). 2013; 155(9):1709–1716.

[16] Matsushima KJ, Xiaochun R, Albert L. Microsurgical anatomy for microvascular decompression. In: Li ST, Zhong J; Sekula RF, eds. Microvascular Decompression Surgery. New York, NY: Springer; 2016.

[17] Frederickson AMG, Michael S, Sekula RF. Pathogenesis of trigeminal neuralgia. In: Li ST, Zhong J; Sekula RF, eds. Microvascular Decompression Surgery. New York, NY: Springer; 2016.

[18] Grasso G, Landi A, Alafaci C. A novel pathophysiological mechanism contributing to trigeminal neuralgia. Mol Med. 2016; 22:452–454.

[19] Jannetta PJ, McLaughlin MR, Casey KF. Technique of microvascular decompression. Technical note. Neurosurg Focus. 2005; 18(5):E5.

[20] Love S, Coakham HB. Trigeminal neuralgia: pathology and pathogenesis. Brain. 2001; 124(Pt 12):2347–2360.

[21] Cruccu G, Gronseth G, Alksne J, et al. American Academy of Neurology Society, European Federation of Neurological Society. AAN-EFNS guidelines on trigeminal neuralgia management. Eur J Neurol. 2008; 15(10):1013–1028.

[22] Parmar M, Sharma N, Modgill V, Naidu P. Comparative evaluation of surgical procedures for trigeminal neuralgia. J Maxillofac Oral Surg. 2013; 12(4): 400–409.

[23] Kondziolka D, Zorro O, Lobato-Polo J, et al. Gamma Knife stereotactic radiosurgery for idiopathic trigeminal neuralgia. J Neurosurg. 2010; 112(4): 758–765.

[24] Miller LE, Miller VM. Safety and effectiveness of microvascular decompression for treatment of hemifacial spasm: a systematic review. Br J Neurosurg. 2012; 26(4):438–444.

[25] Teixeira MJ, de Siqueira SR, Bor-Seng-Shu E. Glossopharyngeal neuralgia: neurosurgical treatment and differential diagnosis. Acta Neurochir (Wien). 2008; 150(5):471–475, discussion 475.

[26] Kandan SR, Khan S, Jeyaretna DS, Lhatoo S, Patel NK, Coakham HB. Neuralgia of the glossopharyngeal and vagal nerves: long-term outcome

following surgical treatment and literature review. Br J Neurosurg. 2010; 24(4): 441–446.

[27] Patel A, Kassam A, Horowitz M, Chang YF. Microvascular decompression in the management of glossopharyngeal neuralgia: analysis of 217 cases. Neurosurgery. 2002; 50(4):705–710, discussion 710–711.

[28] Sampson JH, Grossi PM, Asaoka K, Fukushima T. Microvascular decompression for glossopharyngeal neuralgia: long-term effectiveness and complication avoidance. Neurosurgery. 2004; 54(4):884–889, discussion 889–890.

[29] Kano H, Urgosik D, Liscak R, et al. Stereotactic radiosurgery for idiopathic glossopharyngeal neuralgia: an international multicenter study. J Neurosurg. 2016; 125 Suppl 1:147–153.

[30] Rey-Dios R, Cohen-Gadol AA. Current neurosurgical management of glossopharyngeal neuralgia and technical nuances for microvascular decompression surgery. Neurosurg Focus. 2013; 34(3):E8.

[31] Baechli H, Gratzl O. Microvascular decompression in trigeminal neuralgia with no vascular compression. Eur Surg Res. 2007; 39(1):51–57.

[32] Revuelta-Gutiérrez R, López-González MA, Soto-Hernández JL. Surgical treatment of trigeminal neuralgia without vascular compression: 20 years of experience. Surg Neurol. 2006; 66(1):32–36, discussion 36.

[33] Lee JY, Pierce JT, Sandhu SK, Petrov D, Yang AI. Endoscopic versus microscopic microvascular decompression for trigeminal neuralgia: equivalent pain outcomes with possibly decreased postoperative headache after endoscopic surgery. J Neurosurg. 20 17; 126(5):1676–1684.

[34] Kabil MS, Eby JB, Shahinian HK. Endoscopic vascular decompression versus microvascular decompression of the trigeminal nerve. Minim Invasive Neurosurg. 2005; 48(4):207–212.

[35] Yadav YR, Parihar V, Agarwal M, Sherekar S, Bhatele P. Endoscopic vascular decompression of the trigeminal nerve. Minim Invasive Neurosurg. 2011; 54 (3):110–114.

[36] Setty P, Volkov AA, D'Andrea KP, Pieper DR. Endoscopic vascular decompression for the treatment of trigeminal neuralgia: clinical outcomes and technical note.World Neurosurg. 2014; 81(3)(–)(4):603–608.

[37] Barker FG, II, Jannetta PJ, Bissonette DJ, Shields PT, Larkins MV, Jho HD. Microvascular decompression for hemifacial spasm. J Neurosurg. 1995; 82(2): 201–210.

[38] Kondo A. Follow-up results of microvascular decompression in trigeminal neuralgia and hemifacial spasm. Neurosurgery. 1997; 40(1):46–51, discussion 51–52.

[39] Kher Y, Yadav N, Yadav YR, Parihar V, Ratre S, Bajaj J. Endoscopic vascular decompression in trigeminal neuralgia. Turk Neurosurg. 20 17; 27(6):998–1006.

[40] Kondo A. Outcome evaluation and postoperative management. In: Li STZ, Raymond SF, eds. Microvascular Decompression Surgery. New York, NY:: Springer; 2016:171–176.

[41] Oesman C, Mooij JJ. Long-term follow-up of microvascular decompression for trigeminal neuralgia. Skull Base. 2011; 21(5):313–322.

[42] McLaughlin MR, Jannetta PJ, Clyde BL, Subach BR, Comey CH, Resnick DK. Microvascular decompression of cranial nerves: lessons learned after 4400 operations. J Neurosurg. 1999; 90(1):1–8.

第 18 章　颅神经减压：内镜技术

Andrew I. Yang, John Y. K. Lee

王　清　鲁晓杰 / 译

摘要

　　神经内镜下颅神经微血管减压术（MVD）主要用于三叉神经痛的治疗。与显微镜相比，神经内镜可提供全景手术视野和清晰地识别血管神经压迹点（NVC）。神经内镜很容易显示神经近端的内侧 / 下面或远端神经的内侧面；显示小静脉压迫和在低 / 突出的岩嵴阻挡时的视野。神经内镜可让医生更有信心地解除 NVC，为后续的外科手术如神经梳理术提供信息。内镜下 MVD 是一种安全的，等同疼痛缓解效果，可替代传统显微镜下 MVD 的方法。

　　关键词：颅神经，血管压迫，神经内镜

神经内镜观点

病史和体格检查

病例 1

　　患者女性，27 岁，右侧面部突发的刀刺样疼痛 1 年，无有任何面部麻木，分布于上颌神经和下颌神经支配区域，触摸、交谈、咀嚼和低温可诱发，卡马西平和加巴喷丁等药物治疗无效。该患者采用神经内镜下 MVD 手术。

病例 2

　　患者女性，32 岁，有 18 年右侧三叉神经痛（TN）病史，在右侧上颌神经（V2）的分布区有剧痛，痛感呈玻璃碎片割伤样，扳机点包括吃饭、说话和刷牙，无面部麻木。首先服用卡马西平治疗，因副作用而停药，后因妊娠和护理而未恢复。该患者采用了神经内镜下 MVD 手术。

术中管理

病例 1

　　患者侧卧位，头部予以三钉头架固定。头部从胸骨开始弯曲两个手指向右侧旋转 70° ~80°，以保持顶点与地面平行。在横窦和乙状窦交界处下方做线性切口，在骨膜下平面至二腹肌沟进行解剖。在二腹肌后上方一点钻颅，用 Kerrison 咬骨钳和火柴棒钻向两窦交界处扩展。用骨蜡封闭开放的乳突气房。

　　C 形剪开硬脑并将其膜翻向乙状窦，用外径 2.7mm 的神经内镜（Storz，Culver City，CA）进行手术，用固定在床头的气动臂（日本东京，Mitaka Kohki 公司）固定神经内镜。向前不断置入神经内镜，用无菌手套加棉片保护小脑软脑膜，动态牵拉小脑。吸引器和显微解剖器械（Storz）与神经内镜平行进出。

　　锐性剪开颅神经（CN）XI、X，以及 XI 周围的蛛网膜鞘，充分释放脑脊液（CSF）。可见岩静脉、CN VIII 和 V。确定小脑上动脉（SCA）从头侧压迫 CN V（图 18.1a）。神经内镜可提供桥小脑角的全景视野（图 18.1b）。锐性分离蛛网膜后可将 SCA 移位（图 18.1c），用两片 Teflon 垫片减压（图 18.1d），开始由于突出的听道上岩结节阻挡无法看到，调整内镜后发现 SCA 也压迫了 CN V 的远端 / 尾侧（图 18.1d）。事实上，由于手术空间的限制，一手持镜，另一手拿圆刀，用另外一片 Teflon 垫片将 SCA 的小分支从 CN V 处移开（图 18.1e），从而达到减压（图 18.1f）。止血后用异体胶原修复并严密缝合硬脑膜。用外形与缺损处相仿（< 5cm）的骨水泥进行颅骨成形术。

　　患者术后当晚转入神经重症监护室进行严密观察，术后第 4 天出院，术后面部疼痛完全缓解。

病例 2

　　在这病例中为了充分显示手术视野和颅神经减压，电凝并切断岩静脉。虽然这种方式通常是安全的，但静脉充血或静脉阻塞可导致术后出血，因此作者（J. Y. K. L.）认为尽可能不切断岩静脉。该病例由于广泛的岩结节突出，进入 CPA 手术空间狭小，对 CN V 的显示不清（图 18.2a）。发现头侧的 SCA（图 18.2b、c）和一个小的远端横行岩静脉压迫 CN V。在神经内镜越过岩结节（图 18.2d）后才能发现该静脉。一手持镜，另一手拿圆刀，将远端静脉从 CN V

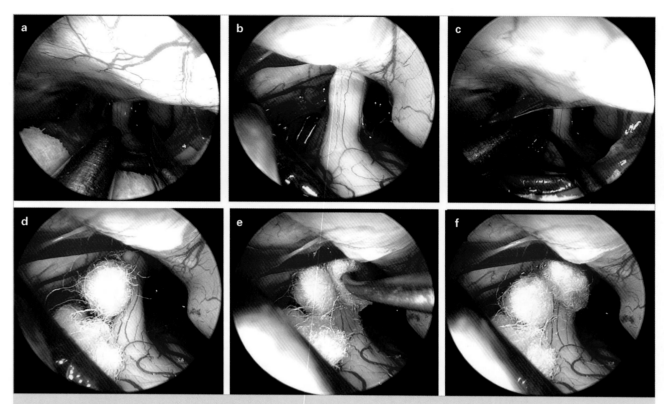

图 18.1 病例 1 的术中内镜图像。a. 小脑上动脉（SCA）在头侧压迫颅神经（CN）Ⅴ。b. 神经内镜进入。c. 锐性剪开蛛网膜移位 SCA。d. 用两片 Teflon 垫片减压 CN Ⅴ。e. SCA 也在远端 / 尾侧压迫 CN Ⅴ，并用另外一片 Teflon 垫片减压。f. 内镜下显示减压后的 CN Ⅴ

处移开（图 18.2e）。神经内镜可让医生全程识别并处理所有血管神经压迹点（NVC）（图 18.2f），患者于术后第 3 天出院。

手术结果

术后 1 个月随访，上述 2 例患者无疼痛发作，无面部麻木或听力下降，恢复至正常状态。

神经内镜手术的优点和显微镜手术的缺点

由于内镜手术仅需要较小的骨窗（约 1.5cm）和硬脑膜切口（＜ 1.0cm），因此可缩短皮肤切口和较少的肌肉剥离。由于无须像显微镜手术向前显露较大骨窗（约 5cm），内镜手术可减少乳突气房的开放。即使充分骨蜡封闭，乳突气房开放增加术后约 2.17% 脑脊液漏的风险。

CPA 是一个很狭窄的空间，为了进一步显露 CN Ⅴ，除广泛打开蛛网膜外，通常还需要对脑组织牵拉。因此，在内镜的全景视野下，可免除或最小限度地对小脑、脑干和面听束的牵拉，减少局部缺血或机械张力造成损伤的风险。

一组 CN Ⅴ、Ⅶ 和 Ⅺ / Ⅹ 病变采用传统的显微手术进行颅神经减压的大宗病例研究发现，对小脑牵拉可导致 0.68% 出血和挫伤，对面听束牵拉导致 1.4% 听力下降，尤其对 CN Ⅴ 的减压出现 0.97% 的听力损失。当然通过切除部分乳突骨获得充分的骨质暴露可减轻对脑组织的牵拉程度，但增加了术后发生脑脊液漏的风险。

成功的 CN Ⅴ 减压需识别 REZ 区的所有 NVC，REZ 区的长度是可变的，有时可以延伸到远端神经的 Meckel 腔处。传统的显微手术对近端神经的内侧和下侧以及远端神经的内侧 NVC 显露困难。事实上，已有文献报道内镜对 NVC 的高显示率。

TN 复发是 MVD 术后的公认风险，尽管每年复发率在 5 年、10 年期间分别低于 2% 和 1%。再次手术中最常见的血管压迫是静脉或小动脉，这有可能随着正常衰老，进行性血管改变而形成新的血管环，但由于其体积小或没有神经受压扭曲而被忽略（即只与神经接触或接近的动脉或静脉），或显微手术难

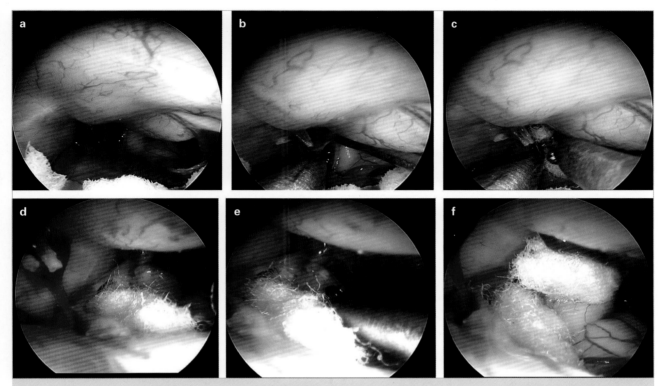

图 18.2 病例 2 的术中内镜图像。a. 桥小脑角的间隙被基部广泛的岩结节所限制。b. 小脑上动脉（SCA）在头侧压迫 CN Ⅴ。c. 用 Teflon 垫片减压。d. 内镜越过岩结节，可见一小的远端横行岩静脉压迫 CN Ⅴ。e. 用圆刀将远端静脉从 CN Ⅴ 移开。f. 内镜下显示 CN Ⅴ 已减压

以看到的隐匿性血管压迫。

除了识别所有 NVC 外，可使用内镜详细评估特 Teflon 垫片减压的充分性。此外，在明确解除 NVC 的情况下，可以适当地采用神经梳理术等替代技术，以获得尽可能好的效果。

患者的选择（作者的经验）

开始阶段内镜下 MVD 应选择 CPA 相对较宽敞的患者，如老年患者中常有一定程度小脑萎缩和较小突出岩结节的患者。本院前 14 例为内镜辅助手术，初期显微手术为主，内镜辅助。然后逐渐过渡到采用全内镜手术治疗 TN，显示了医生陡峭的学习曲线。事实上，正如所提供的病例所说明的那样，对狭窄手术空间的患者采用内镜手术显得尤为重要，还包括年轻人和狭小后颅窝的 Chiari 畸形患者。

对有血管压迫的复发 TN 患者，纯内镜下再次手术也是安全有效的。虽然清除瘢痕需延长手术时间，但仔细止血有助于有效地观察和减压，这并不会增加手术风险。

并发症的预防，手术技巧和临床实践

内镜手术的硬脑膜开口直径仅需 1cm（图 18.3b），因此利用外部解剖标志缩小皮肤切口，减少肌肉解剖和骨骼暴露。二腹肌附着上面是恒定的标志，而乳突导静脉却不恒定。在二腹肌结节正后方一点钻颅，在横窦和乙状窦交界处切开硬膜，通过这样大多数内镜下 MVD 病例的颅骨（图 18.3a）缺陷可以用孔盖覆盖。

内镜气动固定臂（Mitaka Kohki 公司），关节呈4 字形排列，可使术者进行双手显微外科操作（图 18.3c）。手术视野类似一个三角形，内镜置在顶点（12 点钟方位），左手持吸引（7 点钟方位），右手持微型器械（5 点钟方位），保持在近端硬脑膜和远端颞骨岩部，以避免器械碰撞（图 18.3d）。对于岩部结节突出明显的患者，可能无法将内镜和两种器械同时置入 CPA 区。在这种情况下，内镜下双手操作可能不合适。

由于内镜近端是盲区，因此必须小心平行内镜置入手术器械，维持近端和远侧的三角形。在仪器

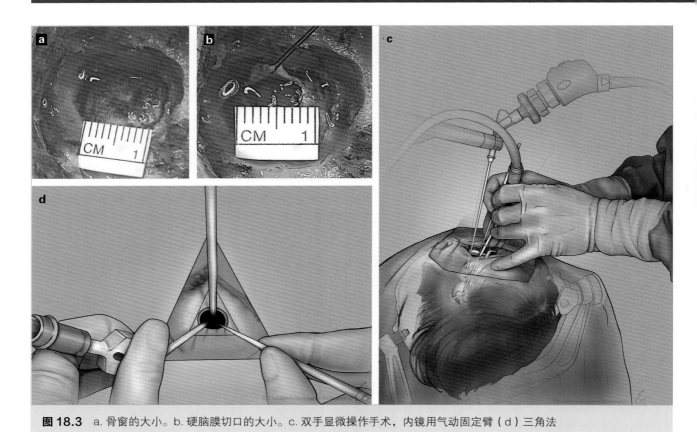

图18.3 a. 骨窗的大小。b. 硬脑膜切口的大小。c. 双手显微操作手术，内镜用气动固定臂（d）三角法

影像显示在屏幕之前，通过显示屏确定器械出现的适当位置，最大限度地减少对邻近结构的损伤和器械碰撞。尤其当将左右手器械远距离置入 CN Ⅴ 时，一部分 CN Ⅶ / Ⅷ 始终保持在视野之内。

用无菌手套加棉片轻柔、动态地抬起小脑，充分释放脑脊液，特别是通过打开内侧 CPA 和小脑延髓池中的蛛网膜。或者在术前放置腰大池引流管，但内镜手术并不需要这个操作。

与标准的 4mm 鼻窦内镜相比，使用 2.7mm 的 0° 内镜（Storz），可最大限度地扩大操作空间。内镜远端雾化图像影响手术视野，可配备冲洗鞘（Medtronic Zomed，Jacksonville，FL）来缓解，但为最大限度地发挥在狭窄 CPA 区内的可操作性，我们常去掉冲洗鞘。内镜光源的强度保持在 25%~50%，以减少对周围结构的热损伤。

运用 0° 和角度内镜可清晰显示近端神经内 / 下面和远端神经 Mekel 腔内侧面的隐匿性 NVC，特别是对显微镜很难显露的位于低 / 突出岩崎内侧面的三叉神经根。因此，内镜手术可以让术者更好地识别 NVC 或更有信心地排除 NVC。这在无 NVC 的情况下可采用内神经梳理术等技术，或是静脉压迫神经时

尤为重要。30° 内镜提供了成角视野和可操作性之间的最佳平衡。

此外，成角内镜有助于识别 CN Ⅶ 和 Ⅸ 之间的解剖结构，尤其对于 CN Ⅶ（面肌痉挛）、中间神经（膝状神经痛）、CN Ⅷ（耳鸣、位置性眩晕，特别是在内听道内）和 CN Ⅸ（舌咽神经痛）的减压术（图18.4）。例如，30° 内镜（屏幕上向下）在不牵拉小脑绒球小叶的情况下可显示 CN Ⅶ / Ⅷ 的入脑干区，这也减少了对颅神经Ⅷ的牵拉。

静脉压迫常表现为远端压迫。重要的是 CN Ⅴ 的 REZ 区可以延伸到远端 Meckel 腔入口处。弯曲的器械有利于该区域的解剖，器械应与内镜轴平行置入 CPA，大角度器械难以操作，以小角度弯曲的器械（Sephenia Microscissors；Storz）最为有用。

支持神经内镜手术的文献回顾 / 证据

内镜下 MVD 的文献主要局限于病例报告和系列病例总结。在一个包含 255 例患者系列研究中，除了多个大宗显微 MVD 数据汇总外，还总结了内镜下 MVD 的疼痛结果和并发症率，3 年随访中，95% 的患者得到了"完全"疼痛缓解（98% 的疼痛缓解，

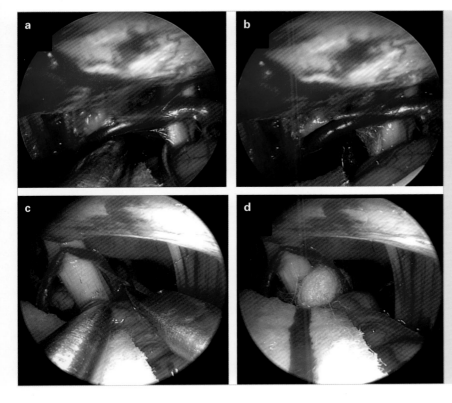

图 18.4　a.在面肌痉挛的病例中，CN Ⅶ在其根部入口区被小脑前下动脉（AICA）压迫。b.内镜显示颅神经Ⅶ减压。c.膝状神经痛患者，切断中间神经。d.面肌痉挛患者，CN Ⅶ是从AICA 中解压

无须药物治疗），尽管无统计比较，与 80% 的患者在显微手术下"完全"缓解相比是有利的。尽管没有进行统计学分析，但内镜下手术中面神经损伤、CN Ⅴ 操作引起的面部麻木、听力损失和脑脊液漏等并发症发生率也比较低。

两个中心以回顾性、非随机、非暂时性的方式回顾性比较了两组资料。在这两项研究中，手术都是由同一家医院的一名外科医生进行，两组资料分开的时间相对较短。在第一份报告中，只对住院时间进行了统计学比较，发现内镜组的住院时间更短（2.4 天：4.4 天）。

第二份报告对两组患者的疼痛结果和并发症进行了统计比较。疼痛结果用定量的、有效的疼痛结果量表，即佩恩面部疼痛量表（PFPS，曾叫简约面部疼痛量表）进行测量。PFPS 测量了 3 个疼痛指标：疼痛强度，对日常活动的影响，对面部功能的影响。手术前两组资料在所有 3 个方面均无差异，且强度和影响程度均较严重。显微镜组和内镜组的平均随访时间分别为 2.4 年和 1.3 年，PFPS 测量的疼痛结果无显著差异，两组资料的改善与术前 PFPS 有显著差异。

对两组资料进行 Cox 回归分析发现在面部疼痛复发的统计自由度方面没有显著差异，3 年时疼痛控制率为 80%。并发症发生率非常低，住院时间无差异，两组之间唯一显著性差异是内镜组 1 个月随访时头痛发生率较低（7%：21%）。这些数据表明，内镜下 MVD 是一种安全的、可替代显微手术的方法，至少在缓解疼痛结果上是等效的。

由于颅神经减压的首要原则是找到所有的压迫血管，内镜手术有望发挥重要作用。事实上，已报道在 8%~27% 的显微镜未发现的 NVC 病例中采用内镜手术得到识别，但是清晰识别 NVC 和改善疼痛结局之间的关系还尚待确证。

最近，有人认为 NVC 对 TN 并不是十分重要。术前磁共振成像/血管造影（MRI/MRA）显示 29%和 18% 的 TN 1 型和 TN 2 型患者没有 NVC。事实上确定所有潜在 NVC 点是至关重要的，因为一旦明确无 NVC，对 TN 可采用其他治疗方案。

在确定无 NVC 的情况下，对 TN 可采用其他治疗方案包括经皮消融术（如射频神经节溶解、甘油化学消融、球囊压迫物理消融）和立体定向放射外科。此外在探查 NVC 阴性的情况下，可切断感觉根的外侧 1/2~2/3。最后也可选择是神经松解术（又称"刷牙术"或"梳理术"），即沿着三叉神经纤维全部或部分纵向分开。

鉴于在 NVC 阴性情况下一些治疗 TN 方案的有

效性，以高度的敏感性和特异性评估 NVC 显得至关重要。术前 MRI 对 TN 1 型的敏感性和特异性均为96%，而对 TN 2 型分别为 90% 和 66%。当然该研究以显微镜下的手术探查为金标准，因此有必要开展以内镜下手术探查为金标准的研究。然而最终，术前磁共振成像的敏感性或特异性，不足以作为手术决策的基础，替代手术技术的应用应在内镜手术探查 NVC 阴性的情况后开展。

参考文献

[1] Cohen-Gadol AA. Microvascular decompression surgery for trigeminal neuralgia and hemifacial spasm: naunces of the technique based on experiences with 100 patients and review of the literature. Clin Neurol Neurosurg. 2011; 113(10):844–853.

[2] McLaughlin MR, Jannetta PJ, Clyde BL, Subach BR, Comey CH, Resnick DK. Microvascular decompression of cranial nerves: lessons learned after 4400 operations. J Neurosurg. 1999; 90(1):1–8.

[3] Jarrahy R, Berci G, Shahinian HK. Endoscope-assisted microvascular decompression of the trigeminal nerve. Otolaryngol Head Neck Surg. 2000; 123 (3):218–223.

[4] Teo C, Nakaji P, Mobbs RJ. Endoscope-assisted microvascular decompression for trigeminal neuralgia: technical case report. Neurosurgery. 2006; 59(4) Suppl 2:E489–E490, discussion E490.

[5] Yadav YR, Parihar V, Agarwal M, Sherekar S, Bhatele P. Endoscopic vascular decompression of the trigeminal nerve. Minim Invasive Neurosurg. 2011; 54 (3):110–114.

[6] Chen MJ, Zhang WJ, Yang C, Wu YQ, Zhang ZY,Wang Y. Endoscopic neurovascular perspective in microvascular decompression of trigeminal neuralgia. J Craniomaxillofac Surg. 2008; 36(8):456–461.

[7] Barker FG, II, Jannetta PJ, Bissonette DJ, Larkins MV, Jho HD. The long-term outcome of microvascular decompression for trigeminal neuralgia. N Engl J Med. 1996; 334(17):1077–1083.

[8] Ugwuanyi UCPC, Kitchen ND. The operative findings in re-do microvascular decompression for recurrent trigeminal neuralgia. Br J Neurosurg. 2010; 24 (1):26–30.

[9] Cho DY, Chang CG, Wang YC, Wang FH, Shen CC, Yang DY. Repeat operations in failed microvascular decompression for trigeminal neuralgia. Neurosurgery. 1994; 35(4):665–669, discussion 669–670.

[10] Ko AL, Ozpinar A, Lee A, Raslan AM, McCartney S, Burchiel KJ. Long-term efficacy and safety of internal neurolysis for trigeminal neuralgia without neurovascular compression. J Neurosurg. 2015; 122(5):1048–1057.

[11] Lang S-S, Chen HI, Lee JYK. Endoscopic microvascular decompression: a stepwise operative technique. ORL J Otorhinolaryngol Relat Spec. 2012; 74 (6):293–298.

[12] El-Garem HF, Badr-El-Dine M, Talaat AM, Magnan J. Endoscopy as a tool in minimally invasive trigeminal neuralgia surgery. Otol Neurotol. 2002; 23 (2):132–135.

[13] Kabil MS, Eby JB, Shahinian HK. Endoscopic vascular decompression versus microvascular decompression of the trigeminal nerve. Minim Invasive Neurosurg. 2005; 48(4):207–212.

[14] Artz GJ, Hux FJ, Larouere MJ, Bojrab DI, Babu S, Pieper DR. Endoscopic vascular decompression. Otol Neurotol. 2008; 29(7):995–1000.

[15] Lee JYK, Pierce JT, Sandhu SK, Petrov D, Yang AI. Endoscopic versus microscopic microvascular decompression for trigeminal neuralgia: equivalent pain outcomes with possibly decreased postoperative headache after endoscopic surgery. J Neurosurg. 2016(July):1–9.

[16] Lee JYK, Chen HI, Urban C, et al. Development of and psychometric testing for the Brief Pain Inventory-Facial in patients with facial pain syndromes. J Neurosurg. 2010; 113(3):516–523.

[17] Sandhu SK, Halpern CH, Vakhshori V, Mirsaeedi-Farahani K, Farrar JT, Lee JYK. Brief pain inventory–facial minimum clinically important difference. J Neurosurg. 2015; 122(1):180–190.

[18] Lee A, McCartney S, Burbidge C, Raslan AM, Burchiel KJ. Trigeminal neuralgia occurs and recurs in the absence of neurovascular compression. J Neurosurg. 2014; 120(5):1048–1054.

第 19 章 颅内动脉瘤夹闭：讨论

Hasan A. Zaidi, Robert F. Spetzler

唐 斌 洪 涛 / 译

摘要

　　长期以来，显微手术夹闭动脉瘤被认为是临床治疗脑动脉瘤的金标准，因为它可以持久地阻断流入动脉瘤的血流。在过去的 20 年里，血管内介入治疗已经发展成为治疗这类病变的一种微创方法。在这一章中，我们描述了脑动脉瘤治疗的发展和历史，以及我们团队在颅内动脉瘤治疗方面的经验。

　　关键词：内镜，经鼻入路，开颅

讨论

引言

　　外科手术治疗颅内动脉瘤的历史很短，跨度不到一个世纪。在如此短的时间内，颅内动脉瘤的外科手术发展迅速，这在很大程度上归功于 20 世纪科学技术的进步，同时转化并促进神经外科的进步。手术显微镜为术野提供了良好的照明条件和放大效果，改进的金属合金材料可以提供更好的夹闭重建技术，并提升动脉瘤夹闭的持久率。20 世纪 90 年代血管内治疗的出现为各种颅内动脉瘤提供了替代治疗模式，并且随着栓塞材料的不断更新，治疗方案也在不断改进。现如今，新的手术入路的出现，再结合传统的夹闭又成为治疗颅内动脉瘤的前沿技术。特别是内镜经鼻入路手术，已从简单的经鼻蝶鞍底入路发展成为各种扩大入路，从而能够处理到范围更广泛、更复杂的颅底腹侧肿瘤。随着经鼻扩大入路和颅底修复技术的进步，以及神经外科医生对内镜经鼻入路手术经验的积累，再加上既往显微外科夹闭颅内动脉瘤的丰富经验，使得利用这种微创入路来处理颅内血管病变成为可能。

颅内动脉瘤的流行病学和自然史

　　尸检和影像资料显示，普通人群中颅内动脉瘤的总发病率为 2%~3.6%，并且发病率在不同国家或种族之间没有明显差异性。虽然这类病变在年轻人中相对罕见，但在 30 岁以上的人群中的患病率显著增加，并且重要的易感特征是吸烟、高血压和性别。女性和有破裂或未破裂脑动脉瘤家族史的人，未破裂颅内动脉瘤的发病率增加，这表明这些病变的发生具有遗传倾向性。遗传因素的影响被认为是多因素的，专家认为大约 10% 的破裂动脉瘤与遗传因素有关。由于缺乏严谨的前瞻性随访研究，已知的偶发颅内动脉瘤患者的出血风险很难确定。对 4705 例患者的 6556 个未破裂动脉瘤进行的综合分析表明，在 5 年的随访中，总的年破裂率为 1.2%。作者还发现，在这个研究队列中，女性、> 60 岁、位于后循环中的动脉瘤、日本或芬兰血统，以及动脉瘤直径 > 5mm 的患者，动脉瘤破裂的风险显著增加。

　　据报道，动脉瘤破裂患者蛛网膜下腔出血的发病率为每年（6~10）/10 万人，芬兰、瑞典北部和日本人群的发病率较高［约为每年（16~20）/10 万人］。最初的出血往往是毁灭性的，近 50% 的患者要么在到达医院前死亡，要么在围手术期死亡。幸存下来的人中大约有一半会遭受不可逆的脑损伤，通常是由于最初的颅内出血或迟发性的脑血管痉挛造成。动脉瘤破裂最常见的部位是前交通动脉（31%），其次是大脑中动脉分叉（26%）、颈内动脉近端或后交通动脉（13%）、基底动脉分叉（4%）。一般来说，破裂的动脉瘤比未破裂的动脉瘤更大（8mm/4mm）。

　　颅内动脉瘤出血后，其再次出血的高风险时期是在接下来的 24h 内，再次出血概率为 4%~7%。在接下来的 2 周内，每天累积增加出血风险 1%~2%，第一个月内如果没有进行手术夹闭或血管内栓塞，总的再出血风险为 30%~35%。再次出血的死亡率为 35%。50%~75% 的动脉瘤性蛛网膜下腔出血患者有脑血管痉挛的临床或影像学证据，这种痉挛在首次出血后 3~5 天出现。如果不进行治疗，其中近一半的患者将因迟发性血管痉挛而出现缺血性神经系统并发症。

颅内动脉瘤的治疗方式

　　现如今，有两种被广泛接受的治疗颅内动脉瘤的方法：开颅显微外科夹闭术和血管内栓塞术。对于未破裂的动脉瘤患者，外科干预的目标有 3 个：①保护载瘤血管；②消除血管造影证实的动脉瘤的血流；③降低并发症发生率，使手术干预的风险保持在与疾病自然病史相关的风险以下。减少并发症的发生至关重要，特别是在动脉瘤破裂的风险非常低时。在确定未破裂动脉瘤的治疗方法时，必须仔细考虑手术治疗方案带来的风险，因为风险因治疗方式的不同而存在差异。

经颅显微夹闭术

在过去的 40 年里，显微外科解剖学、外科技术和颅底外科技术的进步已经将开颅显微外科夹闭术从一种高风险的手术转变为一种能够久经时间考验的治疗颅内动脉瘤的方法（图 19.1）。这种转变的发生很大程度上归功于夹闭后所带来的持久的动脉瘤闭塞率，以及夹闭后蛛网膜下腔出血的低发生率（0.18%~0.4%）。然而，由于外科医生的经验和所治疗的动脉瘤类型的不同，不同研究团队的围手术期发病率和死亡率的风险有很大的不同。在 1966—1996 年治疗的 2568 个所有类型的未破裂动脉瘤的 Meta 分析中，Raaymakers 等报告死亡率为 2.6%（95%CI，2~3.3），动脉瘤破裂的发病率为 10.9%（95%CI，9.6~12.2）。除了外科医生的经验和住院病例数量，已经确定了几个预测手术结果的因素。Solomon 等报道，动脉瘤越大，其破裂的发病率和死亡率越高：直径 ≤ 10mm 的动脉瘤为 0，10~25mm 的动脉瘤为 6%，> 25mm 的动脉瘤为 20%。此外，他们报告后循环动脉瘤的并发症发生率高于前循环动脉瘤（50%/13%）。Takahashi 还报道，年龄 > 80 岁的未破裂动脉瘤患者围手术期的破裂发病率和死亡率较高。尽管如此，开颅显微外科夹闭术仍为特定患者提供了持久的动脉瘤闭塞率和在可接受范围内的围手术期发病率和死亡率。与其他治疗方式相比，它仍是治疗颅内动脉瘤的金标准。

血管内治疗

20 世纪 90 年代初，Guglielmi 可拆卸弹簧圈的问世将血管疾病的治疗带入了一个新时代。血管内弹簧圈栓塞在神经外科领域逐渐流行起来，这主要是因为它能够通过微创治疗的方法为血管病变提供一种快速的血管内治疗途径，而不需要开颅手术，并且不需要承担与开颅相关的手术风险。血管内弹簧圈栓塞是老年患者和合并疾病的患者的理想选择，这些患者存在较高的围手术期并发症风险。尽管有

这些优势，早期研究显示动脉瘤的闭塞率相对较低。Koivisto 等和 Vanninen 等进行了一项前瞻性随机对照试验，发现只有 50% 的动脉瘤在第一次手术后出现血管造影闭塞，永久性并发症为 4.0%。随着介入医生在支架辅助和球囊辅助放置弹簧圈方面积累了经验，以及弹簧圈设计的改进，弹簧圈栓塞已经发展成为一种可行的替代治疗方式，并可用于一系列血管病变的微创治疗。然而，尽管有这些进展，某些特殊的解剖学特点仍然使得血管内治疗变得不太适合。弯曲的血管或血管远端的病变可能使导管无法进入。合并载瘤血管进入穹顶的动脉瘤、宽颈动脉瘤和血泡状动脉瘤在某些情况下会使血管内弹簧圈栓塞变得具有挑战性或无法实施，即使有球囊或支架辅助也是如此。部分血栓形成的动脉瘤由于弹簧圈的嵌入和移位会增加复发的风险。对于那些因病变产生占位效应并出现症状的患者，以及由于巨大的、部分血栓形成的动脉瘤而导致颅神经病变的患者，弹簧圈栓塞也可能不太合适。

血管神经外科的前沿：内镜经鼻入路治疗颅内动脉瘤

随着内镜颅底外科医生对微创颅底腹侧入路的熟悉，再结合既往成熟的开颅显微外科夹闭技术，使得通过内镜经颅底腹侧入路治疗颅内血管病变成为可能。微创颅底腹侧入路较传统开颅入路的显著优势在于：不需要切开、暴露和牵拉脑组织即可通过腹侧入路直达病变。随着内镜手术技术的不断提升，开颅显微方式也在不断得到改进。"迷你"开颅入路不仅能够最大限度地降低手术入路相关的并发症发生率，同时还能为术者提供暴露和解剖血管病变所需的精细的近远心端控制，且不妨碍手术的灵活性（图 19.1）。这种特性与经鼻入路形成直接对比，因为经鼻入路的手术精确性和可操作性在有限的手术空间内固有地受到限制，存在器械冲突和意外血管损伤的风险。开颅显微手术不会影响血管近心端的控制，这对于血管神经外科来说至关重要，然而在某些内镜经鼻入路手术中却难以做到血管近心端的控制。此外，无牵拉显微外科技术降低了在处理深部血管病变时与手术路径相关的并发症发生率，进一步缩小了其与经鼻入路"无脑组织牵拉"这一优势之间的差距，同时也降低了经鼻入路的潜在优势。内镜经鼻入路治疗血管病变还需要大范围的颅底暴露和良好的颅底重建技术，但这一技术目前尚不完美。自从带血管蒂的鼻中隔黏膜瓣问世以来，扩大

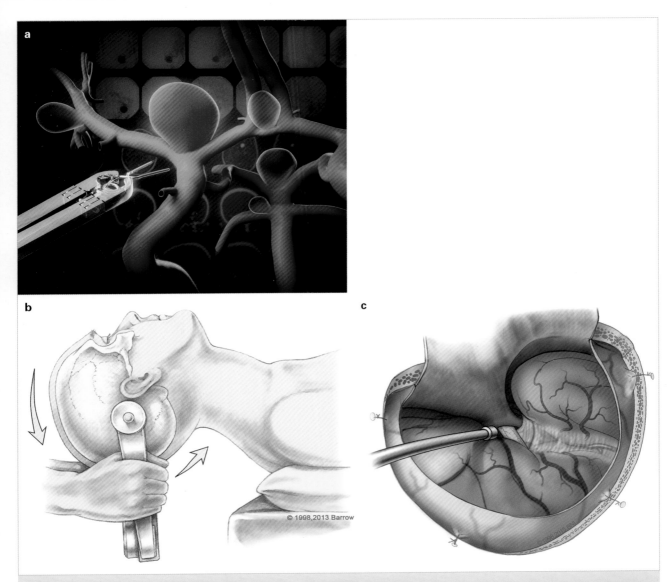

图 19.1　a. 插图描绘了颅内动脉瘤的模式图，以及如何对动脉瘤进行夹闭。背景展示了用于指导神经外科医生的磁共振图像。b. 插图展示了患者在接受显微开颅夹闭颅内动脉瘤手术时的体位。通过抬高患者肩部、伸展颈部、将头部向对侧旋转 10°~15°，可以通过重力回缩来改善术中视野。c. 插图展示了改良眶－颧骨瓣开颅术后的颅内观。额颞叶暴露，侧裂被广泛解剖。患者的位置允许额叶从颞叶"脱落"，而不需要使用固定的牵开器。以这种方式进行的开颅显微外科技术避免了牵拉脑组织造成的脑损伤，同时在手术过程中最大限度地提高了术野的可视性、手术的可操作性和外科医生的舒适性

经鼻入路脑脊液漏的发生率虽然有了显著的降低。但即使经过最好的神经外科医生，脑脊液鼻漏和脑膜炎的发生率仍有可能高得令人望而却步，分别接近30% 和 20%。然而，这些并发症在开颅入路中几乎不存在。最后，要发展一支专注于经鼻入路处理血管病变的多学科联合的、协调的工作团队，需要面临许多挑战，特别是在动脉瘤破裂后需要在 24h 内紧急手术的情况下。尽管存在这些缺点，内镜经鼻手术在未来仍有可能成为一种可行的治疗方案用于某些

不太适合传统显微外科或血管内治疗的患者。随着经鼻入路处理血管病变经验的累积，这些适应证可能会扩展到其他血管病变，但需要进行大规模临床研究，以评估其治疗效果能否经受住时间的考验。

最后的思考 / 专家建议

虽然经鼻内镜处理血管病变的手术方式大大降低了与开颅入路相关的并发症的发生率，并提供了直接处理血管病变的途径，但目前还没有大规模的

研究来比较这些入路与传统的开颅或血管内入路的有效性和安全性。在大多数情况下，处理这些病变需要广泛地暴露鼻腔结构，以及伴随而来的脑脊液漏的风险，因此可能不适合采用这些手术方法，因为潜在的并发症超过了未经治疗的未破裂动脉瘤的相关风险。最后，在狭窄的经鼻入路中手术灵活性有限，器械冲突的风险更高，快速部署完成经鼻入路血管手术或颅底团队是不切实际的，即使在较大疾病中心也是如此，这限制了它在神经外科领域的大规模适用性。然而，随着经鼻技术和器械的进步，这些新的治疗方法可能会成为一些不适合传统治疗方式的患者的另一合理选择。

参考文献

[1] Vlak MH, Algra A, Brandenburg R, Rinkel GJ. Prevalence of unruptured intracranial aneurysms, with emphasis on sex, age, comorbidity, country, and time period: a systematic review and meta-analysis. Lancet Neurol. 2011; 10 (7):626–636.

[2] Feigin VL, Rinkel GJ, Lawes CM, et al. Risk factors for subarachnoid hemorrhage: an updated systematic review of epidemiological studies. Stroke. 2005; 36(12):2773–2780.

[3] Wermer MJ, van der Schaaf IC, Algra A, Rinkel GJ. Risk of rupture of unruptured intracranial aneurysms in relation to patient and aneurysm characteristics: an updated meta-analysis. Stroke. 2007; 38(4):1404–1410.

[4] Linn FH, Rinkel GJ, Algra A, van Gijn J. Incidence of subarachnoid hemorrhage: role of region, year, and rate of computed tomography: a meta-analysis. Stroke. 1996; 27(4):625–629.

[5] Fogelholm R, Hernesniemi J, Vapalahti M. Impact of early surgery on outcome after aneurysmal subarachnoid hemorrhage. A population-based study. Stroke. 1993; 24(11):1649–1654.

[6] Chen PR, Frerichs K, Spetzler R. Natural history and general management of unruptured intracranial aneurysms. Neurosurg Focus. 2004; 17(5):E1.

[7] Lehecka M, Frosen J, Korja M, et al. Intracranial aneurysms. In: Kalani MYS, Nakaji P, Spetzler RF, eds. Neurovascular Surgery. 2nd ed. New York, NY: Thieme; 2015:457–467.

[8] Pakarinen S. Incidence, aetiology, and prognosis of primary subarachnoid haemorrhage. A study based on 589 cases diagnosed in a defined urban population during a defined period. Acta Neurol Scand. 1967; 43 Suppl 29:29–, 1–28.

[9] Asgari S, Wanke I, Schoch B, Stolke D. Recurrent hemorrhage after initially complete occlusion of intracranial aneurysms. Neurosurg Rev. 2003; 26 (4):269–274.

[10] Lozier AP, Kim GH, Sciacca RR, Connolly ES, Jr, Solomon RA. Microsurgical treatment of basilar apex aneurysms: perioperative and long-term clinical outcome. Neurosurgery. 2004; 54(2):286–296, discussion 296–299.

[11] Raaymakers TW, Rinkel GJ, Limburg M, Algra A. Mortality and morbidity of surgery for unruptured intracranial aneurysms: a meta-analysis. Stroke. 1998; 29(8):1531–1538.

[12] Solomon RA, Fink ME, Pile-Spellman J. Surgical management of unruptured intracranial aneurysms. J Neurosurg. 1994; 80(3):440–446.

[13] Takahashi T. The treatment of symptomatic unruptured aneurysms. Acta Neurochir Suppl (Wien). 2002; 82:17–19.

[14] Guglielmi G, Viñuela F, Dion J, Duckwiler G. Electrothrombosis of saccular aneurysms via endovascular approach. Part 2: Preliminary clinical experience. J Neurosurg. 1991; 75(1):8–14.

[15] Guglielmi G, Viñuela F, Sepetka I, Macellari V. Electrothrombosis of saccular aneurysms via endovascular approach. Part 1: Electrochemical basis, technique, and experimental results. J Neurosurg. 1991; 75(1):1–7.

[16] Koivisto T, Vanninen R, Hurskainen H, Saari T, Hernesniemi J, Vapalahti M. Outcomes of early endovascular versus surgical treatment of ruptured cerebral aneurysms. A prospective randomized study. Stroke. 2000; 31 (10):2369–2377.

[17] Vanninen R, Koivisto T, Saari T, Hernesniemi J, Vapalahti M. Ruptured intracranial aneurysms: acute endovascular treatment with electrolytically detachable coils–a prospective randomized study. Radiology. 1999; 211 (2):325–336.

[18] Yagmurlu K, Safavi-Abbasi S, Belykh E, et al. Quantitative anatomical analysis and clinical experience with mini-pterional and mini-orbitozygomatic approaches for intracranial aneurysm surgery. J Neurosurg. 201 7; 127(3):646–659.

[19] Sun H, Safavi-Abbasi S, Spetzler RF. Retractorless surgery for intracranial aneurysms. J Neurosurg Sci. 2016; 60(1):54–69.

[20] Gardner PA, Vaz-Guimaraes F, Jankowitz B, et al. Endoscopic endonasal clipping of intracranial aneurysms: surgical technique and results. World Neurosurg. 2015; 84(5):1380–1393.

第20章　脑动脉瘤夹闭术：显微技术和内镜技术

Francisco Vaz-Guimaraes, Paul A. Gardner, Juan C. Fernandez-Miranda, Eric W. Wang, Carl H. Snyderman

唐　斌　洪　涛 / 译

摘要

　　内镜经鼻入路已被广泛用于许多颅底病变，但极其有限地用于治疗脑动脉瘤。一些内侧朝向的颈内动脉床突旁动脉瘤可能最适合此入路进行治疗，但同时也需要一支在开放性动脉瘤夹闭和经鼻手术方面都有丰富经验的团队才能完成。

　　关键词：内镜经鼻，动脉瘤，夹闭，床突旁动脉瘤

内镜和显微镜视角

病例示例

病史和体格检查

　　45 岁女性吸烟者，有颅内动脉瘤破裂家族史，入院前一天以突发性头痛到急诊科就诊。她没有合并症，也否认对药物过敏。神经学专科检查显示脑膜刺激征，没有局灶性神经缺陷。计算机断层扫描（CT）显示 Fisher Ⅱ 自发性蛛网膜下腔出血（图 20.1a）。全脑血管造影显示一个 7mm 的左侧颈内动脉床突旁动脉瘤朝向上内侧（图 20.1b~d）。通过内镜经鼻入路（EEA）并使用显微外科技术夹闭动脉瘤。

手术过程

　　首先按标准化流程经额部行脑室外引流，随后患者采取仰卧位，头架固定头部，向右侧旋转约 25°并轻度后仰。CTA 图像引导的导航注册后，放置右侧股动脉鞘，并为术中血管造影做准备。面中部和腹部消毒铺单，并预防性使用第三代头孢菌素。

　　在持续性神经生理监测（即体感诱发电位）下，采用内镜经鼻经鞍区 – 海绵窦 – 鞍结节 – 蝶骨平台入路进行手术。首先制作右侧带蒂鼻中隔黏膜瓣，再广泛开放蝶窦、鼻中隔后部和鼻腔双通道，以利于术者可双手经双鼻孔进入蝶窦操作。颈内动脉近心端血管控制可通过经蝶鞍 – 经海绵窦阶段来实现的。磨除蝶鞍、左侧斜坡旁段颈内动脉（ICA）远端和鞍旁段 ICA 表面的骨质，以显露海绵窦内侧壁的最前部。打开部分鞍底硬膜并向海绵窦扩展，同时向海绵窦内注入流动性止血剂。此时，海绵窦内 ICA 的暴露和颈内动脉近心端血管控制得以实现（图 20.2a）。

　　接着，进行蝶骨平台部分的手术操作。磨除鞍结节和蝶骨平台上的骨质。在切开蝶鞍和蝶骨平台处硬脑膜前，使用多普勒对动脉瘤进行准确定位。在鞍膈水平打开远环后，将动脉瘤颈从眼动脉和垂

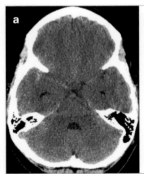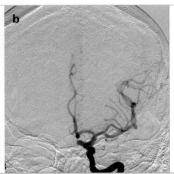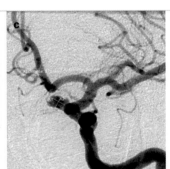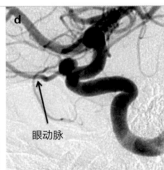

图 20.1　术前影像学检查：a. CT 显示自发性蛛网膜下腔出血。b、c. 脑血管造影正位图像显示颈内动脉床突旁动脉瘤朝向上内侧。d. 脑血管造影侧位图像显示动脉瘤位于眼动脉的远侧

（d 图标注：眼动脉）

体上动脉中游离出来（图 20.2b~e）。通过同侧鼻孔，使用长的单轴持夹器将一个动脉瘤直夹跨过瘤颈部进行夹闭（图 20.2f）。

多普勒超声验证动脉瘤穹顶是否存在血流信号（图 20.3a）。在多普勒信号没有改变的前提下放置另外两个直夹（图 20.3b）。在解剖动脉瘤瘤顶后，发现大脑前动脉与动脉瘤壁紧邻，并发出共振声音。遂行术中血管造影，显示动脉瘤夹闭完全（图 20.3c、d）。

随后进行多层颅底重建，使用 DuraGen 人工硬膜内嵌（图 20.4a），动脉瘤夹周围填满脂肪，并使用生物蛋白胶固定（图 20.4b、c），最后将带蒂鼻中隔黏膜瓣覆盖颅底（图 20.4d），并用组织胶和填充物支撑固定。

手术结果

患者恢复顺利，术后无并发症。脑室引流按照通常的 SAH 方案（在重症监护病房观察血管痉挛期间拔除）。患者在术后第 11 天度过血管痉挛观察期

后出院，出院时无不适或神经功能缺失症状。3 个月后随访，无神经功能障碍表现。

内镜经鼻入路治疗颈内动脉床突旁动脉瘤

优势

由于神经内镜向前颅底中线区域提供了一个开阔和放大的视野，因此内镜经鼻入路为内侧朝向的颈内动脉床突旁动脉瘤提供了更好的手术视野和通道，同时避免了对视通路的操作。尽管通过同侧（通常）鼻腔或对侧鼻腔，动脉瘤夹在瘤颈的位置是不一样的，但由于动脉瘤夹的叶片垂直瘤颈，并通常精确地平行于床突旁段颈内动脉，这也是载瘤动脉外壁弯曲处出现动脉瘤时的首选夹闭位置，因此使得夹闭变的相对简单化。对于绝大多数动脉瘤，通常一个动脉瘤直夹子就足够了。

考虑到可以更好地控制垂体上动脉和通向视神经和视交叉的穿支血管，出现意外夹闭这些血管的风险大大降低，从而减少了术后垂体功能减退和视

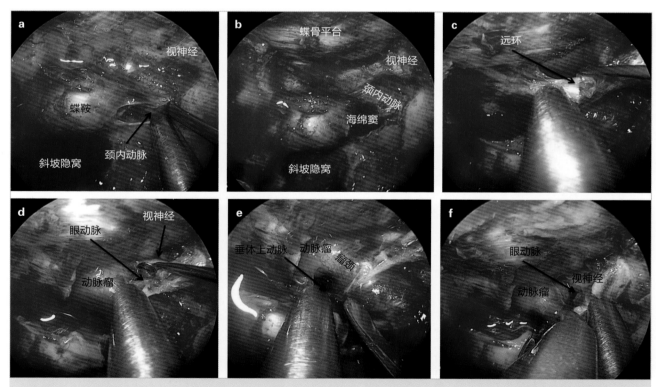

图 20.2 内镜经鼻入路颅内动脉瘤夹闭术。术中照片由 0° 内镜拍摄。a. 通过海绵窦内侧入路进行近心端血管控制。b. 内镜经鼻手术解剖入路。磨除蝶骨平台至蝶鞍的骨质。c. 切开蝶骨平台处硬膜和远环。d. 此操作可暴露眼动脉和动脉瘤颈的远端。注意视神经的位置。e. 解剖动脉瘤颈近端，垂体上动脉可被清晰辨认。f. 在内镜下放置第一个动脉瘤夹。动脉瘤夹准确地夹闭动脉瘤的颈部，同时保留了眼动脉和垂体上动脉

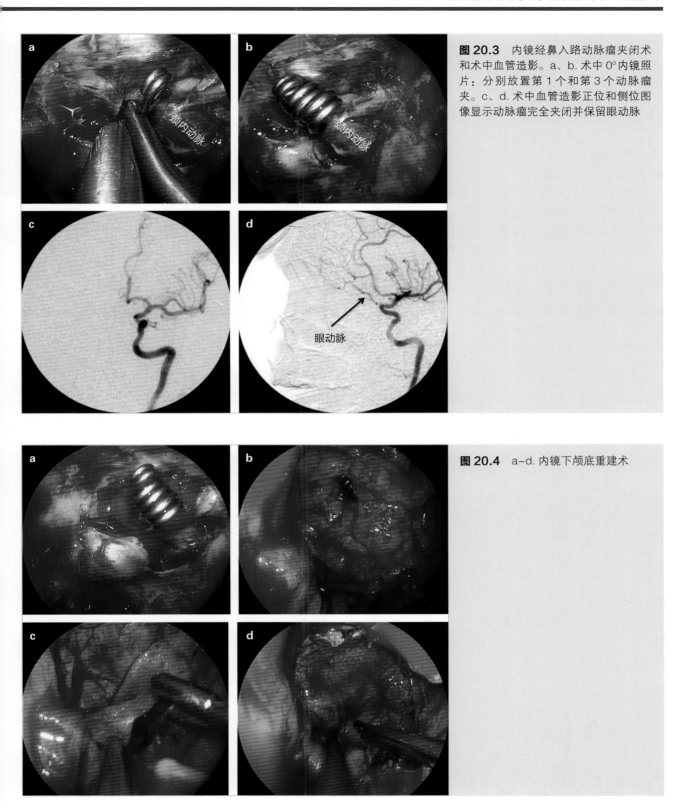

图 20.3 内镜经鼻入路动脉瘤夹闭术和术中血管造影。a、b. 术中 0° 内镜照片：分别放置第 1 个和第 3 个动脉瘤夹。c、d. 术中血管造影正位和侧位图像显示动脉瘤完全夹闭并保留眼动脉

图 20.4 a~d. 内镜下颅底重建术

力丧失的可能性。对视神经的零操作进一步保护了视力。经海绵窦入路可以相对容易地获得海绵窦段 ICA 的近心端血管控制，而不需要磨除前床突或再通过切开颈部显露颈段 ICA 来达到 ICA 的近心端控制。与显微手术中打开海绵窦顶壁相比，通过内镜经鼻扩大入路打开海绵窦内侧部显露 ICA，术后新发颅神

经症状（即动眼神经麻痹）的风险更低。内镜经鼻入路夹闭颈内动脉床突旁动脉瘤的另一个优点是不需要脑牵拉，而且术后恢复更快，美容效果也更好。

缺点

内镜经鼻颅底手术需要很长的学习曲线。缺乏一个对内镜颅底解剖和手术有丰富临床经验的团队同样是开展内镜经鼻动脉瘤夹闭手术的重大限制因素。内镜提供的可视化二维手术野可能会导致经验欠缺的外科医生出现空间定向障碍。由于器械的阻碍，在相对较深和较窄的鼻腔通道手术可能又是一个额外的挑战。此外，在术中动脉瘤破裂的情况下，手术视野可能很难达到充分可视化。事实上，由于手术的可操作性有限和可视性差，一旦大血管损伤，处理起来可能也会受到严重制约。

缺乏专门为经鼻脑血管手术设计的器械也是一个不利因素。目前的动脉瘤持夹器在鼻腔内进行有角度夹闭或者移除动脉瘤夹时均存在不足。如果动脉瘤夹在动脉瘤穹顶上方以不同的角度滑动，重新上好动脉瘤夹在技术上是存在巨大挑战。使用多个动脉瘤夹又可能大大减少操作的空间。此外，动脉瘤夹尾部经常突入蝶窦，使颅底重建变得更加困难，从而增加了术后脑脊液漏和脑膜炎的风险。

最后，在处理大的动脉瘤时，可能很难进行远心端的血管控制，有时可能需要借助开颅手术来达到远心端的血管控制。脑血管重建术和血管吻合术不能通过内镜经鼻手术完成，血管修复的选择也是有限的。此外，前床突下外侧朝向的动脉瘤也不适合内镜经鼻手术夹闭。

显微手术治疗颈内动脉床突旁动脉瘤

优点

显微开颅手术夹闭颈内动脉床突旁动脉瘤安全、有效、可靠，并发症发生率和死亡率相对较低。手术系列已被世界各地的许多医学中心报道，从而证明了其在治疗颈内动脉床突旁动脉瘤中的突出作用。翼点入路及其改良入路是神经外科实践中最通用和最广泛使用的外科入路之一。因此，大多数神经外科医生都熟悉这种入路，而不是内镜经鼻入路。显微镜视野的三维显微可视化也最大限度地降低了手术视野内空间定向障碍的风险。

与内镜经鼻入路相比，手术的可操作性更好，通过广泛解剖蛛网膜下池以释放脑脊液，翼点入路

并辅以眶和颧骨的切除，可进一步增强手术的可操作性。由于更大的暴露和增加的手术操作空间，可以通过各种不同的手术角度和轨迹接近动脉瘤，这有利于动脉瘤的移动和分离以及动脉瘤夹的放置和移除。此外，一旦术中需要脑血管重建术或血管吻合术，也只能通过显微开颅手术完成。

就颈内动脉床突旁动脉瘤而言，所有类型的动脉瘤，无论大小和瘤体朝向（即上、下、内侧或外侧），都可以通过显微开颅手术进行夹闭。

缺点

颈内动脉近心端控制需要单独行颈部切口以显露颈段 ICA 或沿中颅窝底在 Glasscock 三角显露 ICA，这在技术上都是具有挑战性的。此外，充分暴露动脉瘤颈的近端通常需要磨除前床突（图 20.5）。前床突切除术可能会引起沿着颈内动脉—动眼神经膜的海绵窦顶部出血。由于该处靠近动眼神经，术后可能会出现复视。

视神经的移位对于充分暴露动脉瘤可能是必要的，特别是对于那些内侧朝向的动脉瘤。这种操作会导致术后视力丧失的风险增加。与内镜经鼻入路相比，垂体上动脉和视交叉穿支血管的误夹率更高，因为显微开颅入路对中线结构的直视性更差。脑组织的牵拉和分离，虽然可以在无牵拉技术下尽可能减少损伤，但这仍是显微手术的一个固有缺点，特别是在蛛网膜下腔出血的情况下。由于需要更广泛地分离脑组织，患者在术后恢复期间更有可能出现疼痛和一些不适感。此外显微开颅手术可能出现面神经额支麻痹、颞肌萎缩和眼眶不对称，影响美观。

患者的选择：作者的经验

内镜经鼻入路夹闭颅内动脉瘤仅适用于少数严格筛选的病例。根据我们的经验，除了内侧朝向的颈内动脉床突旁动脉瘤外，以下两种类型的动脉瘤可以考虑采用内镜经鼻入路予以夹闭。

低位基底动脉尖动脉瘤

经颅入路处理低位基底动脉尖动脉瘤时，动脉瘤近心端血管控制可能存在困难。为了充分暴露基底动脉干以阻断血管，需要经海绵窦入路并切除后床突，而这过程伴随着动眼神经麻痹的风险（图 20.6a）。此外，如果通过颞下外侧入路进行动脉瘤夹闭（图 20.6b），对侧大脑后动脉和小脑上动脉的远心端控制可能会变得很困难。由于经鼻入路对颅底

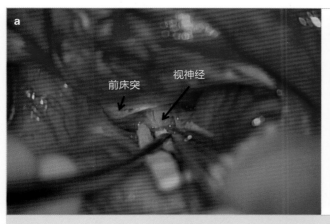
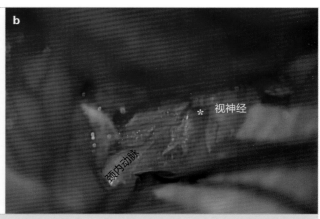

图 20.5　a、b. 左侧翼点入路治疗内侧朝向的颈内动脉床突旁动脉瘤。术中显微镜下图像。值得注意的是，磨除前床突后，可能会显露颈内动脉床旁段，动脉瘤颈远端很容易被显露。然而，动脉瘤颈近端（＊）并没有完全显露出来

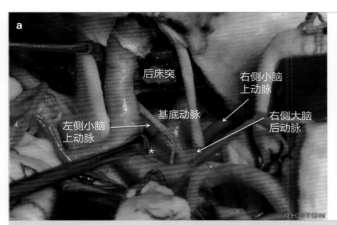
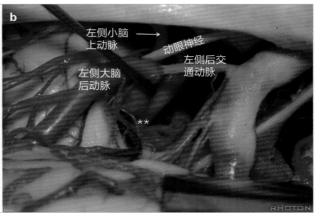

图 20.6　经前方海绵窦入路和颞下入路。a. 右侧经前方海绵窦入路。磨除后床突，实现近心端血管控制。请注意，左侧小脑上动脉和左侧大脑后动脉（＊）的显露略有受限。b. 左侧颞下入路。同侧大脑后动脉和小脑上动脉容易显露，而对侧动脉显露有限。在本标本中，仅暴露了大脑后动脉（＊＊）的起始部

正前中线区域的良好显露，易于到达桥前池，因此较易实现对基底动脉主干和分支的充分暴露。如有必要，内镜下经鼻入路并行后床突切除，可以增加手术的操作空间，方便术者进入脚间池。

脑干腹侧近端后循环动脉瘤

　　通过显微开颅手术充分显露位于脑干腹侧的后循环（即椎基底动脉）动脉瘤可能存在困难。虽然通过后外侧入路（即远外侧入路）可以很容易地实现近心端血管控制，但对于远心端血管控制和动脉瘤颈的显露仍存在困难（图 20.7）。如前所述，经鼻入路能够实现近心端和远心端血管控制，以及动脉

瘤的充分显露。

　　无论采用何种入路（内镜经鼻或显微开颅），夹闭小动脉瘤和未破裂动脉瘤通常都简单可行。对于破裂动脉瘤或巨大动脉瘤，尽管术中动脉瘤破裂和夹闭失败的风险可能明显增高，但已经不再是内镜经鼻入路手术的禁忌证。因此，术前仔细分析临床、解剖和影像学表现，对于选择内镜经鼻入路夹闭动脉瘤至关重要。

并发症的避免

　　避免动脉瘤手术中的并发症应从制订应急计划开始做起。随时做好术中血管造影以及从神经内镜

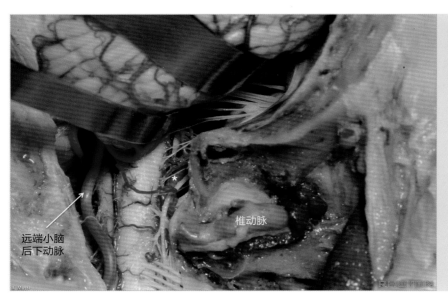

图20.7 远外侧入路。右侧远外侧入路。请注意，椎动脉的血管控制在远心端更为困难（＊），因为椎动脉进入延髓腹面正前方的延髓前池

远端小脑后下动脉

椎动脉

手术切换成显微镜手术的准备。在某些情况下，甚至需要切换为显微开颅夹闭动脉瘤的方式。此外，在整个神经内镜手术过程中，必须严格遵守脑血管手术的基本原则（即血管阻断、锐性解剖分离、动脉瘤的松解和分离、最少的医源性脑缺血）。

在经过严格仔细的病例筛选后，为了安全地进行手术，必须配备一支具有丰富的神经内镜、颅底和脑血管手术经验的手术团队。内镜经鼻脑血管手术是最复杂的经鼻内镜手术之一，被定义为"第Ⅴ级"手术，常伴随着一些并发症和不良预后。

特别对于破裂动脉瘤，术中必须尽快进行近心端血管控制，比如在进行颈内动脉床突旁动脉瘤手术时，应尽快经海绵窦入路显露海绵窦段颈内动脉，以及在后循环动脉瘤手术中，应尽快经斜坡入路显露椎动脉和基底动脉干。一旦血管控制和手术入路完成，必须经双鼻孔双手采用传统的显微外科技术对动脉瘤的瘤颈部、穿通支和载瘤血管进行解剖分离。这包括用钝头的显微剪进行解剖和分离，用稍微弯曲或成角的加长神经显微剥离子进行探查。一旦完成动脉瘤的解剖分离，即可使用合适的动脉瘤夹对动脉瘤颈部进行夹闭。

如何正确地将动脉瘤夹融入颅底重建过程中，是减少术后脑脊液漏（最常见的并发症）的关键。在通常所推荐的多层颅底重建中，必须使用自体脂肪对动脉瘤夹进行完全的包裹覆盖，这样可以减少动脉瘤夹对带蒂鼻中隔黏膜瓣的损伤，尤其是在动脉瘤夹的尾部突入蝶窦腔时。此外，带蒂鼻中隔黏膜瓣必须足够大，不仅要能覆盖硬膜开口，对于颈内动脉床突旁动脉瘤，还要能覆盖包含鞍底和蝶骨平台的整个蝶鞍，对于后循环动脉瘤，还要能覆盖整个斜坡隐窝。

技术细节

内镜经鼻入路脑血管病手术的技术原则包括充分暴露、双手显微操作和颅底重建。它需要深厚的解剖学知识，丰富的训练，内镜经鼻手术和团队合作的经验。整个手术过程（显露、解剖、夹闭、重建）通常需要神经外科医生与耳鼻喉科医生/头颈外科医生在密切合作下进行。

然而，在相对较深和狭窄的鼻腔通道进行手术可能会给术者带来困扰。有限的手术操作性以及较差的视野可能会导致手术器械相互干扰。为了克服这场"刀刃上的战斗"，同时使用两侧鼻孔（双鼻孔入路）、充分地暴露以及外科医生之间密切和持续的沟通显得尤为重要。在内镜经鼻手术的不同技术中，动态内镜观察下的经双鼻孔双手操作最为重要，即助手持镜为术者不断变换地提供类似于显微镜一样的最佳视野，术者则完全解放双手致力于显微操作。在我们的操作中也证明了利用这种助手持镜引导视野和术者显微操作相结合的技术可明显改善内镜经鼻手术的可操作性。

为了改善入路和手术操作的空间，常规切除右侧中鼻甲和鼻中隔后部，这样有助于增加鼻腔空间，利于双鼻孔操作，同时可减少鼻中隔对内镜视野的

遮挡，极大地增加内镜经鼻手术的可操作空间。

进行内镜经鼻动脉瘤夹闭手术时，首先应制作一个足够大的带蒂鼻中隔黏膜瓣。一般认为只需要根据动脉瘤夹闭手术中硬膜开放的范围来制作带蒂鼻中隔黏膜瓣，通常硬膜开放的范围较小，尤其是针对颈内动脉床突旁动脉瘤时。但是，由于在动脉瘤夹闭手术后，首先要使用自体或异体材料覆盖动脉瘤夹，再在其上方应用带蒂鼻中隔黏膜瓣覆盖整个蝶鞍，因此必须要求带蒂鼻中隔黏膜瓣足够大才能达到这一要求。在进行后循环动脉瘤夹闭手术中，还需要开放上颌窦内侧壁，将制作好的带蒂鼻中隔黏膜瓣置于其内，以便有足够大的鼻腔空间来显露下斜坡。

如同广泛的蝶窦暴露一样，骨窗的暴露同样需要足够充分。当磨钻对关键解剖结构的骨质进行磨除或者"鸡蛋壳样"打磨时，必须反复冲洗减少热损伤，然后用神经剥离子或咬骨钳小心进行剥除，而不是强行咬除，特别是在处理覆盖颈内动脉和动脉瘤的骨质时尤为重要。为了动脉瘤夹闭时无骨质遮挡，骨质的移除必须超过目标结构最少几毫米，例如，开放 Meckel 腔的骨质和硬脑膜可允许斜坡旁段颈内动脉向外侧移位，从而增加手术空间，利于手术操作；开放蝶骨平台最前方的骨质和硬膜可扩大鞍上区的手术空间；后床突切除术有利于脚间池和基底动脉分叉部的显露。这些技术能够安全地显露海绵窦以及斜坡旁和床突旁段颈内动脉。海绵窦和基底静脉丛出血可用流动性止血剂进行止血。

硬脑膜开放前，需使用超声多普勒精确定位动脉瘤，以免发生意外损伤。对于颈内动脉床突旁动脉瘤，为了充分暴露眼动脉和动脉瘤颈远端，必须使用钝性的方式小心地打开硬膜远环（图 20.2c）。在面对大的动脉瘤时，必须预见到动脉瘤颈远端显露的有限性，以及无法进行远心端血管控制，因此有必要做好翼点开颅的准备。动脉瘤的解剖分离必须遵循传统的显微外科技术，同时在这个过程中，非常强调内镜的位置。使用固定臂固定内镜会极大地限制内镜的视野，最好通过助手持镜配合动脉瘤的解剖分离过程，缓慢自主地移动内镜来实现视野的最佳化，以达到动脉瘤、载瘤血管、穿支血管以及解剖器械清晰显示的目的。术者用非优势手握住 6-Fr 型号的 Fukushima 锥形泪滴状吸引器（通常在尖端有一个轻微的向上弯曲），可以进行有效地钝性剥离，同时还可保持手术区域没有血液和脑脊液的干扰。

动脉瘤解剖分离完成后，就是实施夹闭了。考虑到经鼻入路的前中线轨迹以及操作空间有限，动脉瘤夹建议使用直夹子。弯夹子适用于瘤颈呈前后指向的颈内动脉床突旁动脉瘤。对于基底动脉尖动脉瘤，使用枪刺样动脉瘤夹并移动执夹器远离内镜光源，即可获得充足的内镜视野和动脉瘤的直视化。对于大的动脉瘤，可能需要在爆发抑制下进行动脉瘤的临时阻断和夹闭。

颅底重建必须如前所述进行。必须进一步强调两个细节：自体脂肪必须插入动脉瘤夹和鼻中隔黏膜瓣之间，以避免黏膜瓣的侵蚀和穿孔；带蒂鼻中隔黏膜瓣必须足够大，以覆盖整个蝶鞍。

注意事项

为了最大限度地减少器械之间的相互干扰和增加操作空间，必须尽可能地扩大鼻腔入路手术通道。对于颈内动脉床突旁动脉瘤，鞍旁骨质磨除的范围应延伸到 Meckel 腔，同时磨除视柱和视神经管骨质。对于基底尖动脉瘤，通过硬膜外或硬膜内垂体移位磨除鞍背和后床突骨质是关键（必须避免硬膜内移位，以最大限度地降低垂体功能减退的风险）。对于椎动脉瘤，向下外侧方向扩展的手术入路（即内镜经鼻经斜坡"远内侧"入路）是非常有必要的。通过这些经鼻扩大入路，再加上硬膜的开放以及相邻结构的轻微牵拉，可以显著增加手术操作空间，并利于更安全和更舒适的双人显微操作。同时，这些扩大的显露也使得几乎所有的病例可以在 0° 内镜下完成手术，并且在 0° 内镜下提供的直视视野可最大限度地降低空间定向障碍所带来的手术风险，并有利于直视下的显微解剖操作，而在使用角度镜时则可能带来这些手术风险。只有在极少数情况下，当处理基底尖动脉瘤或旁正中朝向的动脉瘤时，角度镜的使用可为器械提供额外的操作空间。

内镜下的动态视角可最大限度地减少器械之间的干扰。在一项实验室研究中我们已经证明，使用助手持镜动态引导定位，相较于固定臂持镜，会明显改善内镜下的显微操作能力。通过不断调整内镜的位置，助手可以在保持与感兴趣区域适当距离的情况下，通过侧向移动内镜，增加手术操作空间，优化视野，并通过增强深度感知将空间定向障碍的风险降至最低。

对于颈内动脉床突旁动脉瘤，为了无任何阻碍地靠近眼动脉和动脉瘤颈远端，必须开放硬膜远环。去除颈内动脉床旁段骨质利于颈内动脉稍向外侧移位，从而增加手术操作空间，并利于远心端血管控制。动脉瘤颈近端的解剖分离必须极其谨慎，尤其是与鞍膈更靠近时，发生动脉瘤颈损伤的风险更高。由于穿支动脉是朝向内侧的，因此便于保护。

内镜经鼻入路可轻松地广泛显露鞍上–视交叉下区域，然而对于视交叉上区（即视交叉池）和前交通动脉（ACOM）复合体动脉瘤的显露可能会受到额叶下垂的限制（图20.8）。此外，大脑前动脉可能位于视神经的上方和外侧，从而增加了近端血管控制的难度，并增加了视神经损伤的风险。尽管我们没有内镜下经鼻入路夹闭前交通动脉瘤的个人经验，但我们认为内镜经鼻入路仅适用于夹闭中线部位指向朝上的小的前交通动脉瘤，正如Froelich等和Yildirim等所描述的那样，指向朝下的也许也适合。考虑到术者和动脉瘤颈之间突出的动脉瘤体，以及穿支血管的难以控制，夹闭指向朝前和朝后的前交通动脉瘤存在挑战性。当一些鞍内和鞍上的肿瘤引起视交叉向后移位时，有利于内镜经鼻入路下的前交通复合体的显露。

高位基底动脉尖动脉瘤不是内镜经鼻入路夹闭的良好适应证。脚间池内动脉瘤的显露及远心端血管控制都会受到限制。在整个手术过程中都可能需要借助角度镜，但角度镜又有其固有的缺点。通过全硬膜内垂体移位可以获得更直接的视野，但代价是可能明显增加的术后垂体功能减退（图20.8）。然而对于低位基底动脉尖动脉瘤，内镜经鼻入路较传统的显微开颅入路，则是一个行之有效的替代方式，在之前的"患者的选择：作者的经验"一节里面，我们已充分描述了内镜经鼻入路的优点。

文献回顾 / 支持内镜经鼻入路的证据

采用内镜经鼻入路夹闭动脉瘤的报道很少。到目前为止，仅有10篇文献报道了22例患者的24个动脉瘤使用这种方法进行治疗，包括12个颈内动脉床突旁动脉瘤，3个基底动脉尖动脉瘤，3个前交通动脉瘤，2个基底动脉主干动脉瘤，2个大脑后动脉瘤，1个小脑后下动脉瘤，1个椎动脉瘤。其中2例患者各有2个动脉瘤。11例患者的动脉瘤被意外发现，7例患者出现自发性蛛网膜下腔出血，4例患者出现局灶性神经功能障碍。22个动脉瘤成功夹闭，2个需要进一步治疗（再次手术夹闭和血管内弹簧圈治疗残留的动脉瘤颈）。术后最常见的并发症是脑脊液漏（5例，22.7%），其次是脑膜炎（3例）和腔隙性脑梗死（2例基底动脉顶端动脉瘤，1例大脑后动脉瘤）。1例基底动脉尖动脉瘤患者发生了大面积脑

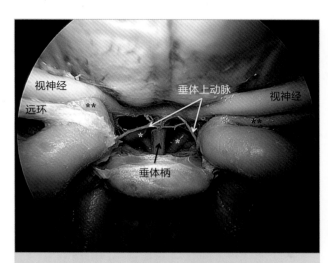

图20.8 内镜经鼻入路显露视交叉下和视交叉上区域。注意，额叶底面限制了视交叉上区和前交通复合体的暴露。然而内镜经鼻入路可广泛显露视交叉下区及其解剖结构。注意切除远环可显露眼动脉（**）。大脑后动脉（*）位于脚间池内（可通过硬膜间垂体移位进一步显露）

梗死。所有病例均可获得近、远心端血管控制。1例巨大的颈内动脉床突旁动脉瘤，需要联合翼点入路来进行远心端血管控制。

13例患者的15个前循环动脉瘤，均通过内镜经鼻入路成功夹闭。术后2例患者发生脑脊液漏（15.4%），需再次行经鼻内镜脑脊液漏修补术。术后没有新发的视力丧失、垂体功能减退或颈内动脉闭塞（即脑梗死）。在9例患者的9个后循环动脉瘤中，术后3例患者出现脑脊液鼻漏（33.3%），2例患者动脉瘤的颈部残留需要额外治疗（22.2%），4例术后因穿支动脉损伤发生脑梗死（44.4%），详见表20.1。

与前循环动脉瘤相比，后循环动脉瘤因穿支动脉损伤而发生神经功能障碍的风险显著增加（P=0.0172，Fisher精确检验）。两组术后脑脊液漏（P=0.609，Fisher精确检验）和因夹闭不全需要额外血管内治疗（P=0.375，Fisher精确检验）的风险相似。后循环动脉瘤的尺寸大于前循环动脉瘤［中位数分别为（9±5.07）mm和（5.5±5.87）mm］，但差异无统计学意义（P=0.7381，95%可信区间 –5.95~4.29）。

这些发现提示内镜经鼻入路最适合夹闭内侧朝向的颈内动脉床突旁动脉瘤。后循环动脉瘤，特别是颈部位于鞍背和后床突水平以上的基底动脉尖动脉瘤和大脑动脉瘤，常常与术后神经系统并发症（即穿支动脉损伤）有关，应慎重考虑是否采用内镜经鼻入路进行夹闭。另一方面，基底动脉主干动脉

表 20.1　内镜经鼻入路夹闭颅内动脉瘤

作者	患者	临床发现	位置 / 尺寸 / mm	生长方向	既往治疗	神经系统并发症	结果
Kassam 等，2006	51，女	局灶性神经功能缺损	椎动脉 /11	脑干腹侧面	血管内治疗	无	完全康复
Kassam 等，2007	56，女	偶然发现	垂体上动脉 /5	内侧	无	无	完全康复
Kitano 和 Taneda，2007	58，女	偶然发现	前交通动脉 / 不详	不详	无	无	完全康复
Enseñat 等，2011	74，女	蛛网膜下腔出血	小脑后下动脉 /1.2	脑干腹侧面	无	脑脊液漏	完全康复
Froelich 等，2011	55，男	偶然发现	前交通动脉 /7	上方	无	无	完全康复
Germanwala 和 Zanation，2011	42，女	蛛网膜下腔出血	眼动脉 /5床旁段 /10	上内侧后内侧	无	无	完全康复
Drazin 等，2012	59，女	蛛网膜下腔出血	基底动脉主干 /4	脑干腹侧面	血管内治疗	无	再次手术夹闭
Somanna 等，2015	42，女	蛛网膜下腔出血	基底动脉尖 /10	后上方	无	无	行动脉瘤残颈血管内绕线术
	70，女	蛛网膜下腔出血	基底动脉尖 /5	上方	无	腔隙性脑卒中	神经系统障碍
	35，男	局灶性神经功能缺损	大脑后动脉 /9.4	上方	无	卒中；脑脊液漏；脑膜炎	神经系统障碍
	50，男	蛛网膜下腔出血	基底动脉主干 /9	脑干腹侧面	无	无	完全康复
Gardner 等，2015	42，女	偶然发现	眼动脉 /3.5	下内侧	无	无	完全康复
	74，男	颅神经麻痹	大脑后动脉 /19	脑干腹侧面	无	脑脊液漏；脑膜炎；腔隙性脑卒中	轻度残疾
	43，女	偶然发现	垂体上动脉 /5	内侧	无	脑脊液漏	完全康复
	47，女	偶然发现	基底动脉尖 /9	后上方	无	腔隙性脑卒中	完全康复
	45，男	视力减退；垂体功能减退	眼动脉 / 巨大眼动脉 /5	上内侧	无	无	完全康复
	73，女	偶然发现	眼动脉 /6	内侧	无	脑脊液漏；脑膜炎	完全康复
	45，女	蛛网膜下腔出血	眼动脉 /7	上内侧	无	无	完全康复
	34，女	偶然发现	眼动脉 /4	内侧	无	无	完全康复
	55，女	偶然发现	垂体上动脉 /11	内侧	无	无	完全康复
	42，女	偶然发现	垂体上动脉	中下部	无	无	完全康复
Yildirim 等，2015	72，女	偶然发现	前交通动脉	前上方	无	无	完全康复

瘤、小脑前下动脉近端动脉瘤、椎基底动脉交界处动脉瘤和椎动脉动脉瘤内镜经鼻入路手术的潜在适应证，因为与显微开颅手术相比，经鼻入路可以更好地显露中线结构。此外，显微开颅入路对这些动脉瘤和周围结构的显露通常较差，并且需要创伤更大的开颅手术和更广泛地组织解剖（比如经岩骨 - 中颅窝联合入路），同时也增加了颅神经的意外损伤的风险。

文献回顾／支持显微手术的证据

尽管血管内治疗动脉瘤的技术不断进步，显微开颅夹闭动脉瘤仍然是一种安全有效的治疗方法。最近的几个大型手术系列，成功报道了超过 4000 例患者采用显微开颅方法夹闭颈内动脉床突旁动脉瘤和后循环动脉瘤（表 20.2 和表 20.3）。此外，如果由于解剖学原因不能直接夹闭动脉瘤，则可以选择相对安全的方式处理动脉瘤，如动脉瘤的包裹和（或）血管搭桥＋载瘤血管的夹闭。

颈内动脉床突旁动脉瘤的瘤颈通常较宽，从载瘤血管发出后并与垂体上动脉和眼动脉关系密切。此外，这些动脉瘤可朝上指向视神经（眼动脉瘤），朝下指向海绵窦顶壁（腹侧动脉瘤），朝内指向鞍膈内侧朝向到鞍膈（垂体上动脉瘤和颈内动脉窝动脉瘤），朝外突向前床突下方（床突下动脉瘤）。这些所有类型的动脉瘤，包括多个方向指向的巨大动脉瘤，均可通过显微开颅手术进行夹闭。通过磨除前床突和视神经管的顶壁，打开镰状韧带和硬膜远环，可以有效地游离颈内动脉或视神经，从而促进动脉瘤颈的分离和夹闭。对于内侧朝向的动脉瘤，可以考虑采用对侧入路进行夹闭。外侧朝向的动脉瘤通常最难夹闭，上方朝向的动脉瘤术中最容易破裂。

表 20.2 显微开颅夹闭颈内动脉床突旁动脉瘤

作者	患者总数／例	完全闭塞率	死亡率
Hoh 等，2001	179	94.1%	2.8%
Barami 等，2003	61	不详	1.6%
Iihara 等，2003	35	73.5%	不详
Silveira 等，2004	51	90.2%	0
Khan 等，2005	75	96.1%	0
Liu 等，2008	38	92.1%	5.3%
Raco 等，2008	104	93.2%	0
Xu 等，2008	36	90.9%	5.6%
Fulkerson 等，2009	126	79.4%	0.8%
Eliava 等，2010	83	90.4%	3.6%
Sharma 等，2010	78	不详	0
Son 等，2010	24	不详	0
Xu 等，2010	51	90.9%	3.9%
Nanda 和 Javalkar，2011	80	92.6%	8.7%
Colli 等，2013	95	96.1%	7.4%
Lai 和 Morgan，2013	169	95.1%	0.6%
Matano 等，2016	127	93.7%	0

表 20.3 显微开颅夹闭后循环动脉瘤

作者	患者总数／例	完全闭塞率	死亡率
Sundt，1990	157	不详	13.4%
Peerless 等，1996	1476	不详	5.7%
Morcos 和 Heros，1997	145	不详	3.4%
Samson 等，1999	302	95%	8.9%
Kitazawa 等，2001	11	100%	0
Seifert 等，2001	24	100%	8.3%
D'Ambrosio 等，2004	20	100%	0
Gonzalez 等，2004	32	90.6%	6.3%
Honda 等，2004	10	100%	0
Lozier 等，2004	98	92%	6.1%
Al-khayat 等，2005	52	100%	1.9%
Krisht 等，2007	50	100%	2%
Sanai 等，2008	217	95.4%	7.2%
Lai 和 Morgan，2012	256	不详	9.2%
Singh 等，2012	20	100%	15%
Shi 等，2013	41	100%	2.4%
McLaughlin 和 Martin，2014	18	100%	0
Nanda 等，2014	62	91.9%	0
Lehto 等，2015	190	不详	不详
Nair 等，2015	13	100%	7.7%

后循环动脉瘤罕见，且与周边重要神经血管结构关系错综复杂、位置深在，手术视野狭小，因此最难予以手术夹闭。尽管如此，显微开颅夹闭后循环动脉瘤的效果仍是值得肯定的。一系列成功的手术报道显示显微开颅夹闭仍是成功治疗基底动脉尖、大脑后动脉近端（即 P1 段）、小脑上动脉、小脑前下动脉远端和小脑后下动脉瘤的主要方式。现代颅底显微外科提高的更广泛的手术入路和更精确的显微操作使得神经外科医生能够安全地处理上述动脉瘤，同时在清晰的显微视野下进行血管控制和保护穿支血管。

在超过 1400 例患者的系列显微开颅手术中发现，颈内动脉床突旁动脉瘤的完全闭塞率和手术相关死亡率分别为 73.5%~96.1%（平均 90.6%；中位数 92.1%）和 0~8.7%（平均 2.5%；中位数 1.6%）（表 20.2）。在后循环动脉瘤中，包括来自椎基底动脉不同部位的 2700 多个动脉瘤，完全闭塞率和死亡率分别为 90.6%~100%（平均 97.5%；中位数 100%）和 0~13.4%（平均 4.7%；中位数 4.5%）（表 20.3）。

值得一提的是，内镜也可以在显微手术过程中使用，以增强手术视野的可视化。在动脉瘤夹闭前后均可使用内镜进行观察，用于检查动脉瘤夹闭的完整性和穿支动脉的保存，特别是在夹闭一些体积较大的复杂的动脉瘤时，效果更佳。随着内镜技术的发展，还可纯内镜下对动脉瘤进行解剖分离和夹闭。

与血管内治疗相比，显微开颅夹闭动脉瘤仍具有一些竞争的优势。相较于血管内栓塞，对于有神经压迫症状的患者在夹闭动脉瘤后即可消除动脉瘤的占位效应。此外，尽管目前一些先进的血管内技术，如球囊重塑、支架辅助，以及新近的血流导向装置的使用增加了动脉瘤的总体闭塞率，但动脉瘤的即刻闭塞率、动脉瘤的残留、再通 / 复发和再治疗率仍低于显微开颅手术。使用支架和血流导向装置后，需使用抗血小板药物来降低术后血管栓塞和症状性脑缺血的发生率，但也增加了颅内出血的风险。同时这些现代化的血管内技术的标准化使用程序和随访的长期风险仍不确定。国际蛛网膜下腔出血动脉瘤试验（ISTA）的长期随访结果也显示，动脉瘤介入手术的获益结果低于开颅夹闭手术。

结论

内镜经鼻入路夹闭动脉瘤，严谨的病例选择至关重要。必须坚持脑血管病手术的基本原则，必须进行手术野的广泛暴露以利于双手操作，同时应迅速做到近心端和远心端的血管控制。总体而言，内侧朝向的颈内动脉床突旁动脉瘤、低位基底动脉尖动脉瘤（低于后床突）和瘤颈位于脑干腹侧的椎基底动脉瘤最适合内镜经鼻入路。考虑到采取这种手术方式的病例数非常有限，目前在医学文献中仍没有明确的证据来推荐这种治疗方式。采用内镜经鼻入路夹闭动脉瘤只能由经验丰富的手术团队在极少数精挑细选的病例中进行。尽管作用有限，但在处理这些具有挑战性的动脉瘤时，这种手术方式仍必须被认为是从事脑血管疾病的神经外科医生武器库中的一部分。

参考文献

[1] Gardner PA, Vaz-Guimaraes F, Jankowitz B, et al. Endoscopic endonasal clipping of intracranial aneurysms: Surgical technique and results. World Neurosurg. 2015; 84(5):1380–1393.

[2] Vaz-Guimaraes F, Gardner PA, Fernandez-Miranda JC, Wang E, Snyderman CH. Endoscopic endonasal skull base surgery for vascular lesions: a systematic review of the literature. J Neurosurg Sci. 2016; 60(4):503–513.

[3] Rhoton AL. Jr. Aneurysms. Neurosurgery. 2002; 51:S121–S158.

[4] Koutourousiou M, Vaz Guimaraes Filho F, Fernandez-Miranda JC, Wang EW, Snyderman CH, Gardner PA. Endoscopic endonasal surgery for tumors of the cavernous sinus: Experience of 234 cases. J Am Coll Surg. 2014; 219(3) Suppl:S68.

[5] Seoane E, Tedeschi H, de Oliveira E, Wen HT, Rhoton AL, Jr. The pretemporal transcavernous approach to the interpeduncular and prepontine cisterns: microsurgical anatomy and technique application. Neurosurgery. 2000; 46 (4):891–898, discussion 898–899.

[6] Snyderman C, Kassam A, Carrau R, Mintz A, Gardner P, Prevedello DM. Acquisition of surgical skills for endonasal skull base surgery: a training program. Laryngoscope. 2007; 117(4):699–705.

[7] Vaz-Guimaraes F, Su SY, Fernandez-Miranda JC, Wang EW, Snyderman CH, Gardner PA. Hemostasis in endoscopic endonasal skull base surgery. J Neurol Surg B Skull Base. 2015; 76(4):296–302.

[8] Kassam AB, Gardner PA, Mintz A, Snyderman CH, Carrau RL, Horowitz M. Endoscopic endonasal clipping of an unsecured superior hypophyseal artery aneurysm. Technical note. J Neurosurg. 2007; 107(5):1047–1052.

[9] Gardner PA, Tormenti MJ, Pant H, Fernandez-Miranda JC, Snyderman CH, Horowitz MB. Carotid artery injury during endoscopic endonasal skull base surgery: incidence and outcomes. Neurosurgery. 2013; 73(2) Suppl Operative: ons261–ons269, discussion ons269–ons270.

[10] Hoh BL, Carter BS, Budzik RF, Putman CM, Ogilvy CS. Results after surgical and endovascular treatment of paraclinoid aneurysms by a combined neurovascular team. Neurosurgery. 2001; 48(1):78–89, discussion 89–90.

[11] Barami K, Hernandez VS, Diaz FG, Guthikonda M. Paraclinoid carotid aneurysms: surgical management, complications, and outcome based on a new classification scheme. Skull Base. 2003; 13(1):31–41.

[12] Iihara K, Murao K, Sakai N, et al. Unruptured paraclinoid aneurysms: a management strategy. J Neurosurg. 2003; 99(2):241–247.

[13] Silveira RL, Gusmão S, Pinheiro N, Andrade GC. Aneurisma paraclinóideo: técnica cirúrgica e resultados em 51 pacientes. Arq Neuropsiquiatr. 2004; 62 2A:322–329.

[14] Khan N, Yoshimura S, Roth P, et al. Conventional microsurgical treatment of paraclinoid aneurysms: state of the art with the use of the selective extradural anterior clinoidectomy SEAC. Acta Neurochir Suppl (Wien). 2005; 94 Suppl 94:23–29.

[15] Liu Y, You C, He M, Cai BW. Microneurosurgical management of the clinoid and paraclinoid aneurysms. Neurol Res. 2008; 30(6):552–556.

[16] Raco A, Frati A, Santoro A, et al. Long-term surgical results with aneurysms involving the ophthalmic segment of the carotid artery. J Neurosurg. 2008; 108(6):1200–1210.

[17] Xu BN, Sun ZH, Jiang JL, et al. Surgical management of large and giant intracavernous and paraclinoid aneurysms. Chin Med J (Engl). 2008; 121 (12):1061–1064.

[18] Fulkerson DH, Horner TG, Payner TD, et al. Endovascular retrograde suction decompression as an adjunct to surgical treat- ment of ophthalmic aneurysms: analysis of risks and clinical out- comes. Neurosurgery. 2009; 64(3) Suppl:107–111.

[19] Eliava SS, Filatov YM, Yakovlev SB, et al. Results of microsurgical treatment of large and giant ICA aneurysms using the retrograde suction decompression (RSD) technique: series of 92 patients. World Neurosurg. 2010; 73(6): 683–687.

[20] Sharma BS, Kasliwal MK, Suri A, Sarat Chandra P, Gupta A, Mehta VS. Outcome following surgery for ophthalmic segment aneurysms. J Clin Neurosci. 2010; 17(1):38–42.

[21] Son HE, Park MS, Kim SM, Jung SS, Park KS, Chung SY. The avoidance of microsurgical complications in the extradural anterior clinoidectomy to paraclinoid aneurysms. J Korean Neurosurg Soc. 2010; 48(3):199–206.

[22] Xu BN, Sun ZH, Romani R, et al. Microsurgical management of large and giant paraclinoid aneurysms. World Neurosurg. 2010; 73(3):137–146, discussion e17, e19.

[23] Nanda A, Javalkar V. Microneurosurgical management of ophthalmic segment of the internal carotid artery aneurysms: single-surgeon operative experience from Louisiana State University, Shreveport. Neurosurgery. 2011; 68 (2):355–370, discussion 370–371.

[24] Colli BO, Carlotti CG, Jr, Assirati JA, Jr, Abud DG, Amato MCM, Dezena RA. Results of microsurgical treatment of paraclinoid carotid aneurysms. Neurosurg Rev. 2013; 36(1):99–114, discussion 114–115.

[25] Lai LT, Morgan MK. Outcomes for unruptured ophthalmic segment aneurysm surgery. J Clin Neurosci. 2013; 20(8):1127–1133.

[26] Matano F, Tanikawa R, Kamiyama H, et al. Surgical treatment of 127 paraclinoid aneurysms with multifarious strategy: Factors related with outcome. World Neurosurg. 2016; 85:169–176.

[27] Zabramski JM, Kiriş T, Sankhla SK, Cabiol J, Spetzler RF. Orbitozygomatic craniotomy. Technical note. J Neurosurg. 1998; 89(2):336–341.

[28] Youssef AS, Willard L, Downes A, et al. The frontotemporal-orbitozygomatic approach: reconstructive technique and outcome. Acta Neurochir (Wien). 2012; 154(7):1275–1283.

[29] Kopitnik TA, Batjer HH, Samson DS. Combined transsylvian-subtemporal exposure of cerebral aneurysms involving the basilar apex. Microsurgery. 1994; 15(8):534–540.

[30] Fernandez-Miranda JC, Gardner PA, Rastelli MM, Jr, et al. Endoscopic endonasal transcavernous posterior clinoidectomy with interdural pituitary transposition. J Neurosurg. 2014; 121(1):91–99.

[31] Kassam AB, Prevedello DM, Thomas A, et al. Endoscopic endonasal pituitary transposition for a transdorsum sellae approach to the

interpeduncular cistern. Neurosurgery. 2008; 62(3) Suppl 1:57–72, discussion 72–74.

[32] Sanai N, Tarapore P, Lee AC, Lawton MT. The current role of microsurgery for posterior circulation aneurysms: a selective approach in the endovascular era. Neurosurgery. 2008; 62(6):1236–1249, discussion 1249–1253.

[33] Lawton MT. Seven Aneurysms. Tenets and Techniques for Clipping. New York, NY: Thieme; 2011.

[34] Vaz-Guimaraes F, Rastelli MM, Jr, Fernandez-Miranda JC, Wang EW, Gardner PA, Snyderman CH. Impact of dynamic endoscopy and bimanual-binarial dissection in endoscopic endonasal surgery training: A laboratory investigation. J Neurol Surg B Skull Base. 2015; 76(5) B5:365–371.

[35] Hadad G, Bassagasteguy L, Carrau RL, et al. A novel reconstructive technique after endoscopic expanded endonasal approaches: vascular pedicle nasoseptal flap. Laryngoscope. 2006; 116(10):1882–1886.

[36] Morera VA, Fernandez-Miranda JC, Prevedello DM, et al. "Far-medial" expanded endonasal approach to the inferior third of the clivus: the transcondylar and transjugular tubercle approaches. Neurosurgery. 2010; 66(6) Suppl Operative:211–219, discussion 219–220.

[37] Vaz-Guimaraes Filho F, Wang EW, Snyderman CH, Gardner PA, Fernandez-Miranda JC. Endoscopic endonasal "far-medial" transclival approach: Surgical anatomy and technique. Op Tech in Otolaryngol.. 2013; 24:222–228.

[38] Froelich S, Cebula H, Debry C, Boyer P. Anterior communicating artery aneurysm clipped via an endoscopic endonasal approach: technical note. Neurosurgery. 2011; 68(2) Suppl Operative:310–316, discussion 315–316.

[39] Kassam AB, Mintz AH, Gardner PA, Horowitz MB, Carrau RL, Snyderman CH. The expanded endonasal approach for an endoscopic transnasal clipping and aneurysmorrhaphy of a large vertebral artery aneurysm: technical case report. Neurosurgery. 2006; 59(1) Suppl 1:E162–E165, discussion E162–E165.

[40] Kitano M, Taneda M. Extended transsphenoidal approach to anterior communicating artery aneurysm: aneurysm incidentally identified during macroadenoma resection: technical case report. Neurosurgery. 2007; 61(5) Suppl 2: E299–E300, discussion E300.

[41] Enseñat J, Alobid I, de Notaris M, et al. Endoscopic endonasal clipping of a ruptured vertebral-posterior inferior cerebellar artery aneurysm: technical case report. Neurosurgery. 2011; 69(1) Suppl Operative:E121–E127, discussion E127–E128.

[42] Germanwala AV, Zanation AM. Endoscopic endonasal approach for clipping of ruptured and unruptured paraclinoid cerebral aneurysms: case report. Neurosurgery. 2011; 68(1) Suppl Operative:234–239, discussion 240.

[43] Drazin D, Zhuang L, Schievink WI, Mamelak AN. Expanded endonasal approach for the clipping of a ruptured basilar aneurysm and feeding artery to a cerebellar arteriovenous malformation. J Clin Neurosci. 2012; 19(1): 144–148.

[44] Somanna S, Babu RA, Srinivas D, Narasinga Rao KV, Vazhayil V. Extended endoscopic endonasal transclival clipping of posterior circulation aneurysms–an alternative to the transcranial approach. Acta Neurochir (Wien). 2015; 157 (12):2077–2085.

[45] Yildirim AE, Divanlioglu D, Karaoglu D, Cetinalp NE, Belen AD. Purely endoscopic endonasal clipping of an incidental anterior communicating artery aneurysm. J Craniofac Surg. 2015; 26(4):1378–1381.

[46] Sundt TJ. Results of surgical management. In: Brown C, ed. Surgical Techniques for Saccular and Giant Intracranial Aneurysms. Baltimore, MD: Williams & Wilkins; 1990:19–23.

[47] Peerless S, Hernesniemi JA, Drake C. Posterior circulation aneurysms. In: Wilkins R, Rengachary SS, eds. Neurosurgery. New York, NY: McGraw-Hill; 1996:2341–2356.

[48] Morcos J, Heros RC. Distal basilar artery aneurysm: Surgical techniques. In: Batjer HH, Caplan L, Friberg L, Greenlee RJ, Kopitnik TJ, Young W, eds. Cerebrovascular Disease. Philadelphia, PA: Lippincott-Raven; 1997:1055–1077.

[49] Samson D, Batjer HH, Kopitnik TA, Jr. Current results of the surgical management of aneurysms of the basilar apex. Neurosurgery. 1999; 44(4):697–702, discussion 702–704.

[50] Kitazawa K, Tanaka Y, Muraoka S, et al. Specific characteristics and management strategies of cerebral artery aneurysms: report of eleven cases. J Clin Neurosci. 2001; 8(1):23–26.

[51] Seifert V, Raabe A, Stolke D. Management-related morbidity and mortality in unselected aneurysms of the basilar trunk and vertebrobasilar junction. Acta Neurochir (Wien). 2001; 143(4):343–348, discussion 348–349.

[52] D'Ambrosio AL, Kreiter KT, Bush CA, et al. Far lateral suboccipital approach for the treatment of proximal posteroinferior cerebellar artery aneurysms: surgical results and long-term outcome. Neurosurgery. 2004; 55(1):39–50, discussion 50–54.

[53] Gonzalez LF, Alexander MJ, McDougall CG, Spetzler RF. Anteroinferior cerebellar artery aneurysms: surgical approaches and outcomes–a review of 34 cases. Neurosurgery. 2004; 55(5):1025–1035.

[54] Honda M, Tsutsumi K, Yokoyama H, Yonekura M, Nagata I. Aneurysms of the posterior cerebral artery: retrospective review of surgical treatment. Neurol Med Chir (Tokyo). 2004; 44(4):164–168, discussion 169.

[55] Lozier AP, Kim GH, Sciacca RR, Connolly ES, Jr, Solomon RA. Microsurgical treatment of basilar apex aneurysms: perioperative and long-term clinical outcome. Neurosurgery. 2004; 54(2):286–296, discussion 296–299.

[56] Al-khayat H, Al-Khayat H, Beshay J, Manner D, White J. Vertebral artery-posteroinferior cerebellar artery aneurysms: clinical and lower cranial nerve outcomes in 52 patients. Neurosurgery. 2005; 56(1):2–10, discussion 11.

[57] Krisht AF, Krayenbühl N, Sercl D, Bikmaz K, Kadri PA. Results of microsurgical clipping of 50 high complexity basilar apex aneurysms. Neurosurgery. 2007; 60(2):242–250, discussion 250–252.

[58] Lai L, Morgan MK. Surgical management of posterior circulation aneurysms: Defining the role of microsurgery in contemporary endovascular era. In: Signorelli F, ed. Explicative Cases of Controversial Issues in Neurosurgery. Shanghai: InTech, 2012:235–256.

[59] Singh RK, Behari S, Kumar V, Jaiswal AK, Jain VK. Posterior inferior cerebellar artery aneurysms: Anatomical variations and surgical strategies. Asian J Neurosurg. 2012; 7(1):2–11.

[60] Shi X, Qian H, Singh KCKI, et al. Surgical management of vertebral and basilar artery aneurysms: a single center experience in 41 patients. Acta Neurochir (Wien). 2013; 155(6):1087–1093.

[61] McLaughlin N, Martin NA. Extended subtemporal transtentorial approach to the anterior incisural space and upper clival region: experience with posterior circulation aneurysms. Neurosurgery. 2014; 10 Suppl 1:15–23, discussion 23–24.

[62] Nanda A, Sonig A, Banerjee AD, Javalkar VK. Microsurgical management of basilar artery apex aneurysms: a single surgeon's experience from Louisiana State University, Shreveport. World Neurosurg. 2014; 82(1–2):118–129.

[63] Lehto H, Niemelä M, Kivisaari R, et al. Intracranial vertebral artery aneurysms: Clinical features and outcomes of 190 patients. World Neurosurg. 2015; 84(2):380–389.

[64] Nair P, Panikar D, Nair AP, Sundar S, Ayiramuthu P, Thomas A. Microsurgical management of aneurysms of the superior cerebellar artery - lessons learnt: An experience of 14 consecutive cases and review of the literature. Asian J Neurosurg. 2015; 10(1):47.

[65] Fischer G, Oertel J, Perneczky A. Endoscopy in aneurysm surgery. Neurosurgery. 2012; 70(2) Suppl Operative:184–190, discussion 190–191.

第 21 章　脑实质出血的清除：决策

Daniel R. Felbaum, Kevin M. McGrail, and Vikram V. Nayar

徐湘平　黄国栋 / 译

摘要

本章探讨开放和微创的方法治疗自发性脑出血（ICH）。我们重点关注了血肿清除的开放手术和内镜手术的对比。ICH 让社会经济和医疗卫生承担着难以承受的压力。缺血性卒中的干预措施已经有很多，并且已经确定了主导的方案，但是对于出血性卒中的治疗仍然存在争议。

关于是否以及如何进行手术干预的争论主要有两个问题：①清除血肿是否能改善患者的预后？②微创的手术方式是否能减少由大的手术方式带来的副作用？我们介绍了自发性脑出血的手术干预如何减少其对周围神经血管结构的占位效应和继发性损伤，以及如何使用神经内镜在血肿清除的手术中不增加并发症的情况下显著地减少手术痕迹。

关键词：脑实质出血，内镜，显微外科，清除，血肿

讨论

引言

自发性脑出血仍然是一种预后不佳的疾病，脑出血的发病率高于缺血性疾病或脑动脉瘤破裂，占所有中风的 10%~15%。年发病率为（10~30）/10 万人。报告的 3 个月和 12 个月死亡率分别高达 34% 和 59%。与预后差相关的独立危险因素包括：年龄 > 80 岁、脑室出血、格拉斯哥昏迷评分（GCS）低、血肿容积 > 30mL。

目前没有证据表明药物治疗能改善 ICH 的预后。因此许多外科方法被用来治疗 ICH。开放治疗方法包括开颅血肿清除和去骨瓣减压。微创的治疗方式包括内镜血肿清除和立体定向导管置入，用于抽吸和溶解血肿。手术的适应证和手术治疗的决策仍然是有争议的话题。

治疗方案的演变

早期的研究将 ICH 的开放手术治疗和药物治疗进行了比较，1989 年发布了第一个有关内镜清除血肿和药物治疗的随机对照试验研究。对于皮质下血肿，内镜清除血肿可以降低死亡率。在另一方面，内镜血肿清除术并不能使丘脑或基底节区出血的患者受益。

2005 年，脑出血外科试验（STICH）的结果发表。患者被随机分为早期手术组或初步药物治疗组。两组患者的死亡率或功能预后在统计学上没有显著差异。一个亚组分析显示对于距离皮质表面更近（< 1cm）的脑实质出血患者有潜在获益。STICH II 试验只包括了脑实质浅表出血的患者，结果显示外科手术和药物治疗的患者预后没有显著差异。总体而言，在最大的临床试验中，早期手术干预对于幕上脑出血患者并没有统计学上显著的益处。

STICH 试验的结论可能并不适用于所有幕上脑出血患者。对于纳入临床试验的患者，外科医生必须对最佳治疗方案不确定。此外，STCH 和 STCH II 试验的患者从非手术组到手术干预的交叉率都很高。

小脑出血的手术适应证有了更明确的定义。公认的小脑血肿清除标准是出血直径 > 3cm、脑干受压、脑池受压或脑积水。

目前已经有许多微创技术用于清除脑实质内血肿，包括立体定向抽吸和注射溶栓剂。对于立体定向抽吸，先将患者安装立体定向框架，小骨窗，放置导管至血肿腔并进行抽吸。一些研究尝试将纤维蛋白溶解剂注入血肿腔。现代术中神经导航系统的出现使得无框架立体定向置管成为可能。

在内镜手术中，具有各种工作端口的内镜通过圆柱管进入血肿。已经描述了用于内镜手术的各种器械：钢鞘、透明鞘、子弹形鞘、可膨胀鞘、三合一内镜、带有超声吸引器的内镜以及平衡的冲洗 - 吸引系统。其他最新的技术进步包括超声溶栓，一种现代化的内镜，以及适用于内镜的吸引 / 清创系统。

内镜血肿清除术的支持者认为，避免了对脑组织的医源性损伤，因为大脑回缩最小。内镜检查的这种假设优势在于治疗深层血肿，而不是皮质血肿。立体定向导航可用于为内镜选择最佳轨迹，以避开

功能区。与开颅手术相比，内镜手术中的皮肤切口和骨窗通常较小，这可能会也可能不会转化为手术风险的差异。

开放手术的一个优点是能够通过标准的双手技术（通常是使用手术显微镜）在腔内获得止血。开放手术可能是清除有组织血肿的最佳选择。显微外科技术非常适合于切除血肿清除过程中可能发现的血管或肿瘤性病变。此外，开颅手术可以在术中直接评估脑肿胀，并在需要时进行去骨瓣减压术。

虽然有几项研究已经将微创手术与开颅手术用于血块清除进行了比较，但支持一种技术优于另一种技术的证据仍然薄弱。在正在进行的微创手术加rt-PA治疗脑出血（MISTIE）Ⅲ期试验中，脑出血患者被随机分为内科治疗组或微创手术组，后者需要立体定向导管抽吸血肿，然后向血肿腔内注射tPA。一项相关的试验，术中CT引导的内镜手术治疗脑出血（MISTIE-ICES）也在进行中。在2015年的指南中，美国心脏协会/美国中风协会的结论是，通过内镜或立体定向导管抽吸法进行微创血栓清除的有效性仍然不确定。同样的指南表明，在出现显著中线移位、昏迷或难治性颅内压升高的情况下，开颅减压术可以降低幕上脑出血患者的死亡率。

决策

对于无潜在血管病变或肿瘤的自发性实质内出血患者，我们提出如图21.1所示的"算法"来做出初步治疗决定。

结论

对于靠近皮层的脑实质血肿，我们认为和显微镜开颅手术相比神经内镜并不能提高血肿清除的安全性。无论使用神经内镜还是显微镜，大脑或小脑皮质的切口都是相似的。无论是神经内镜技术还是开放技术，都可以避免使用脑牵引器，因为血肿最浅的部分靠近皮质。开颅手术可能比内镜手术更安全，原因有几个：与使用内镜器械相比，双手显微外科技术可以在清除血块后获得更好的止血效果，更好地清除纤维性和组织性血肿，在遇到潜在血管或肿瘤性病变时可以进行治疗，并直接评估脑肿胀和减压术的必要性。

大多数需要手术清除的实质内血肿是脑叶或小脑血肿。这两种类型的血肿通常都会向皮质表面延伸。我们通常采用开颅手术，使用手术显微镜进行清除血肿。术中超声检查有助于确定皮质切口的最佳位置。

神经内镜的优势在于它能够在对大脑损伤最小

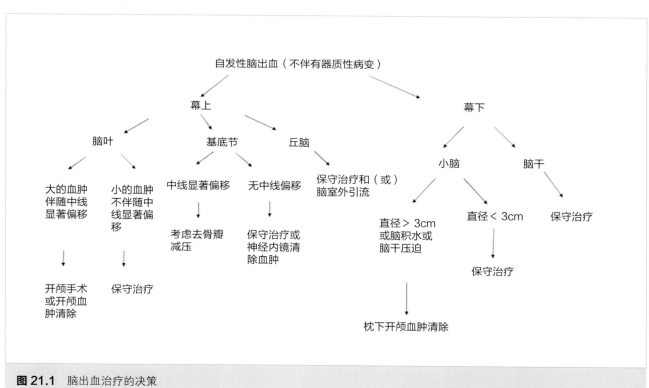

图 21.1 脑出血治疗的决策

的情况下进入深部血肿。神经内镜可以通过无功能区到达基底节区的血肿。虽然基底节出血通常无须手术，但正在进行的和未来的研究可能会为神经内镜清除血肿提供支持。需要回答的重要问题是，在这些患者中，神经内镜下血块清除是否优于非手术治疗。如果是这样的话，神经内镜可能会扩大外科干预的作用，扩大到基底节深层出血的患者。

参考文献

[1] Caplan LR. Intracerebral haemorrhage. Lancet. 1992; 339(8794):656–658.
[2] Broderick JP, Brott T, Tomsick T, Miller R, Huster G. Intracerebral hemorrhage more than twice as common as subarachnoid hemorrhage. J Neurosurg. 1993; 78(2):188–191.
[3] Qureshi AI, Tuhrim S, Broderick JP, Batjer HH, Hondo H, Hanley DF. Spontaneous intracerebral hemorrhage. N Engl J Med. 2001; 344(19):1450–1460.
[4] Labovitz DL, Halim A, Boden-Albala B, Hauser WA, Sacco RL. The incidence of deep and lobar intracerebral hemorrhage in whites, blacks, and Hispanics. Neurology. 2005; 65(4):518–522.
[5] Weimar C, Weber C, Wagner M, et al. German Stroke Data Bank Collaborators. Management patterns and health care use after intracerebral hemorrhage. a cost-of-illness study from a societal perspective in Germany. Cerebrovasc Dis. 2003; 15(1–2):29–36.
[6] Flaherty ML, Haverbusch M, Sekar P, et al. Long-term mortality after intracerebral hemorrhage. Neurology. 2006; 66(8):1182–1186.
[7] Hemphill JC, III, Bonovich DC, Besmertis L, Manley GT, Johnston SC. The ICH score: a simple, reliable grading scale for intracerebral hemorrhage. Stroke. 2001; 32(4):891–897.
[8] Tellez H, Bauer RB. Dexamethasone as treatment in cerebrovascular disease. 1. A controlled study in intracerebral hemorrhage. Stroke. 1973; 4(4):541–546.
[9] Poungvarin N, Bhoopat W, Viriyavejakul A, et al. Effects of dexamethasone in primary supratentorial intracerebral hemorrhage. N Engl J Med. 1987; 316 (20):1229–1233.
[10] Yu YL, Kumana CR, Lauder IJ, et al. Treatment of acute cerebral hemorrhage with intravenous glycerol. A double-blind, placebo-controlled, randomized trial. Stroke. 1992; 23(7):967–971.
[11] Mendelow AD, Gregson BA, Fernandes HM, et al. STICH investigators. Early surgery versus initial conservative treatment in patients with spontaneous supratentorial intracerebral haematomas in the International Surgical Trial in Intracerebral Haemorrhage (STICH): a randomised trial. Lancet. 2005; 365 (9457):387–397.
[12] Mendelow AD, Gregson BA, Rowan EN, Murray GD, Gholkar A, Mitchell PM, STICH II Investigators. Early surgery versus initial conservative treatment in patients with spontaneous supratentorial lobar intracerebral haematomas (STICH II): a randomised trial. Lancet. 2013; 382(9890):397–408.
[13] Zuccarello M, Brott T, Derex L, et al. Early surgical treatment for supratentorial intracerebral hemorrhage: a randomized feasibility study. Stroke. 1999; 30 (9):1833–1839.
[14] Batjer HH, Reisch JS, Allen BC, Plaizier LJ, Su CJ. Failure of surgery to improve outcome in hypertensive putaminal hemorrhage. A prospective randomized trial. Arch Neurol. 1990; 47(10):1103–1106.
[15] Auer LM, Deinsberger W, Niederkorn K, et al. Endoscopic surgery versus medical treatment for spontaneous intracerebral hematoma: a randomized study. J Neurosurg. 1989; 70(4):530–535.
[16] Hemphill JC, III, Greenberg SM, Anderson CS, et al. American Heart Association Stroke Council, Council on Cardiovascular and Stroke Nursing, Council on Clinical Cardiology. Guidelines for the Management of Spontaneous Intracerebral Hemorrhage: a Guideline for Healthcare Professionals from the American Heart Association/American Stroke Association. Stroke. 2015; 46 (7):2032–2060.
[17] Juvela S, Heiskanen O, Poranen A, et al. The treatment of spontaneous intracerebral hemorrhage. A prospective randomized trial of surgical and conservative treatment. J Neurosurg. 1989; 70(5):755–758.
[18] Morgenstern LB, Frankowski RF, Shedden P, Pasteur W, Grotta JC. Surgical treatment for intracerebral hemorrhage (STICH): a single-center, randomized clinical trial. Neurology. 1998; 51(5):1359–1363.
[19] Da Pian R, Bazzan A, Pasqualin A. Surgical versus medical treatment of spontaneous posterior fossa haematomas: a cooperative study on 205 cases. Neurol Res. 1984; 6(3):145–151.
[20] van Loon J, Van Calenbergh F, Goffin J, Plets C. Controversies in the management of spontaneous cerebellar haemorrhage. A consecutive series of 49 cases and review of the literature. Acta Neurochir (Wien). 1993; 122(3–4):187–193.
[21] Kirollos RW, Tyagi AK, Ross SA, van Hille PT, Marks PV. Management of spontaneous cerebellar hematomas: a prospective treatment protocol. Neurosurgery. 2001; 49(6):1378–1386, discussion 1386–1387.
[22] Kobayashi S, Sato A, Kageyama Y, Nakamura H, Watanabe Y, Yamaura A. Treatment of hypertensive cerebellar hemorrhage: surgical or conservative management? Neurosurgery. 1994; 34(2):246–250, discussion 250–251.
[23] Salvati M, Cervoni L, Raco A, Delfini R. Spontaneous cerebellar hemorrhage: clinical remarks on 50 cases. Surg Neurol. 2001; 55(3):156–161, discussion 161.
[24] Raco A, Caroli E, Isidori A, Salvati M. Management of acute cerebellar infarction: one institution's experience. Neurosurgery. 2003; 53(5):1061–1065, discussion 1065–1066.
[25] Teernstra OPM, Evers SM, Lodder J, Leffers P, Franke CL, Blaauw G, Multicenter randomized controlled trial (SICHPA). Stereotactic treatment of intracerebral hematoma by means of a plasminogen activator: a multicenter randomized controlled trial (SICHPA). Stroke. 2003; 34(4):968–974.
[26] Vespa P, McArthur D, Miller C, et al. Frameless stereotactic aspiration and thrombolysis of deep intracerebral hemorrhage is associated with reduction of hemorrhage volume and neurological improvement. Neurocrit Care. 2005; 2(3):274–281.
[27] Mould WA, Carhuapoma JR, Muschelli J, et al. MISTIE Investigators. Minimally invasive surgery plus recombinant tissue-type plasminogen activator for intracerebral hemorrhage evacuation decreases perihematomal edema. Stroke. 2013; 44(3):627–634.
[28] Hattori N, Katayama Y, Maya Y, Gatherer A. Impact of stereotactic hematoma evacuation on medical costs during the chronic period in patients with spontaneous putaminal hemorrhage: a randomized study. Surg Neurol. 2006; 65 (5):429–435, discussion 435.
[29] Niizuma H, Shimizu Y, Yonemitsu T, Nakasato N, Suzuki J. Results of stereotactic aspiration in 175 cases of putaminal hemorrhage. Neurosurgery. 1989; 24(6):814–819.
[30] Morgan T, Zuccarello M, Narayan R, Keyl P, Lane K, Hanley D. Preliminary findings of the minimally-invasive surgery plus rtPA for intracerebral hemorrhage evacuation (MISTIE) clinical trial. Acta Neurochir Suppl (Wien). 2008; 105:147–151.
[31] Kandel EI, Peresedov VV. Stereotaxic evacuation of spontaneous intracerebral hematomas. J Neurosurg. 1985; 62(2):206–213.
[32] Deinsberger W, Lang C, Hornig C, Boeker DK. Stereotactic aspiration and fibrinolysis of spontaneous supratentorial intracerebral hematomas versus conservative treatment: a matched-pair study. Zentralbl Neurochir. 2003; 64 (4):145–150.
[33] Kim IS, Son BC, Lee SW, Sung JH, Hong JT. Comparison of frame-based and frameless stereotactic hematoma puncture and subsequent fibrinolytic therapy for the treatment of supratentorial deep seated spontaneous intracerebral hemorrhage. Minim Invasive Neurosurg. 2007; 50(2):86–90.
[34] Dye JA, Dusick JR, Lee DJ, Gonzalez NR, Martin NA. Frontal bur hole through an eyebrow incision for image-guided endoscopic evacuation of spontaneous intracerebral hemorrhage. J Neurosurg. 2012; 117(4):767–773.
[35] Miller CM, Vespa P, Saver JL, et al. Image-guided endoscopic evacuation of spontaneous intracerebral hemorrhage. Surg Neurol. 2008; 69(5):441–446, discussion 446.
[36] Barlas O, Karadereler S, Bahar S, et al. Image-guided keyhole evacuation of spontaneous supratentorial intracerebral hemorrhage. Minim Invasive Neurosurg. 2009; 52(2):62–68.
[37] Nishihara T, Morita A, Teraoka A, Kirino T. Endoscopy-guided removal of spontaneous intracerebral hemorrhage: comparison with computer tomography-guided stereotactic evacuation. Childs Nerv Syst. 2007; 23(6):677–683.
[38] Beynon C, Schiebel P, Bösel J, Unterberg AW, Orakcioglu B. Minimally invasive endoscopic surgery for treatment of spontaneous intracerebral haematomas. Neurosurg Rev. 2015; 38(3):421–428.
[39] Nishihara T, Nagata K, Tanaka S, et al. Newly developed endoscopic instruments for the removal of intracerebral hematoma. Neurocrit Care. 2005; 2 (1):67–74.
[40] Bakshi A, Bakshi A, Banerji AK. Neuroendoscope-assisted evacuation of large intracerebral hematomas: introduction of a new, minimally invasive technique. Preliminary report. Neurosurg Focus. 2004; 16(6):e9.
[41] Hsieh PC, Cho DY, Lee WY, Chen JT. Endoscopic evacuation of putaminal hemorrhage: how to improve the efficiency of hematoma evacuation. Surg Neurol. 2005; 64(2):147–153, discussion 153.
[42] Chen CC, Chung HC, Liu CL, Lee HC, Cho DY. A newly developed endoscopic sheath for the removal of large putaminal hematomas. J Clin Neurosci. 2009; 16(10):1338–1341.
[43] Cho DY, Chen CC, Chang CS, Lee WY, Tso M. Endoscopic surgery for spontaneous basal ganglia hemorrhage: comparing endoscopic surgery, stereotactic aspiration, and craniotomy in noncomatose patients. Surg Neurol. 2006; 65 (6):547–555, discussion 555–556.
[44] Yamamoto T, Nakao Y, Mori K, Maeda M. Endoscopic hematoma evacuation for hypertensive cerebellar hemorrhage. Minim Invasive Neurosurg. 2006; 49 (3):173–178.
[45] Kuo L-T, Chen CM, Li CH, et al. Early endoscope-assisted hematoma evacuation in patients with supratentorial intracerebral hemorrhage: case selection, surgical technique, and long-term results. Neurosurg Focus. 2011; 30(4):E9.
[46] Ochalski P, Chivukula S, Shin S, Prevedello D, Engh J. Outcomes after endoscopic port surgery for spontaneous intracerebral hematomas. J

Neurol Surg A Cent Eur Neurosurg. 2014; 75(3):195–205, discussion 206.

[47] Almenawer SA, Crevier L, Murty N, Kassam A, Reddy K. Minimal access to deep intracranial lesions using a serial dilatation technique: case-series and review of brain tubular retractor systems. Neurosurg Rev. 2013; 36(2):321–329, discussion 329–330.

[48] Nishihara T, Teraoka A, Morita A, Ueki K, Takai K, Kirino T. A transparent sheath for endoscopic surgery and its application in surgical evacuation of spontaneous intracerebral hematomas. Technical note. J Neurosurg. 2000; 92 (6):1053–1055.

[49] Nagasaka T, Tsugeno M, Ikeda H, Okamoto T, Inao S, Wakabayashi T. Early recovery and better evacuation rate in neuroendoscopic surgery for spontaneous intracerebral hemorrhage using a multifunctional cannula: preliminary study in comparison with craniotomy. J Stroke Cerebrovasc Dis. 2011; 20 (3):208–213.

[50] Nagasaka T, Inao S, Ikeda H, Tsugeno M, Okamoto T. Inflation-deflation method for endoscopic evacuation of intracerebral haematoma. Acta Neurochir (Wien). 2008; 150(7):685–690, discussion 690.

[51] Orakcioglu B, Uozumi Y, Unterberg A. Endoscopic intra-hematomal evacuation of intracerebral hematomas: a suitable technique for patients with coagulopathies. Acta Neurochir Suppl. 2011; 112:3–8.

[52] Waran V, Vairavan N, Sia SF, Abdullah B. A new expandable cannula system for endoscopic evacuation of intraparenchymal hemorrhages. J Neurosurg. 2009; 111(6):1127–1130.

[53] Przybylowski CJ, Ding D, Starke RM, Webster Crowley R, Liu KC. Endoport-assisted surgery for the management of spontaneous intracerebral hemorrhage. J Clin Neurosci. 2015; 22(11):1727–1732.

[54] Ding D, Przybylowski CJ, Starke RM, et al. A minimally invasive anterior skull base approach for evacuation of a basal ganglia hemorrhage. J Clin Neurosci. 2015; 22(11):1816–1819.

[55] Fiorella D, et al. Minimally invasive evacuation of parenchymal and ventricular hemorrhage using the Apollo system with simultaneous neuronavigation, neuroendoscopy and active monitoring with cone beam CT. J Neurointerv Surg. 2014:1–6.

[56] Newell DW, Shah MM, Wilcox R, et al. Minimally invasive evacuation of spontaneous intracerebral hemorrhage using sonothrombolysis. J Neurosurg. 2011; 115(3):592–601.

[57] Vespa PM, Martin N, Zuccarello M, Awad I, Hanley DF. Surgical trials in intracerebral hemorrhage. Stroke. 2013; 44(6) Suppl 1:S79–S82.

第 22 章　脑实质出血的清除：显微技术

Nimer Adeeb, Justin Moore, Ajith J. Thomas, Christopher S. Ogilvy

徐湘平　黄国栋 / 译

摘要

　　脑实质出血传统上是用开放的显微外科技术来治疗的。在这一章中，我们讨论显微外科治疗方法与新的神经内镜方法技术上的细微差别。

　　关键词：脑实质出血，神经内镜，显微镜，清除，血肿

开放 / 显微视角

病例报道

病史

　　一名有左侧偏头痛病史的 74 岁西班牙裔女性患者伴随着剧烈头痛在夜间醒来。头痛在左侧，比她平常的头痛更严重。伴随着恶心、呕吐。患者被她的女儿送到了急诊科。

体格检查

　　在最开始的检查中，患者存在意识，时间、空间、人物定向力存在。她焦虑不安，大汗淋漓。她的血压是 187/73mmHg，心率是 66 次 /min，呼吸频率是 18 次 /min，体温是 36.1℃。

　　在神经系统检查中，患者能够毫无困难地讲述病史。然而，她无法说出某些物体和身体部位的名称（例如手表和拇指）。她伴有右侧同向偏盲和右侧偏身感觉障碍，没有主观视力障碍。12 对颅神经均未受损伤。上肢和下肢神经检查显示双侧肌肉体积和肌张力正常，旋前肌无漂移。她双侧上肢和下肢的肌力都是 5 级，所有反射都存在（3+），Babinski 征为阴性。没有震颤、痉挛。感觉检查显示没有明显的缺陷；然而，检查发现了右侧的偏身感觉障碍。小脑检查无法评估步态。她最初的美国国立卫生研究院中风评分（NIHSS）为 7 分。

　　紧急头颅计算机断层扫描（CT）显示一个 5.5cm × 3.0cm 的左枕部脑出血（ICH），周围有低密度区。中线右移 6mm，左侧枕角几乎完全消失。没有证据表明有脑疝或脑积水（图 22.1）。

　　随后的检查显示患者意识水平进行性下降，并伴有进行性右侧偏瘫。紧急复查 CT 显示中线移位 10mm（图 22.2）。根据临床和影像学进展，立即对患

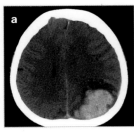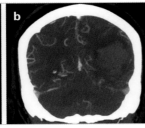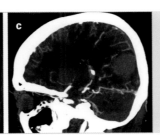

图 22.1　最初的 CT：轴位（a）、冠状位（b）和冠状位（c）扫描显示左枕部脑出血伴中线移位

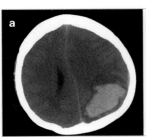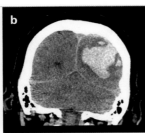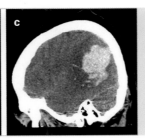

图 22.2　复查的 CT：轴位（a）、冠状位（b）和冠状位（c）扫描显示脑内出血的进行性变化和中线移位的增加

者进行了急诊血肿清除手术。

手术管理和技术细节

患者进行了急诊左侧枕部开颅手术，她被放置为右侧卧位，使用 Mayfield 头架三角固定并且头转向地板。左侧枕部头皮准备、消毒、铺单。做马蹄形切口，使用双极电凝和头皮夹控制头皮出血。头皮瓣向下反折，在矢状窦左侧钻孔。铣刀完整铣开颅骨，取出骨瓣。硬脑膜中度紧张，呈十字形切开，仔细注意避免损伤骨缘的硬脑膜桥静脉和静脉湖。可以看到血肿出现在皮质表面。在放大镜下，用双极钳配合冲洗，在血肿出现点切开皮质。使用 7 号吸引器和大量温生理盐水在血肿腔周围进行血肿清除。最终用取瘤钳取出大块血肿，使用双极电凝凝结出血的血管。经过处理后脑组织压力稍缓解，腔内填充速即纱、流体明胶止血。用温生理盐水冲洗伤口，用 4–0 尼龙缝线水密缝合硬脑膜。在颅骨周围放置缝线悬吊硬膜，以最大限度减少硬膜外血肿的风险。骨瓣被放置在明胶海绵和覆盖硬脑膜的流体明胶上，使用微型钢板螺钉系统。创面用大量抗生素溶液冲洗，用 2–0 缝线间断缝合帽状腱膜，3–0 缝线间断缝合皮肤。患者情况稳定后送入重症监护室。

术后过程

术后患者保持插管状态，刺痛睁眼，听力正常（听从两侧的命令，Following Commands on Both Sides）。她有右侧偏盲，但她的瞳孔是双眼反应的，没有眼肌麻痹。右侧肢体肌力 2 级，左侧肢体肌力 4 级。与左侧相比，右侧对刺激的撤退反应较弱。术后 CT 扫描显示血肿几乎完全清除，中线偏移恢复为 3mm（图 22.3）。

随访

术后 3 个月随访，患者的时间、空间、人物定向力正常。患者仍有右侧偏盲，双侧上下肢体肌力均恢复到 5 级。没有出现感觉障碍及颅神经症状。步态和平衡正常。她的改良 Rankin 评分为 1 分。CT 扫描显示中线移位完全解决（图 22.4）。

开放式显微外科手术方式与神经内镜手术方式的比较

在本病例中开放式显微外科手术方式的优点包括：

·非常快；从定位到清除血块的时间大约是 20min。

·更好的皮质切除的能力，尤其是在视觉功能区的相关区域。开放的方式可以更好地识别和保护皮质浅静脉，避开静脉窦和窦汇。

·如果患者术中出现了进行性脑水肿，它提供了去骨瓣的选择。

·它允许肉眼识别血肿到达大脑表面的位置，从而最大限度地减少完整皮质的侵犯。

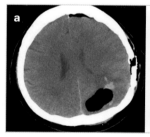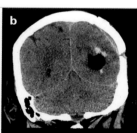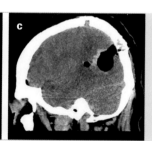

图 22.3 术后 CT：轴位（a）、冠状位（b）和冠状位（c）CT 显示脑出血几乎完全排出，中线移位减少

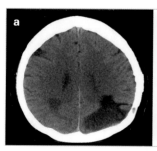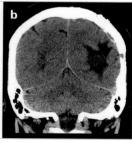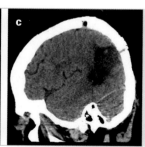

图 22.4 3 个月的随访 CT：轴位（a）、冠状位（b）和冠状位（c）CT 显示中线移位的完全恢复

· 使用显微镜可以获得高度放大的视野和极佳的照明，同时避免在遇到严重出血时失去血肿腔的视野，这是考虑到患者的神经恶化而引起的担忧。

· 患者的临床表现可疑，考虑到该患者的非典型部位和无高血压病史，应考虑潜在损害的可能性。使用显微镜的开放入路使外科医生能够在遇到潜在病变时实施完整的手术技术。

患者的选择

开颅血肿清除术可用于以下患者的治疗：

· 较大的浅表血肿，特别是那些可能发展为水肿的人，因此有可能行开颅手术。

· 非典型部位的血肿，提示可能有潜在病变。

· 血肿与潜在的病理改变相关。

· 术中出血或再出血风险高的患者，如出血早期（< 7h），或服用抗凝、抗血小板药物的患者。

避免并发症

· 开放入路对出血的反应容易而迅速，其好处是突发性急性出血不会使外科医生失去对手术视野的观察。这对接受抗凝治疗的患者特别有用。该显微镜允许 3D 立体双目视觉，具有更好的深度感知和出色的照明。

· 识别和保存皮质静脉是很重要的，因为失去这些静脉可能会导致脑水肿，并可能导致潜在的脑水肿患者的脑梗死。开放的方法能够识别和避免这些结构。

· 快速改变放大倍数和深度对于最大限度地减少损伤和对新的出血做出快速反应是有帮助的。

· 开放式手术在出现问题时提供了通道给助手（如第二吸引器）。

· 皮质切除的最佳位置，最好是在大脑表面可以看到血肿的位置，或者是允许皮质组织侵犯最少的位置，这会有助于将对完整的皮质实质的损伤降至最低。

文献回顾

ICH 伴随和严重的并发症和死亡率。高达 30% 的患者在 30 天内死亡，其他很多生存的患者神经功能不佳。手术的目的是通过清除血肿减少对脑实质的影响，这有助于逆转进行性的脑水肿。清除可能引发炎症变化和继发性损伤的血肿破裂产物，并改善大脑对周围活性脑组织和半暗带的灌注。然而，手术治疗是否有效仍存在争议。有研究将手术干预和药物治疗进行对比，其结果表明手术后的临床结果没有获益。在国际脑出血外科试验（STICH）中也报道了类似的结果。这项试验的目的是观察手术和药物治疗无法明确的患者，因此不包括手术对其有明确益处的患者。在对最初 STICH 试验中的患者进行的子分析中，浅表血肿清除术的患者有潜在的益处，手术在格拉斯哥结果评分（GOS）中提供了 8% 的绝对益处和 29% 的相对益处。这一发现为进一步地研究 "STICH Ⅱ" 提供了依据。虽然早期手术清除（< 12h）显示出 6 个月时临床结果更好（41%：38%）和死亡率更低（18%：24%）的趋势，但这些发现没有统计学意义。有趣的是，保守组中有 21% 的患者推迟了手术治疗，这导致了结果的改善，这可能会扰乱整体结果。

尽管有这些有争议的发现，对于神经外科医生来说，早期手术清除浅表血肿仍然是一种可能的治疗策略，这些患者使用开放开颅手术或内镜手术。目前的数据表明，不建议对小的深层血肿或影响整个半球的大血肿进行手术，特别是对神经状况不佳的老年患者。然而，在特定的小血肿和进行性神经功能恶化的患者中，通常推荐手术，而且手术可以挽救生命。

许多临床医生认为大的小脑血肿是一种独特的疾病，有明显的自然病史，通常与脑脊液（CSF）流动障碍或脑干肿块效应有关，手术通常被认为是治疗这种疾病的首选方法。Witsch 等建议对 GCS < 13 分或血肿 > 3cm 的患者进行手术治疗。另一方面，如果小脑血肿很小（< 3cm），且主要病理是脑脊液血流阻塞所致的脑积水，可以放置体外脑室装置（EVD），然后密切监测血肿。美国卒中协会建议对那些神经状况恶化或有脑干受压或脑积水证据的小脑出血患者进行手术治疗。

大多数外科试验都使用开颅手术作为清除血肿的外科治疗方法。Auer 等进行了第一次比较内镜治疗和保守治疗临床试验。他们发现，在 24h 内使用内镜清除血肿的患者有 40% 在 6 个月后有轻微残疾或没有残疾，而保守治疗的患者只有 25%。目前正在进行两项临床试验，以重新评估内镜手术的益处，并验证这些发现。内镜治疗可能对深层血肿有益处。然而，在浅表血肿中，采用适当的开放手术入路，利用最小的开颅手术，可以提供血肿投射到皮质表面的直接可视化的优势，这反过来又允许最小限度地侵犯完整的实质，显示表面静脉和动脉，从而允许在整个病例中保护这些结构，允许在失控出血的情况下使用直接和快速的止血操作，并且还可以治疗在影像学检查中不容易显现的潜在损害。对于深部血肿，如果考虑开放手术，可以使用影像引导，使最佳轨迹能够被规划为接近血肿，同时避开功能区。在某些情况下可以使用手术显微镜或显微外科眼镜来提供放大视野，这有利于充分止血和满意的血肿清除。在形成最小的皮质切除后，可以使用立体定向探头将细牵引器引向血肿。一旦进入血肿腔，显微镜就可以用来观察腔壁。部分血肿可以用钳子清除，同时避免在边缘区出现新的出血。

手术清除血肿的最佳时机尚不清楚。已发表的研究使用了不同的时间框架，包括 12h、24h、48h 和 72h，但当比较手术和保守治疗时，发现这对临床结果没有显著影响。Wang 等将患者分为 3 组：超早期（＜7h）组、早期（7~24h）组和延迟（＞24h）组。作者认为，早期（7~24h）组的手术治疗提供了再出血风险（超早期组高）和最终结果之间的最佳平衡。在超早期和早期，手术治疗的围术期和远期疗效均优于内科治疗。

要点

· 对于任何脑出血来说，药物治疗都很重要，特别是在手术的情况下。逆转任何抗凝药物，治疗凝血功能障碍，并将血压控制在 160mmHg 以下。

· 具有潜在病变的非典型出血，即使在影像学上看不到，也应该考虑行开放手术，以便发现潜在病变时能够迅速改变手术计划。继发性脑出血（SICH）评分可作为计算潜在损害概率的有用筛查试验。

· 在使用双极电凝的同时进行大量冲洗是血肿腔获得充分止血的关键。

· 开放手术可以直观地识别静脉结构和皮层动脉，然后可以保护它们，通常是用湿棉条覆盖它们。

· 如果有大量出血，并有可能导致严重的脑水肿，开颅手术可以行去骨瓣以控制颅内压。

· 轻微回缩的位置对于大血肿是有用的，特别是当它们延伸到完整皮质下时。在牵开器下使用 Bicol 纤维保护大脑，改善止血，而且不像湿棉条那么笨重。

· 止血结束后，要求麻醉团队将血压恢复到患者的基线。这些有助于确认已实现充分止血。

参考文献

[1] Reichart R, Frank S. Intracerebral hemorrhage, indication for surgical treatment and surgical techniques. Open Crit Care Med J. 2011; 4:68–71.

[2] Vespa PM, Martin N, Zuccarello M, Awad I, Hanley DF. Surgical trials in intracerebral hemorrhage. Stroke. 2013; 44(6) Suppl 1:S79–S82.

[3] Mendelow AD, Gregson BA, Fernandes HM, et al. STICH investigators. Early surgery versus initial conservative treatment in patients with spontaneous supratentorial intracerebral haematomas in the International Surgical Trial in Intracerebral Haemorrhage (STICH): a randomised trial. Lancet. 2005; 365 (9457):387–397.

[4] Fernandes HM, Gregson B, Siddique S, Mendelow AD. Surgery in intracerebral hemorrhage. The uncertainty continues. Stroke. 2000; 31(10):2511–2516.

[5] Mendelow AD, Gregson BA, Rowan EN, Murray GD, Gholkar A, Mitchell PM, STICH II Investigators. Early surgery versus initial conservative treatment in patients with spontaneous supratentorial lobar intracerebral haematomas (STICH II): a randomised trial. Lancet. 2013; 382(9890):397–408.

[6] Witsch J, Neugebauer H, Zweckberger K, Jüttler E. Primary cerebellar haemorrhage: complications, treatment and outcome. Clin Neurol Neurosurg. 2013; 115(7):863–869.

[7] Auer LM, Deinsberger W, Niederkorn K, et al. Endoscopic surgery versus medical treatment for spontaneous intracerebral hematoma: a randomized study. J Neurosurg. 1989; 70(4):530–535.

[8] Morgenstern LB, Demchuk AM, Kim DH, Frankowski RF, Grotta JC. Rebleeding leads to poor outcome in ultra-early craniotomy for intracerebral hemorrhage. Neurology. 2001; 56(10):1294–1299.

[9] Juvela S, Heiskanen O, Poranen A, et al. The treatment of spontaneous intracerebral hemorrhage. A prospective randomized trial of surgical and conservative treatment. J Neurosurg. 1989; 70(5):755–758.

[10] Zuccarello M, Brott T, Derex L, et al. Early surgical treatment for supratentorial intracerebral hemorrhage: a randomized feasibility study. Stroke. 1999; 30 (9):1833–1839.

[11] McKissock W, Richardson A, Taylor J. Primary intracerebral haematoma: a controlled trial of surgical and conservative treatment in 180 unselected cases. Lancet. 1961; 2:221–226.

[12] Wang YF, Wu JS, Mao Y, Chen XC, Zhou LF, Zhang Y. The optimal time-window for surgical treatment of spontaneous intracerebral hemorrhage: result of prospective randomized controlled trial of 500 cases. Acta Neurochir Suppl (Wien). 2008; 105:141–145.

[13] Anderson CS, Huang Y, Wang JG, et al. INTERACT Investigators. Intensive blood pressure reduction in acute cerebral haemorrhage trial (INTERACT): a randomised pilot trial. Lancet Neurol. 2008; 7(5):391–399.

[14] Delgado Almandoz JE, Schaefer PW, Goldstein JN, et al. Practical scoring system for the identification of patients with intracerebral hemorrhage at highest risk of harboring an underlying vascular etiology: the Secondary Intracerebral Hemorrhage Score. AJNR Am J Neuroradiol. 2010; 31 (9):1653–1660.

第 23 章　脑实质出血的清除：内镜技术

Sheri K. Palejwala, Peter Nakaji

徐湘平　黄国栋 / 译

摘要

自发性脑内血肿清除术在神经外科医生中的作用仍然是一个极具争议的话题。早期试验表明，手术血肿清除比药物治疗没有明显的益处；然而，一些较小的研究和亚组分析表明，当破坏最小的脑通道时，这是有益的。内镜在血肿清除中的应用减少了手术操作损伤，改善了血肿清除的可视性和出血血管的控制。几项研究表明，使用内镜对脑叶和深层出血进行手术清除后，患者病情有所改善。对特定的患者，特别是那些有临床症状和占位效应的患者进行快速血肿清除，即使是大的或深的血肿也可以通过内镜成功清除。

关键词：血肿清除，内镜手术，脑实质出血，神经内镜

神经内镜前景

脑内血肿清除术的早期临床试验

迄今为止最大的脑内血肿清除随机对照试验，即国际脑出血外科试验（STICH），包括 1000 例自发性脑实质出血患者，随机分为 24h 内手术切除组和保守治疗组。2005 年发表的研究结果显示，手术后对患者的总体生存率或功能恢复没有任何益处。对 STICH 数据的回顾性分析表明，与深部出血患者相比，浅表血肿患者，尤其是那些没有脑室内扩张或脑积水的患者，具有明显更有利的预后。解释这一结果的一个观点是，在手术入路过程中，皮质表面的活组织以及小的横穿血管和穿支可能在血肿清除过程中受损。STICH II 旨在检验这一理论。共有 601 例浅表性脑叶出血但无脑室内出血的患者被随机分为早期手术治疗组或最佳药物治疗组，可选择手术交叉。STICH I 和 II 清楚地告诉我们，与保守治疗相比，并非所有患者都能从 ICH 清除中获益。事后的分析表明，没有脑室出血或脑积水的浅部出血的患者，与单纯的内科治疗相比，手术清除可能会改善结果；然而，在 STICH II 中随机分组，这些差异没有达到统计学上的显著意义。然而，很明

显，一些自发性脑出血患者可以从手术中受益。在选择患者时要考虑的一些因素包括发作和手术之间的时间长短和手术方式的类型。具体地说，STICH 试验中的大多数患者都接受了开放开颅手术，这被认为在一定程度上导致了手术组缺乏显著的生存优势。

ICH 血肿清除的微侵袭方式

微创手术和重组组织型纤溶酶原激活剂脑出血清除术（MISTIE）试验旨在验证微创方法可以通过最小化手术操作通道来改善脑出血清除术患者的临床预后的假说。这项初步研究招募了 25 例患者，按 3：1 的随机比例分别采用重组组织型纤溶酶原激活剂或药物治疗进行微创手术，并公布了前 21 例患者的结果。这项研究显示，立体定向抽吸和滴注重组组织型纤溶酶原激活剂显著减少了血栓，并减少了病灶周围的水肿；然而，与临床改善的相关性值得怀疑。

在 Mata 分析中，周和他的同事评估了立体定向微创血肿清除术和内镜血肿清除术。他们发现，中度出血（25~40mL）的非昏迷患者在发作后 72h 内清除，与出现症状时昏迷、血肿 > 40mL 并延迟清除（从发作到清除超过 72h）的患者相比，死亡率和并发症发生率较低。亚组分析得出结论，立体定向手术优于内镜检查，尽管这两种方式的结合没有得到充分的研究，而内科治疗比开颅手术有更好的结果。同样，这一现象被认为是由于沿着手术通道朝向血肿的活体组织被破坏所致。

内镜技术的发展

与入路相关脑组织损伤最小的同时，最大限度地清除血肿以减少占位效应的趋势为内镜在脑出血清除中的应用提供了条件。1989 年，Auer 等发表了一项随机对照试验的结果，其中 100 例患者被分配到内镜清除血肿组或内科治疗组。与内科治疗的患者相比，内镜手术患者皮质下出血 10~50mL 的功能结果和死亡率有所改善，深层出血的死亡率也有所改

善。与其他大型多中心试验一致，在昏迷患者或丘脑或壳核出血的患者中，内镜手术与内科治疗相比没有发现任何益处。另一项对 68 例患者进行的回顾性研究评估了内镜下血肿清除，同时缩短了从发病到手术的时间；所有手术都是在发病后 12h 内进行的，其中 84% 是在发病后 4h 内完成的。结果显示，与先前发表的研究相比，死亡率和发病率显著降低，血肿清除率显著提高。内镜血肿清除术应用于更深更大的出血也显示了良好的效果，其结果与开放清除术相当，同时最大限度地减少了手术时间、出血量、手术时间和 ICU 住院时间。在一个系列中，神经内镜手术（n=43）与开颅治疗脑出血（n=23）相比，对于深层出血有更彻底的排空和更有力的即刻临床改善。最近，术中立体定向 CT 引导的内镜手术（ICES）治疗脑出血的试验证实了立体定向内镜在 20 例患者中清除血肿的有效性，与 Mistie 试验的医学对照队列（n=36）相比，术后 1 年的发病率持续下降。

内镜在自发性脑出血清除中的主要好处是，除了其最小的通道外，还改善了血肿清除和出血血管的识别和控制的可视化。对于这种情况，内镜手术的主要缺点是需要经验和使用内镜的便利性；由于内镜已经成为神经外科的多个方面的一种广泛使用的方式，这个缺点正在越来越多地被克服。一些研究表明微创和内镜手术治疗自发性脑出血的疗效优于开颅手术和内科治疗。

自发性脑出血的其他微创治疗方法

为了追求手术操作空间最小化，已经开发了几种设备来切除病变，同时将手术通道上存活的脑组织损伤降至最低。Apollo 装置（Penumbra Inc., Alameda, CA）是一种抽吸 - 冲洗系统，用于 29 例自发性脑出血患者，其血肿清除量在统计学上显著增加（平均血肿体积减少 54.1% ± 39.1%；$P < 0.001$），但死亡率高于平均水平。同样，Myriad 设备（NICO Corp., Indianapolis, IN）与 BrainPath（NICO Corp.）一起使用。在 11 个中心的 39 例患者身上。结果显示，术后格拉斯哥昏迷评分有统计学意义的改善（$P < 0.001$），72% 的患者血块减少率 ≥ 90%。此外，扩张器和平滑闭孔的设计被认为是为了减少手术通道上活组织的破坏，使周围的实质没有挫伤或其他手术创伤的视觉标记。然而，更重要的是，患者获得了很高的功能自理，这突出了更彻底的血肿清除的重要性，降低了侵袭性，改善了可视性。

脑出血清除术的时机选择

血肿清除的时间在试验中一直是一个一致的变量，在研究血块清除的结果时，血肿清除的时间也是一个不可否认的混淆因素。例如，STICH Ⅰ 要求随机接受手术的患者在随机化后 24h 内进行血肿清除，而不考虑发作或症状出现的时间。STICH Ⅱ 组中位血肿清除时间为 21h；然而，结果没有明显变化。一项较小的研究发现，在发作后 8h 内进行开颅手术的中度皮质下出血的非昏迷患者的预后优于内科治疗。相比之下，在发作后 4h 内行开颅手术的超早期血肿清除术的结果更差，这主要归因于 40% 的再出血率，而 12h 发作至手术组的再出血率为 12%。

病例阐述

一位 54 岁的女性患者出现急性起病的左侧偏瘫、面部下垂、构音障碍和 19mL 右侧壳核出血（图 23.1a）。到达我们的三级护理中心后，她再次接受影像学检查，显示她的出血增加了 32%（图 23.1b）。由于血肿的大小，逐渐增大的体积，相关的占位效应，以及她的神经功能缺陷，决定进一步进行微创内镜辅助血肿清除术。根据出血的形态，选择了 A 型 MISTIE（前后线性轨迹）（图 23.1c）。在立体定向神经导航下，通过眉毛切口在颅骨上开一个小的钻孔，然后沿着血块的长轴插入内镜，直到到达血块的后方。连续冲洗血肿，无须内镜侧方操作，一次抽吸血肿，最大限度地减少对皮质的损伤。图 23.2 展示了所用设备的术中配置。术后影像显示血肿几乎完全清除，但术后重复影像显示血肿部分再积聚，没有明显的占位效应或中线移位（图 23.3a、b）。图 23.3c、d 是残留血肿和手术通道在磁共振成像（MRI）上的显示。在 1 个月和 6 个月的随访中，患者持续的左侧偏瘫导致她大部分时间只能坐在轮椅上，并且影像学显示稳定的脑软化（图 23.4）。

在对 ICH 进行内镜清除时，必须牢记一些技术上的细微差别。由于内镜位于血肿的中心，外科医生在内镜手术期间的可视化相对较差。冲洗可以保持一定程度的视野清晰，但过多可能是有害的。此外，手术的目标不应是完全清除血肿，而是减少占位效应并且电凝明确的出血点。腔内的非出血血管应该保留，因为它们通常是穿支血管。过度的血块清除和内镜的大角度活动可能会导致对其他完整的邻近结构的损害，以及对基本的邻近神经血管结构的潜在损害，从而使神经损害持久和加重。这位患者的手术目的不一定是扭转她的神经缺陷，而是减

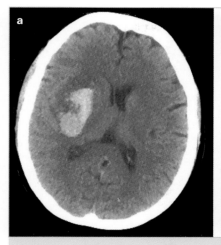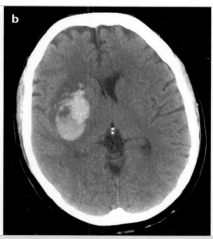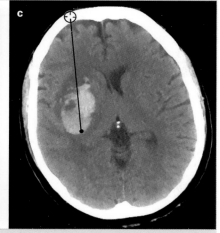

图 23.1　a. 术前头颅轴位平扫 CT 显示最初的 19mL 右侧壳核血肿。b. 重复成像显示血肿生长至 25mL。c. 叠加导航轨迹

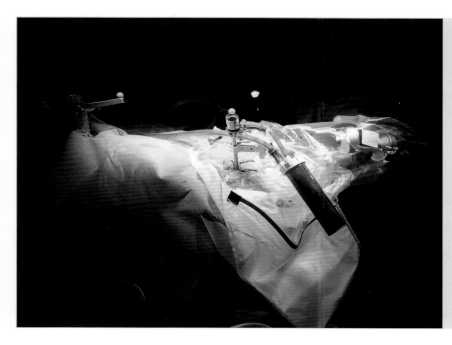

图 23.2　用 Mitaka 固定臂固定的 Frazee 内镜的术中视图，血液在受控壁吸引下吸入 Lukens 通道

少不断增长的血肿的占位效应，并保护患者的精神状态。

内镜下脑出血清除术的患者选择

　　如病例所示，立体定向内镜血肿清除术的少数指征包括有临床症状缺损和占位效应的出血和（或）体积增大的出血。神经内镜可以安全地处理大出血和深部出血，而不会对周围结构造成额外的损害。

　　自发性脑出血的外科治疗可以减少占位效应和对周围神经血管结构的继发性损伤。此外，内镜的使用可以大大减少血肿清除中的手术操作通道，而不会增加开放入路的发病率。归根结底，与任何干预措施一样，患者选择至关重要，特别是考虑到每个患者独特的病理解剖结构。在特定的患者中，可以使用诸如立体定向内镜辅助方法之类的微创技术来清除自发性脑出血，这有助于临床的改善。虽然这种内镜手术仍然存在争议，但我们认为目前使用内镜或微创手术比传统的开颅手术更适合于血肿清除。

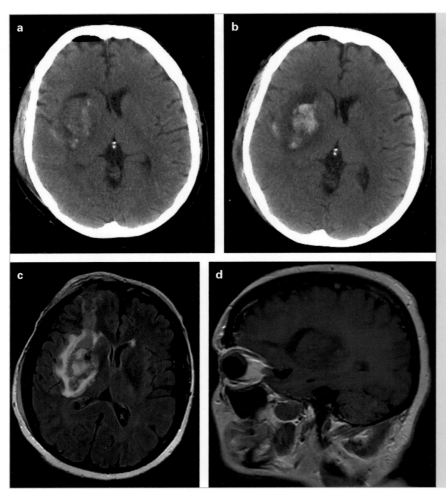

图 23.3 a. 术后立即进行轴位非对比头部计算机断层扫描（CT），显示右侧基底节血肿清除和占位效应减小。b. 2h 后获得的 CT 显示血肿部分再积聚。术后轴位 T2 加权（c）和矢状位 T1 加权（d）MRI 显示沿血肿长径的内镜 A 型束

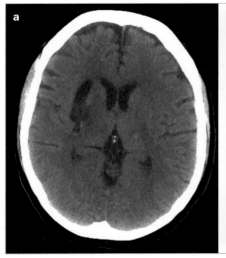
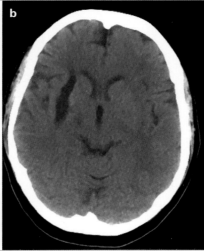

图 23.4 在随访 1 个月（a）和随访 6 个月（b）时进行的头部轴向非对比 CT 图像显示右侧基底节慢性脑软化

参考文献

[1] Mendelow AD, Gregson BA, Fernandes HM, et al. STICH investigators. Early surgery versus initial conservative treatment in patients with spontaneous supratentorial intracerebral haematomas in the International Surgical Trial in Intracerebral Haemorrhage (STICH): a randomised trial. Lancet. 2005; 365 (9457):387–397.

[2] Broderick JP. The STICH trial: what does it tell us and where do we go from here? Stroke. 2005; 36(7):1619–1620.

[3] Bhattathiri PS, Gregson B, Prasad KS, Mendelow AD, Investigators S, STICH Investigators. Intraventricular hemorrhage and hydrocephalus after spontaneous intracerebral hemorrhage: results from the STICH trial. Acta Neurochir Suppl (Wien). 2006; 96:65–68.

[4] Mendelow AD, Gregson BA, Rowan EN, Murray GD, Gholkar A, Mitchell PM, STICH II Investigators. Early surgery versus initial conservative treatment in patients with spontaneous supratentorial lobar intracerebral haematomas (STICH II): a randomised trial. Lancet. 2013; 382(9890):397–408.

[5] Morgan T, Zuccarello M, Narayan R, Keyl P, Lane K, Hanley D. Preliminary findings of the minimally-invasive surgery plus rtPA for intracerebral hemorrhage evacuation (MISTIE) clinical trial. Acta Neurochir Suppl (Wien). 2008; 105:147–151.

[6] Mould WA, Carhuapoma JR, Muschelli J, et al. MISTIE Investigators. Minimally invasive surgery plus recombinant tissue-type plasminogen activator for intracerebral hemorrhage evacuation decreases perihematomal edema. Stroke. 2013; 44(3):627–634.

[7] Fiorella D, Mocco J, Arthur A. Intracerebral hemorrhage: the next frontier for minimally invasive stroke treatment. J Neurointerv Surg. 2016; 8(10):987–988.

[8] Zhou X, Chen J, Li Q, et al. Minimally invasive surgery for spontaneous supratentorial intracerebral hemorrhage: a meta-analysis of randomized controlled trials. Stroke. 2012; 43(11):2923–2930.

[9] Zhou H, Zhang Y, Liu L, et al. A prospective controlled study: minimally invasive stereotactic puncture therapy versus conventional craniotomy in the treatment of acute intracerebral hemorrhage. BMC Neurol. 2011; 11:76.

[10] Barnes B, Hanley DF, Carhuapoma JR. Minimally invasive surgery for intracerebral haemorrhage. Curr Opin Crit Care. 2014; 20(2):148–152.

[11] Auer LM, Deinsberger W, Niederkorn K, et al. Endoscopic surgery versus medical treatment for spontaneous intracerebral hematoma: a randomized study. J Neurosurg. 1989; 70(4):530–535.

[12] Kuo LT, Chen CM, Li CH, et al. Early endoscope-assisted hematoma evacuation in patients with supratentorial intracerebral hemorrhage: case selection, surgical technique, and long-term results. Neurosurg Focus. 2011; 30(4):E9.

[13] Yamashiro S, Hitoshi Y, Yoshida A, Kuratsu J. Effectiveness of endoscopic surgery for comatose patients with large supratentorial intracerebral hemorrhages. Neurol Med Chir (Tokyo). 2015; 55(11):819–823.

[14] Wang WH, Hung YC, Hsu SP, et al. Endoscopic hematoma evacuation in patients with spontaneous supratentorial intracerebral hemorrhage. J Chin Med Assoc. 2015; 78(2):101–107.

[15] Nagasaka T, Tsugeno M, Ikeda H, Okamoto T, Inao S, Wakabayashi T. Early recovery and better evacuation rate in neuroendoscopic surgery for spontaneous intracerebral hemorrhage using a multifunctional cannula: preliminary study in comparison with craniotomy. J Stroke Cerebrovasc Dis. 2011; 20 (3):208–213.

[16] Vespa P, Hanley D, Betz J, et al. ICES Investigators. ICES (Intraoperative Stereotactic Computed Tomography-Guided Endoscopic Surgery) for brain hemorrhage: a multicenter randomized controlled trial. Stroke. 2016; 47(11):2749–2755.

[17] Rennert RC, Signorelli JW, Abraham P, Pannell JS, Khalessi AA. Minimally invasive treatment of intracerebral hemorrhage. Expert Rev Neurother. 2015; 15 (8):919–933.

[18] Cho DY, Chen CC, Chang CS, LeeWY, Tso M. Endoscopic surgery for spontaneous basal ganglia hemorrhage: comparing endoscopic surgery, stereotactic aspiration, and craniotomy in noncomatose patients. Surg Neurol. 2006; 65 (6):547–555, discussion 555–556.

[19] Spiotta AM, Fiorella D, Vargas J, et al. Initial multicenter technical experience with the Apollo device for minimally invasive intracerebral hematoma evacuation. Neurosurgery. 2015; 11 Suppl 2:243–251, discussion 251.

[20] Labib MA, Shah M, Kassam AB, et al. The safety and feasibility of imageguided BrainPath-mediated transsulcul hematoma evacuation: a multicenter study. Neurosurgery. 2017; 80(4):515–524.

[21] Pantazis G, Tsitsopoulos P, Mihas C, Katsiva V, Stavrianos V, Zymaris S. Early surgical treatment vs conservative management for spontaneous supratentorial intracerebral hematomas: a prospective randomized study. Surg Neurol. 2006; 66(5):492–501, discussion 501–502.

[22] Morgenstern LB, Demchuk AM, Kim DH, Frankowski RF, Grotta JC. Rebleeding leads to poor outcome in ultra-early craniotomy for intracerebral hemorrhage. Neurology. 2001; 56(10):1294–1299.

第 24 章　脑干海绵状血管瘤的手术入路：显微技术

Hasan A. Zaidi, Robert F. Spetzler

胡锦贤　黄国栋 / 译

摘要

脑干海绵状血管瘤是深部的、低流量的血管病变，被重要的神经核团和传导束所包围。手术切除脑干部位的病变一度被认为是不可能的。在过去的几十年里，随着对脑干解剖的进一步了解，结合新的手术入路和手术工具，使得外科医生能够安全有效地到达脑干病变所在区域。根据我们的经验，我们发现安全有效地切除脑干海绵状血管瘤需要详细了解脑干安全进入区（Brainstem Safe Entry Zones）。对于脑桥内的病变，显微镜下通过乙状窦后开颅进入延髓外侧区提供了一种真实且经过检验的方法。在这一章中，我们总结了我们中心在这些病变外科治疗方面的经验。

关键词： 脑干，海绵状血管瘤，显微手术，外科切除，安全进入区

显微手术视角

引言

脑干在一个小的横截面区域内包含一个复杂且相互连接的神经核团和传导束。一直到 20 世纪，脑干病损被认为是不可手术的，因为许多神经外科医生认为这个区域不能耐受手术操作。随着手术工具的发展以及对脑干显微外科解剖的进一步了解，一些具有开创性的神经外科医生，如 1971 年的 Lassiter 等，开始主张对以前认为不可手术的病变进行手术干预。高分辨率神经影像学的发展和影像导航在神经外科领域的引入，使得脑干病变的外科治疗变得可重复、可靠和安全。目前成功治疗这些病变的能力很大程度上是由于 20 世纪各种学科的多种进步的集合。在改善脑干海绵状畸形患者的生活质量方面，没有比手术更有效的手段。学习脑干海绵状血管瘤的手术入路需要详细了解脑干的主要安全进入区。这些区域包含相对较少的功能结构和穿支血管，因此，可以在到达病灶的同时使永久性的神经损伤风险最小化。对于一个脑干的病变，安全进入区往往决定了手术入路的选择。对于位于脑桥或延髓内的病变，这几乎总是需要一个后外侧进入点。

有争议的病理学案例

病史 / 查体

一名 34 岁女性患者来我院就诊，有 2 周的右臂和右腿无力、刺痛、平衡困难、构音障碍、头痛、复视和吞咽困难病史。她没有临床相关的既往病史，其他方面都很健康。在神经系统检查中，她被发现患有严重的右侧肢体偏瘫、右侧面瘫、构音障碍和左侧腭抬高受限，但在其他方面神经系统检查完好无损。磁共振成像（MRI）显示，在内听道水平有一个界线分明的脑桥腹侧肿块，稍微偏左（图 24.1）。经

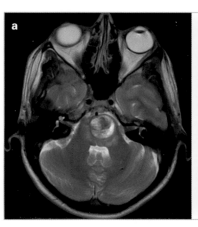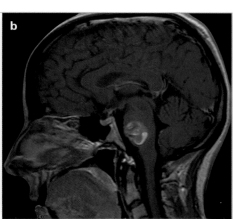

图 24.1　a. 术前轴位 T2 加权磁共振成像（MRI）显示内听道水平的脑桥腹侧肿块扩张。b. 矢状位 T1 加权平扫显示病变位于中斜坡区

脑桥脑干外侧安全进入区的后外侧入路被认为是进入脑干病变的理想入路。虽然病变最接近表面前方，但腹侧入路会将患者的皮质脊髓束和基底穿通血管置于医源性损伤的风险中，因为锥体束被病变推挤向腹内侧偏离。此外，当采用前路手术时，基底动脉穿支通常覆盖在预期的脊髓切开术区域。通过脑桥外侧区接近该解剖位置的病变可降低损伤锥体束的风险，在脑桥中部的这个位置，最好使用左乙状窦后开颅术来接近病变。在充分讨论了手术的风险和益处后，患者选择接受该病变的显微手术切除。

术中管理

将患者置于俯卧位，在获得基线体感诱发电位后监测第 V ～ XI 对颅神经，将头部旋转至右侧并屈曲，以提供进入左侧耳周区域的通道。立体定向计算机引导光学导航系统使用头皮轮廓进行注册，并使用已知的解剖标志来确认准确性。图像引导必须准确，因为外科医生依靠它来规划通过正常脑干到达病变的最短路径。在使用立体定向导航识别和标记横窦和乙状窦后，在耳垂后两个手指宽度处做直的皮肤切口。肌筋膜层暴露并抬高，露出枕乳突缝和乳突。随后进行乳突后开颅手术，以暴露后乙状窦的前边缘以及横窦的下边缘（图 24.2）。然后用以乙状窦为基础的 V 形切口打开硬脑膜。接下来，对蛛网膜粘连进行广泛、清晰地解剖，使大脑得以松弛，并创造足够的工作空间和小脑桥脑池脑

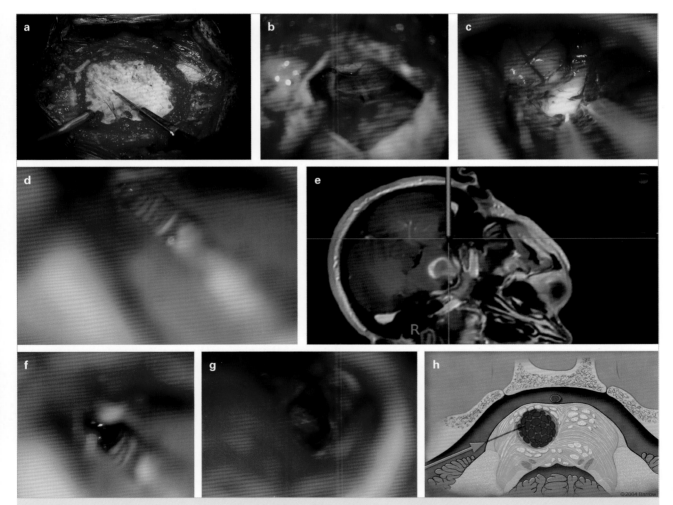

图 24.2　a. 采用左侧乙状窦后开颅手术接近病变。b. 广泛剥离蛛网膜，以最大限度地放松大脑。c. 确定并广泛解剖了颅神经Ⅶ / Ⅷ复合体水平的脑桥外侧带。d. 使用点亮的双极电灼器进入脑干，以改善光线在又深又窄的手术通道内的穿透性。e. 术中导航确定到达病变的理想轨迹。f. 病灶部分切除。g. 切除腔环行探查，确认脑干海绵状畸形全切除。h. 如本例所示，显示进入位于脑桥前部的海绵状肿瘤的理想轨迹的插图。通过侧脑桥安全进入区的入口点允许以最小可能的神经组织侵犯进入运动神经纤维外侧的脑干

脊液的释放。三叉神经、面神经和前庭耳蜗神经周围的蛛网膜切开，以便暴露于外，从而识别小脑中脚和脑桥外侧。这些结构提供了识别 3 个脑干安全进入区以进入腹侧脑桥病损所必需的标志。在这种特殊情况下，由于病变位于脑桥相对下方，我们认为脑桥外侧区将提供通过脑干的最安全的轨迹。计划在小脑脚中部水平设置一个入口点，穿过第Ⅶ和第Ⅸ颅神经脑干出口区之间的脑干中的一个点，进入病灶中心。立体定向导航系统用于精确确定到达病变的最短路径，并使用锐性解剖进入小脑中脚（图 24.2）。进行脑白质束的缓慢牵开，直到进入病变，特别注意颅神经监测，特别是第Ⅴ、第Ⅶ和第Ⅷ颅神经，以确保这些脑干核团在进入过程中不受干扰。照明双极钳（Kogent Surgical，Chesterfield，MO）在一个深而窄的手术通道内提供了更大的光线穿透。当达到目标时，由于先前的出血，亚急性血液立即释放。血肿创造了一个潜在的工作空间，使外科医生能够分块切除海绵状血管瘤，同时对周围的脑干造成很小的创伤。它还创造了一个宽阔的通道，使外科医生检查切除腔是否有任何残留的病变。在确保完全切除病变后，硬脑膜和覆盖的肌肉水密缝合。

手术结果

患者在手术室成功拔管，并转到神经外科重症监护室。在接下来的 48h 里，她的术前症状明显改善，包括构音障碍和面瘫。她的右侧肌力也有所改善，上肢和下肢的肌力检查结果为 4+/5。她没有出现新的运动或颅神经缺陷，有完整的听力和正常的面部感觉。术前存在的平衡障碍和复视无明显好转，

并配有带眼罩的眼镜。术后立即复查 MRI 显示脑干海绵状血管瘤被完全切除（图 24.3）。术后第 14 天，她出院接受住院康复治疗。在最近的一次随访检查中，她在运动检查方面有了明显的改善，右侧肌力稍下降，平衡障碍和复视也有所改善。她继续戴着眼罩治疗复视。她没有出现围手术期或术后并发症。

从 1985 年到 2014 年，这位资深术者（R. F. S.）共为 397 例成年患者实施了脑干海绵状血管瘤的显微手术切除，这是世界上已知的最大手术经验。男女比例为 4：6。在 397 例患者中，273 例（69%）患者的病灶位于脑桥内、59 例位于脑桥延髓（15%）、178 例位于脑桥（45%）和 36 例位于脑桥小脑（9%；表 24.1）。所有病变均采用显微外科手术切除，无须内镜观察或经鼻腹侧入路。42%~53% 的脑桥病变患者的部分或全部术前症状得到缓解，而 25%~39% 的患者在最后一次随访时出现了新的术后颅神经缺损或运动神经缺损。新的颅神经疾病占这些新缺陷的大部分（58%），并且通常被患者很好地耐受。围手术期并发症也是可以接受的，4 例（1%）围手术期死亡，28 例（7.1%）脑脊液漏患者需要干预。随着资深术者对这些病变的手术和围手术期处理经验的提高，神经系统和入路相关并发症的发生率稳步下降。

显微外科手术比内镜手术的优势

海绵状血管瘤是血管造影阴性、低流量和低压血管病变，20% 的颅内海绵状血管瘤位于脑干。这些病变有很高的出血倾向，无论是病变内还是病变外。反复出血事件造成了神经功能的持续减退，许多患者没办法恢复到出血前的状态。脑干海绵状畸

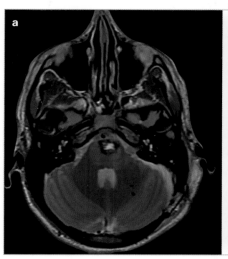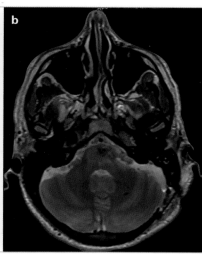

图 24.3 a. 术后轴位 T2 加权 MRI 证实脑桥海绵体畸形全部切除。b. 确定进入脑桥外侧安全进入区

表 24.1　脑干海绵状血管瘤患者统计学和长期随访：临床和放射学预后

海绵状血管瘤位置	病例数 / 例（比例 /%）	平均入院年龄 / 岁	男性比例 /% / 女性比例 /%	病灶大小 /cm	临床随访 / 月	部分或全部术前症状缓解的病例数 / 例（比例 /%）	发生新的永久性术后并发症的病例数 / 例（比例 /%）	术后出血的病例数 / 例（比例 /%）
延髓	47（12）	42.7	38/62	1.13 ± 0.43	41.7 ± 49.7	30（64）	13（28）	6（13）
桥脑延髓	59（15）	39.8	34/66	1.55 ± 0.64	30.9 ± 42.0	30（51）	21（36）	4（7）
桥脑	178（45）	42.8	42/58	1.88 ± 0.69	37.2 ± 45.9	95（53）	69（39）	16（9）
桥脑中脑	36（9）	40.3	56/44	2.37 ± 0.98	38.8 ± 52.0	15（42）	9（25）	3（8）
中脑	77（19）	43.3	36/64	1.80 ± 0.92	29.4 ± 35.0	35（45）	28（36）	4（5）
总计	397（100）	42.2	40/60	1.77 ± 0.79	35.5 ± 44.5	205（52）	140（35）	33（8）

形的切除是神经外科医生进行的最复杂和潜在危险的手术之一。然而，成功切除这些病变可以为这些病变提供持久且潜在可治愈的治疗，并长期改善患者的生活质量。成功地完成这类手术不仅需要必要的工具和团队努力，还需要重要脑干安全区的知识。这些方法之间的共同点是，它们依赖于脑干中的区域，这些区域相对缺乏穿支血管，相对缺乏重要的脑干核团和下行运动纤维束，以及只有很小的机会将感觉神经置于受伤的风险中，并且通常可以很好地耐受的（图 24.4，图 24.5）。这些区域都利用后部或后外侧暴露，避免任何腹部暴露，以减少并发症的发生。对于脑桥腹侧病变，有 3 个明确的后外侧脑干安全进入区：三叉神经周围区、三叉神经上区和脑桥外侧区。三叉神经周围区位于第 V 对颅神经的前方、皮质脊髓束的外侧、三叉神经运动和感觉核的前方。这种方法避免了对第 Ⅵ ～ Ⅷ 对颅神经的损伤，第 Ⅵ ～ Ⅷ 对颅神经在下方突出，位于三叉神经核的后方。三叉神经上区位于小脑脚中部三叉神经根进入区的正上方。如本病例中所述，脑桥外侧区位于小脑脚中部和脑桥之间以及三叉神经和面 - 前庭耳蜗复合体根进入区之间。

根据我们的经验，内镜经鼻入路提供的脑桥腹侧脑干入路点使重要的下行纤维处于更高的损伤风险。对重要的皮质脊髓下行束的损伤会导致运动缺陷，这些缺陷通常不被患者很好地耐受，并且对整体功能和生活质量有更大的影响。此外，由于基底动脉的腹侧位置，基底动脉穿支通常有更大的损伤风险，因为它们通常覆盖在腹侧脑干入路点上。即使暴露这些腹侧微穿支，暴露于内镜的光线或无意的操作也有更高的医源性损伤风险，这可能导致血

管痉挛。由于这些原因，在实践中我们不使用脑干腹侧暴露来接近这些病变。

除了通过腹侧暴露只能获得较差的脑干进入点之外，内镜经鼻进入脑干的方法与显微镜方法相比具有许多固有的缺点。脑干病变需要绝对的手术自由度和手术灵活性，以便成功地实施手术操作并切除占位性病变。显微外科手术方法最大限度地利用了这两个因素，并且在过去 30 多年里一直是一种经过时间考验的真实方法。内镜方法对于只涉及软组织或骨结构而不涉及脑实质的病变是理想的，因为为了有效地切除这些病变，手术技巧并不重要。一旦使用经鼻入路切除髓内病变，狭窄且深的手术通道内固有的器械冲突使手术自由度和灵活性降低。为了给鼻内器械留出更大的空间而增加手术暴露量并不能显著增加这种灵活性，并且可能使患者面临更高的术后并发症风险，如嗅觉缺失或脑脊液漏 / 脑膜炎。此外，不经意的医源性血管损伤不能用经鼻入路充分处理，因为基底动脉难以完全暴露。这与显微外科手术的情况正好相反，显微外科医生很容易获得并熟悉修复血管损伤所需的工具和器械。

患者选择

患者的选择是获得良好手术效果同时减轻潜在并发症的关键。与其他病变不同，脑干海绵状血管瘤移位而不是侵犯周围的大脑，对这些病变的保守治疗自然会随着时间的推移导致症状的改善，直到下一次出血。手术干预的风险必须与脑干海绵状血管瘤出血的固有风险相平衡，据报道每年出血率为 0.25%～2.3%。许多作者认为幕下海绵状血管瘤的出血率比以前报道的要高，但由于这些病变相对罕见，

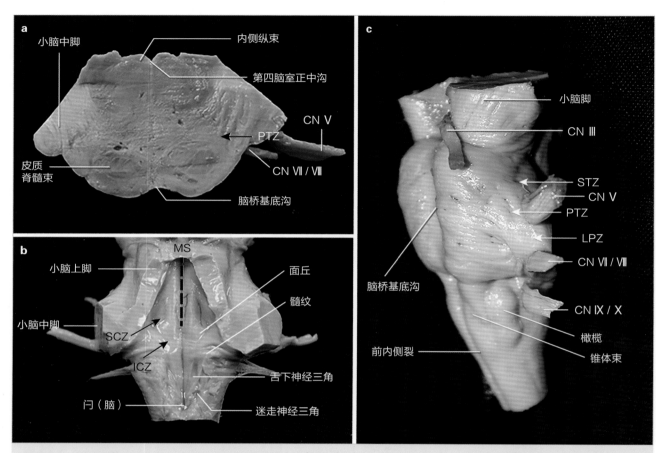

图 24.4 脑桥的安全进入区。a. 显示三叉神经周围带的脑桥横断面（PTZ；箭头）。b. 进入菱形窝有 3 个入口区：锁骨上区（SCZ；箭头）、锁骨下区（ICZ；箭头）和第四脑室正中沟（MS；虚线）。c. 切除脑桥外侧和前外侧病变的安全进入区（箭头）：三叉神经上区（STZ）、PTZ 和脑桥外侧区（LPZ）。CN，颅神经

导致这种高出血率的原因尚不清楚。手术切除海绵状血管瘤会导致与手术入路相关的新缺陷，对脑干的操作通常会和出血一样，随着时间的推移，出血事件往往会改善。因此，我们就手术后出现新的神经功能缺损的风险向患者提供了广泛的建议，希望这些症状会随着时间的推移而改善，并以预防未来出血事件为目标。

众所周知，有几个因素可以预测脑干海绵状血管瘤显微手术切除后功能恢复的改善，包括年龄较小、病灶较小、无既往出血和良好的术前功能状态。分级量表也曾被描述用于帮助识别预测手术干预后结果的人口统计学和影像学参数。这些参数包括患者年龄、病变大小、是否存在发育性静脉异常、病变是否延伸至中线以及出血的严重程度。接近脑表面的病变提供了切除脑干海绵状畸形的天然通道。然而，大脑覆盖潜在进入点的程度可能会在 MRI 中产生误导，因此仍然必须特别注意安全的脑干安全

入路。

出血的严重程度和介入时机仍有争议。一些作者认为，在最近的病灶内或病灶外出血后延迟手术切除可能会使大脑在手术切除前"冷却"并反弹。与任何其他占位性病变一样，证据表明出血事件后的早期切除可能会改善手术结果。我们的小组最近回顾了我们在最近的出血后早期干预的经验，我们发现，与出血后 6 周以上接受治疗的患者相比，出血后 6 周内接受治疗的患者的临床结果有所改善。如病例示例所示，在存在血块的情况下进行早期手术干预，可以创造一个自然的工作窗口，让外科医生检查瘤腔，以确保肿块的大体完全切除。由于这个原因，我们发现，急性期脑干海绵状畸形的切除实际上在技术上没有那么具有挑战性。

避免并发症

随着我们治疗脑干海绵状血管瘤经验的增长，

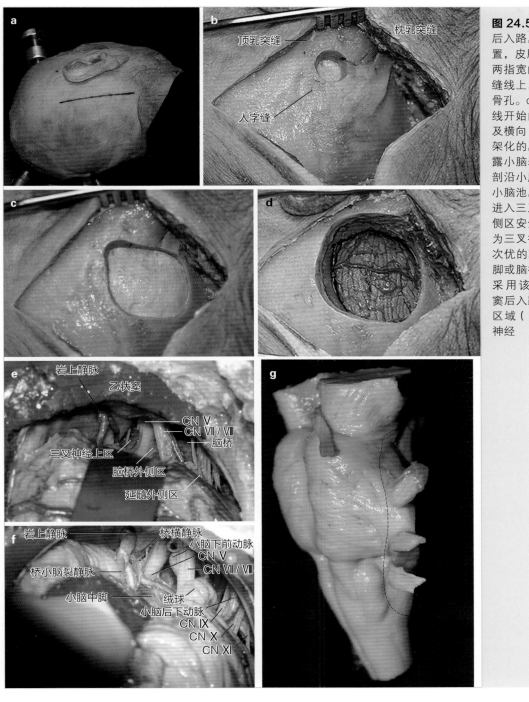

图 24.5　解剖显示乙状窦后入路。a. 头部处于横向位置，皮肤切口通常在耳郭后两指宽的地方。b. 在顶乳突缝线上，正对着头部钻一个骨孔。c. 开颅手术是以 C 形线开始的。乙状窦的后缘以及横向 – 乙状窦交界处是骨架化的。d. 打开硬脑膜，暴露小脑表面。e. 显微外科解剖沿小脑岩面开始，直至桥小脑池。这种方法也提供了进入三叉神经上区和脑桥外侧区安全进入区的通道，但为三叉神经周区提供了一个次优的攻角。f. 毗邻小脑中脚或脑桥外侧表面的病变可采用该入路切除。g. 乙状窦后入路在外侧脑干的暴露区域（阴影区域）。CN，颅神经

我们目前的实践已经从依赖大范围的暴露方法发展到更适合和精确的方法来治疗这些病变。这些大量暴露增加了围手术期手术发病率和并发症的风险，并且对于绝大多数脑桥病变来说基本上是不必要的。尽管有这样的发展，同样的外科原则也适用，包括广泛的外科暴露以允许最大限度地穿透光线和可视化，最大限度地提高手术自由度，以及最大限度地

减少大脑收缩。为了计划手术，我们使用了 2 点法的修改版本。这包括创建一条线，连接病变中心的一点和病变最接近脑干表面的一点。这条线然后外推到颅顶面，并指示开颅手术和暴露。在我们的病例中，采用两点法的偏心性前脑桥病变建议采用外侧经岩入路。然而，通过改良的扩大乙状窦后入路和广泛的蛛网膜切开术，可以获得与本例所示类似的路径。

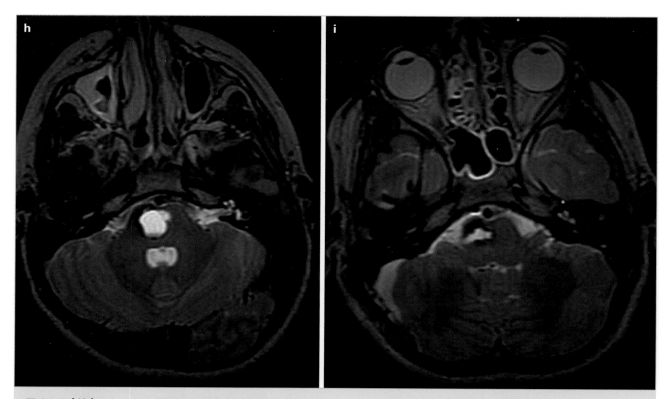

图 24.5（续） h、i. 经乙状窦后入路经外侧延髓带入路，对一例 10 岁男童的桥髓海绵状畸形进行手术治疗

根据我们的经验，这种方法不会危及患者的生命安全，并降低了与方法相关的发病率。对于脑干前外侧病变的患者，眶颧入路可以安全进入小脑脚外侧。

技术细节和临床注意事项

为了安全地接近和切除脑干海绵状血管瘤，几个重要的技术细节是必要的。首先，我们常规监测体感诱发电位、运动诱发电位和预期皮质切除术区域附近的颅神经。我们不使用更广泛的侵入性生理监测，如运动监测，因为我们认为这对神经解剖学的详细了解至关重要，这些图像不提供任何新信息。上述脑干安全进入点的横向进入点常被使用。我们总是使用尽可能小的皮质开口，刚好足够容纳双极镊子和吸引装置。如病例插图所示，我们发现发光的双极镊子和抽吸装置允许更大的光线穿透到小的切除残腔中，并极大地帮助外科医生检查任何残留的病变。在完成皮质切除术后，脑干内的纤维以垂直方向而不是水平方向被切开，以便拉伸脑干纤维而不破坏它。这使得患者能够很好地耐受进入脑干的操作，即使是在深部固有病变的情况下。

手术计算机图像引导对于安全有效地接近这些病变是非常重要的。它在海绵状血管瘤没有到达软脑膜表面且没有含铁血黄素染色来帮助确定理想的脑干进入点的情况下，帮助外科医生。对于中脑海绵状血管瘤，当脑干海绵状血管瘤手术需要小脑上幕下入路中的经小脑幕轨迹时，影像指导也是有用的。

参考文献

[1] Lassiter KR, Alexander E, Jr, Davis CH, Jr, Kelly DL, Jr. Surgical treatment of brain stem gliomas. J Neurosurg. 1971; 34(6):719–725.

[2] Cavalcanti DD, Preul MC, Kalani MY, Spetzler RF. Microsurgical anatomy of safe entry zones to the brainstem. J Neurosurg. 2016; 124(5):1359–1376.

[3] Zaidi HA, Mooney MA, Levitt MR, Dru AB, Abla AA, Spetzler RF. Impact of timing of intervention among 397 consecutively treated brainstem cavernous malformations. Neurosurgery. 2017; 81(4):620–626.

[4] Recalde RJ, Figueiredo EG, de Oliveira E. Microsurgical anatomy of the safe entry zones on the anterolateral brainstem related to surgical approaches to cavernous malformations. Neurosurgery. 2008; 62(3) Suppl 1:9–15, discussion 15–17.

[5] Hebb MO, Spetzler RF. Lateral transpeduncular approach to intrinsic lesions of the rostral pons. Neurosurgery. 2010; 66(3) Suppl Operative:26–29, discussion 29.

[6] Baghai P, Vries JK, Bechtel PC. Retromastoid approach for biopsy of brain stem tumors. Neurosurgery. 1982; 10(5):574–579.

[7] Abla AA, Lekovic GP, Turner JD, de Oliveira JG, Porter R, Spetzler RF. Advances in the treatment and outcome of brainstem cavernous malformation surgery: a single-center case series of 300 surgically treated patients. Neurosurgery. 2011; 68(2):403–414, discussion 414–415.

[8] Li D, Hao SY, Jia GJ, Wu Z, Zhang LW, Zhang JT. Hemorrhage risks and functional outcomes of untreated brainstem cavernous malformations. J Neurosurg. 2014; 121(1):32–41.

[9] Chotai S, Qi S, Xu S. Prediction of outcomes for brainstem cavernous malformation. Clin Neurol Neurosurg. 2013; 115(10):2117–2123.

[10] Pandey P, Westbroek EM, Gooderham PA, Steinberg GK. Cavernous malformation of brainstem, thalamus, and basal ganglia: a series of 176 patients. Neurosurgery. 2013; 72(4):573–589, discussion 588–589.

第 25 章　脑干海绵状血管瘤的神经内镜治疗

Srikant Chakravarthi, Juanita Celix, Sammy Khalili, Melanie Fukui, Jonathan Jennings, Martin Corsten, Richard Rovin, Amin Kassam

胡锦贤　黄国栋 / 译

摘要

　　脑干海绵状血管瘤可导致病灶内或病灶外出血的症状。外科干预传统上涉及开放的后路或后外侧显微外科技术。在这一章中，我们描述了内镜下腹内侧入路以及治疗脑干海绵状血管瘤的安全手术通道。

　　关键词： 脑干，海绵状血管瘤，内镜，扩大的内镜经鼻入路

神经内镜视角

案例示例

病史和患者陈述

　　为了更好地阐明斜坡神经内镜手术的概念，我们回顾了一例 39 岁男性患者，他因"突然出现头痛和右臂无力"于神经外科就诊。磁共振成像随后显示脑桥腹侧高信号增强，与海绵状血管瘤一致（海绵状瘤，图 25.1a、b）。在接下来的几天里，患者出现了神经功能恶化，包括运动神经功能进一步恶化，随后出现手臂和腿部无力。紧随其后的是完全右侧偏瘫、面神经瘫痪、外展神经麻痹以及明显的吞咽困难和口角流涎。尽管使用了甘露醇和地塞米松，患者的病情仍进一步恶化。他的延髓功能已经恶化到需要气管切开和鼻胃管进食的地步。患者决定行手术治疗。为了确定合适的手术通道进入这个病变，我们得到了一个高分辨率的弥散张量成像磁共振成像（DTIMRI），显示皮质脊髓束后外侧移位（图 25.1c）。由于这些纤维束的位置，决定通过前内侧腹侧通路进入病变，特别是扩大的内镜经鼻入路（EEA）。

术中管理

　　手术分两个阶段进行。术中神经电生理监测和神经导航应用于两个阶段。第一阶段是制作右侧后方的鼻中隔黏膜瓣（NSF）。然后进行右侧上颌窦开放术，以便在斜坡切除和切除阶段将 NSF 储存在上颌骨内。考虑到广泛的暴露，特别是最终需要的颈

内动脉（ICA）移位，对侧的黏膜瓣也用于重建，以增加可用于重建的带血供组织的数量。在移位和切除覆盖骨后，尽可能用血管化组织覆盖颈内动脉是非常必要的。然后进行后间隔切开术。从左侧抬起逆行皮瓣，重建裸露的右前纵隔。然后切除犁骨，做双侧蝶骨大切开术。此外，切除鼻咽黏膜，切除头长肌，显露颅颈交界处。使用带有 4mm 粗混合钻头的高速钻头，充分暴露斜坡区域。在完成暴露后，这标志着第一阶段的结束。因此，NSF 和侧壁黏膜瓣被放置在腹侧颅底，包括斜坡区域。

　　第二个阶段开始于第二天，NSF 和侧壁黏膜瓣重新抬高，它们再次旋转到各自的上颌窦中。在分析术前 CT 血管造影（CTA）/ 扩散加权成像（DWI）/ 气管造影成像时，发现位于基底动脉内侧与左侧颈内动脉前外侧之间有一个很小的旁正中窗。颈内动脉位于更前的矢状面；然而，在冠状面，两者之间的操作空间非常有限。因此，为了扩大手术通道，左侧颈内动脉，特别是在岩斜颈动脉水平段，磨除骨质并移位颈内动脉。这是使用我们前面描述的技术来完成的。关键的第一步是分离翼管神经，在 3—9 点方位向后磨除追踪翼状神经。然后定位破裂孔与颈内动脉岩段的交界处。接下来，分离并横切咽鼓管和管状环，显露颈内动脉的岩下部分。管环的软骨现在位于上方，直到它与破裂孔的软骨融合。这标志着颈内动脉的下侧边界。在这一点上，ICA 上的骨质蛋壳化并移除。最后，暴露 Meckel 憩室，切除覆盖的骨质，使颈内动脉向侧方移位。

　　之后，对先前的斜坡切除术进行了重新检查，然后将两种暴露方式联系起来。神经导航用于确定脑桥海绵状畸形的位置和水平。作为脑桥硬脑膜常规切开的一部分，出现静脉出血，但通过双极烧灼、止血填塞和耐心成功地控制了出血。在检查脑桥表面时，海绵状血管瘤的区域不能被明确区分。海绵状血管瘤的准确位置是通过导航确定的。确定了基底动脉，并将游离的左侧颈内动脉行外侧推移，以扩大工作通道。根据预先计划的路径，由于皮质脊髓束后外侧移位，在这条通路上进行了一次小的前

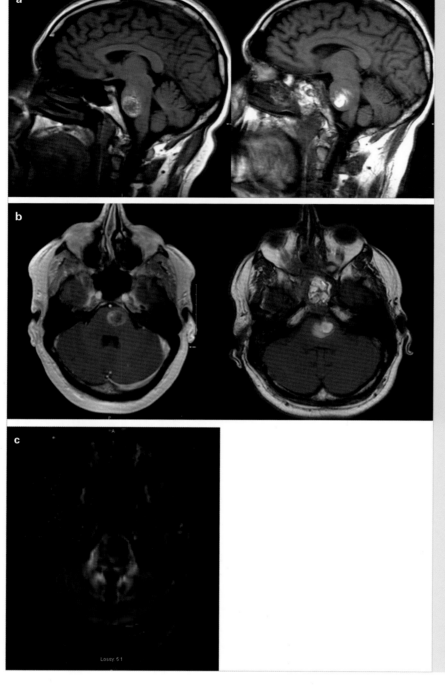

图 25.1　a. 矢状位 T1 加权磁共振成像（MRI）显示脑桥腹侧不均匀 T1 高信号病变。疑似海绵状畸形的信号特征。b. 与（a）相同的病变的轴位 MRI T1 加权成像。c. 彩色定向编码 DTI（扩散张量成像）显示左侧脑桥信号空洞代表海绵状畸形。注意对侧皮质脊髓束的正常投射纤维方向（蓝色）和同侧皮质脊髓束的后外侧移位和横向旋转，因此显示为红色。注意同侧小脑脚腹侧纤维变薄

方切开术。值得注意的是，在这个旁正中节段，主要的桥内纤维束是小脑脚的纤维束。虽然这些纤维是水平移动的，但我们仍然倾向于垂直行脑桥切开术。这是因为如果出于某种原因我们探查到了深层的皮质脊髓束，垂直切开会推挤这些关键纤维，而不是横切它们（图 25.2）。

手术结果

术后，患者的神经体征和症状逐渐消失。有趣的是，这是以一种显著的驱体恢复方式发生的：上运动神经元面瘫，右手，右臂，右脚，最后是右腿。患者最终恢复了 5/5 级的完全运动强度。关于颅神经的恢复，先是在 IX、X 和 XII，然后是外展神经。随

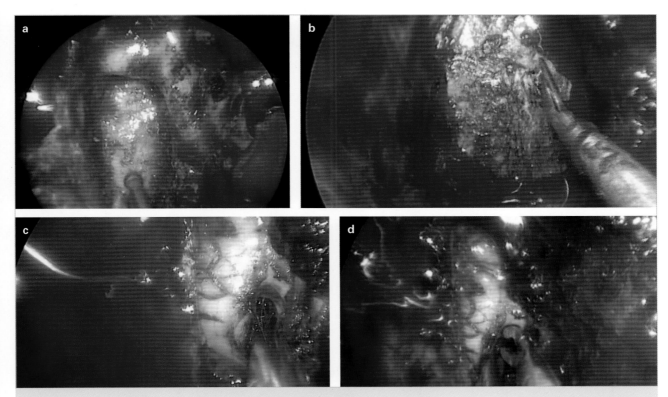

图 25.2　a. 术中内镜切面，显示在两条颈动脉之间和鞍区下方进行斜坡的钻孔。b. 术中内镜下显示硬脑膜旁正中开口。c. 术中内镜切面，显示旁正中腹侧桥切开术。注意位于腹侧的小脑脚纤维的垂直方向和解剖，以及海绵状血管瘤的位置。d. 术中内镜下显示左侧脑桥旁固有的海绵状血管瘤被切除

访扫描显示后方有一小块残存的血块（图 25.3），患者一年的随访显示没有再出血的证据，术前症状完全消失。

对内镜手术入路的考虑

在考虑颅底入路时，我们发现从外向内建立一条手术通道是有用的：

· 外通道：从皮肤到硬脑膜的软组织包膜和骨框架。

· 内通道：硬脑膜与病灶之间的硬膜内间隙，即脑池、血管系统或实质。

· 精确区：紧邻病灶的神经血管结构，通常是颅神经或白质束和局部血管。

一般来说，颅底可以通过 4 个主要的外通道或入路进入：前内侧、前外侧、外侧和后外侧。我们将这种模块化的颅底入路描述为 360° 手术。在过去的 10 年里，我们一直强烈主张选择合适的通路，主要取决于病理相对于精确区的位置，特别是颅神经。这包括仔细考虑切除实质内病变的白质束。明确指出，在大多数情况下，大多数软组织包膜的剥离是

安全的，并且可以磨除覆盖的骨质。此外，一般说来，动脉可以移位和可视化操作。然而，根据我们的观点，以通道为基础的手术的指导原则是，应尽可能避免越过神经平面，因为它们可能影响患者长期生活质量（图 25.4a、b）。发生在腹侧颅底的病变，包括脑膜瘤、软骨肉瘤和脊索瘤，都是基底部（或内侧）生长的，继而常常使神经沿其背侧向移位。对于实质内的病变，我们认为关键的白质束实质上是内生颅神经。也就是说，它们代表着沿着中枢神经系统传递传入和传出信息的离散纤维束。

关于斜坡的外通道，我们以前已经将腹侧斜坡分为 3 个部分，即上、中、下和各自的池：脚间池、桥前池和髓前池。我们认为前内侧腹外通道，即扩大鼻内入路，对于位于斜坡这 3 个节段内的病变是可行的，只要病变位于这 3 个节段脑池内的颅神经的内侧，即分别是第Ⅲ、Ⅵ和Ⅻ对颅神经。

为了切开斜坡或后颅窝的硬膜内或硬膜外病变，可以采用中线平缘或模块化节段（上、中、下 1/3）经斜面入路（图 25.5）；我们在前面已经对此进行了广泛的描述。此外，一些颅咽管瘤和垂体腺瘤可以从

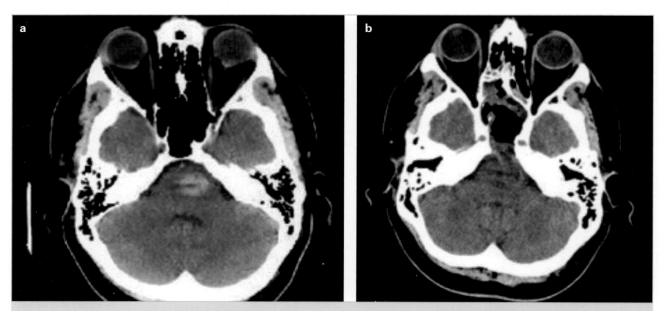

图 25.3 术前（a）和术后（b）轴位计算机断层扫描（CT）切片显示完全切除海绵状血管畸形，没有残留的海绵体瘤或术后出血

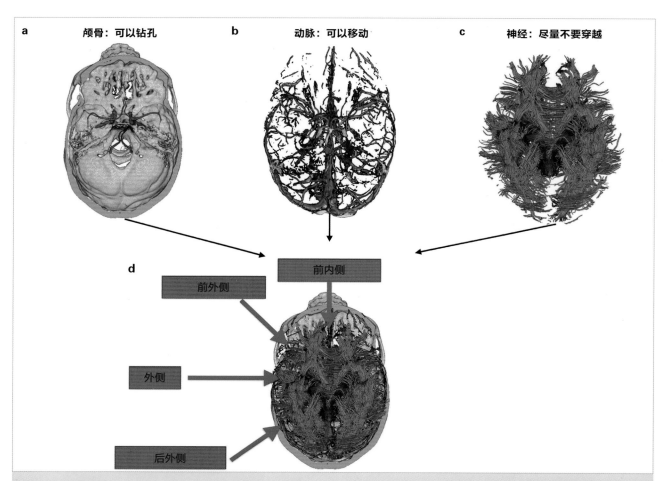

图 25.4 展示规划颅底手术入路概念的示意图。我们可以为每位患者组合颅骨（a）、动脉（b）和神经（c）构造，并建立3D 解剖和手术可用的框架来确定适当的手术入路（d）

鞍区和鞍上区下致斜坡上 1/3 后方的脚间池，因此。应该注意的是，上 1/3 的病变可能需要垂体移位。虽然在技术上具有挑战性，但我们发现这提供了前所未有的暴露于脚间池的腹侧部分和第三脑室的前部，位于交叉下方和动眼神经内侧的精确区（图 25.6）。

　　一般来说，腹侧脑干的病变一般不适用于任何形式的外科手术。然而，在外生性和包裹性病变的情况下，就像这个病例一样，桥间实质手术是一个合理的考虑。这一精确区域的关键神经血管内容物包括内侧的基底动脉和穿支，前外侧的颈内动脉（如前矢状面所示），以及后方的皮质脊髓束和外展神经。

　　在这些成分中，我们认为脑桥内所需的通道应该最大限度地减少外展神经和皮质脊髓束的破坏，因为它们是长期神经功能缺损发生的主要决定因素。

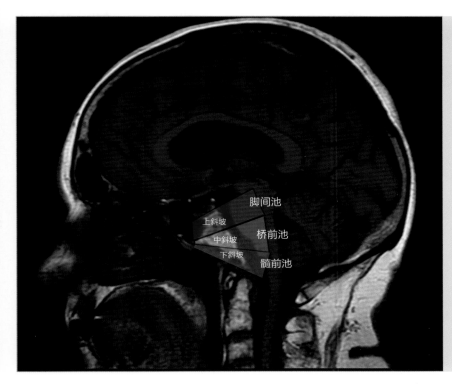

图 25.5　矢状面显示斜坡的 3 个部分。上 1/3（红色）从鞍部延伸到 Dorello 管，中 1/3（蓝色）从 Dorello 管延伸到颈静脉孔，下 1/3（绿色）从颈静脉孔延伸到颅颈交界处。斜坡的上 1/3、中 1/3 和下 1/3 分别提供脚间池、桥前池和髓前池的通道

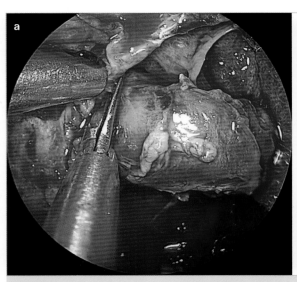
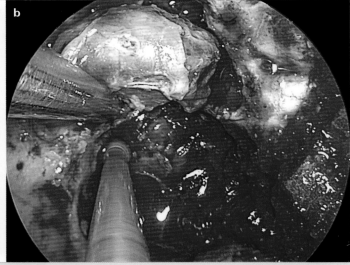

图 25.6　术中内镜显示分离和切断右侧垂体旁韧带（a）和硬膜内垂体转位（b），在鞍背和斜坡上 1/3 处钻孔

考虑到这些结构在精确区的位置，我们认为颈内动脉（以及较小程度的基底动脉）可以移位，皮质脊髓束和外展神经对相互作用的关系最低，因此我们认为不应该使其移位。考虑到这些关键因素的后外侧位置，我们选择了一条经鼻内入路到达斜坡和脑桥的正中腹内侧内通道。

总而言之，根据我们的经验，通常情况下，骨质可以去除，动脉可以移动，而不会造成大的损伤。然而，颅神经，进而延伸到白质束，不能过度操作并造成长期功能缺损。因此，在我们选择手术入路的决策中，我们通常采用以下操作规则：骨之前的软组织、动脉之前的软组织、神经之前的软组织和白质束。从本质上讲，颅底的许多病变会使颅神经和纤维束移位。这通常提供了一个直接的、相对安全的腹内侧入路进入病变。另一个优势是硬脑膜病变，如斜坡脑膜瘤。手术早期切断硬脑膜血供以便于肿瘤切除是非常重要的。

物理光学

虽然对光学系统物理的详细讨论超出了本章的范围，但重要的是简要讨论一些关键概念，这些概念不仅对于选择适当的通路是必不可少的，而且实际上已经定义了我们采用颅底手术的方式，特别是投射光线和放大所需的外部通路。传统的立体显微镜（CS-m）具有很高的数值孔径（NA），这使得它们能够从较宽的范围或角度获取光，并将其汇聚到一个狭窄的焦点以产生所需的分辨率。这就产生了一种"冰激凌蛋筒"的效果，根据定义，需要一个相对较大的近端外部通路，以在漏斗状的远端精确区产生足够的分辨率。根据定义，这种高 NA 还会在远离中心焦点的视场（FOV）的任何外围部分产生横向的光谱失真，而这种失真又与放大程度成正比。明确地说，可用的（中心分辨和聚焦的）FOV 是可视（包括图像的中心聚焦和外围失真和模糊部分）的某个较小的子集，差值与所应用的放大程度成正比。

相比之下，内镜具有较低的 NA，从而提供更多平行光，并减少横向光谱失真。这由此将可视 FOV 的更大部分传递为可用（聚焦）图像。本质上，这创建了一个焦平面，而不是一个焦点。然而，与 CS-m 相比，较低的 NA 透射光和图像的方式降低了景深（DoF）。通过在 z 轴上动态移动内镜，这种减少的深度知觉在内镜检查中很容易恢复。这在通路中是可能的，比如鼻旁窦。近 20 年来，我们一直强烈提倡

动态内镜手术，而不是使用传统的内镜支架。当这与双手操作的触觉反馈和本体感觉相结合时，作为所有 3D 感知的必要条件，相对局部定位允许进行复杂的空间任务，如颈动脉和垂体移位，以及脑干穿支解剖。

当它与高清晰度（HD）监视器和高清摄像头的分辨率相结合时，这种更大、失真更小的对比视场的真正价值就变得显而易见了。现在，内镜的光学物理学反过来又利用外部前内侧通路，利用鼻旁窦来创造最佳的图像分辨率。此外，我们能够减少软组织需求，以捕捉和传递所需的光线和放大倍率。

关于显微前内侧通路的思考

虽然超出了本章的范围，但应该清楚地理解，虽然内镜的物理原理允许在前内侧通路进行视觉优化，但 NA 及其降低的 DOF 成为前外侧、外侧和后外侧通路的显著障碍。在鼻旁窦通路内动态移动的能力允许 3D 感知，并提供更好的视野。相反，当进入内部通路时，所需的基本动态运动变得非常危险，因为内部通路包含解剖丰富的区域，如与前外侧通路和后外侧通路相关的脑池和实质。

应该注意的是，尽管具有 CS-m 的 DOF 在低倍率下可以更大，但在所需的较高倍率下可以产生可用的和可分辨的术中视野，或为外科医生提供上下文数据的视野体积，但是使用传统显微镜和相关的光汇聚可能是极其有限的。尤其是在前内侧经蝶窦通路，在这些深黑的手术腔内的显影可能相当有限。有了内镜，传递更多的平行光在这方面确实有帮助。然而，内镜需要进入鼻腔通道，在这个外部通路的物理边界内所需的动态运动可能会受到阻碍。

因此，经过近 20 年的研究，我们得出的结论是，在 360° 颅底手术中，使用 CS-m 或最近的机器人操作的视频光学望远镜显微镜（ROVOT-m，加拿大多伦多 Synaptive Medical Corporation），更适合于外侧（前外侧和后外侧）以及外、内颅底通路。目前，内镜是进入腹侧前内侧通路的最佳选择。

在颅底外科的发展过程中，最初的前、外侧和后外间隙有一个渐进的、自然的演变，以补偿显微镜的 NA，从而使位于脑干更内侧和更腹侧的病变得以可视化，例如在桥前池或髓前池内。到达这些深部病变的传统尝试只是简单地将外部通路延伸到更内侧。明确地说，这涉及磨除岩骨的骨性框架，并移位相应的颈内动脉节段。如前所述，从外部通路的角度来看，这是相当容易实现的。如果病变延伸

到各自脑池的内侧和精确区，相应的颅神经现在就会受到威胁。具体地说，延伸到内侧脚间池的病变现在利用动眼神经和大脑后动脉之间的后外侧外部和内部通路创建了小窗口。就桥前池而言，它现在位于小脑上动脉、基底动脉和颅神经 V ~ Ⅷ之间。最后，髓前池需要在颅神经Ⅵ ~ Ⅻ和小脑前下动脉、小脑后下动脉、基底动脉和椎动脉之间进行操作。

由于发展更多腹侧入路的努力和限制，有必要切除更多的内侧骨质，从而产生乙状窦前切开术和前、后岩骨切开术。进一步努力开发更多的腹侧入路，导致了作为腹侧外通路的经颅、延伸经蝶窦和经口入路的发展。一些缺点限制了这些外通路对腹侧颅底的普适性。特别是，经口腔的外部软组织包膜需要破坏口咽和腭部，操作 Passavant 脊和缩肌的功能，这可能会导致严重的吞咽和腭裂并发症。此外，由于脑脊液漏和感染率的原因，这些入路还没有被证明对硬膜内病变有效。鼻内入路和经口入路之间的差异表现为与各自软组织包膜相关的细菌负荷和病原体的固有差异。与鼻咽部相比，口咽部的病原菌载量对数更大，毒力也更强。此外，在2000—2009年中期，与局部带蒂血管黏膜瓣的构建相关的EEA的学习曲线被解决，并导致了NSF和侧壁黏膜瓣的常规使用。事实上，在资深作者（A.K.）进行的1000例连续病例中，感染率不到2%。

经口入路暴露颅颈交界处和斜坡下部的能力也是有限的。为了进入斜坡中部和上部的更多上段，已经开发了额外的面部和唇下外通路，以克服这个外通路的限制，用显微镜提供汇聚光和放大。扩展经鼻－蝶窦通路的努力也受到同样的限制。当然，跨中线的更广泛的软组织外通路有助于提供更多的汇聚光线，使CS-m和斜坡中上1/3的解剖得到更多的汇聚光线。然而，在过去的10年里，内镜已经逐渐消除了对显微鼻腔通道的需求。随着越来越多的复杂手术，如动脉瘤修复和血管肿瘤解剖，越来越多地通过扩大的EEA进行，经常被引用的缺乏3D感知的论点已经得到缓解。然而，应该注意的是，EEA在基于外鼻通路的尾部延伸方面也有局限性。我们已经明确描述，只有鼻腭线以上的病变可以通过EEA来处理。

患者选择

从资深作者的个人经验来看，目前已接近2000个EEA，必须强调的是，EEA不能被认为是通往斜坡的唯一途径。在过去的20年里，资深作者根据病

变的解剖细微差别和光学限制，使用了所有描述的斜坡通路。前面概述的决策过程主要基于"由内而外的决策"，决策的优先顺序如下：白质束/颅神经，然后是血管，之后是骨，最后是外部软组织包膜。具体地说，精确区和颅神经的相对平面，以及延伸到白质束，决定了内部（硬膜内）通路。我们发现内镜下鼻前内侧入路可用于大多数斜坡病变。我们没有发现特定的病变是禁止的，而外科医生的经验是一个更大的障碍。如果外科医生没有使用EEA的经验，那么应该考虑病变的血供和质地。我们之前发表了一条推荐的学习曲线。我们告诫外科医生注意的一条规则是硬膜内皮样和表皮样瘤的治疗，因为我们相信这些病变的无血管性质可以使腔内感染鼻咽部病原体，即使足够封闭脑脊液也很难根除这些病原体。

并发症避免

选择最佳通路是避免最终影响患者生活质量的长期发病率的最关键步骤。虽然外部通路具有短期和中期影响，但严重的颅神经或白质束损伤会造成永久性残疾。因此，我们认为通路选择是避免并发症的最关键因素。在下一节中，我们将审查相关的细微差别和技术注意事项，以减少通路的每个组成部分中遇到的最常见的复杂情况。

外部通路

在鼻内手术的情况下，我们将考虑外部通道，包括鼻旁窦的软组织和鼻旁窦的骨框架到硬脑膜水平，并审查主要并发症和细微差别以避免它们。

脑脊液漏

与传统的颅底方法不同，在EEA的情况下，重建阶段在方法阶段之前开始。具体来说，需要决定和提升特定的血管黏膜瓣。为保护椎弓根，一般从需要移位的ICA对侧提起黏膜瓣。对于斜坡，NSF到达深腔的能力可能很短，这可以通过侧壁瓣有效地替代或增强（图25.7）。

双手操作

接下来，在暴露时，重要的是要考虑去除下鼻甲以到达斜坡的下1/3和中鼻甲以到达中和上1/3。这与后间隔切除术相结合，提供了一个便于双手操作的外部通道。同样重要的是磨除腔内的所有分隔，形成一个平整的空间，从而使操作不受阻断。或许

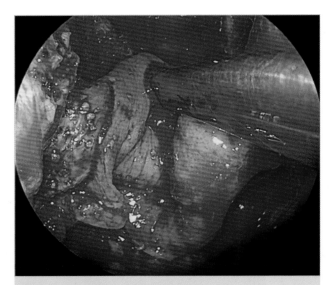

图 25.7 术中鼻中隔皮瓣重建内镜观察

这方面最重要的考虑是在进入外部通路时创造一个"半空腔"。外视镜（例如显微镜）留在腔外，不需要在通道内进行相同程度的暴露。另一方面，内镜进入腔内并需要外部通路内的物理空间。因此，对于内镜来说，外部通道由一个半腔组成，由一个相邻的上窦组成，相对于代表窦的完整工作腔。

嗅觉缺失症

在创建外部通路的上部时，重要的是不要将鼻中隔切除术延伸得太远以保持嗅觉。

静脉出血

在去除外部通路的骨质成分时，需要考虑几个因素。为了进入斜坡和脚间池的上 1/3，必须去除鞍背和后床突。在这个阶段，静脉出血很常见，可以止血控制。执行此操作的技术超出了本章的范围，读者可以参考我们之前的描述。

颈内动脉损伤

在进行斜坡切除术时，必须了解 ICA 的解剖边界，因为它们标志着斜坡切除术的横向边界。斜坡每个节段的关键解剖标志如下所示：

· 上 1/3：内侧视神经颈动脉隐窝。
· 中 1/3："内侧翼颚窝"和翼管动脉。
· 下 1/3：咽鼓管。

我们之前已经描述了这些边界并提供了详细的解剖学描述来识别它们。事实上，我们已经根据 ICA

的腹侧路线定义了鼻内颅底手术的两个关键平面：矢状面（ICA 之间）和冠状平面横向。有几个关键点值得重申：

· 需要将翼管神经作为识别岩骨和斜坡旁 ICA 节段内下缘的关键标志。

· ICA 在其两个最腹侧和最内侧的突起处最脆弱：视神经颈动脉隐窝（mOCR）水平的床突旁段和撕裂孔水平的岩斜膝。

· 横切咽鼓管时，ICA 的岩部处于危险之中，剪刀必须保持在与水平 ICA 平行的水平面上。

· 应使用混合钻头，不惜一切代价避免使用刀具钻头。应该继续钻孔，直到覆盖的骨头被蛋壳化并且可以剥落。骨的骨膜和 ICA 的外膜可以融合，动脉很容易被撕裂。

· 为了允许横向移位，必须去除动脉外侧的所有骨质，尤其是与蝶下颌韧带相连的舌突。

· 手术结束时必须用带血管的皮瓣完全覆盖动脉，以避免因暴露而延迟破裂风险。

骨质不稳

在移除斜坡下 1/3 的过程中，重要的是不要侵犯舌下管的平面。这不仅可以保护舌下神经，还可以防止钻入枕骨 –C1 关节（枕髁关节）的外侧部分，从而降低颈椎不稳定的风险。

术后处理

最后，在重建过程中用血管化组织覆盖所有裸露的骨骼以尽量减少术后结痂是非常重要的。这也适用于 NSF 的供体部位，该部位覆盖有反向前蒂皮瓣。

内部通路

静脉出血

硬脑膜骨膜和脑膜层之间的空间有丰富的静脉基底丛。我们发现双极电凝在一定程度上是有效的；明智地使用流体止血剂是最有效的。有时，这需要分两个阶段进行。在静脉窦水平，应特别注意避免过度牵拉和压迫外展神经。

颅神经

动眼神经

第 III 对颅神经最常在其脑池段受损伤，因为它可以紧紧地附着在蛛网膜和肿瘤包膜上。避免这种情况的最佳方法是进行充分的暴露，以便进行双手锐性解剖。根据我们的经验，这需要垂体移位，而不是像许多其他学者主张的那样在垂体柄、ICA 和交叉之间的小鞍上窗口之间工作。

外展神经

了解外展神经的走行至关重要。它起源于椎基底动脉交界处（VBJ）的正上方。我们之前已经说明，鞍底是定位 VBJ 的关键标志。第Ⅵ对神经在池中和两个硬脑膜层之间倾斜延伸，直到到达静脉窦，在那里它横向弯曲形成水平段。因此，最初的硬脑膜开口应位于 VBJ 下方，并确定第Ⅵ对颅神经也位于脑池内。在直接可视化或电刺激下跟踪神经，直到它进入硬脑膜的脑膜层。此时注意不要将硬脑膜开口横向延伸。来自双极的热量可能是热损伤的重要来源。

舌下神经

一般来说，对于舌下管，结节上沟提供了一个很好的解剖标志，以防止损伤。

脑脊液漏

内部通路的重建至关重要。我们使用具有硬脑膜替代物的胶原植入物镶嵌物从蛛网膜开始进行两层解剖重建。在可行的情况下，紧接着是带蒂黏膜瓣。我们不在两者之间放置生物制剂（密封剂）、骨移植物和（或）钛替代物，因为它们会延迟新生血管形成并防止黏膜瓣的骨毛细血管整合。黏膜瓣必须在任何地方与骨质完全接触并且不留间隙。如果遗留了间隙，黏膜瓣将容易移动以脱离骨质，从缺损边界收缩，造成延迟的 CSF 漏。如果由于某种原因不能完全覆盖，其中黏膜瓣不能与骨质紧密接触并仍然覆盖缺损的边缘，那么可以使用明智地分层，在嵌体移植物和黏膜瓣之间建立体积来覆盖间隙。我们确实在 72h 内使用腰部引流管治疗脑脊液漏，因为我们觉得通常我们会打开两个以上的脑池，从而造成高流量漏。

精密区

如前所述，进入网络系统要选择最佳的手术通道。此外，将操作限制在骨窗内病变并避免实质内病变也很重要。如果需要进行脑实质内操作，那么我们通常只将其限制在脑桥上，因为前旁正中脑桥切开术在体位上需要对小脑脚进行操作，这具有很好的耐受性。如前所述，尽管脑桥纤维束呈水平方

向，但我们可以确定一个相对安全窗，并在垂直方向上进行桥桥切开术。我们认为这更有可能保护位于紧靠后方的垂直分布的皮质脊髓束的更重要的纤维。在 VBJ 上方进行脑桥切开，以避免损伤第Ⅵ对颅神经。

证据和结论

在过去的 20 年里，鼻内手术在颅底手术的应用中取得了快速的进步和发展。最初，该方法通常仅用于鞍区和鞍上病变——最常见的是切除垂体肿瘤。我们最初在 20 世纪 90 年代末创造了扩大经鼻入路这一术语，以体现先驱者（例如 Cappabianca、Frank、Stammberger、Stamm、Pesquini、Castelnuovo 和许多其他人）沿斜坡垂直扩展入路的共同努力，引入中线、经蝶入路治疗斜坡和斜坡旁病变的概念，甚至描述了进入脑干腹侧的通路。最近，为了更详细地描述中颅窝和后颅窝肿瘤的治疗方法，Prevedello 等（2010）阐明了有效的基于鼻内通道的手术所需的解剖和手术细微差别。

因此，一些研究证明了扩大 EEA 对斜坡的安全性和有效性。Cutler 等进行的一项评论阐述了出色的可视化，我们认为这代表了与先前讨论的内镜相关的光学物理的差异，使用内镜在该区域提供，并且能够实现中等大小肿瘤的近或次全切除。Fraser 等评论说，经斜坡方法在切除中线斜坡脊索瘤时创伤更小、更直接。这与传递光学所需的外部通道的组织包膜被更好地保存有关。此外，继我们在 2010 年首次切除腹侧脑干海绵状血管瘤后，Linsler 和 Oertel 报道了类似的脑干海绵状血管瘤经斜面内镜切除术。他们的手术切除很成功，同时没有术后神经系统并发症。由于颅骨缺损用带蒂的黏膜瓣，因此脑脊液渗漏很小。

本质上，鼻内经斜坡入路提供了最直接进入腹侧脑干病变的通道，尤其是脑桥的病变。总之，与扩大内镜鼻内颅底手术相关的技术进步，包括路径规划、CT-DTI 联合配准的神经导航、通路和切除术，极大地改善了内镜治疗斜坡的方法，为患者提供了一种安全的替代方案。然而，我们提醒读者，这只是当代颅底手术设备中的另一种工具。我们强烈敦促读者尊重我们在决定这种方法的适用性时提供的决策，因为它代表了通往颅底的四个通道之一。成像技术的快速发展正在增加骨质和血管框架内颅神经和白质的显著性。我们希望这种演变能够继续下去，因为在做出对我们的患者具有长期影响的关键决策时必须提供解剖学的客观性。

参考文献

[1] Labib MA, Prevedello DM, Carrau R, et al. A road map to the internal carotid artery in expanded endoscopic endonasal approaches to the ventral cranial base. Neurosurgery. 2014; 10 Suppl 3:448–471, discussion 471.

[2] Kassam AB, Gardner PA, Snyderman CH, Carrau RL, Mintz AH, Prevedello DM. Expanded endonasal approach, a fully endoscopic transnasal approach for the resection of midline suprasellar craniopharyngiomas: a new classification based on the infundibulum. J Neurosurg. 2008; 108(4):715–728.

[3] Kassam AB, Prevedello DM, Carrau RL, et al. The front door to meckel's cave: an anteromedial corridor via expanded endoscopic endonasal approachtechnical considerations and clinical series. Neurosurgery. 2009; 64(3) Suppl: ons71–ons82, discussion ons82–ons83.

[4] Kassam AB, Prevedello DM, Carrau RL, et al. Endoscopic endonasal skull base surgery: analysis of complications in the authors' initial 800 patients. J Neurosurg. 2011; 114(6):1544–1568.

[5] Pirris SM, Pollack IF, Snyderman CH, et al. Corridor surgery: the current paradigm for skull base surgery. Childs Nerv Syst. 2007; 23(4):377–384.

[6] Kassam A, Snyderman CH, Mintz A, Gardner P, Carrau RL. Expanded endonasal approach: the rostrocaudal axis. Part I. Crista galli to the sella turcica. Neurosurg Focus. 2005a; 19(1):E3.

[7] Kassam A, Snyderman CH, Mintz A, Gardner P, Carrau RL. Expanded endonasal approach: the rostrocaudal axis. Part II. Posterior clinoids to the foramen magnum. Neurosurg Focus. 2005b; 19(1):E4.

[8] Kassam AB, Prevedello DM, Thomas A, et al. Endoscopic endonasal pituitary transposition for a transdorsum sellae approach to the interpeduncular cistern. Neurosurgery. 2008; 62(3) Suppl 1:57–72, discussion 72–74.

[9] Carrau RL, Kassam AB, Snyderman CH. Pituitary surgery. Otolaryngol Clin North Am. 2001; 34(6):1143–1155, ix.

[10] Kassam AB, Mintz AH, Gardner PA, et al. The expanded endonasal approach for an endoscopic transnasal clipping and aneurysmorrhaphy of a large vertebral artery aneurysm: technical case report. Neurosurgery. 2006; 59(1 Suppl 1):ONSE162–ONSE165; discussion ONSE162-5.

[11] Fortes FSG, Carrau RL, Snyderman CH, et al. The posterior pedicle inferior turbinate flap: a new vascularized flap for skull base reconstruction. Laryngoscope. 2007; 117(8):1329–1332.

[12] Kassam AB, Thomas A, Carrau RL, et al. Endoscopic reconstruction of the cranial base using a pedicled nasoseptal flap. Neurosurgery. 2008; 63(1) Suppl 1:ONS44–ONS52, discussion ONS52–ONS53.

[13] Kono Y, Prevedello DM, Snyderman CH, et al. One thousand endoscopic skull base surgical procedures demystifying the infection potential: incidence and description of postoperative meningitis and brain abscesses. Infect Control Hosp Epidemiol. 2011; 32(1):77–83.

[14] Al-Mefty O, Kadri PAS, Hasan DM, Isolan GR, Pravdenkova S. Anterior clivectomy: surgical technique and clinical applications. J Neurosurg. 2008; 109 (5):783–793.

[15] Almeida JP, De Albuquerque LA, Dal Fabbro M, et al. Endoscopic skull base surgery: evaluation of current clinical outcomes. J Neurosurg Sci. 2015.

[16] Kassam AB, Vescan AD, Carrau RL, et al. Expanded endonasal approach: vidian canal as a landmark to the petrous internal carotid artery. J Neurosurg. 2008; 108(1):177–183.

[17] Pinheiro-Neto CD, Prevedello DM, Carrau RL, et al. Improving the design of the pedicled nasoseptal flap for skull base reconstruction: a radioanatomic study. Laryngoscope. 2007; 117(9):1560–1569.

[18] Vescan AD, Snyderman CH, Carrau RL, et al. Vidian canal: analysis and relationship to the internal carotid artery. Laryngoscope. 2007; 117(8):1338–1342.

[19] Hadad G, Rivera-Serrano CM, Bassagaisteguy LH, et al. Anterior pedicle lateral nasal wall flap: a novel technique for the reconstruction of anterior skull base defects. Laryngoscope. 2011; 121(8):1606–1610.

[20] Barges-Coll J, Fernandez-Miranda JC, Prevedello DM, et al. Avoiding injury to the abducens nerve during expanded endonasal endoscopic surgery: anatomic and clinical case studies. Neurosurgery. 2010; 67(1):144–154, discussion 154.

[21] Kassam A, Gardner P, Snyderman C, Mintz A, Carrau R. Expanded endonasal approach: fully endoscopic, completely transnasal approach to the middle third of the clivus, petrous bone, middle cranial fossa, and infratemporal fossa. Neurosurg Focus. 2005; 19(1):E6.

[22] Prevedello DM, Pinheiro-Neto CD, Fernandez-Miranda JC, et al. Vidian nerve transposition for endoscopic endonasal middle fossa approaches. Neurosurgery. 2010; 67(2 Suppl Operative):478–484.

[23] Cutler AR, Mundi JS, Solomon N, Suh JD, Wang MB, Bergsneider M. Critical appraisal of extent of resection of clival lesions using the expanded endoscopic endonasal approach. J Neurol Surg B Skull Base. 2013; 74(4):217–224.

[24] Fraser JF, Nyquist GG, Moore N, Anand VK, Schwartz TH. Endoscopic endonasal transclival resection of chordomas: operative technique, clinical outcome, and review of the literature. J Neurosurg. 2010; 112(5):1061–1069.

[25] Linsler S, Oertel J. Endoscopic endonasal transclival resection of a brainstem cavernoma: a detailed account of our technique and comparison with the literature. World Neurosurg. 2015; 84(6):2064–2071.

第五部分
肿瘤

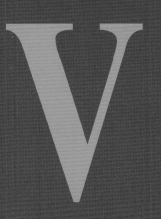

第 26 章　开放式和内镜幕下小脑上入路

Hasan A. Zaidi, Peter Nakaji

谢　涛　张晓彪 / 译

摘要

　　既往采用幕下小脑上入路至松果体区的手术通常是需要显微镜来增加暴露的。此区域较深且狭窄的手术通道以及大多数患者需放置坐位或俯卧位使得术区暴露欠佳，且对术者来言术姿不适也增加了术者对于此入路的反感。随着内镜在神经外科手术中的出现和流行，内镜也被应用于此入路。我们总结使用此项新技术的经验并且报道运用此项技术处理幕下及幕上的诸多病变。与显微镜辅助技术相比，内镜下幕下小脑上入路减少了术者的疲劳感，改善了术姿，增加了在狭窄手术通道时术野的显露和照明。

　　关键词：内镜，松果体区，幕下小脑上入路

26.1　开颅显微手术入路至松果体区

　　显微外科手术是目前处理大多数松果体区肿瘤（转移性肿瘤、脑膜瘤、脑实质肿瘤、生殖细胞肿瘤以及较大的症状性松果体区囊肿）最主流的治疗方式。外科手术对于那些放疗不敏感的以及与周围脑组织有明确影像学边界的病变效果显著。全切肿瘤能解除占位效应，减少永久性脑室腹腔分流手术的可能性，并且能提供充足的肿瘤标本来明确组织病理诊断，减少了微创穿刺活检手术潜在的由于标本量少而带来的误诊。对于那些侵犯松果体区周围重要神经血管结构的病变，肿瘤的减压手术可以改善术后辅助性放化疗的反应。

　　开颅外科手术处理松果体区病变的入路选择主要取决于病变与周围神经血管解剖结构间的关系。对于将 Galen 静脉推向后方的病变，前方的手术入路（如后纵裂入路）提供了一个更为直接的显露方式。但在大多数情况下，起源于松果体的肿瘤会将 Galen 静脉及其复合体推向前方，在这种情况下多数术者会提倡幕下小脑上入路或幕上经天幕入路。对于那些涉及颞枕叶底面的病变，幕下小脑上经天幕入路提供了一个更为直接的暴露且避免了过度的脑组织牵拉。这些入路都避开了深静脉系统的阻挡，各有其自身的优缺点。

26.1.1　显微镜下幕下小脑上入路的优缺点

　　对于大部分神经外科医生来说，显微镜下幕下小脑上入路更容易被接受，因为人们对于它所需的常规显微操作器械和手术室布局更为熟悉。手术团队不需为此而做专门的训练和改变手术室的布局。这一点和内镜下幕下小脑上入路有很大区别，内镜下手术需要专门的手术器械和特殊的满足内镜及视频吊塔的手术室布局。此外，内镜下手术还需要双人协同：主刀颅内操作及助手持镜。这种双人的操作模式在显微镜下是不需要的，显微镜下主刀可独自完成所有外科操作。在许多非教学单位甚至一些教学单位，去建立和训练内镜下相互合作的操作模式在逻辑上可能就行不通。

26.1.2　手术入路及技术细节

　　开颅显微镜下幕下小脑上入路至松果体区的患者体位的摆放一般选择坐位或俯卧位。采用坐位的患者，重力的作用使得小脑下沉为术者增加了潜在的手术空间，大多数情况下不需要固定拉钩的牵拉。然而，坐位的幕下小脑上入路也有一些缺点：第一，患者面临着高风险的空气栓塞所致的灾难性的血流动力学或心脑血管并发症。因此所有患者均需细致的术前和术中监测，包括超声心动图，心前区多普勒超声监测，以及术中放置右心房导管以备监测和吸除气栓。第二，显微镜下坐位幕下小脑上入路使得术者的手臂长期悬于半空中，这样的不适术姿会持续好几个小时，疲劳感不利于肿瘤的安全全切。为避免这些缺点，许多颅底中心采用俯卧位显微镜下幕下小脑上入路手术。这样的体位摆放可以使得术者的手臂在手术全程处于舒适的状态。然而，俯卧位所致的腹部在手术床上受压以及颈部扭转屈曲会产生实质性的静脉回流受阻。这样小脑会肿胀使得术者的幕下操作空间减少，同时静脉充血会增加明显的出血风险。因此，采用俯卧位显微幕下小脑上入路会更多地依赖牵开器的作用，这样会增加牵

拉相关的损伤风险。

　　显微镜下幕下小脑上入路需要较大的后颅中线直切口，以及较大的能显露窦汇、横窦的骨窗，这样能向上牵拉天幕的后缘以便进入小脑上的空间。在过去的几十年里，许多术者已采用尽量小的切口和骨窗，因为较宽大的双侧枕下区域的暴露并不能改善术野并使患者处于开颅医源性静脉窦损伤的风险之中。但是对于开颅显微外科手术来说，较大的骨窗可以提供充足的光线和在深部狭小空间中器械操作的自由度。

　　各种幕下小脑上入路都被报道过，包括中线入路、旁中线入路、外侧入路及远外侧入路（图 26.1）。在作者所在医院，我们提倡旁中线幕下小脑上入路而非中线入路，这样可以避免窦汇暴露所致的损伤以及牺牲中线区域较多的向天幕窦的引流静脉。旁中线入路能避开中线入路时小脑山顶的阻挡，也能提供一个至松果体区的较佳手术视野。

　　Walter Dandy 首先描述了后纵裂入路处理松果体区的病变。尽管后纵裂入路对于病变将 Galen 静脉向后推移得较为合适，但此入路仍需暴露和牵拉邻近中央沟的中线区的桥静脉。而且枕叶的牵拉也增加了初级视觉皮层损伤的风险。类似的，经天幕的改良入路可显露将 Galen 静脉推向前方的松果体区病变，但也增加了天幕窦损伤所致的潜在大出血的风险。因此，在我们中心较少使用这些入路。

26.2　内镜手术入路至松果体区

　　内镜下幕下小脑上入路是用一个相对较新方法来处理位于松果体区、小脑上方、枕下或颞下区域的病变。实施这个方法的许多理念和内镜经鼻颅底外科是类似的，对于已经适应内镜颅底外科手术的术者来说这是一个较为自然的转变。这个技术能在较小的切口和骨窗下，显露更为清晰的颅内结构。

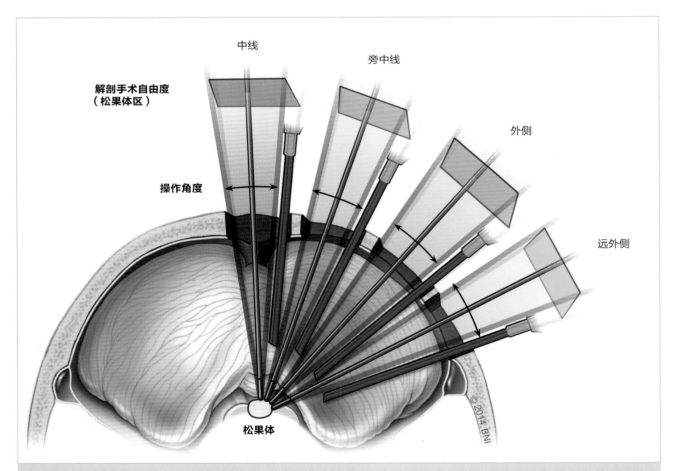

图 26.1　各种幕下小脑上入路都已有报道，包括中线入路（紫色）、旁中线入路（蓝色）、外侧入路（青色）和远外侧入路（绿色）

它利用了幕下小脑上这个能安全到达松果体区、小脑上以及各种经天幕上区域的自然间隙通道。多种病变均能在内镜下完成手术，已有多组术者报道了内镜在切除松果体囊肿、生殖细胞瘤以及松果体实质肿瘤中的有效性。内镜改善了视觉和照明效果，减少了术者在病变切除过程中的疲劳感，提高了舒适度，从而也减少了相关并发症的发生。

26.2.1 病例选择

显微镜下幕下小脑上入路是一个成熟有效的能处理各型病变的方法。但是这一狭长、深在的手术通道需要术者牵拉小脑和天幕使得更多的显微镜的光照可以从颅外照射到术区，可减少手术器械间的冲突，减少器械术者的手术视野的阻碍。另外，有幕上扩展的病变会超出术者的视野范围，使得术者只能依靠触觉反馈而非直视下分离重要的神经血管。这些限制使得传统的显微镜下幕下小脑上入路处于牵拉损伤和非直视下医源性血管神经损伤的高风险状态。然而内镜技术的出现，使得光源和透镜都位于颅内。这样可以让术者在手术过程中不需要过多地牵拉小脑就可以清晰地显示颅内的病变。对

于那些向幕上扩展的病变，带角度的内镜可以提供更宽广的视野从而降低了医源性血管神经损伤的风险。

26.2.2 体位

一个安全的置入内镜的工作区域是必需的。在我们中心所有的采用内镜幕下小脑上入路的患者都摆放坐位或半坐位（图 26.2）。简单定位技术，联合广泛的蛛网膜解剖，静脉使用脱水药物都将增大幕下的操作空间。在少数情况下，当患者小脑半球较为肿胀或病变占位效应明显时，腰穿引流可进一步使得小脑松弛，从而增加内镜下操作的空间。坐位也允许主刀和持镜的助手站在一起，同时在操作中器械和手臂都处于较为放松的状态。内镜的视频屏幕放在主刀的对面，副屏幕放在助手的对面。这些内镜下幕下小脑上入路的细小但重要的体位和手术室布局的优点，使得术者和助手改善了术姿，减轻了疲乏。最后，坐位手术能降低静脉回流障碍，减少手术的出血，并且术区的出血能在重力作用下向下引流以保持术区视野清晰。

坐位手术的缺点也必须了解。第一，如前所述

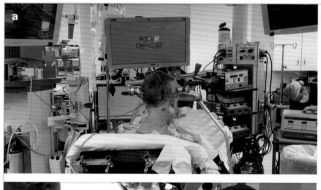
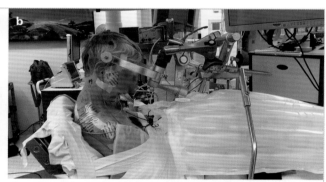
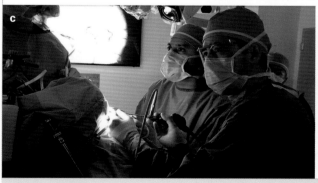
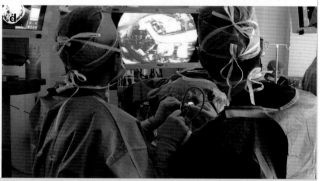

图 26.2 采用内镜幕下小脑上入路的患者使用坐位手术。a. 内镜显示器被放在患者的正前方以利于术者能舒适地观看屏幕。b. 患者的颈部被最大化的屈曲使得天幕面能尽可能地平行于地面。这样的体位使得小脑受重力作用下塌陷，从而增加了天幕下的操作空间。c. 在手术过程中，主刀和助手都是站立着手术，并且能舒适地观看内镜显示屏（d）

坐位大大增加了在开颅或入路过程中的静脉窦气栓的风险。所有患者的术前检查必要完善超声心动图的检查以确认是否存在卵圆孔未闭。在作者所在医院卵圆孔未闭是使用坐位内镜下幕下小脑上入路的禁忌证。第二，如果需要紧急中转为显微镜入路操作时，坐位将使得术者的手臂处于悬空不适的状态。

26.2.3　术区暴露

术前所有患者均行高分辨率、1mm 薄层增强扫描的磁共振成像（图 26.3）。并导入导航待体位

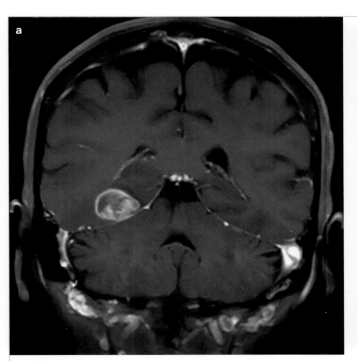
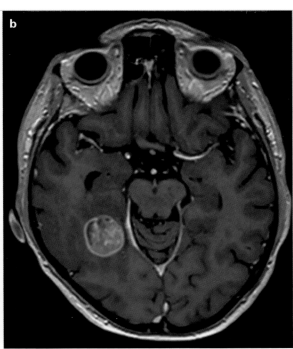
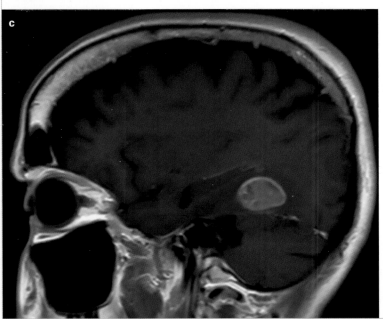

图 26.3　一名 53 岁的女性患者表现为持续性头痛和间歇性思维混乱，余神经系统阴性。冠状位（a）、轴位（b）和矢状位（c）术前增强 MRI 显示病变位于左侧颞叶下方天幕上方。经皮层入路到达病变有视放射损伤的风险，而颞下入路需要明显的颞叶牵拉。该患者采用了内镜下幕下小脑上经天幕入路切除病变

放置后行注册。导航使得术者能精准地定位窦汇和横窦，从而可以使用较小的切口，同时也提高了开颅的安全性。在我们中心，我们采用旁开窦汇中线 2~3cm 的从横窦向下的旁中线直切口开颅，制作 2.5cm×1.5cm 的锁孔骨窗，上方暴露到横窦下缘，下方暴露到小脑上表面（图 26.4）。而显微镜下的入路需要完全暴露横窦以便牵开上移使得光照更多地照入到术区，但这样会增加医源性损伤和窦栓形成的风险。而内镜下则不需要完全暴露横窦，因为内镜的光源已在颅内，上移牵拉横窦并不能增加术区的光线（图 26.5）。与显微镜下操作不同，内镜入路的小骨窗并不妨碍手术视野，但有可能会增加手术器械在镜下的冲突从而使术者产生挫败感。运用内镜操作的基本原则，可改善手术器械的自由度。

内镜由助手持镜并放置在术者优势操作手对面的骨窗上缘（图 26.5）。将内镜放置在此处，可以使主刀获得最佳的操作灵活性。对于位于中线处的病变，左侧的开颅将更有利于右利手术者的操作。十字形或瓣状切开硬膜后，释放脑脊液及静滴甘露醇

都可使小脑松弛并增加操作空间。术者的解剖学知识对于安全有效地切除肿瘤至关重要。内镜上可连接导航的适配器，使得内镜尖端在颅内肿瘤切除时实现实时导航。

26.2.4 技术细节

通过直接抵近观察颅内诸多解剖结构，术者进退内镜时需保持与颅骨表面成 90° 角。幅度较大的粗暴操作可能会撕裂在内镜直线方向之外的桥静脉产生大出血和（或）在接触小脑时造成挫裂伤。此外，内镜还应成为一个动态观察的工具。当主刀需要放置分离和吸引器械时，助手必须退镜至颅外并跟随器械在内镜直视下到达术区。这样可以避免主刀在内镜直线方向以外损伤表浅的神经血管结构。在显微镜下操作时，这些操作并不需要，因此许多显微外科专家会觉得内镜技术太耗时且不便。但是，我们发现当手术团队遵循神经内镜的操作原则时，这些操作会逐渐熟能生巧并不增加手术耗时。

一旦内镜置入了，遵循标准的显微操作原则可

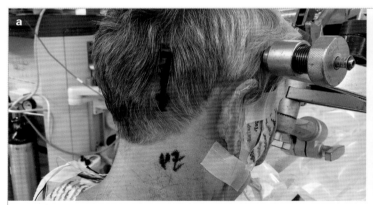
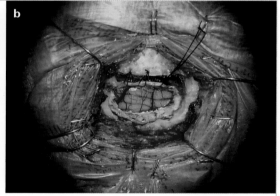
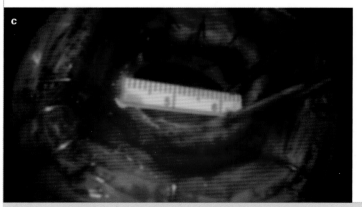

图 26.4　a. 患者切口采用离窦汇旁开 2~3cm 的旁中线切口，自横窦水平向下延伸。b、c. 锁孔骨瓣大小 2.5cm×1.5cm，骨窗暴露横窦下缘和小脑上方

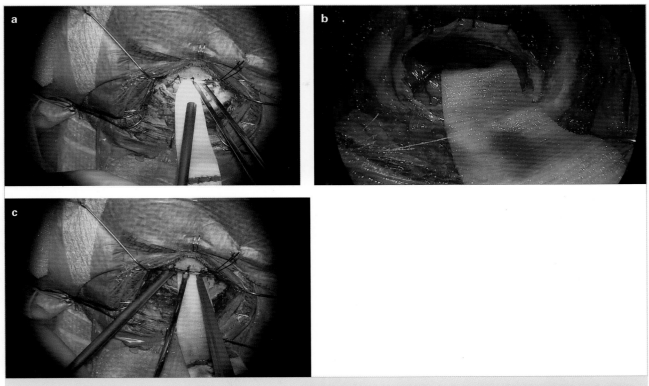

图 26.5 俯视视角（a）及内镜视角（b）显示在术中放置湿脑棉来保护小脑皮层。c. 助手持镜于主刀优势操作手的对面骨窗上缘。这样放置可最大限度地增加主刀手术的自由度和可操作性

高效地暴露和切除病变（图 26.6）。较大的且阻挡了手术视野的桥静脉可以电凝切断。我们觉得内镜下的操作并不需要专门的双极或分离器械，日常显微器械就可以满足需要。内镜至松果体区需平行于天幕的轨道置入。对于那些向幕上生长的肿瘤，如采用内镜幕下小脑上入路，带角度的内镜将补充嵌入颞枕叶深面病变的周围视野的显露。在颅内空间操作时，剥离子的尖端必须时刻在视野范围内，在小脑面平铺湿脑棉可预防器械的损伤（图 26.7）。一个普遍被开放显微外科专家们诟病的内镜下的缺点是内镜下的器械操作流畅性不足，经常会发生器械冲突。但是，我们觉得如果助手善于移动内镜避开主刀的操作器械将会大大提高操作的流畅性。要达到这个阶段需要反复训练团队合作，因为内镜手术具有较长的学习曲线。

26.3 结论

颅底手术的一个常见挑战是如何安全有效地在深部区域进行显微外科操作。幕下小脑上入路就是这样的一个挑战：在较小的手术空间内完成重要神经血管的显微分离。内镜是相对较新的工具，它能提供全景、抵近增亮、带角度的视角。内镜作为主要的视觉工具可以改善手术的结果，减轻因患者体位所带来的操作疲劳，并减少入路相关的并发症。虽然幕下小脑上入路需要较长的学习曲线，但随着对内镜设备的熟悉以及采用团队合作的方式，将极有可能改善患者的预后。

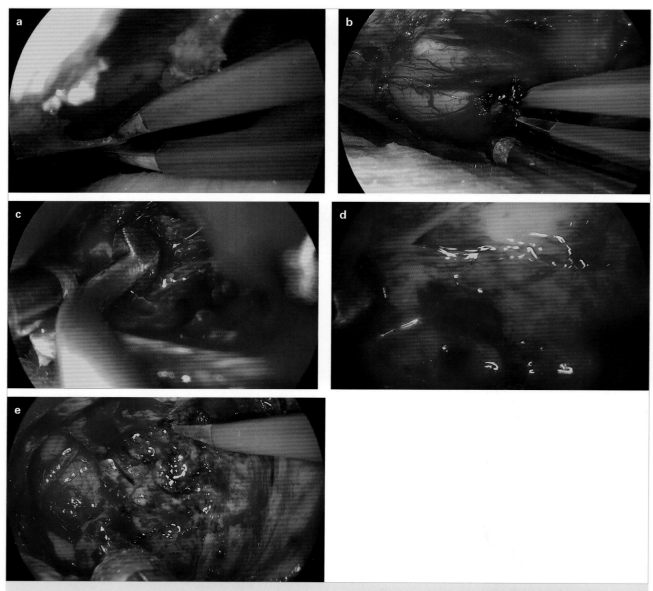

图 26.6 a. 切开天幕使用双极电凝结合锐性的显微分离技术，内镜之外并无特殊的不同与标准显微操作的器械和设备。b. 使用双极电凝行皮层造瘘。c. 使用标准的显微分离器械行分块切除。d. 内镜下抵近观察可清晰显示肿瘤和脑组织间的边界。e. 带角度的内镜可提供补充视角查看术区以明确瘤腔边缘有无肿瘤残留

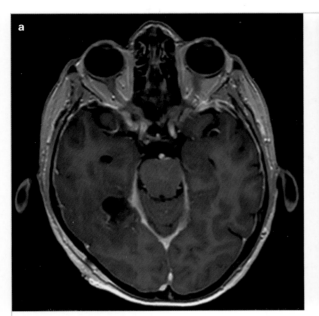

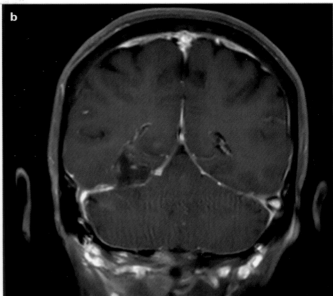

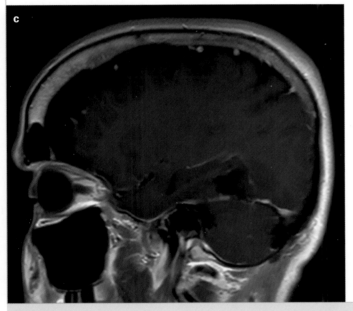

图 26.7 轴位（a）、冠状位（b）和矢状位（c）术后增强 MRI 显示肿瘤全切。最终病理诊断为高级别胶质瘤。患者术后无视野缺损，无其他中枢神经系统体征。术后一天即出院

参考文献

[1] Abay EO, II, Laws ER, Jr, Grado GL, et al. Pineal tumors in children and adolescents. Treatment by CSF shunting and radiotherapy. J Neurosurg. 1981; 55 (6):889–895.

[2] Sebag-Montefiore DJ, Douek E, Kingston JE, Plowman PN. Intracranial germ cell tumours: I. Experience with platinum based chemotherapy and implications for curative chemoradiotherapy. Clin Oncol (R Coll Radiol). 1992; 4 (6):345–350.

[3] Stein BM. The infratentorial supracerebellar approach to pineal lesions. J Neurosurg. 1971; 35(2):197–202.

[4] Vishteh AG, David CA, Marciano FF, Coscarella E, Spetzler RF. Extreme lateral supracerebellar infratentorial approach to the posterolateral mesencephalon: technique and clinical experience. Neurosurgery. 2000; 46(2):384–388, discussion 388–389.

[5] Ogata N, Yonekawa Y. Paramedian supracerebellar approach to the upper brain stem and peduncular lesions. Neurosurgery. 1997; 40(1):101–104, discussion 104–105.

[6] Pople IK, Athanasiou TC, Sandeman DR, Coakham HB. The role of endoscopic biopsy and third ventriculostomy in the management of pineal region tumours. Br J Neurosurg. 2001; 15(4):305–311.

[7] Gore PA, Gonzalez LF, Rekate HL, Nakaji P. Endoscopic supracerebellar infratentorial approach for pineal cyst resection: technical case report. Neurosurgery. 2008; 62(3) Suppl 1:108–109, discussion 109.

[8] Uschold T, Abla AA, Fusco D, Bristol RE, Nakaji P. Supracerebellar infratentorial endoscopically controlled resection of pineal lesions: case series and operative technique. J Neurosurg Pediatr. 2011; 8(6):554–564.

第27章 脑实质内肿瘤：讨论

Chikezie Eseonu, Jordina Rincon-Torroella, Alfredo Quinones-Hinojosa

李文韬 黄国栋 / 译

摘要

脑肿瘤切除术已经从单纯的开放手术切除发展到高倍率显微镜下手术切除。内镜技术全景可视化照明的优点显著提高了颅底腹侧病变的切除率。目前，已有治疗团队应用颅底腹侧内镜技术的原理治疗幕上脑实质内肿瘤。在本章中，我们讨论了内镜技术与显微手术治疗脑实质内肿瘤的优缺点。

关键词：显微镜，内镜，实质内肿瘤，通道牵开

讨论

引言

在过去的几十年里，脑实质内肿瘤的切除技术不断发展。手术室引进了显微镜、功能性磁共振成像（fMRI）和弥散张量成像（DTI），以识别功能区皮质和白质纤维束，提升肿瘤切除率的同时降低手术并发症发生率。在过去的10余年里，主要是使用手术显微镜切除实质内原发性或转移性病变。立体定向导航提高了这些手术的精度；但是，对那些并不位于软脑膜表面的肿瘤，在到达肿瘤之前需要切开部分皮质及白质纤维束。而一旦到达皮质下肿瘤，在使用手术显微镜进行手术期间可能难以辨别肿瘤及周围正常组织。内镜提供了一种手术选择，其可以更好地到达皮质下的深部病变，同时对周围脑组织的损伤达到最小化（图27.1）。通常来说，内镜用于治疗人体自然腔隙中的病变，例如脑室系统；然而，在过去的10年里，内镜技术已被用于切除实质内病变。

本章探索了实质内肿瘤的显微镜和内镜手术入路，探讨了入路的演变并评估了两种技术的实用性。

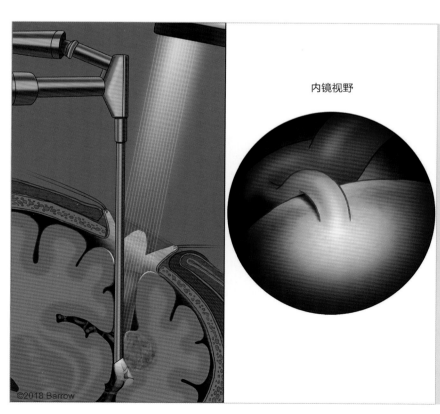

内镜视野

©2018 Barrow

图27.1　如图所示，与显微手术视野相比，使用内镜可以在更好的照明条件下（插图）到达皮质下深部脑组织

外科治疗方案的演变

在苏格兰外科医生 William Macewen 实施了第一台脑肿瘤切除手术后，于 1879 年首次记录到脑肿瘤的切除。在整个 19 世纪末和 20 世纪初，外科医生仍在使用普通手术器械（如凿子和刮匙）进行脑肿瘤手术。手术显微镜于 1957 年进入神经外科领域，当时用于切除一名 5 岁患儿的神经鞘瘤。自那时起，手术显微镜在术野的放大和照明方面有了显著的提升，使其成为大多数神经外科手术的重要组成部分。

为了提高显微镜下术野的可见度，通常采用牵开器系统来制造可视通道以暴露病变。常用于颅内肿瘤手术的叶片式牵开器包括 Leyla、Budde Halo 和 Greenberg 系统。然而，牵开时间过长会因为牵开器对脑血管的长时间压迫，造成周围脑实质的损伤，从而导致脑组织缺血。尽管牵开器系统的进步，例如柔性臂的出现，已经减少了牵开器诱发的损伤，但它们在神经外科病例中的应用中仍存在问题。

在 20 世纪 80 年代，Kelly 等首次描述了立体定向下直径 20mm 的圆柱形牵开器的应用，其目的是在尽可能减少牵拉脑组织的前提下为手术显微镜提供小通道，在过去的 30 多年里，这些圆柱形牵开器以及管状牵开器或操作孔已经允许用于安全扩张脑实质以到达深部病变。此外，透明版本的通道系统可以为手术通路提供更好的可见度。

随着改良牵开器减少了脑实质的损伤，外科医生开始寻求其他方法来进一步限制牵拉损伤。1980 年，导管辅助立体定向内镜技术首次开始应用，即将内镜安装在固定的立体定向框架上。Otsuki 等后来在 1990 年描述了通道辅助立体定向内镜技术。该通道同样连接到立体定向框架上，但这种框架缺乏从各个角度处理肿瘤的手术自由度。后来开发了固定通道牵开系统的其他变型［例如 Vycor Viewsite Brain Access System（VBAS）］；然而，由于通道系统提供的手术空间直径过于狭小，只有很小的病灶才能够完全切除。

2003 年，Kassam 等通过使用双手操作技术规避了这种手术空间上的限制，在整个手术过程中通过调整通道系统以辅助切除。在这些手术过程中，他们使用了带有内镜和操作孔的或可扩张导管的无框架图像引导。①这种方法允许通过单次置管及切除少量皮层，改变操作孔和内镜的角度，从而提供肿瘤的多个视角；②为了优化内镜入路，内镜通道必须插入至肿瘤的最深部分（与显微镜技术相反，内镜技术切除顺序为从深到浅）。通过在置管后移除内镜扩张器，在内镜导管和肿瘤之间创造了一个潜在的空间，该空间允许腔外肿瘤将其自身传递到操作孔的压力梯度中，这将有助于肿瘤切除（图 27.2）。

管状牵开器系统的进步（即 NICO BrainPath）已经被开发出来，其具有非创伤性更强的特点，这有利于造成更少组织损伤的前提下更好地解剖脑白质。此外，神经导航可固定在通道系统上，以帮助获得最佳入路。这些进展可以同时应用于显微镜和内镜方法中（图 27.3）。

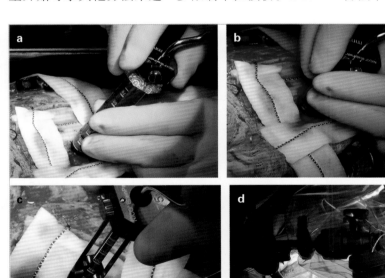

图 27.2　使用内镜的通道辅助手术计划。a. 在管状牵开器内置入神经导航探针，规划手术轨迹和角度。b. 推进管状牵开器。c. 取出内部扩张器。d. 正在调整内镜以显示管状牵开器的内部

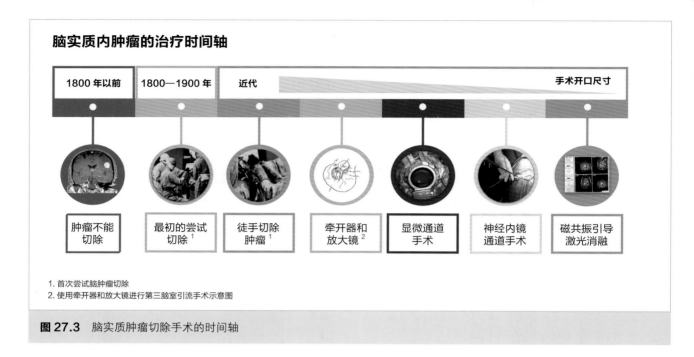

脑实质内肿瘤的治疗时间轴

| 1800 年以前 | 1800—1900 年 | 近代 | | | | 手术开口尺寸 |

- 肿瘤不能切除
- 最初的尝试切除[1]
- 徒手切除肿瘤[1]
- 牵开器和放大镜[2]
- 显微通道手术
- 神经内镜通道手术
- 磁共振引导激光消融

1. 首次尝试脑肿瘤切除
2. 使用牵开器和放大镜进行第三脑室引流手术示意图

图 27.3 脑实质肿瘤切除手术的时间轴

在过去的 10 年里，基于望远镜发展而来的外视镜系统已经被应用于开放性颅脑外科手术切除肿瘤之中。

除了手术显微镜和内镜之外，外视镜还包括一个手术望远镜、光源、摄像头和视频显示器，可以在宽视野下提供高质量的图像。与手术显微镜类似，外视镜可以远离手术部位，并允许内镜下无法通过的仪器在外视镜下通过。由于外视镜摄像头可以旋转 360°，因此可以调整显示器上的图像，以匹配镜下的解剖结构与外科医生的相对位置。与体积庞大且总是占用大量手术室空间的手术显微镜相比，小尺寸的外镜（重约 0.68kg）可以轻松地放置以用于手术并从一个地点转移到另一个地点。该系统也比标准的手术显微镜更加便宜，其价格波动在 200 000~450 000 美元（1 美元 ≈ 7.11 元人民币）之间。由于术中难以操作镜座以及缺乏立体视觉或深度知觉，外视镜在临床上对脑实质内肿瘤几乎没有用处。

两种方式的利弊

脑实质内肿瘤内镜技术的发展为外科医生提供了两种切除脑实质内病变的选择。当切除这些类型的肿瘤时，开放显微镜和内镜入路各有其优缺点。

成像

显微镜可以提供高清晰度成像，并可以进行三维（3D）观察。然而，该视野仅限于外科医生的视

角，在深处的照明度可能较差。然而，内镜可在较深处呈现照明度和可视化程度良好的高清图像。内镜中的角度镜使外科医生在评估切除后的空腔中是否有残留肿瘤时能够看到视线以外的地方。由于双目视觉的缺失，内镜获得的图像呈二维。这种 2D 视图可以通过改变视角和本体感觉反馈来补充，提供一定程度的深度感知，并且 3D 内镜的新试验正在进行中。

技术

开放显微镜技术允许单个外科医生使用双手进行显微外科切除。由于显微镜在神经外科的许多手术中被广泛使用，因此将其用于实质内肿瘤切除的学习曲线比较缓和。在手术过程中也不需要清洁显微镜镜头。

内镜则需要两名外科医生才能实现双手切除。如果使用内镜固定架，则一名外科医生可以使用双手操作，但需要不断调整内镜，这可能会延长手术时间。内镜使用的学习曲线也比较陡峭，而且手术期间经常需要对内镜进行清洁和去雾。

开颅术

显微镜入路的开颅大小和皮质切除的多少取决于病变，但相比于不使用通道回撤系统的显微镜入路，其大小通常更大。在显微镜手术中，常常会横切白质束，这可能会导致手术并发症对于颞叶和额叶的病变，通常会在显微镜手术过程中进行大额颞

瓣开颅手术。大的肌皮瓣可引起术后颞部和眼眶肿胀，通常需要进行硬膜外引流。

内镜入路通常只需要进行小骨瓣开颅。对于颞部肿瘤，只需要切开而不是提起颞肌，使眼眶或颞区的肿胀减到最轻。不管肿瘤的大小，手术通道只需要切开 1~1.5cm 的皮质，且不需要牵开装置内镜入路通过在到达肿瘤的路径中使用内镜扩张器避免横切白质束，从而形成到达病灶靶点的纤维束旁入路采用此类小切口，不需要进行硬膜外引流，尽管存在因操作内镜而不得不加宽手术通道的风险。

牵开

对于显微镜入路，可使用叶片牵开或通道牵开。叶片式牵开器允许外科医生在较远的工作距离下工作，并且具有广阔的视野，但可能有创伤性，导致白质纤维束损伤，并可能导致术后脑软化。

通道牵开器可用于显微镜和内镜入路，对脑组织的损伤较小，并提供周向牵开。使用通道牵开系统具有其学习曲线。这些管状牵开器的工作通道比叶片式牵开器的更窄，必须经常使用神经导航来帮助形成恰当的路径。对于特定的管状牵开器，如 VBAS 牵开器，只有 Greenberg 牵开器能够连接到该系统中插入管状牵开器通常需要切除较多皮质，而狭窄的工作通道也会使得肿瘤切除术中难以止血。

内镜技术也可以使用剥离式导管，以最大限度地减少对大脑的牵拉程度；然而，这些措施所能提供的可见度非常有限，且只适用于血管内病变或高度囊实性肿块。

位置

显微镜入路适用于颅内所有部位的实质内病变，尤其是浅表病变，而内镜入路适用于皮质下的实质内病变，尤其是颞区、额区、小脑区和脑室区的深部病变。囊性病变在囊液引流后产生了充分的手术空间，这为内镜操作提供了合适的手术通道。

包含非手术治疗的决策

对于哪种手术方法最适合于实质内肿瘤的总体决策，需要考虑病变的位置、大小和组织学。

肿瘤部位

确定肿瘤的位置是表浅的还是深部的，是确定病变的适当处理的第一步。通常可采用标准的开放式显微外科手术切除距脑表面不到 3cm 的表浅病变。

对于上覆有白质纤维束的深处肿瘤，需要横断这些白质纤维束以构建切除肿瘤的手术通道，这通常需要采用更加微创的技术。对于肿瘤和正常脑之间没有明显边界的深处病变更应小心处理，因为手术中常常伴有更多的白质操作部分。

对于深部肿瘤，必须做出的下一个决定是确定手术是全切还是仅进行活检。脑实质内病变的开放式立体定向活检的出血并发症发生率为 1.1%~4.35%。使用内镜和神经导航可在直接可视化的情况下进行活检，并且能够在获得足够组织的同时阻止病灶出血。该方法的侵入性比小骨瓣开颅活检更小，并且可用于潜在出血性病变的活检查。Tanei 等在内镜监视下进行神经胶质瘤和恶性淋巴瘤的活检后，发现颅内出血并发症概率减少。内镜活检与开放式立体定向活检相比的缺点在于，其产生的手术轨迹直径较大，通常需要直径为 10mm 的导管鞘，可能导致脑组织损伤，而立体定向活检针的直径仅为 2.5mm。

规划手术轨迹

一旦确定了肿瘤的位置，下一步就是确定手术的手术通路。在历史上，建立进入深部肿瘤的通道一直很困难，需要对表面进行部分皮质切除，然后使用牵拉装置分离白质纤维束，以建立向下到达病灶的手术通路。管状牵开装置固定在框架上，但允许进行操作，这有助于切除较大的肿瘤（图 27.4）。然而，管状牵开系统的持续移动会增加周围脑组织的压力，可能会造成脑水肿。

Plaha 等使用带有 30° 角的改良显微外科器械，以便更好地通过小通道进行手术操作，并到达在显微镜的直视线下不能看见的区域。

利用 fMRI 和 DTI 进行神经导航有助于规划安全的手术通道，并且在检测功能区方面具有良好的灵敏度和特异性。测量 DTI 上的皮质下纤维束与直接电刺激（DES）的相关性为 82%，尽管 DTI 上的纤维束造影显示部分纤维束与 DES 无关。对于小病变，可以根据外科医生的偏好采用通道辅助切除或开放显微手术切除，无论是否使用叶片式牵开装置。较大的肿瘤可使用叶片式牵开装置进行开放显微手术或通道辅助切除。本章中小肿瘤和大肿瘤的名称没有明确界定，由外科医生来确定。我们通常将 > 3cm 的肿瘤称为大肿瘤。

孔道辅助规划

在规划孔道辅助神经外科手术时，必须考虑许

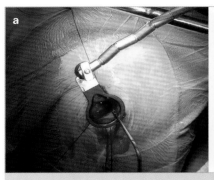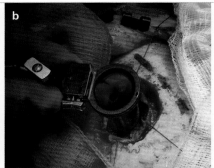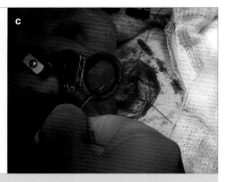

图 27.4 术中操作管状牵开器。a. 管状牵开器在位，经通道使用手术器械。b. 管状牵开器移动到新位置。c. 可以对牵开器做微小的移动，以获得最佳的位置，同时获得吸引的最佳视野

多因素，包括病灶的解剖位置和推测的组织学类型。小脑半球病变和深部白质或基底神经节的脑组织病变是进行通道手术的理想选择。通过将径向牵拉力均匀分布在周围脑组织上，以及采用最小尺寸的开颅，可以通过一个对周围脑组织损伤较小的操作孔很好地到达深部病灶（图 27.4）。

组织学

通常，柔软且易于吸取的肿瘤在孔道辅助手术中更受青睐。这些肿瘤通常包括高级别胶质瘤和某些转移性病变（如黑色素瘤、乳腺癌）。较为致密的病变（如具有瘢痕组织的复发性病变、转移性肉瘤、脑膜瘤）在使用孔道系统时可能存在困难。具有切割特性的超声吸引器可便于在这些病例中使用孔道辅助显微镜技术。出血性病变，如肾细胞癌，则不适合使用孔道辅助内镜技术，因为瘤内逐段切除方法会因大量出血而变得十分复杂，从而使内镜手术区域变得模糊。

内镜规划

当肿瘤的颅内定位及组织学符合要求时，可采用内镜入路。对于内镜规划，应使用神经导航在脑表面避开功能区的位置确定进入点。还要评估进入点至病灶的通路，以确定该通路未穿越任何功能性结构。该通路还应避免穿过脑室或脑沟，因为通路接近脑沟已被证实会导致不良的皮质并发症。还必须小心操作，以尽量减少手术期间的脑脊液丢失，以减少可能改变神经导航准确性的脑移位量（图 27.5）。

最终观点 / 专家建议

在过去的几十年里，实质内肿瘤的治疗有所进步。开放式显微手术最早是通过使用牵开器实施的，后来发展出了通道牵开系统。通道系统创造的手术通路，将很快应用于显微镜和内镜手术中。外科医生可以使用这两种方法有效地切除实质内病变，但有助于确定哪种手术方式更有效的比较性研究仍有待完善。

在评估两种入路的切除范围时，Plaha 等报告了一组 50 例内镜下全切实质内肿瘤。其中 70% 的病例切除了至少 95% 的病灶，48% 进行了次全切除。Kassam 等在其内镜下进行的实质内肿瘤手术病例中，38% 实现了全切，28% 实现了次全切。Hong 等进行了对比显微镜与内镜入路对实质内病变切除的研究，该研究报告了 20 例患者，其中 5 例进行了内镜辅助下经通道切除深部病灶，15 例进行了显微镜辅助下经通道切除深部病灶。他们发现，80% 的内镜辅助经通道切除手术中存在更多的不完全切除（近全除和次全切），而仅有 13% 的显微镜辅助经通道切除不彻底（$P < 0.002$）。两组中手术并发症发生率较低且相近。研究者将切除范围的差异归因于显微镜与内镜相比具有更宽的 3D 双目视野，其他研究也表明显微镜辅助下经通道可以成功地整块全切脑肿瘤。

关于总体生存期，Kelly 发现，与显微镜下切除相比，内镜下切除胶质母细胞瘤并不能延长患者的生存期。此外，关于住院时间的长短，Plaha 等报告的平均住院时间为 4.8 天，而在一项包含 400 例显微镜辅助开颅切除实质内脑肿瘤病例的大型研究中，报告的中位数为 5 天。

实质内病灶的显微手术入路是一种已经使用了数十年的技术，早期研究表明，与内镜入路相比，其切除效果更好，而神经系统恢复结果以及术后并发症则相似。初步结果表明，对于实质内病灶显微手术入路仍是首选技术，但最终随着内镜技术的发展以及外科医生对内镜操作越来越熟练，手术入路的最终选择将取决于外科医生的偏好。

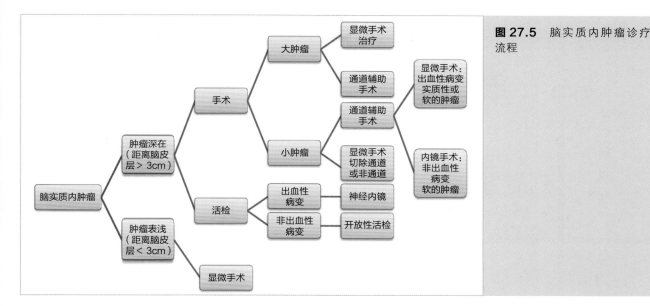

图 27.5 脑实质内肿瘤诊疗流程

参考文献

[1] Plaha P, Livermore LJ, Voets N, Pereira E, Cudlip S. Minimally invasive endoscopic resection of intraparenchymal brain tumors. World Neurosurg. 2014; 82(6):1198–1208.

[2] Kassam AB, Engh JA, Mintz AH, Prevedello DM. Completely endoscopic resection of intraparenchymal brain tumors. J Neurosurg. 2009; 110(1):116–123.

[3] Raza SM, Recinos PF, Avendano J, Adams H, Jallo GI, Quinones-Hinojosa A. Minimally invasive trans-portal resection of deep intracranial lesions. Minim Invasive Neurosurg. 2011; 54(1):5–11.

[4] Pendleton C, Ahn ES, Quiñones-Hinojosa A. Harvey Cushing and pediatric brain tumors at Johns Hopkins: the early stages of development. J Neurosurg Pediatr. 2011; 7(6):575–588.

[5] Latimer K, Pendleton C, Olivi A, Cohen-Gadol AA, Brem H, Quiñones-Hinojosa A. Harvey Cushing's open and thorough documentation of surgical mishaps at the dawn of neurologic surgery. Arch Surg. 2011; 146(2):226–232.

[6] Zamora-Berridi GJ, Pendleton C, Ruiz G, Cohen-Gadol AA, Quiñones-Hinojosa A. Santiago Ramón y Cajal and Harvey Cushing: two forefathers of neuroscience and neurosurgery. World Neurosurg. 2011; 76(5):466–476.

[7] Uluç K, Kujoth GC, Başkaya MK. Operating microscopes: past, present, and future. Neurosurg Focus. 2009; 27(3):E4.

[8] Hong CS, Prevedello DM, Elder JB. Comparison of endoscope- versus microscope-assisted resection of deep-seated intracranial lesions using a minimally invasive port retractor system. J Neurosurg. 2016; 124(3):799–810.

[9] Albin MS, Bunegin L, Dujovny M, Bennett MH, Jannetta PJ, Wisotzkey HM. Brain retraction pressure during intracranial procedures. Surg Forum. 1975; 26:499–500.

[10] Bennett MH, Albin MS, Bunegin L, Dujovny M, Hellstrom H, Jannetta PJ. Evoked potential changes during brain retraction in dogs. Stroke. 1977; 8 (4):487–492.

[11] Zamorano L, Martinez-Coll A, Dujovny M. Transposition of image-defined trajectories into arc-quadrant centered stereotactic systems. Acta Neurochir Suppl (Wien). 1989; 46:109–111.

[12] Leksell L, Lindquist C, Adler JR, Leksell D, Jernberg B, Steiner L. A new fixation device for the Leksell stereotaxic system. Technical note. J Neurosurg. 1987; 66(4):626–629.

[13] Horwitz MJ. The Leyla retractor: use in acoustic neuroma and neurotologic surgery. Otolaryngology. 1978; 86(6, Pt 1):ORL-934–ORL-935.

[14] Kelly PJ, Kall BA, Goerss S, Earnest F, IV. Computer-assisted stereotaxic laser resection of intra-axial brain neoplasms. J Neurosurg. 1986; 64(3):427–439.

[15] Kelly PJ, Goerss SJ, Kall BA. The stereotaxic retractor in computer-assisted stereotaxic microsurgery. Technical note. J Neurosurg. 1988; 69(2):301–306.

[16] Shelden CH, McCann G, Jacques S, et al. Development of a computerized microstereotaxic method for localization and removal of minute CNS lesions under direct 3-D vision. Technical report. J Neurosurg. 1980; 52(1):21–27.

[17] Jacques S, Shelden CH, McCann GD, Freshwater DB, Rand R. Computerized three-dimensional stereotaxic removal of small central nervous system lesions in patients. J Neurosurg. 1980; 53(6):816–820.

[18] Otsuki T, Jokura H, Yoshimoto T. Stereotactic guiding tube for open-system endoscopy: a new approach for the stereotactic endoscopic resection of intra-axial brain tumors. Neurosurgery. 1990; 27(2):326–330.

[19] Greenfield JP, Cobb WS, Tsouris AJ, Schwartz TH. Stereotactic minimally invasive tubular retractor system for deep brain lesions. Neurosurgery. 2008; 63 (4) Suppl 2:334–339, discussion 339–340.

[20] Jo KW, Shin HJ, Nam DH, et al. Efficacy of endoport-guided endoscopic resection for deep-seated brain lesions. Neurosurg Rev. 2011; 34(4):457–463.

[21] Mamelak AN, Nobuto T, Berci G. Initial clinical experience with a high-definition exoscope system for microneurosurgery. Neurosurgery. 2010; 67 (2):476–483.

[22] Mamelak AN, Danielpour M, Black KL, Hagike M, Berci G. A high-definition exoscope system for neurosurgery and other microsurgical disciplines: preliminary report. Surg Innov. 2008; 15(1):38–46.

[23] Cavallo LM, Solari D, Cappabianca P. The endoscopic technique for removal of intraparenchymal lesions: a smooth passage in between brain fascicles. World Neurosurg. 2015; 83(2):155–156.

[24] Chen CC, Hsu PW, Erich Wu TW, et al. Stereotactic brain biopsy: single center retrospective analysis of complications. Clin Neurol Neurosurg. 2009; 111 (10):835–839.

[25] Dammers R, Haitsma IK, Schouten JW, Kros JM, Avezaat CJ, Vincent AJ. Safety and efficacy of frameless and frame-based intracranial biopsy techniques. Acta Neurochir (Wien). 2008; 150(1):23–29.

[26] Yamada K, Goto S, Kochi M, Ushio Y. Stereotactic biopsy for multifocal, diffuse, and deep-seated brain tumors using Leksell's system. J Clin Neurosci. 2004; 11(3):263–267.

[27] Zamorano L, Chavantes C, Moure F. Endoscopic stereotactic interventions in the treatment of brain lesions. Acta Neurochir Suppl (Wien). 1994; 61:92–97.

[28] Tanei T, Nakahara N, Takebayashi S, et al. Endoscopic biopsy for lesions located in the parenchyma of the brain: preoperative planning based on stereotactic methods. Technical note. Neurol Med Chir (Tokyo). 2012; 52 (8):617–621.

[29] Jacques S, Shelden CH, McCann G, Linn S. A microstereotactic approach to small CNS lesions. Part I. Development of CT localization and 3-D reconstruction techniques. No Shinkei Geka. 1980; 8(6):527–537.

[30] Giussani C, Roux FE, Ojemann J, Sganzerla EP, Pirillo D, Papagno C. Is preoperative functional magnetic resonance imaging reliable for language areas mapping in brain tumor surgery? Review of language functional magnetic resonance imaging and direct cortical stimulation correlation studies. Neurosurgery. 2010; 66(1):113–120.

[31] Duffau H. The dangers of magnetic resonance imaging diffusion tensor tractography in brain surgery. World Neurosurg. 2014; 81(1):56–58.

[32] Leclercq D, Duffau H, Delmaire C, et al. Comparison of diffusion tensor imaging tractography of language tracts and intraoperative subcortical stimulations. J Neurosurg. 2010; 112(3):503–511.

[33] Elias WJ, Sansur CA, Frysinger RC. Sulcal and ventricular trajectories in stereotactic surgery. J Neurosurg. 2009; 110(2):201–207.

[34] Herrera SR, Shin JH, Chan M, Kouloumberis P, Goellner E, Slavin KV. Use of transparent plastic tubular retractor in surgery for deep brain lesions: a case series. Surg Technol Int. 2010; 19:47–50.

[35] Kelly PJ. Technology in the resection of gliomas and the definition of madness. J Neurosurg. 2004; 101(2):284–286, discussion 286.

[36] Sawaya R, Hammoud M, Schoppa D, et al. Neurosurgical outcomes in a modern series of 400 craniotomies for treatment of parenchymal tumors. Neurosurgery. 1998; 42(5):1044–1055, discussion 1055–1056.

第28章 脑实质内肿瘤：显微技术与内镜技术的比较

André Beer-Furlan, Daniel M. Prevedello, Christopher S. Hong, J. Bradley Elder

李文韬 黄国栋 / 译

摘要

神经外科微创技术在过去的 10 年里有所发展，其基本原则是降低神经外科手术并发症概率及可能存在的死亡率。用于脑实质内病灶切除的大多数微创技术的一个独特优势是，降低了与使用叶片式或带状牵开系统相关的牵开器诱导的脑实质损伤。在这一章中，我们根据自己的经验和回顾文献，描述并讨论了内镜和显微镜下微创操作孔手术的优缺点。

关键词： 微创，内镜，手术

内镜和操作孔手术视角

引言

扩展微创技术在神经外科手术中的使用具有强大的趋势。随着内镜技术的进步，这种模式在颅底手术中的优势尤为突出。支持者认为这些策略是合理的，他们认为能够降低神经外科手术并发症概率及可能存在的死亡率。用于脑实质内病灶切除的大多数微创技术的一个独特优势是，减少了与使用叶片式或带状牵开系统相关的牵开器诱发的脑实质损伤。

使用叶片进行牵开的固定牵开系统可通过对皮质和皮质下脑组织直接压迫，以及局部组织灌注不足造成的缺血性损伤来损伤大脑。在犬模型中的前期研究表明，术后感觉运动功能缺陷是由于牵拉脑组织时间过长所致。显微镜检查显示的皮质脑组织的病理变化证实了这一结论。

另一个动物模型为，在猪的颞叶下进行牵拉期间，测量皮质诱发电位和激光多普勒脑血流。这项研究的结果表明，10~20min 的牵拉压力会导致诱发电位振幅降低 50%，而松弛 5~10min 后可获得改善，后续进行了人体研究以验证这些发现。在一项针对接受过开放性脑血管手术患者的研究中，测量了 pH 值、氧分压和二氧化碳分压，结果表明，脑组织牵拉后存在缺血性改变。还使用了脑实质内微透析探针来证明脑组织受牵拉后乳酸盐、谷氨酸盐和甘油的浓度增加，证明代谢变化与脑实质损伤和细胞膜受损一致。

由于这些研究结果，已经多次尝试调整手术技术，以尽量减少对脑组织的牵拉。早期研究分析了不同牵开器叶片的形状，以期减少牵拉脑组织带来的损伤。尽管进行了这些工程学上的改变，但在一项比较了平片、平片圆边以及弧度脑压板形状在减少缺血性损伤风险方面的差异的研究中，未观察到明显差异。然而，牵开器系统部件的其他技术方面——如立体定向框架系统、Leyla 柔性牵开器臂和圆柱形牵开器（后者是本研究的基础）——已取得了相当大的进展，从而减少了牵开器诱导的脑组织损伤。

圆柱形牵开器最初是仿照妇科内镜的弧度，旨在用直径逐渐增加的圆柱体逐渐扩开大脑，以创造用于进入深层区域的安全手术通道。此外，管状牵开器的这种设计容易与现有的立体定向框架系统兼容，也可以作为术中导航的固定参考点。目前，现代版本的管状牵开器广泛用于脊柱微创手术，包括常规的椎间盘切除术、椎管狭窄减压术和椎体间融合术。然而，管状牵开器在脑外科手术中的使用仍然并不常见，且大多数文献都是描述切除脑深部病灶的单个病例报告或小样本量的病例汇总。

最近，一种专门为颅内手术设计的新型管状牵引器已被纳入我们的实践中，在本章中称之为"通道"。与脊柱手术中使用的传统管状牵开器不同，通道是透明的，因此能够沿整个手术通道的全长观察牵开的脑组织。它还与大多数现代无框架神经导航系统相兼容。少数以前的病例汇总，记录了使用内镜和显微镜辅助可视化经通道进行手术的经验，但内镜或显微镜的使用取决于外科医生的个人偏好，一方面，我们是第一个在切除程度和临床预后方面比较内镜辅助和显微镜辅助通道手术切除深部病灶的研究组。对于其他入路，包括蝶鞍、桥小脑角以及后颅窝入路，也进行了类似的比较，尽管这些与通道手术无关。根据我们的经验，现在所做的通道手术，大多数病例是利用显微镜进行术野可视化，但是在某些情况下，内镜辅助通道手术可能更为理想。在本章中，我们给出了我们累积的通道手术经验以及对文献的系统分析，关于通道在进入大脑深层区域中的使用。

通道技术

在我院，通道手术由 Vycor Medical Inc.（Boca Raton，FL）的大脑选点接入系统进行，用于脑实质内肿瘤的手术入路。目前，Vycor 通道有 4 种宽度（在远端开口处测量为 12mm、17mm、21mm 和 28mm）和 3 种长度（3mm、5mm 和 7cm）。通道由透明塑料制成，使外科医生能够沿着通道的全长观察周围脑组织。在通道进入之前，将套管插入到操作孔的通道中以促进起始的脑组织分离，并且在到达通道的预期位置之后移除套管。随后，通过可固定到大多数手术臂系统上的连接方法，固定通道位置。根据我们的经验，大多数使用通道进行手术的病例都可以使用直径为 12mm 的通道进行。在某些情况下，手术期间可以用 17mm 通道替换 12mm 通道，以增加术野的可见度。

以下是对我院在深部脑实质内肿瘤通道手术中采用的常见技术的简要描述。术前成像用于手术通路的规划，包括弥散张量成像（DTI），以确保规划的手术通路不横切白质纤维束，而是平行于白质纤维束。皮肤切开以曲线方式进行，并做得适合于进行 3mm×3cm 骨瓣的开颅术。常规骨瓣切除和硬脑膜切开后，考虑到上覆浅表血管的存在，在脑回或脑沟的插入之间确定最佳的手术进入点。对于脑回间入口，以 1.5cm 线性切口切开软脑膜，然后在放置通道或沿图像引导下的病变方向推进可剥脱导管之前，进行深度达 2cm 的钝性解剖。对于脑沟间入口，利用显微镜解剖 1.5cm 宽的开口向下至颅底，手术过程中小心避开血管结构。在颅底，随后在放置通道之前使用类似技术进行线性切开。

通过测量上覆皮质开口至病灶远点的距离，确定合适的通道长度。如前所述，最初总是使用直径为 12mm 的通道，但在肿瘤减瘤后，如果认为有帮助的话，可以替换为直径 17mm 的较大通道。根据我们的经验，不需要使用直径为 21mm 和 28mm 的通道。通过用骨蜡将导航笔固定到通道中，使笔的尖端定位于通道的末端，便于将通道引导到病灶处（图 28.1）。通道可配备导航功能，并连接在导航框架上。当通道达到适当深度时移除导航笔和套管，然后将通道固定到蛇形牵开器臂上，该牵开器臂连接到 Mayfield 头架上。然后，将显微镜或内镜移入视野，通过通道观察并切除肿瘤。

在肿瘤切除期间，可根据需要调整通道的角度，以横贯病变的整个宽度。利用大脑表面作为"支点"，进行小而精细的移动来调整通道的角度。同样，通道可以更深地插入病变以到达肿瘤远端的边缘。肿瘤切除后，采用标准技术在切除后的瘤腔内沿手术通道的全长进行止血。移除通道，并再次检查通道轨迹以确保充分止血。然后常规关颅。

病例介绍：内镜辅助下通道手术

患者女，52 岁，因新近出现的表达性失语和右侧偏瘫来我院就诊。她最近被诊断为乳腺癌，并接

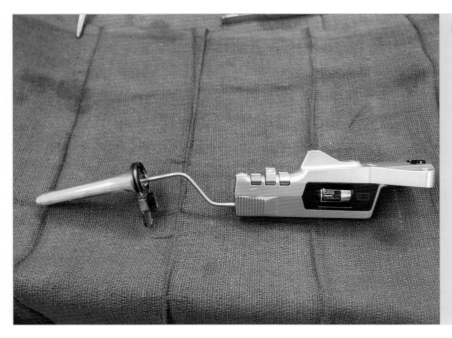

图 28.1 照片显示图像引导装置插入一个 12mm×8mm×7cm Vycor 通道内，在插入前用骨蜡进行稳固

受了乳房切除术治疗。头部计算机断层扫描（CT）和 MRI 检查显示，左侧对比增强的额叶病变位于运动皮质区的正前方（图 28.2）。脑实质周围也有出血和明显水肿的迹象。在获得知情同意后，患者被送入手术室，在术中神经导航和内镜辅助下进行了左额开颅术以期全切肿瘤。首先切除了一小部分皮质，通过切除的皮质部分将通道插入并向病灶推进。通过神经导航笔确认了正确的手术轨迹，通过骨蜡的支撑使导航笔固定于通道内腔里。随后，在无并发症的情况下进行了肿瘤减容，术后即刻成像显示肿瘤大体完全切除，手术通道迹象不明显。最终病理证实为转移性乳腺癌。术后立即行 MRI 复查，扩散加权成像显示肿瘤完全切除，周围脑组织无额外的水肿，无手术相关缺血性损伤的证据。在 3 个月的随访中，患者的症状有了很大程度的改善，影像学显示脑内操作很少（图 28.3）。使用 0°、30° 和 45°，大小为 4mm×18cm 的 Hopkins Ⅱ 型杆状透镜（Karl Storz 内镜）进行了解剖。内镜通过光纤电缆和装有 3 个电荷耦合元件传感器的摄像机连接到光源。内镜系统由一个内镜、一个工作鞘和一个关闭器组成，所有这些都由通道容纳，并且仍然允许双手操作。由于内镜贴近解剖结构，因此术野照明良好。Hopkins Ⅱ 型杆状透镜的广角光学系统提供了高分辨率图像。带角度内镜用于手术腔的深处和"转角周围"区域。对直接向下检查会被遮挡的区域，多角

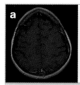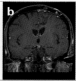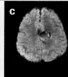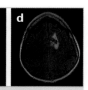

图 28.3 内镜辅助通道手术后的磁共振成像（MRI）。a. 轴向 T1 加权增强成像。b. 冠状 T1 加权增强成像。c. 轴向扩散加权成像（DWI）。d. 轴向流体衰减反转恢复序列（FLAIR）。它们共同展示了在对脑组织进行最小操作的前提下进行肿瘤完全切除

度内镜的使用能够为检查提供便利。

内镜辅助下通道手术的结果

在我们机构，我们广泛使用内镜进行微创经鼻入路前颅底手术。基于这些经验，我们最初在内镜可视化下进行了通道手术。我们详细介绍了使用内镜通道技术的早期工作，描述了我们成功切除第三脑室胶样囊肿、脑室肿瘤和脑实质肿瘤的案例，随后，我们进一步报告了 Hong 等进行的内镜和显微镜辅助下通道手术的结果。在本研究中，通过内镜技术进行手术的 5 个病例分别具有以下病理：转移癌（肺）、转移癌（乳腺）、神经细胞瘤、原始神经外胚层肿瘤（PNET）和多形性胶质母细胞瘤（GBM）。肿瘤位于右侧小脑（2 例转移癌）、右侧基底神经节（神经细胞瘤和 PNET）以及左侧额叶（GBM）。

除 3 个病例（脑膜瘤、黑色素瘤转移和多形性胶质母细胞瘤，均位于基底神经节）外，其余所有病例均使用直径为 12mm 的通道，可能需要用直径更大的 17mm 通道替换。不完全切除与内镜的使用有关，在这个小临床研究中只有一个病例实现了全切。

病例介绍：显微镜辅助下通道手术

患者女，63 岁，无相关既往病史，出现头痛逐渐加重 6 周，伴持续性恶心、呕吐和体重减轻 9kg。她的神经系统查体未见明显异常。非增强头颅 CT 显示左侧小脑有一个囊性肿块。接着，在钆对比剂给药后进行 T1 加权颅脑 MRI 检查，结果显示一个 4.1cm×3.0cm 的囊性肿块，中心位于左侧小脑半球，有一个单侧增强的结节成分，大小为 2.8cm×2.0cm（图 28.4a）。肿块导致第四脑室几乎完全消失，中线移位约 9mm，小脑扁桃体向下疝出。

患者随后接受手术，通过显微镜辅助下的通道手术按计划对肿块进行了完全切除。在术中神经导

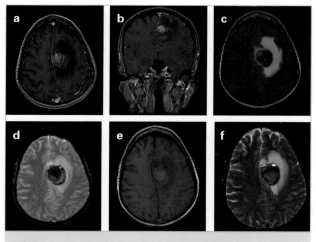

图 28.2 术前 MRI。a. 轴向 T1 加权增强 MRI。b. 冠状 T1 加权增强 MRI。c. 轴向液体衰减反转恢复序列 FLAIR。d. 轴向磁敏感加权成像 SWI。e. 轴向 T1 加权 MRI。f. 轴向 T2 加权 MRI。它们共同显示出在运动皮层的正前方有一个左半边强化的额叶病变，并伴有出血

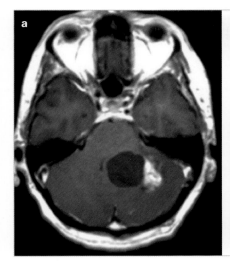
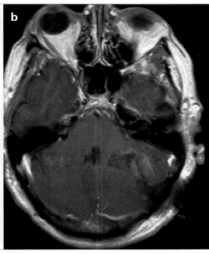

图 28.4　a. 注射含钆对比剂后在 T1 加权 MRI 轴向切面上显示左小脑 4.1cm×3.0cm 囊实性肿块，其中包含 2.8cm×2.0cm 结节强化。b. 术后 2 天在注射含钆对比剂后，T1 加权 MRI 轴向切面上显示病变全部切除，囊肿减压，并且手术通道的痕迹最小

航下进行标准技术操作，通过大约 3cm×3cm 的骨瓣开颅打开病变上方的硬膜。切除小部分皮质后，在导航引导下插入 12mm×5cm 通道，直至肿瘤结节增强部分的表面。随后，引入 OPMI Pentero 900（Carl Zeiss Meditec AG）显微镜，用于肿瘤切除术的后续操作。使用钝性显微解剖，在肿瘤和周围小脑组织之间形成分界。可见红色实性肿块，提示血管网状细胞瘤。随后，更换了一个长度为 12mm×7cm 的较长通道，以更好地显示更深的囊肿。囊肿引流减压后，对肿块进行周向解剖并逐块切除。经通道进行适当止血后，缓慢移除通道，并以标准方式进行关颅。术后第 2 天进行的颅脑增强 MRI 显示肿瘤完全切除和最小的手术通路（图 28.4b）。并且在 DWI 上没有缺血性损伤的证据。最终病理诊断为血管网状细胞瘤。患者术后顺利康复，出院时无明显症状。在 2 年后的随访中，患者没有神经系统的不适主诉，未见复发的影像学证据。

显微镜辅助下通道手术的手术结果

在描述我们做通道手术期间使用内镜进行术野可视化的初步体会的同一项研究中，我们还额外描述了 15 例使用显微镜进行通道手术的连续病例。使用显微镜通道技术进行手术的最常见部位是基底神经节（n=9），其次是小脑（n=2）、颞叶（n=2）、额叶（n=1）和顶叶（n=1）。切下来病灶的最终病理包括转移瘤（n=6）、胶质瘤（n=6）、脑膜瘤（n=1）、放射性坏死（n=1）和血管网状细胞瘤（n=1）。

所有病例均采用 12mm×7cm 大小通道，除外 1 例肺转移瘤，采用的是 12mm×5cm 通道。3 个病例，脑膜瘤、转移瘤和胶质母细胞瘤，均位于基底神经节内，需要额外使用直径更大的 17mm 通道，以达到完全切除肿瘤。在 15 例显微镜手术病例中的 13 例（87%）患者，达到了完全切除肿瘤。在其余两名患者中则达到了近全切除。在分析全部的 20 例病例时，不完全切除（近全切或次全切）与基底神经节内的病灶位置以及内镜的使用有关。

文献综述及现有证据

除了我们自己的研究之外，其他文献也描述了通道手术成功切除脑实质内病变。Herrera 等报告，在 16 例通道手术（包括 2 例脑室内肿瘤和 2 例深部血肿）中，无一例导致术后血肿。13 例脑肿瘤中有 9 例达到肿瘤完全切除，其余 4 例达到了次全切除，但没有描述关于病灶位置和残余病灶组织学类型的细节。Raza 等描述了 9 例接受通道手术治疗的成人和儿童患者，其中 2 例接受了切除活检。在其余 7 例患者中，6 例达到了完全切除肿瘤，并且在磁共振 T2 加权成像和 DWI 检查中未发现牵开器相关损伤，而松果体区乳头状肿瘤患者这一单独病例的次全切除，尽管没有任何临床表现，但确实存在白质部分手术操作的影像学证据。在由同一位资深医生进行的另一项独立研究中，Recinos 等描述了在 4 例患儿中成功使用通道手术切除脑深部肿瘤，包括完全切除了两个胶质瘤，这几例手术的术前目标就是完全切除肿瘤。只有 1 例患儿在磁共振 T2 加权成像和 DWI 检查中显示出脑白质损伤的影像学证据。有趣的是，与 Raza 等的病例一样，该患者也接受了松果体区肿瘤切除，这可能说明通道辅助对手术中显露松果体区的操作并无明显益处。

在我院，我们在显微镜和内镜的辅助下成功实施了通道手术。在 Hong 等的研究中，他们专注于对比通道手术期间显微镜与内镜辅助可视化的结果。如本章前面所述，内镜的使用与目标病灶的不完全切除显著相关。然而，重点要说明的是，我们转而开始主要使用显微镜进行通道手术并不是本研究的结果。主要原因是内镜手术病例中遭受了挫折，这与内镜手术病例中，由于内镜的存在，导致通道内所提供的空间不足以及移动自由度的降低有关。

显微镜技术和内镜技术的优缺点

我们认为，在通道手术中，显微镜对相比内镜具有 3 个主要优势。第一，与传统内镜提供的 2D 视图相比，现代显微镜（例如在 Hong 等使用的那些）能够提供双目的、3D 可视化的术野。与传统内镜相比，新的 3D 内镜减少了操作时间并缩短了学习曲线。这说明 3D 视野提供的深度知觉能够增加手术器械操作的准确性。此外，现代手术显微镜通常具有集成的双虹膜光圈，根据通道的大小，可对其进行调整以提供最大的亮度和分辨率以及景深。此外，双通道照明设计可以调节光亮度，并在照明较深的空腔时防止过度的灯光阴影。第二，尽管最小的 12mm 直径通道可充分方便内镜辅助通道手术期间的双手操作，但显微镜下视野能够提供内镜视野缺失的部分，这使得通道内有额外的空间以容纳更多的手术器械并提高手术操作的自由度。我们经常利用这个优势，包括使用辅助臂做进一步抽吸或微牵开。第三，通道手术中的显微镜视野允许对通道做流畅且快速的手动操作。相比之下，在内镜通道手术中，当使用头架时，内镜被"固定"到通道上，因此必须在调整通道之前断开。随后，必须在无法直视的情况下重新定位通道，然后重新连接到内镜上，以确认放置正确。另一方面，显微镜视野允许在直接可视的情况下对通道进行细微的调整。如果需要对通道的轨迹进行较大的调整，例如在切除大肿瘤或检查切除后的瘤腔的过程中，脑表面可以作为"支点"来调节通道的角度，并且通常在任何方向上延长不超过 15°。虽然在这种调整过程中，通道的尖端移动了最长距离，但是这被认为是安全的，因为通道的远端几乎完全停留在瘤床内。相反，在调整通道时必须注意避免支点的平移运动（即，大脑表面），以防止在起初的部分皮质切除之后对脑组织造成额外损伤。在整个手术过程中，可在直接可视情况下连续

多次评估通道入口，以确保通道位置未发生继发于脑组织松弛的漂移。

在 Hong 等报告的发现的鼓舞下，我们不再单独使用内镜辅助可视化进行常规通道手术。然而，也有内镜与显微镜结合使用的情况。在病灶切除后仍有较大瘤腔的情况下，可在移除通道前将内镜带入术野检查术区，以确保无任何残留肿块并确认止血恰当。特别是，我们发现脑室内病灶的通道手术通常能够从显微镜辅助通道手术后内镜检查的使用中受益。

通道手术患者的选择

根据我们的经验，在考虑对患者进行通道手术时，最重要的两个考虑因素是病变的位置和推测的组织学。关于解剖位置，通道手术的最佳适应证包括小脑半球内的肿瘤、基底神经节和大脑深层白质纤维束。相比之下，对于最深点距离脑表面不到 3cm 的病变，我们不会采用通道手术，因为使用通道不会带来任何附加的优势。对于深部的白质纤维束和基底神经节内的病变，通道手术仅需较小的开颅，并且还通过上覆脑组织的均匀径向回缩力将神经系统手术并发症概率降至最低。术前功能性 MRI 和 DTI 可进一步促进降低手术并发症概率，有助于规划与白质纤维束平行的手术通道。利用这种方法，我们已经证明了通道手术可以成功切除深部病变，并且 DWI 上没有缺血性损伤的证据。相反，我们的经验表明，对于小脑半球内的病变，通道手术的优势也有所不同。尽管这未被当作客观结果进行研究，但有趣的是我们发现，与采用传统显微手术治疗的患者相比，接受通道手术切除后颅窝病灶的患者术后疼痛减轻，这可能是由于切口和开颅减至最小的原因。因此，小脑通道手术的术前规划重点是尽可能缩小手术通道的范围。同样，我们更强调对关键血管的识别和保护，如横窦，而不是幕上病变中可见的功能性神经结构。与幕上病变相比，术中必须更加小心，以避免脑脊液漏，这也可能是小脑通道手术的一个优势。然而，这种可能性还需要进一步的客观研究来验证。

如前所述，当考虑对患者进行通道手术时，病变的推定组织学是第二重要的因素。根据我们的经验，具有软的、稠度"可吸取"特性的病变是最佳的，因为病变的抽吸切除促使瘤腔的外边缘在减瘤操作期间塌陷到视野中来，从而防止通道的过度调整。符合该描述的组织学包括大多数转移性肿瘤

（即乳腺癌、黑素瘤）和高级别胶质瘤。同样，像血肿这样的非肿瘤性软组织病变也可以接受通道手术。另一方面，质地较硬的肿瘤似乎不太适合通道手术，并且由于需要对通道进行更大幅度的操作，可能导致术后并发症概率增加。此种组织学类型包括脑膜瘤、转移性肉瘤和有明显瘢痕组织的病变，如复发胶质瘤。然而，在通道手术中发现次优的质地较韧的病例，使用超声吸引器和吸引切割器设备，如 NICO Myriad（印第安纳州，印第安纳波利斯，NICO 公司）可能有助于经通道完全切除肿瘤。此外，在逐段切除易于出血的病变的过程中，如转移性肾细胞癌，可能并不适合进行通道手术，因为难以在通道内控制大量的出血，并且可能会显著延长手术时间。

根据我们的经验，在选择要接受通道手术的患者时，肿瘤大小并不像病变位置和推定的组织学那样重要。即使非常大，对于质地较软的肿瘤，随着病变中心部分的切除，在周围正常脑组织的压力下，肿瘤边缘通常会被挤入视野中。另一方面，体积大和质地硬的组合对于通道手术来说是最不理想的情况，因为这可能需要对通道进行大量的操作。

综上所述，基于推定的组织学，我们认为位于深处（距上覆脑组织边缘＞ 3cm）且质地较软的病变最适合进行通道手术。采用这种方法，Hong 等描述的病例中没有一例需要进行通道移除并转为开放手术或进行扩大开颅术。话虽如此，我们认为在通道手术期间做好术野准备是十分重要的，以便在必要时扩大开颅范围。

结论

总之，通道手术是一种切除脑深部病变的成功、微创的方法，且神经系统术后并发症概率极低。根据我们的经验，在通道手术中，与内镜相比，显微镜的可视化和手术轨迹优化通常更加出色。最适合进行通道手术的患者包括病变位置深在（距上覆脑组织表面＞ 3cm）和推定的质地软"可吸取"的组织学类型。随着支持通道手术是一种安全有效手术方式的证据不断积累，需要在未来开展直接对比通道手术与常规开放显微手术结果的研究，以进一步重新定义通道手术的最佳适应证。

并发症的避免与临床要点

· 选择最适合进行通道手术的病变：①解剖位置深在（从病变的最深处开始测量到上覆脑组织表面的距离＞ 3cm）；②质地软，由推定的组织学确定。

· 利用术前功能性 MRI 和（或）DTI 规划避开功能性皮质和脑室的手术轨迹，尤其对于幕上病变来说。

· 尽可能缩小切口（尤其是小脑病变）和开颅（3cm × 3cm）的尺寸，但要准备好充分的手术区域，以预防可能存在的扩大开颅情况。

· 在显微镜视野下进行较小的皮质切除或脑沟切开，并进行恰当的止血。

· 将通道牢牢固定于牵开器臂上，以避免可能损伤正常脑组织的移动。

· 以脑组织表面为支点调整通道的角度，并定期检查支点部位是否有严重损伤。

· 在通道手术中，利用手术显微镜进行术野可视化。肿块切除后，可使用内镜检查整个手术腔内是否有残留病变以及是否进行了恰当的止血。

参考文献

[1] Spetzler RF, Sanai N. The quiet revolution: retractorless surgery for complex vascular and skull base lesions. J Neurosurg. 2012; 116(2):291–300.

[2] Bennett MH, Albin MS, Bunegin L, Dujovny M, Hellstrom H, Jannetta PJ. Evoked potential changes during brain retraction in dogs. Stroke. 1977; 8(4):487–492.

[3] Andrews RJ, Muto RP. Retraction brain ischaemia: cerebral blood flow, evoked potentials, hypotension and hyperventilation in a new animal model. Neurol Res. 1992; 14(1):12–18.

[4] Hoffman WE, Charbel FT, Portillo GG, Edelman G, Ausman JI. Regional tissue pO2, pCO2, pH and temperature measurement. Neurol Res. 1998; 20 Suppl 1: S81–S84.

[5] Xu W, Mellergård P, Ungerstedt U, Nordström CH. Local changes in cerebral energy metabolism due to brain retraction during routine neurosurgical procedures. Acta Neurochir (Wien). 2002; 144(7):679–683.

[6] Rosenørn J, Diemer NH. The influence of the profile of brain retractors on regional cerebral blood flow in the rat. Acta Neurochir (Wien). 1987; 87(3–4):140–143.

[7] Horwitz MJ. The Leyla retractor: use in acoustic neuroma and neurotologic surgery. Otolaryngology. 1978; 86(6)(,)(Pt 1):ORL-934–ORL-935.

[8] Leksell L, Lindquist C, Adler JR, Leksell D, Jernberg B, Steiner L. A new fixation device for the Leksell stereotaxic system. Technical note. J Neurosurg. 1987; 66(4):626–629.

[9] Zamorano L, Martinez-Coll A, Dujovny M. Transposition of image-defined trajectories into arc-quadrant centered stereotactic systems. Acta Neurochir Suppl (Wien). 1989; 46:109–111.

[10] Kelly PJ, Goerss SJ, Kall BA. The stereotaxic retractor in computer-assisted stereotaxic microsurgery. Technical note. J Neurosurg. 1988; 69(2):301–306.

[11] Kelly PJ. Future perspectives in stereotactic neurosurgery: stereotactic microsurgical removal of deep brain tumors. J Neurosurg Sci. 1989; 33(1):149–154.

[12] Chotigavanichaya C, Korwutthikulrangsri E, Suratkarndawadee S, et al. Minimally invasive lumbar disectomy with the tubular retractor system: 4–7 years follow-up. J Med Assoc Thai. 2012; 95 Suppl 9:S82–S86.

[13] Franke J, Greiner-Perth R, Boehm H, et al. Comparison of a minimally invasive procedure versus standard microscopic discotomy: a prospective randomised controlled clinical trial. Eur Spine J. 2009; 18(7):992–1000.

[14] Kotwal S, Kawaguchi S, Lebl D, et al. Minimally invasive lateral lumbar interbody fusion: clinical and radiographic outcome at a minimum 2-year followup. J Spinal Disord Tech. 2015; 28(4):119–125.

[15] Popov V, Anderson DG. Minimal invasive decompression for lumbar spinal stenosis. Adv Orthop. 2012; 2012:645321.

[16] Cabbell KL, Ross DA. Stereotactic microsurgical craniotomy for the treatment of third ventricular colloid cysts. Neurosurgery. 1996; 38(2):301–307.

[17] Kelly PJ, Kall BA, Goerss SJ. Computer-interactive stereotactic resection of deep-seated and centrally located intraaxial brain lesions. Appl Neurophysiol. 1987; 50(1–6):107–113.

[18] Moshel YA, Link MJ, Kelly PJ. Stereotactic volumetric resection of

thalamic pilocytic astrocytomas. Neurosurgery. 2007; 61(1):66–75, discussion 75.

[19] Otsuki T, Jokura H, Yoshimoto T. Stereotactic guiding tube for open-system endoscopy: a new approach for the stereotactic endoscopic resection of intra-axial brain tumors. Neurosurgery. 1990; 27(2):326–330.

[20] Patil AA. Free-standing, stereotactic, microsurgical retraction technique in "key hole" intracranial procedures. Acta Neurochir (Wien). 1991; 108(3–4):148–153.

[21] Yadav YR, Yadav S, Sherekar S, Parihar V. A new minimally invasive tubular brain retractor system for surgery of deep intracerebral hematoma. Neurol India. 2011; 59(1):74–77.

[22] McLaughlin N, Prevedello DM, Engh J, Kelly DF, Kassam AB. Endoneurosurgical resection of intraventricular and intraparenchymal lesions using the port technique.World Neurosurg. 2013; 79(2) Suppl:18. e1–18.e8.

[23] Engh JA, Lunsford LD, Amin DV, et al. Stereotactically guided endoscopic port surgery for intraventricular tumor and colloid cyst resection. Neurosurgery. 2010; 67(3) Suppl Operative:ons198–ons204, discussion ons204–ons205.

[24] Herrera SR, Shin JH, Chan M, Kouloumberis P, Goellner E, Slavin KV. Use of transparent plastic tubular retractor in surgery for deep brain lesions: a case series. Surg Technol Int. 2010; 19:47–50.

[25] Raza SM, Recinos PF, Avendano J, Adams H, Jallo GI, Quinones-Hinojosa A. Minimally invasive trans-portal resection of deep intracranial lesions. Minim Invasive Neurosurg. 2011; 54(1):5–11.

[26] Recinos PF, Raza SM, Jallo GI, Recinos VR. Use of a minimally invasive tubular retraction system for deep-seated tumors in pediatric patients. J Neurosurg Pediatr. 2011; 7(5):516–521.

[27] Hong CS, Prevedello DM, Elder JB. Comparison of endoscope- versus microscope-assisted resection of deep-seated intracranial lesions using a minimally invasive port retractor system. J Neurosurg. 2015; 28:1–12.

[28] Kahilogullari G, Beton S, Al-Beyati ES, et al. Olfactory functions after transsphenoidal pituitary surgery: endoscopic versus microscopic approach. Laryngoscope. 2013; 123(9):2112–2119.

[29] McLaughlin N, Eisenberg AA, Cohan P, Chaloner CB, Kelly DF. Value of endoscopy for maximizing tumor removal in endonasal transsphenoidal pituitary adenoma surgery. J Neurosurg. 2013; 118(3):613–620.

[30] Takemura Y, Inoue T, Morishita T, Rhoton AL, Jr. Comparison of microscopic and endoscopic approaches to the cerebellopontine angle. World Neurosurg. 2014; 82(3–4):427–441.

[31] Van Rompaey J, Bush C, McKinnon B, Solares AC. Minimally invasive access to the posterior cranial fossa: an anatomical study comparing a retrosigmoidal endoscopic approach to a microscopic approach. J Neurol Surg A Cent Eur Neurosurg. 2013; 74(1):1–6.

[32] Carrau RL, Prevedello DM, de Lara D, Durmus K, Ozer E. Combined transoral robotic surgery and endoscopic endonasal approach for the resection of extensive malignancies of the skull base. Head Neck. 2013; 35(11):E351–E358.

[33] Kassam AB, Prevedello DM, Carrau RL, et al. Endoscopic endonasal skull base surgery: analysis of complications in the authors' initial 800 patients. J Neurosurg. 2011; 114(6):1544–1568.

[34] Prevedello DM, Ebner FH, de Lara D, Ditzel Filho L, Otto BA, Carrau RL. Extracapsular dissection technique with the cotton swab for pituitary adenomas through an endoscopic endonasal approach: how I do it. Acta Neurochir (Wien). 2013; 155(9):1629–1632.

[35] Ochalski PG, Fernandez-Miranda JC, Prevedello DM, Pollack IF, Engh JA. Endoscopic port surgery for resection of lesions of the cerebellar peduncles: technical note. Neurosurgery. 2011; 68(5):1444–1450, discussion 1450–1451.

[36] Barkhoudarian G, Del Carmen Becerra Romero A, Laws ER. Evaluation of the 3-dimensional endoscope in transsphenoidal surgery. Neurosurgery. 2013; 73(1) Suppl Operative:ons74–ons78, discussion ons78–ons79.

第六部分
儿科

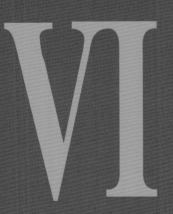

第 29 章　下丘脑错构瘤的外科治疗

Ruth E. Bristol

何海勇　郭　英/译

摘要

下丘脑错构瘤是一种非肿瘤性灰质病灶，常见于儿童，有痴笑性癫痫和性早熟症状表现。这些病变位置深在。对于较大的病变，可以通过传统的显微手术处理。而对于主要位于第三脑室的较小病变，我们采用微创的内镜入路既能有效地处理病灶，也能降低进路相关的并发症发生率。在本章中，我们将介绍下丘脑错构瘤患者围手术期管理的经验。

关键词：内分泌异常，癫痫，痴笑性癫痫，错构瘤，下丘脑

29.1　引言

下丘脑错构瘤是一种非肿瘤性灰质病变，通常发生在第三脑室内或其下方。最常见的症状是痴笑样癫痫和性早熟。临床症状与病变具体位置有关，如位于第三脑室内的病变更可能引起癫痫。多数病例在儿童期就被发现。仔细的病史采集发现症状常常从小就出现，甚至从出生开始就存在。病变很少会大到形成对邻近结构的占位效应或引起梗阻性脑积水，也不会随着时间的推移向周边大脑过度生长。

错构瘤组织具有内在的致痫作用。术中记录和单细胞体外记录显示错构瘤神经元的自发放电。痴笑性癫痫是由这种组织产生的一种特殊类型癫痫，并对药物治疗不敏感。错构瘤临床症状取决于其基底附着部位，可位于第三脑室内或第三脑室底部，或沿下丘脑漏斗生长。对于较大的病变，可能难以确定其生长附着部位，也可能在多个区域附着生长。Delalande 根据病灶基底附着部位将下丘脑错构瘤分为 4 型（图 29.1）。Ⅰ型：第三脑室下方带蒂病变。Ⅱ型：第三脑室内的无蒂病变。Ⅲ型：第三脑室底部上方和下方合并附着的病变。Ⅳ型：巨大的病变。在单纯漏斗生长的病变，性早熟要比痴笑样癫痫更常见。错构瘤细胞与垂体系统细胞之间是否存在特定的相互作用目前尚不十分清楚。

29.2　临床特征

痴笑性癫痫是最常见的症状。其特征表现为发作性不合时宜，无法控制的无缘由傻笑，发作次数可每天达数以百计，通常仅持续几秒钟。然而，也有癫痫持续状态或"痴笑状态"的报道。很多出现其他癫痫发作类型的下丘脑错构瘤患者，推测可能为继发性癫痫。第一类常见的癫痫发作类型是复杂部分性发作。与痴笑性癫痫发作相比，这种类型的

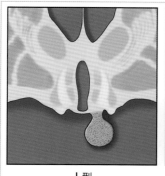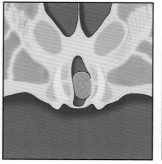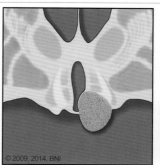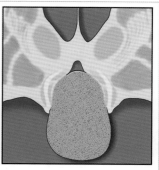

| Ⅰ型 | Ⅱ型 | Ⅲ型 | Ⅳ型 |

© 2009, 2014, BNI

图 29.1　下丘脑错构瘤的 Delalande 分类。Ⅰ型：第三脑室下方带蒂病变。Ⅱ型：第三脑室内的无蒂病变。Ⅲ型：第三脑室底部上方和下方合并附着的病变。Ⅳ型：巨大的病变

癫痫对药物的反应性更好。

下丘脑错构瘤出现的第二类症状是内分泌失调，性早熟最常见，也可有其他内分泌异常。大部分性早熟患者可以接受促性腺激素释放激素激动剂治疗，直到青春期或手术切除为止。

由于病变经常累及乳头体，患者常常出现记忆力减退，随着年龄的增长可能会出现学习能力下降，这种症状的加重也是手术的指征，且有术后改善的可能。病灶越大癫痫发作病程越短的患者，手术后症状越最可能获得缓解。

攻击性行为和"愤怒发作"在下丘脑错构瘤患者中很常见。年轻患者可能需要限制其行为以保证安全，而老年患者可能因自伤或伤人而不得不住院治疗。幸运的是，与下丘脑错构瘤有关的攻击和愤怒行为可以通过切除病灶来改善。

29.3　病例示例：内镜手术

29.3.1　病史

病例 1 为 13 岁男性患儿，因"癫痫发作"诊断为 Ⅱ 型下丘脑错构瘤（第三脑室的无蒂病变）收入我们神经外科中心（图 29.2）。家人回忆，患儿从 18 个月大开始就有痴笑性癫痫发作，其特征是"无缘无故"地自发性傻笑。4 岁时出现复杂部分性癫痫发作。8 岁接受了伽马刀（Leksell Gamma Knife；Elekta AB，Stockholm，Sweden）放射外科治疗，术后早期癫痫发作频次减少，但后来再次加重。11 岁接受了第二次伽马刀手术，术后没有明显的改善。以往的几种抗癫痫药物（卡马西平、拉莫三嗪、丙戊酸、左乙拉西坦和托吡酯）均无效。该患者没有内分泌异常。13 岁时，仍然每天有多次痴笑样癫痫发作，其家人决定选择手术切除。

29.3.2　体格检查

运动功能正常。神经心理学评估显示，总体智力正常至较低，工作记忆力下降，伴有学习困难。

29.3.3　术中处理

患者仰卧位。右额头皮切口，在神经导航的指引下，确定进入第三脑室内病灶的最佳角度，经右侧脑室进入，利用抓钳和电凝清除病变，在导航系统指引下切除至病灶边缘，未放置脑室外引流管。

29.3.4　手术结果

患者术后痴笑性癫痫发作完全消失。在 3 年的随访中，未服用抗癫痫药物，症状未见复发，尽管还在继续为提升阅读理解能力而努力，但学业在逐步改善中。

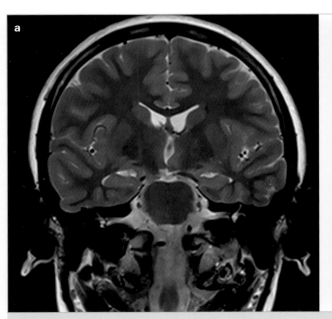
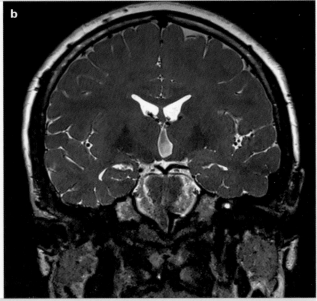

图 29.2　病例 1：a. 术前冠状 T2 加权磁共振成像（MRI）显示在乳头体上方、第三脑室左侧 1cm 的高信号病变，稍有移位。术中证实，病变与右乳头体没有真正的附着。b. 术后 2 年的冠状 T2 加权 MRI 显示错构瘤已去除

29.4 病例示例：开颅手术

29.4.1 病史

病例 2 为 4 岁半女童，因出生后就出现痴笑样癫痫症状就诊于我们的神经外科中心。3 岁时开始伴有复杂的部分性癫痫发作，服用奥卡西平和托吡酯抗癫痫，无内分泌异常。磁共振成像（MRI）显示为病灶附着于双侧丘脑 II 型下丘脑错构瘤（图 29.3）。

29.4.2 体格检查

体查未发现异常。神经心理学测试显示，智力低于平均水平，词汇提取能力较弱。语言理解和复述能力处于平均水平。患儿存在行为和情绪调节方面的困难，表现为攻击性行为，易激惹。适应环境变化存在困难，例如上学或换了新活动的时候。

29.4.3 手术经过

将患儿置于仰卧位，头向右旋转 90°，使得纵裂与地面平行。头向左肩侧曲约 45°，用 Mayfield 头架固定头部。于冠状缝正前方行冠状皮肤切口，行矩形骨窗，前后长 4cm，左右 3cm，2/3 位于冠状缝前方，1/3 位于后方。经右额叶 – 胼胝体 – 穹隆间入路，进入第三脑室，用神经导航指引手术入路及肿瘤切除

范围，应用显微剥离子和超声吸引器全切除病灶。

29.4.4 手术结果

在 3 年的随访中，患儿无癫痫发作，也未使用任何药物。神经心理学测试显示，尽管仍有近期记忆力减弱，但总体智力功能较术前改善。3 年随访时的认知功能强于 1 年随访时的认知功能。该患者的语言和视觉识别技能在平均水平以上，但仍存在记忆力减退和情绪不稳定。

29.5 内镜手术的优势和不足

随着内镜清晰度、光亮度改善和内镜下操作技术的进步，内镜技术可用于体积较小、基底较窄的下丘脑错构瘤的手术切除。完全位于第三脑室内或第三脑室底部的病变最适合于内镜下切除。如果病灶累及鞍上池内并向侧方生长，单纯通过脑室镜无法达到。病变大小仍然是内镜手术的重要限制因素。我们不建议内镜下试图切除 > 1.5cm 的病变。但是，对于大的病灶，首次采用其他手术方式不能完全切除者，神经内镜有助于在二期手术时切除残留病灶。

患者仰卧，头处于中立位。导航引导确定从室间孔到病变基底的最佳路径。于病灶对侧做骨孔，

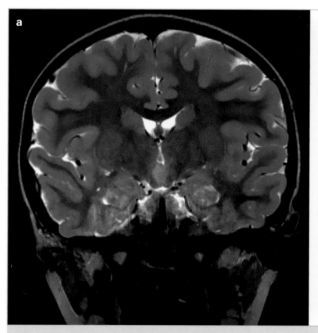
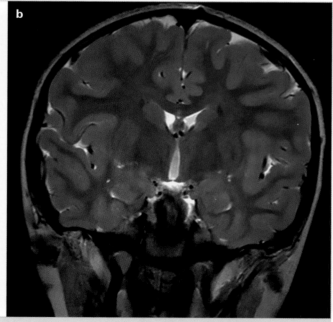

图 29.3 病例 2：a. 术前冠状位 T2 加权 MRI 显示双侧丘脑附着的 II 型下丘脑错构瘤。b. 术后 1 年的冠状 T2 加权 MRI 显示病变完全切除

内镜镜鞘进入对侧脑室，经室间孔，即可观察到沿着对侧脑室壁生长的病变（图 29.4）。由于难以获得合适的角度来分离病变，不推荐采用同侧入路。首先处理病灶基底，使其从下丘脑离断。反之，最后处理病灶基底，可能会难以获得满意的切除效果。下丘脑错构瘤血供不丰富，容易在内镜下使用垂体瘤咬钳分块切除。咬钳与病灶基底附着脑室壁平行放置，并在靠近病灶时轻轻地压入并扭转咬钳，咬下从周围组织中分离后的病变，退出咬钳，取出咬钳中病变后，再将咬钳推进。交替使用两个咬钳可加快切除速度。切除病变基底后，可以整块或几大块的方式切除剩余病变。内镜下吸切器械可以提高切除效率，也可以使用铥激光电凝器代替咬钳。同样，在切除大部分病变后，如果怀疑脑室壁有残留的错构瘤，也可以使用吸引器或激光切除可疑病变。安装在内镜和气动臂之间的外置气动、锁定臂或内镜"微型操纵器"，有助于切除病变并减少长时间持镜所固有的人为错误。尽管这种入路可以减少记忆力丧失的风险，但开放和内镜手术引起永久性记忆力丧失的比例仍可达 8%。

内镜切除下丘脑错构瘤具有恢复更快、住院时间更短、手术并发症更少的优势。主要缺点是受病变大小限制。如果没有内镜下吸引器，建议不要

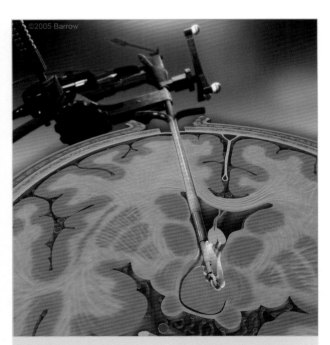

图 29.4　导航辅助内镜入路和微型操纵器示意图。入路侧为病变基底的对侧。内镜穿过室间孔可见第三脑室病变

在内镜下切除 > 1.5cm 的病变。因为垂体瘤咬钳每次咬切仅 1mm 病变，而且位于第三脑室中更靠后的病变会更难以通过室间孔看到，也更容易损伤穹隆。

29.6　开颅手术入路的优势和不足

29.6.1　第三脑室内病变

2001 年，Jeffrey Rosenfeld 最早报道经胼胝体穹隆间入路处理第三脑室内的下丘脑错构瘤，并于 2003 年由 Harold Rekate 和巴罗神经病学研究所团队进一步改良。尽管经胼胝体穹隆间入路仍然是开放手术切除的常见且直接的入路，但是在过去的 5~10 年中，内镜手术和激光热消融技术的进步提供了更多的微创方法。

经穹隆间入路可充分显露第三脑室，并可使用多种切除方法。患者仰卧，头部旋转 90°，使大脑镰与地面平行。术中使用导航引导来识别胼胝体的中线，并经穹隆间进入第三脑室。肿瘤可见于第三脑室壁。使用包括显微分离和超声抽吸等标准技术进行肿瘤切除。该入路的不足是存在损伤精细的穹隆结构，从而导致记忆丧失的风险。儿童似乎比成人更能耐受这种入路所致的风险。在某些患者中，可选择另一种入路，通过脉络裂或扩大的室间孔进行手术。也可以使用标准的半球间入路进入侧脑室，然后将内镜穿过室间孔。这种联合入路对不合适单纯使用内镜的脑室较小的患者有帮助。

29.6.2　第三脑室下方的病变

第三脑室底部下方的病变需要通过翼点入路或眶颧入路切除。在 10 岁以下的患者中标准的翼点入路可以满足要求，通常不需要眶颧入路。翼点入路可保护周围血管、垂体柄和视交叉。从颈内动脉和大脑前动脉间隙操作时应小心解剖它们发出的穿支血管。翼点入路的不足是同侧乳头体和下丘脑附着点的可视性差。因此，病灶应从对侧入路进行切除。

29.7　其他治疗方法

立体定向放射外科手术提供了一种更微创的治疗选择。我们发现通常需要 12~18 个月，甚至长达 24 个月才出现效果，有文献报告甚至需要长达 3 年的时间显效。因此，立体定向放射外科手术仅适用于轻度症状、发作频率较低或接受保守治疗症状稳

定的患者。与内镜手术一样，放射外科手术也受病变大小限制。病变＞3cm的患者不适合立体定向放射外科手术。如果病变直接与视束或视交叉相邻，也不适合立体定向放射治疗。另一种微创方法是立体定向激光热消融，适用于较小的病灶或易于从表面通过直接到达附着点的病灶。热探针造成的损伤大小必须根据相邻结构仔细评估。当病变基底足够大以容纳激光时，可以进行放射外科手术，但又不能基底太宽以致于无法达到边缘。

也还有其他手段用于治疗下丘脑错构瘤，其中包括射频消融、迷走神经刺激、脑深部刺激和间质放射外科。可供选择的外科手术入路包括额下或"经眉"入路。这些替代方案仅有少数报道，疗效似乎类似于标准治疗。

29.8 病例选择

应根据具体情况，团队决定下丘脑错构瘤的治疗方案。痴笑样癫痫每天多次发作或发作频率增加是手术适应证。对药物治疗无反应的性早熟和其他内分泌紊乱也是手术干预的指征。有证据表明，有严重行为异常的患儿在病灶切除后会明显改善。其中有4例仅仅因无法控制行为问题（如暴怒发作、威胁他人）的患儿接受手术治疗后症状显著改善。目前，尚无明确的手术禁忌证。必须仔细权衡手术干预的风险，并与患儿家人和治疗团队进行讨论。内镜治疗最适合于第三脑室内较小的病变，而开放手术用于治疗＞1.2cm或显著扩展至第三脑室下方的病变。

29.9 诊断和神经影像检查

下丘脑错构瘤的诊断通常需行MRI明确，MRI影像具有特征性表现。通常表现为T2加权高信号，T1加权为低或等信号。伴发囊肿并不罕见，但很少有增强表现。为明确诊断建议做以下MRI序列检查：

（1）3D T1加权MRI 1mm各向同性体素。

（2）矢状位T1加权MRI：最小回波时间（TE）；层厚3mm，层间距0.5mm；层宽（FOV）20cm。

（3）矢状T2加权［快速旋转回波（FSE）］MRI：层厚2mm，层间距0mm；层宽（FOV）20cm。

（4）冠状T2加权（FSE）MRI：层厚2mm，层间距0mm；层宽（FOV）16cm。

（5）冠状T1加权MRI：3D变差梯度回波

（SPGR）；层厚2mm，层宽（FOV）20cm；轴向重建。

（6）轴向T2加权（FSE）MRI：常规按大脑检查设置。

冠状位T2加权（FSE）MRI序列更适合于识别下丘脑错构瘤，因为该序列上病灶比正常大脑更明显。

在撰写本文时，功能MRI、弥散张量成像和正电子发射断层扫描尚未提供变更诊断或处理的相关信息。通过磁共振波谱已经发现神经胶质与神经元的比例间存在关联。在T2加权上，具有较多神经胶质成分的病变往往具有更强高信号。许多病变影像学上似乎是双侧附着脑室壁的，但我们发现经常只是一侧真正的附着，另一侧紧靠脑室壁。这个细节在影像学上并不容易区分。

29.10 并发症的预防

与所有脑室内镜操作一样，必须说明进入脑室系统的风险。小的脑室、未使用神经导航以及无法识别解剖标志时手术风险会增加。建议所有下丘脑错构瘤切除术均使用导航引导，这样可以大大减小进入脑室操作的风险。如果室间孔很大，并且在冠状T2加权MRI上可见，那么小脑室不是内镜手术的障碍。当使用气动臂固定内镜时，必须考虑其潜在风险。气动臂的不稳定或意外移动会给该部位手术带来很大的风险。如果气动臂发生故障，可以由助手固定内镜。在各种类型下丘脑错构瘤的所有操作中，肿瘤与下丘脑之间边界不清均是最大的挑战。由于肿瘤组织与下丘脑之间大体相同，很少有解剖学方法可以确定合适的切除范围。乳头体有助于判断边界，但是它们通常位于病变的远端，在手术的后期才会遇到。我们发现，尽管并不总是与MRI上T2加权高信号的完整切除相吻合，但发现细小穿支血管时通常可提示病灶的边缘。导航在确定病灶边缘方面很有用，这些病例很少受组织漂移的影响。过度切除会导致术后并发症加重，尤其是肥胖等内分泌异常，但切除不足会降低癫痫发作控制率。巨大的病变通常需要联合多种不同手术入路的多种模式处理。

切除不彻底而导致癫痫控制不佳是最常见的并发症之一。主要是因为无法识别下丘脑错构瘤与正常下丘脑组织。MRI上可见病灶残留组织可能需要再次手术或采用其他手术方式。

内分泌不良反应也很常见。多达60%的患者可能会出现体重增加，34% 的患者可能会出现其他激素紊乱。短时记忆减退很常见，其中 14% 的患者在术后出现短时记忆减退。术后记忆障碍通常可改善，最终约 8% 的患儿出现永久性记忆丧失，这与开颅手术组的发生率相似。乳头体或穹隆损伤最为常见。许多病变可能沿记忆通路生长，这增加了记忆力下降或丧失风险。应尽一切努力将损伤限制在单侧乳头体丘脑束，以最大限度地保护记忆功能。当一些有解剖结构损伤的患者计划第二次手术时，必须考虑乳头体丘脑束。

邻近脑桥前池和穿支血管的下丘脑错构瘤是一些不常见的并发症的来源，这些部位损伤累及脑干和丘脑穿支，导致缺血和偏瘫。这些并发症可以不同程度地恢复。内镜手术术后脑积水比开颅手术中少见。如前所述，术前脑积水应适当引流。

29.11 术后管理

大多数术后管理由重症监护病房（ICU）和内分泌治疗小组执行。许多患有短暂性尿崩（DI），也有少数会出现长期或永久性尿崩。部分患儿表现出"三阶段"反应，首先表现出尿崩，然后表现为抗利尿激素不适当分泌综合征，最后转回尿崩。在大多数患者中，此三阶段发生在手术的 5~7 天内。严格的液体管理对于避免严重的高钠血症或低钠血症及其相关的不良反应至关重要。术后几个月通常没有激素水平低下（甲状腺激素、生长激素、抗利尿激素和性激素）。我们建议术前和术后进行神经心理学评估。术后评估通常在手术后 3~6 个月完成。

29.12 结果和预后

在报告的最大宗内镜切除下丘脑错构瘤系列（n=90）中，有 7 例（8%）需要再次手术。而在其他方法治疗的 165 例患者中，有 26 例（15.8%）需要再手术。接受内镜切除术的患者中，多达 49% 在随访的前 20 个月中完全无癫痫发作。从长期来看（平均 58 个月），29% 左右完全无癫痫发作。据报道，内镜手术组 55%~91% 的患者术后癫痫发作减少，而开颅手术的患者初始完全无癫痫发作的占 54%，可见内镜手术有优势。许多内分泌异常和记忆障碍是暂时性的，并随着时间的推移而明显改善。内镜组患者平均住院天数为 4.1 天，而开颅治疗的患者平均住院天数为 7.7 天。

29.13 技术细节和要点

· 入路侧别：从对侧进入第三脑室有助于优先处理病变基底。这主要适用于内镜入路。但是，如果是双侧附着病变，则应从最大附着点的对侧进入。

· 导航引导：不管是开颅手术，还是内镜手术，术中导航对于确定最合适的路径到达病灶和进入小脑室都很有用。也可以在手术结束前明确切除的范围。

· 脑脊液分流：术前脑室增大的患者，建议进行脑室引流术。但如果术前无脑积水，则不需要。幼儿（＜3 岁）更容易出现假性脑膜膨出，从而妨碍颅骨的愈合。暂时引流脑脊液有助于预防此并发症。

· 术中 MRI：由于很难确定下丘脑错构瘤的边界，因此这些病变非常适合使用术中 MRI。

· 内镜肿瘤切除：已开发出多种内镜下切除病变的设备。包括吸引器、超声吸引、旋切器或其组合。下丘脑错构瘤由于其血供不丰富和组织厚实，因此非常适合使用这些设备。

29.14 内镜相关的文献综述

我们对下丘脑错构瘤医学文献的回顾发现，各医疗机构目前正处于利用和接受现代内镜技术的各个阶段。许多中心将更多的精力放在激光热消融技术或内镜手术上。一些中心更倾向于采用联合方法。

内镜技术为下丘脑错构瘤的切除提供了一种更微创的方法。小病变由于其血供不丰富和柔软的质地，是内镜切除的理想选择。内镜治疗的患者平均住院时间要短于开颅手术组，癫痫控制率相当。内镜组假性脑膜膨出的发生率和切口愈合的并发症发生率均较低。内镜技术的发展会改善病灶切除技术，从而扩大具有可切除病灶的患者人数。

参考文献

[1] Abla AA, Shetter AG, Chang SW, et al. Gamma Knife surgery for hypothalamic hamartomas and epilepsy: patient selection and outcomes. J Neurosurg. 2010; 113 Suppl:207–214.

[2] Steinmetz PN, Wait SD, Lekovic GP, Rekate HL, Kerrigan JF. Firing behavior and network activity of single neurons in human epileptic hypothalamic hamartoma. Front Neurol. 2013; 4:210.

[3] Delalande O, Fohlen M. Disconnecting surgical treatment of hypothalamic hamartoma in children and adults with refractory epilepsy and proposal of a new classification. Neurol Med Chir (Tokyo). 2003; 43(2):61–68.

[4] Ng YT, Rekate HL. Emergency transcallosal resection of hypothalamic hamartoma for "status gelasticus." Epilepsia. 2005; 46(4):592–594.

[5] Wethe JV, Prigatano GP, Gray J, Chapple K, Rekate HL, Kerrigan JF. Cognitive functioning before and after surgical resection for hypothalamic hamartoma and epilepsy. Neurology. 2013; 81(12):1044–1050.

[6] Ng YT, Rekate HL, Prenger EC, et al. Endoscopic resection of

hypothalamic hamartomas for refractory symptomatic epilepsy. Neurology. 2008; 70 (17):1543–1548.

[7] Rosenfeld JV, Harvey AS, Wrennall J, Zacharin M, Berkovic SF. Transcallosal resection of hypothalamic hamartomas, with control of seizures, in children with gelastic epilepsy. Neurosurgery. 2001; 48(1):108–118.

[8] Rosenfeld JV. The evolution of treatment for hypothalamic hamartoma: a personal odyssey. Neurosurg Focus. 2011; 30(2):E1.

[9] Drees C, Chapman K, Prenger E, et al. Seizure outcome and complications following hypothalamic hamartoma treatment in adults: endoscopic, open, and Gamma Knife procedures. J Neurosurg. 2012; 117(2):255–261.

[10] Roth J, Bercu MM, Constantini S. Combined open microsurgical and endoscopic resection of hypothalamic hamartomas. J Neurosurg Pediatr. 2013; 11 (5):491–494.

[11] Régis J, Scavarda D, Tamura M, et al. Gamma Knife surgery for epilepsy related to hypothalamic hamartomas. Semin Pediatr Neurol. 2007; 14(2):73–79.

[12] Fujimoto Y, Kato A, Saitoh Y, et al. Stereotactic radiofrequency ablation for sessile hypothalamic hamartoma treatment with an image fusion technique. Acta Neurochir (Wien). 2003; 145(8):697–700, discussion 700–701.

[13] Khan S,Wright I, Javed S, et al. High frequency stimulation of the mamillothalamic tract for the treatment of resistant seizures associated with hypothalamic hamartoma. Epilepsia. 2009; 50(6):1608–1611.

[14] Ng YT, Hastriter EV, Wethe J, et al. Surgical resection of hypothalamic hamartomas for severe behavioral symptoms. Epilepsy Behav. 2011; 20(1):75–78.

[15] Amstutz DR, Coons SW, Kerrigan JF, Rekate HL, Heiserman JE. Hypothalamic hamartomas: correlation of MR imaging and spectroscopic findings with tumor glial content. AJNR Am J Neuroradiol. 2006; 27(4):794–798.

[16] Wait SD, Abla AA, Killory BD, Nakaji P, Rekate HL. Surgical approaches to hypothalamic hamartomas. Neurosurg Focus. 2011; 30(2):E2.

[17] Freeman JL, Zacharin M, Rosenfeld JV, Harvey AS. The endocrinology of hypothalamic hamartoma surgery for intractable epilepsy. Epileptic Disord. 2003; 5(4):239–247.

[18] Wilfong AA, Curry DJ. Hypothalamic hamartomas: optimal approach to clinical evaluation and diagnosis. Epilepsia. 2013; 54 Suppl 9:109–114.

[19] Buckley R, Estronza-Ojeda S, Ojemann JG. Laser ablation in pediatric epilepsy. Neurosurg Clin N Am. 2016; 27(1):69–78.

[20] Calisto A, Dorfmüller G, Fohlen M, Bulteau C, Conti A, Delalande O. Endoscopic disconnection of hypothalamic hamartomas: safety and feasibility of robot-assisted, thulium laser-based procedures. J Neurosurg Pediatr. 2014; 14 (6):563–572.

第 30 章　狭颅症的手术治疗：讨论

Amy Lee, Richard G. Ellenbogen

陈思豪　黄国栋 / 译

摘要

　　狭颅症，或多条颅缝的过早闭合，以及早期闭合会导致颅顶和颅底的异常颅骨生长。手术治疗狭颅症的主要适应证包括为大脑正常的发育提供足够的空间，并达到最佳外观的术后效果，这有助于减轻未来可能产生的任何心理社会影响。20 世纪，在狭颅症的治疗上出现了几次迭代。在这一章中，我们讨论内镜与显微镜两者在治疗狭颅症应用上的对比。

　　关键词：闭合，内镜，儿科，内镜

讨论

引言

　　每 2000~2500 名新生婴儿中就有一名患有狭颅症，或一条或多条颅缝的过早闭合。早期闭合会导致颅骨穹隆和颅底的异常颅骨生长。异常生长的方向取决于病变所涉及的颅缝。矢状缝最常受累（占所有病例的 53%~60%），其次是冠状缝闭合（17%~29%），单冠闭合是双冠闭合的两倍（图 30.1），额缝闭合（4%~10%），然后是人字缝闭合（< 2%）。非综合征型颅骨闭合的病因还不完全清楚，可能是遗传和外部因素的共同作用下导致颅缝过早闭合。

　　虽然早期的解剖学家关注了颅缝和颅骨的畸形，但直到 18 世纪末，Sommerling 才注意到这些颅缝在颅骨生长和过早闭合导致的头部形状异常中所起的作用。后来，Otto 和 Virchow 对垂直于颅缝平面的正常颅骨生长进行了类似的观察。Virchow 在 1851 年发表的里程碑式的论文中描述了在过早闭合的颅缝附近的限制性生长，以及沿着与所涉及的颅缝平行方向的非闭合颅缝的补偿性生长，以适应大脑的生长。这一原理被称为"Virchow 定律"。仅仅一个多世纪后，Moss 试图统一所有类型的狭颅症，提出颅骨畸形的主要机制始于颅底。但当人们发现移除闭合颅缝的外科手术不仅改善了颅骨畸形，而且改善了颅底的畸形时，这一理论被证明是错误的。然而，在描述"功能基质假说"时，他确实认识到大脑的活跃生长决定了颅骨的生长。

　　这些成果和其他成果扩展了我们对颅缝和颅缝早闭对正在生长的颅骨的影响的理解，并塑造了外科治疗的演变，从缝合和条带式开颅手术到我们今天使用的更复杂的颅顶重建和内镜技术。

外科治疗方案的演变

　　1890 年，Lannelongue 在巴黎做了第一例条形颅骨切除术。此后不久，在 1892 年，Lane 在旧金山进行了第一例涉及双侧顶骨骨条的条状颅骨切除术，以治疗矢状缝闭合。不幸的是，患者在手术后 14h 死于麻醉并发症。由于高死亡率和意向患者的极度匮乏，这些手术很快就销声匿迹了，但到了 20 世纪 40 年代，带状开颅术和颅缝切除术再次被大众广泛接受。正是在此期间，早期实施干预措施被注意到有更好的美容和功能效果以及年龄较大的儿童的再骨化成为一种常见的并发症，这将需要多项后续手术，并有极大的危害。

　　到了 20 世纪 50 年代，麻醉、输血和手术技术的进步提高了颅缝早闭手术的安全性。在接下来的几十年里，人们开始认识到条状开颅手术的局限性，特别是在治疗诊断较晚的儿童方面。手术立即矫正畸形的需要激发了外科医生去开发复杂颅顶重塑的创新技术。在 20 世纪 70 年代，Jane 等开发了治疗颅缝早闭的 PI 手术。这些手术的有效性和安全性引起了像 Paul Tessier 这样的颅面外科医生的兴趣，他开创了能显著改善美容效果的现代技术。从那时起，改良用于治疗矢状缝早闭的 PI 手术以及用于治疗冠状缝早闭及额中缝早闭的额眶前移术已成为最常用的开放手术。但是，广泛开展的颅骨重塑手术仍然存在一些缺点，与较长的手术时间、需要输血的大量失血和较长的住院时间有关。

　　1998 年，Jimenez 和 Barone 首次描述了内镜辅助开颅手术治疗狭颅症。他们宣称，在出生后前 6 个月内进行颅顶重建有显著的益处。术后，婴儿需要佩戴定制的成型头盔，以重塑其生长中的头骨。内镜辅助开颅手术被视为开放手术的可行替代方案，

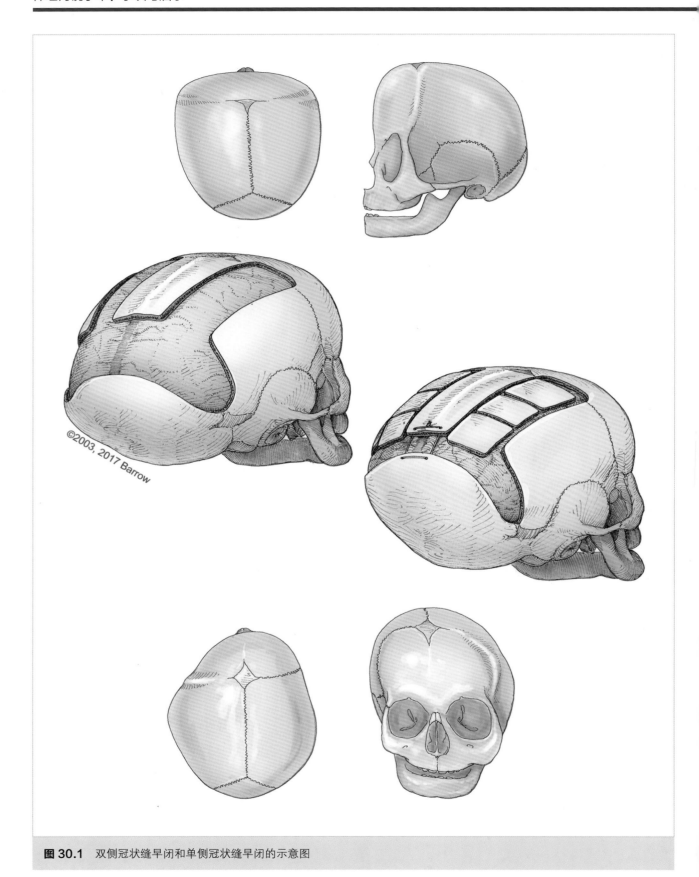

图 30.1 双侧冠状缝早闭和单侧冠状缝早闭的示意图

并已被证实可以减少失血量、输血要求、手术时间和住院时间。Jimenez 和 Barone 所描述的方法切除的矢状缝宽度较大（4~6cm），双顶骨和双颞骨"桶状横断"，或楔形截骨术。最近，Ridgway 提出了第二种内镜辅助下的条状颅骨切除术，他建议颅骨切除的宽度应该在 2cm 左右。DLouhy 等对这两种内镜辅助入路的比较研究得出了两种手术方法之间比较相似的结论，但使用窄顶入路的手术步骤更少，手术时间也更短。

决策法则

手术治疗狭颅症的主要适应证包括为正常的大脑发育提供足够的空间，并达到最佳外观的术后效果，这有助于减轻未来可能产生的任何心理社会影响。先前的研究显示，8%~13% 的单一颅缝闭合患者会出现颅内压升高（ICP > 15mmHg）。由于没有可靠的方法来确定哪些患者会因颅缝闭合而出现问题，因此主张对所有患者进行早期干预。

决定采用开放式手术还是内镜手术取决于几个变量：患者的年龄、闭合的颅缝、畸形的严重程度、外科医生对这两种技术的熟悉程度以及群体偏向。患者的年龄是影响内镜方法优化手术结果效果的最重要的决定因素。表现在早期可以通过在手术过程中用剪刀剪断的骨头的薄层，这将最大限度利于正确塑造头部形状。所有的内镜辅助手术最好在 6 个月内进行，但通常见于单一冠状缝闭合的更严重的不对称，最好在 3 个月内进行。

内镜技术由于瘢痕小、出血少、手术时间短、住院时间短而对一些群体很有吸引力，但对于一些群体来说，在长达一年的时间里每天 23h 佩戴头盔，以及频繁的就医次数来保持头盔的合适程度，可能会让一些群体望而却步。尽管输血的风险更高，瘢痕更大，手术时间更长，但一些群体选择开放式手术，因为他们从该方法被证实的长期疗效中找到了安慰，他们更喜欢手术完成即治疗完成的便利性。在我们的诊疗中心，这两种方式都能进行，最终选择决定于父母偏好和适当的患者人群选择的共同结合。显然，当患者适合接受任何一种手术时，家属偏好在决策中起着很大的作用。此外，如果内镜手术效果不佳需要再次手术，也应保留开放技术。当为每个手术安排最合适的患者，并且手术团队在手术流程和术后护理方面都有经验时，两种手术的结果相对相似。

颅缝早闭的非手术治疗效果并不理想。然而，对于诊断较晚的儿童，轻度畸形可考虑用于非手术保守治疗。但是，建议进行日常监测，因为颅骨畸形的严重程度与神经发育结果并不一致。这些接受非手术治疗的患者应该接受随访，直到 6~7 岁或更长时间，特别是直到最基本的脑和颅骨生长接近完成。

总结 / 专家建议

20 世纪在狭颅症的治疗上出现了几次迭代。然而，考虑到管理中的广泛差异，缺乏对各种流程和神经发育结果良好的衡量标准。非综合征型颅缝早闭的儿童通常生活正常，经开放式和内镜技术手术后均有良好的远期疗效。如果为患者选择了合理的手术方案，手术团队在手术技术方面和术后管理方面经验丰富，这些手术会产生类似的结果。选择标准，就像大多数手术一样，是由熟练的颅面团队处理这种情况的主要技术部分。此外，我们认为，提供这两种手术的颅面诊疗中心往往应为最权威的机构，可以使每种手术获得最好的手术结果。重要的是要认识到，无论是选择内镜手术还是开放式手术，都需要由儿科神经外科医生、颅面整形外科医生、儿科医生、遗传学家、眼科医生和儿科护士提供多学科的护理。由于其管理的复杂性，推荐转诊至颅面卓越中心。

参考文献

[1] Warren SM, Proctor MR, Bartlett SP, et al. Parameters of care for craniosynostosis: craniofacial and neurologic surgery perspectives. Plast Reconstr Surg. 2012; 129(3):731–737.
[2] Di Rocco F, Arnaud E, Renier D. Evolution in the frequency of nonsyndromic craniosynostosis. J Neurosurg Pediatr. 2009; 4(1):21–25.
[3] Shillito J, Jr, Matson DD. Craniosynostosis: a review of 519 surgical patients. Pediatrics. 1968; 41(4):829–853.
[4] Mehta VA, Bettegowda C, Jallo GI, Ahn ES. The evolution of surgical management for craniosynostosis. Neurosurg Focus. 2010; 29(6):E5.
[5] Sommering Sv. Vom Baue des Menschlichen Korpers. Frankfurt am Main: Varrentrapp undWenner; 1801.
[6] Virchow R. Uber den Cretinismus, namentlich in Franken, und uber pathologische Schadelformen. Verh Phys Med GesellWurzburg.. 1851; 2:230–271.
[7] Andersson H, Gomes SP. Craniosynostosis. Review of the literature and indications for surgery. Acta Paediatr Scand. 1968; 57(1):47–54.
[8] Moss ML. The pathogenesis of premature cranial synostosis in man. Acta Anat (Basel). 1959; 37:351–370.
[9] Marsh JL, Vannier MW. Cranial base changes following surgical treatment of craniosynostosis. Cleft Palate J. 1986; 23 Suppl 1:9–18.
[10] Lannelongue M. De la craniectomie dans la microcephalie. Compt Rend Seances Acad Sci.. 1890; 50:1382–1385.
[11] Lane L. Pioneer craniectomy for relief of mental imbecility due to premature sutural closure and microcephalus. JAMA. 1892; 18:49–50.
[12] Jane JA, Edgerton MT, Futrell JW, Park TS. Immediate correction of sagittal synostosis. J Neurosurg. 1978; 49(5):705–710.
[13] Tessier P. Relationship of craniostenoses to craniofacial dysostoses, and to faciostenoses: a study with therapeutic implications. Plast Reconstr Surg. 1971; 48(3):224–237.
[14] Tunçbilek G, Vargel I, Erdem A, Mavili ME, Benli K, Erk Y. Blood loss and transfusion rates during repair of craniofacial deformities. J Craniofac Surg. 2005; 16(1):59–62.
[15] Jimenez DF, Barone CM. Endoscopic craniectomy for early surgical correction of sagittal craniosynostosis. J Neurosurg. 1998; 88(1):77–81.
[16] Dlouhy BJ, Nguyen DC, Patel KB, et al. Endoscope-assisted management

of sagittal synostosis: wide vertex suturectomy and barrel stave osteotomies versus narrow vertex suturectomy. J Neurosurg Pediatr. 2016; 25 (6):674–678.

[17] Jimenez DF, Barone CM, Cartwright CC, Baker L. Early management of craniosynostosis using endoscopic-assisted strip craniectomies and cranial orthotic molding therapy. Pediatrics. 2002; 110(1, Pt 1):97–104.

[18] Jimenez DF, Barone CM. Endoscopy-assisted wide-vertex craniectomy, "barrel-stave" osteotomies, and postoperative helmet molding therapy in the early management of sagittal suture craniosynostosis. Neurosurg Focus. 2000; 9(3):e2.

[19] Jimenez DF, Barone CM. Multiple-suture nonsyndromic craniosynostosis: early and effective management using endoscopic techniques. J Neurosurg Pediatr. 2010; 5(3):223–231.

[20] Shah MN, Kane AA, Petersen JD, Woo AS, Naidoo SD, Smyth MD. Endoscopically assisted versus open repair of sagittal craniosynostosis: the St. Louis Children's Hospital experience. J Neurosurg Pediatr. 2011; 8(2):165–170.

[21] Vogel TW, Woo AS, Kane AA, Patel KB, Naidoo SD, Smyth MD. A comparison of costs associated with endoscope-assisted craniectomy versus open cranial vault repair for infants with sagittal synostosis. J Neurosurg Pediatr. 2014; 13 (3):324–331.

[22] Berry-Candelario J, Ridgway EB, Grondin RT, Rogers GF, Proctor MR. Endoscope-assisted strip craniectomy and postoperative helmet therapy for treatment of craniosynostosis. Neurosurg Focus. 2011; 31(2):E5.

[23] Ridgway EB, Berry-Candelario J, Grondin RT, Rogers GF, Proctor MR. The management of sagittal synostosis using endoscopic suturectomy and postoperative helmet therapy. J Neurosurg Pediatr. 2011; 7(6):620–626.

[24] Renier D, Sainte-Rose C, Marchac D, Hirsch JF. Intracranial pressure in craniostenosis. J Neurosurg. 1982; 57(3):370–377.

[25] Starr JR, Lin HJ, Ruiz-Correa S, et al. Little evidence of association between severity of trigonocephaly and cognitive development in infants with singlesuture metopic synostosis. Neurosurgery. 2010; 67(2):408–415, discussion 415–416.

第 31 章 狭颅症的手术治疗：显微技术与内镜技术的比较

Syed Hassan Akbari, Kamlesh Patel, Matthew D. Smyth

陈思豪　黄国栋 / 译

摘要

狭颅症，或颅顶的一条或多条颅缝过早闭合，与颅内压升高和外观畸形有关。虽然开放式颅顶重建术在对于狭颅症的矫正中最常应用，但内镜矫正术最近变得更加流行。在介绍了两种治疗方式的临床实例后，本章讨论了这两种方法之间的差异，突出了术前、手术和术后的不同特点。

关键词：狭颅症，微创，内镜

开放式和内镜透视

引言

狭颅症是指发育过程中颅顶的一条或多条颅缝过早闭合。1851 年，Virchow 描述了与每条颅缝相关的经典头颅生长模式。他假设，正常的颅骨生长发生在垂直于对应颅缝的平面上，而在狭颅症中，生长发生在与受影响的颅缝平行的平面上。1 年后，Delashaw 修正了 Virchow 定律，通过闭合颅缝连接的骨板将起到单个骨板的作用，其沿颅缝的补偿性生长与颅缝闭合的方向一致。早期的颅缝闭合影响颅顶和颅底，并与大脑发育生长的病理有关。

狭颅症的发病率为每 2500 名新生儿中就有 1 名。根据受影响的颅缝，可能会导致一系列特异性的头部形状，从短头畸形到肩胛头畸形再到三角头畸形（表 31.1）。非综合征型病例与多个基因突变和外部因素有关。狭颅症也与包括 Crouzz 在内的各种颅面综合征有关。

外科手术的主要目标是纠正颅骨畸形，并确保有足够的空间供大脑的正常发育。在历史上，患者接受缝合手术治疗颅缝早闭。由于死亡率高，这种方法在 20 世纪初基本上被抛弃。在 20 世纪后期，开放式颅骨穹隆重建术变得流行起来，至今仍在神经外科医生开展的治疗中占据很大比例。然而，随着内镜技术的进展，神经内镜颅缝切开术作为一种微创技术在纠正婴幼儿狭颅症方面越来越受欢迎。开放式外科手术和内镜手术入路外科手术的基本目标有所不同。开放式颅骨穹隆重建术的目的是立即矫正畸形和重建颅骨，而内镜手术的目标是切除和松开融合的颅缝，并利用大脑正常的放射状发育来驱动缓慢的矫正。定制成型头盔对于稳固颅骨形状和使颅骨形状正常化至关重要。即使这种微创入路有近 20 年的使用经验，这种复杂疾病的治疗仍然存在重大争议。虽然大量研究已经确定了内镜入路的安全性和有效性，但仍然存在很大程度的疑虑，这减缓了许多颅面诊疗中心采用这种方法的速度。

病例示例

病例 1：开放式外科手术

病史和体格检查

这是一名被领养的 3 岁男童，他的头形异常。患者是通过阴道分娩出生的足月儿。在其他方面他很健康，各种指标都很完美。患者头围为 53.5cm。检查时，他出现舟状头，双顶径 136mm，前后径 186mm。他的颅指数为 73.0。患者接受了影像学检查，术前照片显示矢状缝早闭合并肩胛头畸形（图 31.1）。由于患者年龄较大，我们与家属讨论了开放式骨缝修复的问题。

手术经过

患者被放置在 Mayfield（Integra LifeSciences Corporation）头架上，仰卧，头部轻微屈曲，无旋转。设计了一个冠状的锯齿状切口，并剔除头发。沿

表 31.1 各种形式的狭颅症的患病率和特征头形

涉及的颅缝	头形	患病率
矢状缝	舟状头	53%~60%
单侧冠状缝	前部斜头畸形	11%~19%
额缝	三角头	10%~20%
双侧冠状缝	平头畸形	6%~10%
人字缝	后部斜头畸形	2%
颅底骨缝	尖形头	稀有

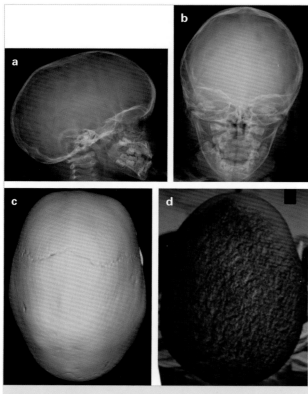

图 31.1 一名 3 岁男童患有矢状缝早闭。侧位（a）和正位（b）X 线片显示舟状头和矢状缝早闭。c. CT 三维重建显示矢状缝早闭和舟状头畸形。d. 术前照片显示舟状头

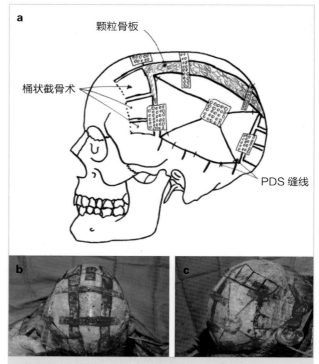

图 31.2 示意图和术中照片。a. 一名 3 岁正接受矢状缝早闭开放修补术的患儿的术中示意图。b、c. 矢状缝早闭修复术中照片

预想的切口线进行局部麻醉。患者做好了术前准备，盖上了被子。术前应用抗生素、地塞米松和氨甲环酸。切口切开得很顺利，并用电灼术进行了进一步的解剖。骨膜下剥离是在眉前和后方进行的。切除双侧顶骨骨瓣，前至冠状缝后缘，后至人字缝，外侧至鳞缝。保留了围绕矢状缝的一条 2.5cm 长的中央条带。然后，使用 Midas Rex 钻头取出骨段，形成一系列的毛刺孔和用于进行开颅手术的底板附件。在硬脑膜前方穿过冠状缝，后方越过人字缝，进行钝性分离。然后在前方、后方和外侧进行一系列平行的桶形截骨术（BSO）（图 31.2）。这使得骨板得以抬高。使用 D'Errico 钻头对顶骨节段的内表面进行颗粒化，以进行颗粒状植骨。然后转向骨段的轮廓，用 2-0 PDS 缝线和可吸收连接片固定。用植骨填充颅骨缺损，用 Tisseel 固定。插入了 Jackson-Pratt 排水管。头皮缝合：颅骨 3-0 单晶间断缝合，皮缘 4-0 平缝。在切口和头部包裹上涂上杆菌肽和施乐福。患者输注了 210mL 的浓缩红细胞。估计失血量为 175mL。

手术时间 215min。患者拔管后转入了儿科重症监护病房（ICU）。术后双顶径 152mm，前缘直径 186mm，颅指数 82.0，头围 54.0cm。

围手术期管理

患者在重症监护病房恢复得很好。术后平均血红蛋白／红细胞压积为 9.0/26.0。术后继续使用地塞米松。术后第 1 天血红蛋白／红细胞压积为 8.1/22.7。输入 2U 填充红细胞，提升为 10.3/28.8。在患者住院期间没有进行其他输血。患者在术后第 1 天被转移到普通病房。术后第 2 天拆下头巾。在接下来的 3 天里逐渐减少类固醇输注。患者对口服饮食有耐受性，处于其自己的神经学基线。术后第 3 天拔除引流管后患者出院。

随访

随访第 1 年时，患者情况良好。头围 54.4cm，颅指数 79.0。在这次随访中进行了 CT 扫描（图 31.3）。随访第 2 年，双顶径 147mm，近顶径 186mm，颅指数 79.0，头围为 54.9cm。

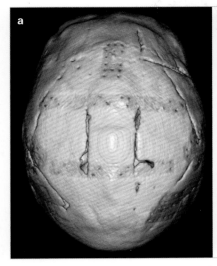
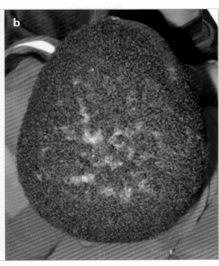

图 31.3 开放式矢状缝早闭修复术后一年随访图像。三维 CT 重建（a）和颅指数改善（b）的照片

病例 2：内镜手术管理

病史与体格检查

一名 6 周大的婴儿，由于头部形状畸形，他的初级保健医生给他做了整形和神经外科手术。患者是通过剖腹产出生的足月儿。除此之外，他身体健康，发育正常。患者的头围为 40cm。检查时，患者出现肩状头，双顶宽 98mm，顶径 148mm。患者的颅指数为 66。患者接受了影像检查，术前照片显示矢状缝早闭（图 31.4）。讨论了治疗方案后，家人选择了内镜手术。

手术经过

患者被放置在 DORO（Pro Med Instruments，Freiburg，Germany）头架上（图 31.5a）。术前标记了前囟及后方人字点的位置。一个 2.5cm 长的水平切口被标记在前穹隆的正后方，另一个在人字缝的前方（图 31.5b）。对这些部位进行了局部麻醉。患者进行了术前准备，术前给予抗生素，并使用锐性解剖向前推进至颅盖骨（图 31.5c、d）。帽状腱膜下分离使前后两个切口连通。然后电凝局部骨膜，并使用带有高速橡子钻头的 Midas Rex 钻头（Medtronic，Inc.，Jacksonville，FL）在前后方各形成一个骨孔。使用刮骨器和 Kerrison 打孔器扩大正中线的开颅范围。使用 Penfield 解剖器将开颅手术延伸至前穹隆后方和后方至人字缝。使用固定在标准内镜塔上的刚性内镜进行内镜检查，将内镜塔连接到 Endo-Srub（美敦力公司），以维持内镜视野。然后将内镜和（或）Auferht 点亮的牵引器（电子外科仪器，

Co，Rochester，MN；图 31.5e）引入硬膜外间隙，从前到后用来从上覆骨分离硬脑膜。然后用 2.5cm 宽的骨剪行旁正中截骨术。用设置为 50W 的抽吸单极烧灼器快速烧灼骨边缘。将 FloSeal（Baxter Healthcare Corporation，Deerfield，IL）应用于颅骨缺损，并用浅层皮肤黏合剂封闭皮肤边缘。未放置引流管。估计失血量为 20mL。手术时间 47min。患者术中没有接受任何输血。拔掉了气管后被送到了普通病床。

围手术期疗程

患者在病房恢复得很好，术后平均血红蛋白/红细胞压积为 8.2/22.6，没有输血。患者能耐受口服饮食，并保持在其自我的神经学基线水平。于术后第一天出院。

随访

在出院后不久就开始头盔治疗。患者随访第 2 周，双顶径 105mm，顶径 145mm，颅指数为 72。第 6 周时双顶径 109mm，前缘直径 147mm，颅指数为 73。第 7.5 个月时，颅指数为 77.4。头围改善至 46cm。患者行头盔治疗一直持续到 1 岁，在这一时间段随访的计算机断层扫描（CT）和照片（图 31.6）。总共使用了 4 个头盔。

附加病例：非矢状缝早闭内镜联合修补术

内镜修复适用于所有类型的颅缝早闭，但具体步骤也有一些不同之处。冠状顺位和异位顺位的患者仰卧，抬头以减少失血，而 Lambdoid 样顺位则处

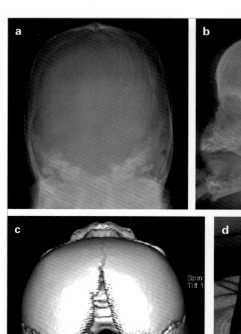
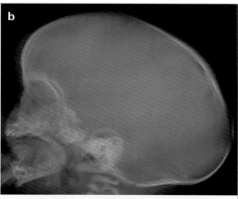
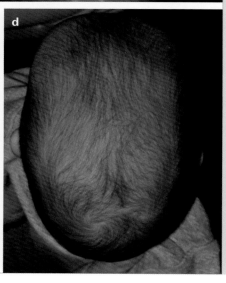

图31.4 一名1.5个月大的婴儿患有颅缝早闭。a. 头颅正位X线片显示融合的矢状缝。b. 侧位X线片显示舟状头。c. 计算机断层扫描（CT）三维重建显示融合的矢状缝和舟状头。d. 术前照片示舟状头

于俯卧位。小切口通常位于融合颅缝的中心，同时避开发际线。使用咬骨钳和剪刀切除颅缝融合处，并在内镜辅助下确认硬膜外间隙已从上方的骨中剥离。术后处理、输液阈值和头盔治疗与内镜下矢状缝早闭治疗病例相似。

开放式手术与内镜手术入路手术的比较

患者选择和人口统计学

患者选择

涉及多种不同颅缝的狭颅症的诊断通常仅凭临床病史和体格检查，但其头形改变必须与良性的体位性斜头畸形相鉴别。头颅X线片可能有助于显示融合的颅缝。最近，除了显示病变的颅缝外，3D CT也被用于提供有关头颅整体形状的信息，但由于CT暴露对发育中大脑的影响，应慎用。颅内压升高为另一种手术指征，4%~14%的单缝闭合患者可见颅内压升高，而涉及多缝的患者高达67%。Renier等发现，12%的单侧冠状缝融合、8%的矢状缝融合和6%的异视融合患者的颅内压升高，老年患者和多缝闭合的患者颅内压升高的发生率较高。他还发现较低的认知能力与较高的颅内压有关。Baird等报道了17例接受颅面融合修复的患者，发现术后颅内压升高的体征和症状有所减少。其他研究表明，接受重建后患者的智商评分、视盘水肿等状况都有所改善。

年龄

一般来说，内镜手术是在较年轻的人群中进行的。内镜缝合手术通常在大约2~6个月大的婴儿身上进行，此时脑组织生长是颅骨生长的重要驱动力。此时为婴儿大脑发育的快速阶段，手术后通常使用头盔来帮助进一步塑造手术后的头骨。开放拱顶重建通常在4~12个月大的婴儿中进行，几乎普遍是1岁以上患儿的治疗选择。在这一时间点上，脑生长

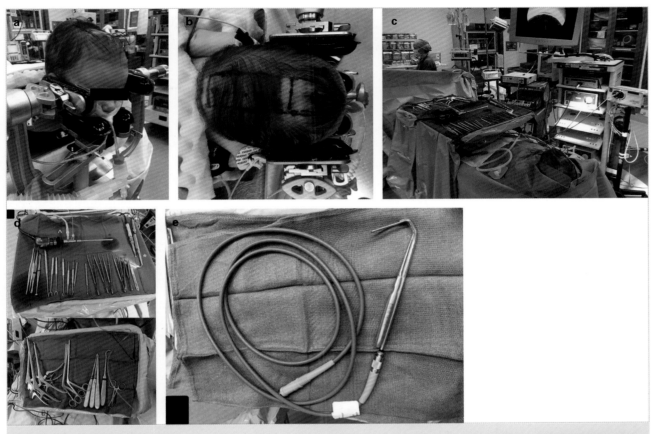

图 31.5　矢状缝早闭的内镜修补术中照片。a. 患者在插管后以狮身人面式体位置于 Mayfield 头架上。该体位的顶点为手术操作的最高平面。b. 在所涉及的颅缝的两侧标有横跨约 1cm 的冠状定向切口。前切口和后切口之间的中点作为缝合的中点。切口位于发际线后方。c. 患者已做好准备，并裹上被单。手术器械放置在手术台上方，单极烧灼器和内镜塔紧密连接。d. 内镜手术中使用的器械的典型布局。内镜连接到术中内镜清洗系统上。亮灯的 Aufricht 牵引器（＊）有助于显示需要烧灼的硬膜外夹层、开颅手术和出血的开颅手术边缘。e. 亮灯的 Aufricht 牵引器

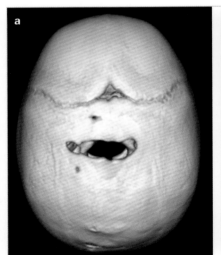
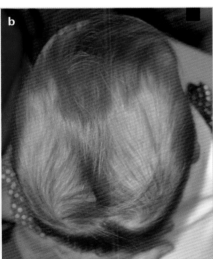

图 31.6　一名 12 个月大的婴儿接受内镜下矢状缝切除术后的情况。a. CT 扫描三维重建显示头颅指数改善。b. 术后照片

对颅骨生长的影响较小。此外，在这个年龄段，头骨太厚，不能进行内镜检查。因此，需要对颅顶进行更明确的矫正。年龄是一个特别重要的因素，因为婴儿早期的脑循环血量较小。

成本与家庭压力

与颅顶重建术相比，内镜辅助开颅手术的费用也更低。Vogel 等评估了 42 例接受开放式重建与内镜手术治疗矢状缝早闭的患者发现，使用头盔治疗的内镜手术费用比开放手术便宜约 2 万美元（37 200 美元：57 000 美元）。Gociman 等发现异视性融合治疗的费用几乎减半（12 400 美元：33 000 美元）。Chan 等回顾了 57 例接受外科手术的不同颅缝早闭的患者，发现类似的费用降低（24 400 美元：42 000 美元）。内镜下修复结合头盔治疗颅缝早闭是一种经济有效的低压力手术修复方法。

围手术期管理

操作因素

术中失血和可能的输血需求是接受融合修复的患者特别关注的问题。开放颅顶重建尤其如此，一些研究显示术中失血量为患者血容量的 25%~500%，在一些研究中几乎是通用的输血率。在过去，一些人会在术中输血，输血量为 n 立方厘米。最近有一些努力减少了术中输血的需要。一项研究发现，使用细胞节约器与同种异体输血率显著降低有关。Dadure 等尝试使用氨甲环酸（TXA），发现与没有接受 TXA 的患者相比，接受 TXA 的患者术中和围手术期的红细胞输入量分别减少了 85% 和 57%。此外，接受输血的儿童比例从 70% 显著降低至 37%。Goobie 等发现，在接受缝合修复的患者中，TXA 的双盲安慰剂对照试验减少了失血量，降低了输血率。最近，Harroud 等假设术中血液稀释对术中贫血的发生率有贡献，并发现使用呋塞米可以减少近 30% 的输血。虽然普遍接受较低的血红蛋白参数，但仍存在较低的血红蛋白参数。内镜治疗提供了一种有用的替代方案，大大减少了失血量。Chan 等的估计失血量减少了近 200mL，输血量减少了 140mL。Vogel 等在接受矢状面融合矫正的患者中发现了类似的结果，输血率下降了 90%，失血量减少了近 200mL。Berry-Candelario 等发现，在 173 例接受内镜修复的患者中，输血率仅为 4.6%。最后，Shah 等在他们的矢状面融合患者队列中发现了类似的结果。他们发现失

血量减少了近 250mL，术中输血量减少了 90%，术后输血量减少了 35%。与开放组相比，只要患者没有症状，内镜组的患者一般可以容忍较低的血红蛋白水平。在开放组中，术后持续失血很常见，需要更保守的输血参数。内镜辅助颅缝融合修复似乎减少了围手术期输血的需要，从而降低了输血相关并发症的风险。在作者的实践中，血栓素 A 和输血通常在开放式联合病例开始时开始。术后当天晚上检查血红蛋白和红细胞压积水平，术后第 1 天复查红细胞压积 < 25% 的输血阈值。内镜检查病例是在紧急释放血液的情况下开始的，而类型和交叉尚待确定。这些病例通常估计失血量在 30~40mL 左右，需要输血的病例不到 5%。术后 4h 检查血红蛋白和红细胞压积，红细胞压积低于 18% 的输血阈值。除了失血和输血，接触麻醉剂对神经外科医生特别重要。麻醉剂的累积暴露与神经发育不良相关。因此，减少手术时间在儿科人群中尤其值得关注。各种研究表明，与开放颅骨穹隆重建术相比，内镜缝合术治疗的患者手术时间显著缩短。这些研究通常显示手术时间几乎减半。减少手术时间很重要，因为这可能会降低麻醉对神经发育的影响。内镜辅助入路最初依赖于矢状缝的宽顶开颅术，以及由 Jimenez 和 Baron 最初描述的双顶骨和双颞骨的"桶状横断"或楔形截骨术。然而，Ridgway 等已经描述了内镜辅助的窄（2cm）条状顶骨切除术。这两种入路都使用相似的术后头盔治疗。最近，DLouhy 等进行了一项年龄匹配的回顾性研究，分析了 14 例接受宽顶缝合加 BSO（WVS+BSO）的患者和 14 例接受窄顶缝合（NVS）的患者。他们发现，两种入路在术后 1 年的颅指数、估计出血量方面没有显著差异。

术后管理与美容效果

接受开放穹隆重建术患者的术后病程与接受内镜手术的患者有很大的不同。接受开放手术的患者的平均住院时间为 3.9~4.9 天，而内镜组为 1.1~1.4 天。这与减少并发症发生率、减少输血需求、减少术后肿胀以及最终转化为降低住院费用有关。在作者的实践中，接受开放穹隆重建的患者将在术中放置 Jackson-Pratt 引流管和头部包裹，并至少在 ICU 度过 1 天。然后，这些患者被转移到地板上，再待 2~3 天。敷料和引流管通常会留在原地，直到术后第 2 天，预防性使用抗生素直到移除引流管。出院药物通常包括麻醉性止痛药。这与那些接受内镜手术的人相比，他们将在没有引流管或头部包裹的情

况下入院过夜，第2天使用对乙酰氨基酚和布洛芬并出院。两种方法的随访都安排在术后3~4周，但内镜检查的患者需要多次正畸治疗，最初每周1次，然后每月1次，直到大约12个月大。选择内镜缝合术患者的一个重要考虑因素是对头盔治疗的依从性。虽然开放式颅骨重建可以在不依赖大脑生长的情况下立即改变形状，但内镜手术会切除受影响的缝合线，并需要大脑生长和头盔治疗来进一步影响头部形状。根据作者的经验，头盔治疗是在术后第一周开始的。头盔治疗的平均时间为6~11个月。62%的患者需要第二顶头盔，10%的患者需要第三顶头盔，平均每例患者需要2.31顶头盔。Chan等发现不顺从率为17%，而Shah等发现类似的不顺从率为15%。不顺从似乎对手术的美容效果产生负面影响。不顺从的一个重要因素与术后早期多次访问这两种头盔中的任何一种有关。开放式重建患者术后第1年的平均就诊次数为1.62次，而内镜组为3.76次，这还不包括去看矫形师。Honeycutt评论说，对患者来说，多次长途旅行是令人望而却步的，在某些情况下，导致选择开放手术。另一个因素是患者对头盔的不耐受，这可能导致融合的改革和后来的开放手术。根据提交人的经验，潜在的不遵守头盔治疗是内镜手术的禁忌证。头颅指数（最大颅宽与最大头长之比）是评估病情严重程度和预后的最常用的量化指标。Dvoracek等将这一测量的局限性描述为矢状面融合患者的颞叶突起将最大头宽（Euryon）的位置移动到更靠近尾部的位置。正常的头指数正常值通常为75%~80%。Shah等在内镜和开放病例之间发现了相似的矫正率。在其他研究中，87%的矢状面融合的内镜修复患者获得了优异的结果，51例与基于术后多年拍摄的3D照片的开放手术相当。此外，Ghenbot等发现开放组和内镜组之间的头部指数平均校正了12%，而两组之间的头部指数和颅顶体积没有显著差异。此外，Ghenbot等还发现，开放组和内镜组之间的头部指数平均校正了12%，而两组之间的头部指数和头颅穹隆体积没有显著差异。此外，Ghenbot等还发现，开放组和内镜组之间的头部指数校正平均为12%，而两组之间的头部指数和颅底体积没有显著差异。另一项研究观察了各种因素，发现两种手术方式在眶上对称性和面部深度较低方面相似，而内镜手术方式在中线偏斜、鼻尖偏斜和面中部深度方面产生了更好的面部对称性。此外，MacKinnon等发现，在接受内镜手术的患者样本中，患者有更好的眼科结果，弱视和散光减少，斜视矫正手术次数

较少。在接受内镜手术的患者中，另一项研究发现，在接受内镜手术的患者中，两种手术方式在眶上对称性和较低的面部深度方面相似，而内镜手术方式在中线偏差、鼻尖偏差和面中部深度方面产生了更好的面部对称性。一项研究发现，在后颅窝偏转角、岩嵴角度、乳突斜角和外前屈角度方面，开放入路和内镜手术入路的术后结果相似。

手术并发症

常见的手术并发症包括手术感染和伤口并发症。早期开放重建的报告显示感染率约为1.6%。这一比例基本保持稳定，为0.5%~2%。在内镜治疗组中，尤其重要的是头盔治疗后的伤口破裂。Chan等发现，在接受头盔内镜治疗的患者中，伤口破裂的发生率为5.7%。这些并发症很容易从标准伤口护理的头盔治疗中得到短暂的缓解。Shah等发现开放组有2.4%的伤口缺损率需要再次手术，而内镜组中有一名患者在5岁时因持续性顶点缺损而需要再次手术。接受内镜修复的患者通常在头盔治疗结束时几乎完全骨化。一项对328例患者的研究发现，内镜和开放治疗的颅骨缺损的再手术率分别为1.4%和1.3%，而开放治疗组的慢性伤口裂开的再手术率为0.6%，而内镜治疗组的颅骨缺损再手术率为1.4%，开放治疗组的再手术率为1.3%。

硬脑膜撕裂伤也特别值得关注。在他们一系列的开放修补中，Boop等有3.5%的硬脑膜破裂率，所有这些都是在手术中初步修复的，没有导致术后并发症。Seruya等报告了0.5%的脑脊液（CSF）漏率。在一项对328例接受颅缝闭合治疗的患者的研究中，Han等发现，在非综合征内镜组和开放组中，术中硬脑膜切开率分别为3.6%和7.8%，所有这些都得到了初步治疗，没有一例需要进行初步治疗。其中一例需要额外的头皮切口修复，基础临床上不明显的皮质撕裂伤，另一例因其靠近窦道而继发大量出血，但未完全修复，没有后遗症。在他们的队列中，接受双侧冠状面融合治疗的患者中，Rottgers等的脑脊液漏出率为5.6%。最后，Aryan等报道了内镜下矢状面融合修复硬脑膜裂伤后的独特并发症，导致软脑膜囊肿的形成，需要手术修复。总体而言，两种手术入路的硬脑膜撕裂发生率相似，不需要手术干预。

另一个潜在的并发症是由于美容效果差而改建接合或再次手术。最近的一项非正式调查甚至表明，文献中的再手术率可能被低估了。Yarbough等发现，开放手术组和内镜手术组的延迟联结率分别

为 2.1% 和 1.7%。与冠状联结相比，接受开放手术的患者出现了新的矢状面联结。Ridgway 等的 56 例接受内镜缝合切除治疗矢状面融合的患者中，有 3 例（5.36%）因复发或新的融合而需要再次手术。Sivakumar 等报告了 1 例独特的术后泛融合病例，该患者最初接受内镜修复矢状面融合的治疗，头盔依从性不一致且随访不佳。同时，Jenkins 等报告了内镜检查后发生类似的全融合事件。对 100 例接受内镜修补术的患者进行回顾性分析，再手术率为 7%。100 例患者中有 6 例出现多缝线融合，4 例在随访眼科检查中出现视盘水肿迹象。其中 6 例患者接受了额眶推进，1 例患者接受了颅顶重建，随后又进行了额眶推进。所有患者都需要急诊入院和术中红细胞输注。受影响缝线的数量、综合征病例和术后 ICU 入院与再次手术的需要显著相关。颅内高压和美容效果也构成了再手术的重要比例。在 212 例接受开放重建的患者中，Seruya 等发现再手术率为 10.8%，其中 52.2% 是由于颅内高压的体征和症状。其余患者继发于美容效果差（30%）、复发或新的融合（13%）和持续性颅骨缺损（4%）。Han 等的队列中，0.71% 的接受内镜治疗的患者和 1.94% 的开放重建患者因美容效果差而再次手术。同时，Honeycutt 的队列显示再手术率为 4.11%。最后，Rottgers 等的双侧冠状融合队列的再手术率为 33%，主要发生在综合征中。这些研究暗示了开放重建用于更复杂的泛缝合或多缝合融合、综合征患者的可能性，或者作为内镜介入失败后的一种挽救技术。

其他较少见的并发症包括窦道损伤、静脉空气栓塞、生长性颅骨骨折、血肿、挫伤。与内镜检查相比，在接受开放手术的患者中，除鼻窦损伤外，其他情况似乎更常见。此外，最近的一项研究认为，与接受内镜修复的患者相比，接受开放穹顶重建的患者获得了更高的智商和成就评分。然而，本研究无法获得术前评分以及其他方法学问题。因此，需要更多的信息来评估手术方法对神经心理发育的影响。最后，北美洲颅面外科医生之间的一项非正式研究表明，可能存在一些未报告的并发症，包括因反复滑膜而再次手术。该研究还强调了内镜手术的一些未报告的主要并发症，包括一例死亡，术后严重出血需要长时间住院和输液，以及矢状窦损伤导致心脏骤停和梗死。虽然这 3 种并发症令人遗憾，但结果来自非正式调查，并没有强调这 3 种情况是在整个大陆进行的数千次手术中的一次。然而，调查强调的是，患者选择和适当的家庭知情同意是选择治疗方法的基本因素。它还强调了进一步研究的必要性，包括缝合切除大小的影响，预测再吻合的因素，以及外科医生经验的影响。

新的颅缝融合形成

内镜下颅缝手术的一个独特现象是骨生长，最终形成影像学上看起来正常的颅缝和永久性颅骨切除颅缝开放。新颅缝融合形成率从 16.7%~23.9% 不等。在这一点上，尚不清楚新的颅缝形成在颅缝融合术后的长期过程中所起的作用。目前还需要更多的研究来理解这一现象。

临床经验

狭颅症的治疗选择已经从传统开放式颅骨重塑术（± 额眶前移术）发展到现在包括内镜下颅缝切除加头盔治疗。

·适当的患者选择确保从风险最小的任一治疗方案中获得最大利益，因为这两种方案都具有相同的临床结果，且具有独特的发病率特征。

·内镜技术可以减少手术时间、出血量、输血量、住院时间和费用。

·与内镜辅助 WVS+BSO 方法相比，内镜辅助 NVS 得出了相似的结果，同时降低了麻醉风险。

·佩戴头盔的依从性是影响内镜手术结果的重要因素，在确定手术入路时需要与家属进行详细的交谈。

·手术并发症包括感染、伤口破裂、硬脑膜撕裂、再缝合、颅内高压、窦道损伤、静脉空气栓塞、血肿、挫伤，以及因美容效果差而再次手术。

·内镜手术是符合头盔治疗要求的单颅缝早闭的年轻非综合征患者的理想选择，而开放手术则应保留给年龄较大的患者、复杂或多颅缝早闭的患者、综合征患者、可能不符合头盔治疗的患者或内镜治疗失败的患者。

参考文献

[1] Virchow R. Uber den Cretinismus, namentlich in Franken, und uber pathologische Schadelformen. Verh Phys Med GesellWurzburg.. 1851; 2:230–271.

[2] Delashaw JB, Persing JA, Broaddus WC, Jane JA. Cranial vault growth in craniosynostosis. J Neurosurg. 1989; 70(2):159–165.

[3] Warren SM, Proctor MR, Bartlett SP, et al. Parameters of care for craniosynostosis: craniofacial and neurologic surgery perspectives. Plast Reconstr Surg. 2012; 129(3):731–737.

[4] Di Rocco F, Arnaud E, Renier D. Evolution in the frequency of nonsyndromic craniosynostosis. J Neurosurg Pediatr. 2009; 4(1):21–25.

[5] Shillito J, Jr, Matson DD. Craniosynostosis: a review of 519 surgical patients. Pediatrics. 1968; 41(4):829–853.

[6] Shuper A, Merlob P, Grunebaum M, Reisner SH. The incidence of

isolated craniosynostosis in the newborn infant. Am J Dis Child. 1985; 139(1):85–86.

[7] Ciurea AV, Toader C. Genetics of craniosynostosis: review of the literature. J Med Life. 2009; 2(1):5–17.

[8] Carmichael SL, Ma C, Rasmussen SA, Honein MA, Lammer EJ, Shaw GM, National Birth Defects, Prevention Study. Craniosynostosis and maternal smoking. Birth Defects Res A Clin Mol Teratol. 2008; 82(2):78–85.

[9] Seto ML, Hing AV, Chang J, et al. Isolated sagittal and coronal craniosynostosis associated with TWIST box mutations. Am J Med Genet A. 2007; 143A (7):678–686.

[10] Mefford HC, Shafer N, Antonacci F, et al. Copy number variation analysis in single-suture craniosynostosis: multiple rare variants including RUNX2 duplication in two cousins with metopic craniosynostosis. Am J Med Genet A. 2010; 152A(9):2203–2210.

[11] Cohen MM, Jr, Kreiborg S. Birth prevalence studies of the Crouzon syndrome: comparison of direct and indirect methods. Clin Genet. 1992; 41(1):12–15.

[12] Winter RM. Pfeiffer syndrome. Am J Med Genet. 1994; 49(3):357–359.

[13] Lajeunie E, Cameron R, El Ghouzzi V, et al. Clinical variability in patients with Apert's syndrome. J Neurosurg. 1999; 90(3):443–447.

[14] Reardon W, Winter RM. Saethre-Chotzen syndrome. J Med Genet. 1994; 31 (5):393–396.

[15] Jacobi A. Non nocere. Med Rec. 1894; 45:609–618.

[16] Proctor RM. Endoscopic craniosynostosis repair. Transl Pediatr. 2014; 3 (3):247–258.

[17] Doumit GD, Papay FA, Moores N, Zins JE. Management of sagittal synostosis: a solution to equipoise. J Craniofac Surg. 2014; 25(4):1260–1265.

[18] Gault DT, Renier D, Marchac D, Jones BM. Intracranial pressure and intracranial volume in children with craniosynostosis. Plast Reconstr Surg. 1992; 90 (3):377–381.

[19] Renier D, Sainte-Rose C, Marchac D, Hirsch JF. Intracranial pressure in craniostenosis. J Neurosurg. 1982; 57(3):370–377.

[20] Blount JP, Louis RG, Jr, Tubbs RS, Grant JH. Pansynostosis: a review. Childs Nerv Syst. 2007; 23(10):1103–1109.

[21] Baird LC, Gonda D, Cohen SR, et al. Craniofacial reconstruction as a treatment for elevated intracranial pressure. Childs Nerv Syst. 2012; 28(3):411–418.

[22] Cohen SR, Dauser RC, Newman MH, Muraszko K. Surgical techniques of cranial vault expansion for increases in intracranial pressure in older children. J Craniofac Surg. 1993; 4(3):167–176, discussion 174–176.

[23] Siddiqi SN, Posnick JC, Buncic R, et al. The detection and management of intracranial hypertension after initial suture release and decompression for craniofacial dysostosis syndromes. Neurosurgery. 1995; 36(4):703–708, discussion 708–709.

[24] Vogel TW, Woo AS, Kane AA, Patel KB, Naidoo SD, Smyth MD. A comparison of costs associated with endoscope-assisted craniectomy versus open cranial vault repair for infants with sagittal synostosis. J Neurosurg Pediatr. 2014; 13 (3):324–331.

[25] Delye HH, Arts S, Borstlap WA, et al. Endoscopically assisted craniosynostosis surgery (EACS): the craniofacial team Nijmegen experience. J Craniomaxillofac Surg. 2016; 44(8):1029–1036.

[26] Iyengar RJ, Klinge PM, Chen WS, Boxerman JL, Sullivan SR, Taylor HO. Management of craniosynostosis at an advanced age: controversies, clinical findings, and surgical treatment. J Craniofac Surg. 2016; 27(5):e435–e441.

[27] Gociman B, Agko M, Blagg R, Garlick J, Kestle JR, Siddiqi F. Endoscopic-assisted correction of metopic synostosis. J Craniofac Surg. 2013; 24(3):763–768.

[28] Chan JW, Stewart CL, Stalder MW, St Hilaire H, McBride L, Moses MH. Endoscope-assisted versus open repair of craniosynostosis: a comparison of perioperative cost and risk. J Craniofac Surg. 2013; 24(1):170–174.

[29] Kim D, Pryor LS, Broder K, et al. Comparison of open versus minimally invasive craniosynostosis procedures from the perspective of the parent. J Craniofac Surg. 2008; 19(1):128–131.

[30] Jimenez DF, Barone CM. Intraoperative autologous blood transfusion in the surgical correction of craniosynostosis. Neurosurgery. 1995; 37(6):1075–1079.

[31] Faberowski LW, Black S, Mickle JP. Blood loss and transfusion practice in the perioperative management of craniosynostosis repair. J Neurosurg Anesthesiol. 1999; 11(3):167–172.

[32] Boop FA, Chadduck WM, Shewmake K, Teo C. Outcome analysis of 85 patients undergoing the pi procedure for correction of sagittal synostosis. J Neurosurg. 1996; 85(1):50–55.

[33] Dadure C, Sauter M, Bringuier S, et al. Intraoperative tranexamic acid reduces blood transfusion in children undergoing craniosynostosis surgery: a randomized double-blind study. Anesthesiology. 2011; 114(4):856–861.

[34] Goobie SM, Meier PM, Pereira LM, et al. Efficacy of tranexamic acid in pediatric craniosynostosis surgery: a double-blind, placebo-controlled trial. Anesthesiology. 2011; 114(4):862–871.

[35] Harroud A, Weil AG, Turgeon J, Mercier C, Crevier L. Association of postoperative furosemide use with a reduced blood transfusion rate in sagittal craniosynostosis surgery. J Neurosurg Pediatr. 2016; 17(1):34–40.

[36] Bonfield CM, Sharma J, Cochrane DD, Singhal A, Steinbok P. Minimizing blood transfusions in the surgical correction of craniosynostosis: a 10-year singlecenter experience. Childs Nerv Syst. 2016; 32(1):143–151.

[37] Berry-Candelario J, Ridgway EB, Grondin RT, Rogers GF, Proctor MR. Endoscope-assisted strip craniectomy and postoperative helmet therapy for treatment of craniosynostosis. Neurosurg Focus. 2011; 31(2):E5.

[38] Shah MN, Kane AA, Petersen JD, Woo AS, Naidoo SD, Smyth MD. Endoscopically assisted versus open repair of sagittal craniosynostosis: the St. Louis Children's Hospital experience. J Neurosurg Pediatr. 2011; 8(2):165–170.

[39] Han RH, Nguyen DC, Bruck BS, et al. Characterization of complications associated with open and endoscopic craniosynostosis surgery at a single institution. J Neurosurg Pediatr. 2016; 17(3):361–370.

[40] Honeycutt JH. Endoscopic-assisted craniosynostosis surgery. Semin Plast Surg. 2014; 28(3):144–149.

[41] Diaz LK, Gaynor JW, Koh SJ, et al. Increasing cumulative exposure to volatile anesthetic agents is associated with poorer neurodevelopmental outcomes in children with hypoplastic left heart syndrome. J Thorac Cardiovasc Surg. 2016; 152(2):482–489.

[42] Ing C, Wall MM, DiMaggio CJ, et al. Latent class analysis of neurodevelopmental deficit after exposure to anesthesia in early childhood. J Neurosurg Anesthesiol. 2016.

[43] Ing C, DiMaggio C, Whitehouse A, et al. Long-term differences in language and cognitive function after childhood exposure to anesthesia. Pediatrics. 2012; 130(3):e476–e485.

[44] Jimenez DF, Barone CM. Endoscopic craniectomy for early surgical correction of sagittal craniosynostosis. J Neurosurg. 1998; 88(1):77–81.

[45] Jimenez DF, Barone CM. Endoscopic-assisted wide-vertex craniectomy, "barrel-stave" osteotomies, and postoperative helmet molding therapy in the early management of sagittal suture craniosynostosis. Neurosurg Focus. 2000; 9(3):e2.

[46] Jimenez DF, Barone CM, McGee ME, Cartwright CC, Baker CL. Endoscopy-assisted wide-vertex craniectomy, barrel stave osteotomies, and postoperative helmet molding therapy in the management of sagittal suture craniosynostosis. J Neurosurg. 2004; 100(5) Suppl Pediatrics:407–417.

[47] Ridgway EB, Berry-Candelario J, Grondin RT, Rogers GF, Proctor MR. The management of sagittal synostosis using endoscopic suturectomy and postoperative helmet therapy. J Neurosurg Pediatr. 2011; 7(6):620–626.

[48] Dlouhy BJ, Nguyen DC, Patel KB, et al. Endoscope-assisted management of sagittal synostosis: wide vertex suturectomy and barrel stave osteotomies versus narrow vertex suturectomy. J Neurosurg Pediatr. 2016; 25(6):674–678.

[49] Kung TA, Vercler CJ, Muraszko KM, Buchman SR. Endoscopic strip craniectomy for craniosynostosis: do we really understand the indications, outcomes, and risks? J Craniofac Surg. 2016; 27(2):293–298.

[50] Dvoracek LA, Skolnick GB, Nguyen DC, et al. Comparison of traditional versus normative cephalic index in patients with sagittal synostosis: measure of scaphocephaly and postoperative outcome. Plast Reconstr Surg. 2015; 136 (3):541–548.

[51] Jimenez DF, Barone CM. Endoscopic technique for sagittal synostosis. Childs Nerv Syst. 2012; 28(9):1333–1339.

[52] Le MB, Patel K, Skolnick G, et al. Assessing long-term outcomes of open and endoscopic sagittal synostosis reconstruction using three-dimensional photography. J Craniofac Surg. 2014; 25(2):573–576.

[53] Ghenbot RG, Patel KB, Skolnick GB, Naidoo SD, Smyth MD, Woo AS. Effects of open and endoscopic surgery on skull growth and calvarial vault volumes in sagittal synostosis. J Craniofac Surg. 2015; 26(1):161–164.

[54] Jimenez DF, Barone CM. Endoscopic technique for coronal synostosis. Childs Nerv Syst. 2012; 28(9):1429–1432.

[55] Jimenez DF, Barone CM. Early treatment of coronal synostosis with endoscopy-assisted craniectomy and postoperative cranial orthosis therapy: 16-year experience. J Neurosurg Pediatr. 2013; 12(3):207–219.

[56] Tan SP, Proctor MR, Mulliken JB, Rogers GF. Early frontofacial symmetry after correction of unilateral coronal synostosis: frontoorbital advancement vs endoscopic strip craniectomy and helmet therapy. J Craniofac Surg. 2013; 24(4):1190–1194.

[57] MacKinnon S, Proctor MR, Rogers GF, Meara JG, Whitecross S, Dagi LR. Improving ophthalmic outcomes in children with unilateral coronal synostosis by treatment with endoscopic strip craniectomy and helmet therapy rather than fronto-orbital advancement. J AAPOS. 2013; 17(3):259–265.

[58] Rottgers SA, Lohani S, Proctor MR. Outcomes of endoscopic suturectomy with postoperative helmet therapy in bilateral coronal craniosynostosis. J Neurosurg Pediatr. 2016; 18(3):281–286.

[59] Jimenez DF, Barone CM. Multiple-suture nonsyndromic craniosynostosis: early and effective management using endoscopic techniques. J Neurosurg Pediatr. 2010; 5(3):223–231.

[60] Zubovic E, Woo AS, Skolnick GB, Naidoo SD, Smyth MD, Patel KB. Cranial base and posterior cranial vault asymmetry after open and endoscopic repair of isolated lambdoid craniosynostosis. J Craniofac Surg. 2015; 26(5):1568–1573.

[61] Nguyen DC, Patel KB, Skolnick GB, et al. Are endoscopic and open treatments of metopic synostosis equivalent in treating trigonocephaly and hypotelorism? J Craniofac Surg. 2015; 26(1):129–134.

[62] Erşahin Y. Endoscope-assisted repair of metopic synostosis. Childs Nerv Syst. 2013; 29(12):2195–2199.

[63] Breugem CC, van R Zeeman BJ. Retrospective study of nonsyndromic craniosynostosis treated over a 10-year period. J Craniofac Surg. 1999; 10(2):140–143.

[64] Seruya M, Oh AK, Boyajian MJ, et al. Long-term outcomes of primary craniofacial reconstruction for craniosynostosis: a 12-year experience. Plast Reconstr Surg. 2011; 127(6):2397–2406.

[65] Aryan HE, Meltzer HS, Gerras GG, Jandial R, Levy ML. Leptomeningeal cyst development after endoscopic craniosynostosis repair: case report. Neurosurgery. 2004; 55(1):235–237, discussion 237–238.

[66] Yarbrough CK, Smyth MD, Holekamp TF, et al. Delayed synostoses of uninvolved sutures after surgical treatment of nonsyndromic craniosynostosis. J Craniofac Surg. 2014; 25(1):119–123.

[67] Sivakumar W, Goodwin I, Blagg R, et al. Pancraniosynostosis following endoscopic-assisted strip craniectomy for sagittal suture craniosynostosis in the setting of poor compliance with follow-up: a case report. J Med Case Reports. 2015; 9:64.

[68] Jenkins GH, Smith NR, McNeely PD. Pancraniosynostosis following endoscope-assisted strip craniectomy and helmet orthosis for sagittal suture craniosynostosis in a nonsyndromic patient. J Neurosurg Pediatr. 2013; 12 (1):77–79.

[69] Meier PM, Goobie SM, DiNardo JA, Proctor MR, Zurakowski D, Soriano SG. Endoscopic strip craniectomy in early infancy: the initial five years of anesthesia experience. Anesth Analg. 2011; 112(2):407–414.

[70] Felema GG, Bryskin RB, Heger IM, Saswata R. Venous air embolism from Tisseel use during endoscopic cranial vault remodeling for craniosynostosis repair: a case report. Paediatr Anaesth. 2013; 23(8):754–756.

[71] Tobias JD, Johnson JO, Jimenez DF, Barone CM, McBride DS, Jr. Venous air embolism during endoscopic strip craniectomy for repair of craniosynostosis in infants. Anesthesiology. 2001; 95(2):340–342.

[72] Faberowski LW, Black S, Mickle JP. Incidence of venous air embolism during craniectomy for craniosynostosis repair. Anesthesiology. 2000; 92(1):20–23.

[73] Hashim PW, Patel A, Yang JF, et al. The effects of whole-vault cranioplasty versus strip craniectomy on long-term neuropsychological outcomes in sagittal craniosynostosis. Plast Reconstr Surg. 2014; 134(3):491–501.

[74] Derderian CA, Heppner C, Cradock MM, et al. The effects of whole-vault cranioplasty versus strip craniectomy on long-term neuropsychological outcomes in sagittal craniosynostosis. Plast Reconstr Surg. 2015; 136(1):114e–115e.

[75] Agrawal D, Steinbok P, Cochrane DD. Reformation of the sagittal suture following surgery for isolated sagittal craniosynostosis. J Neurosurg. 2006; 105 (2) Suppl:115–117.

[76] Kinsella CR, Jr, Cray JJ, Cooper GM, Pollack IF, Losee JE. Parasagittal suture after strip craniectomy. J Craniofac Surg. 2011; 22(1):66–67.

[77] Sauerhammer TM, Seruya M, Ropper AE, Oh AK, Proctor MR, Rogers GF. Craniectomy gap patency and neosuture formation following endoscopic suturectomy for unilateral coronal craniosynostosis. Plast Reconstr Surg. 2014; 134(1):81e–91e.

[78] Shillito J. A new cranial suture appearing in the site of craniectomy for synostosis. Radiology. 1973; 107(1):83–88.

[79] Salehi A, Ott K, Skolnick GB, et al. Neosuture formation after endoscopeassisted craniosynostosis repair. J Neurosurg Pediatr. 2016; 18(2):196–200.

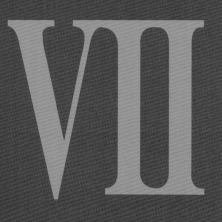

第七部分
脊柱和周围神经

VII

第 32 章　颈椎间盘切除术 / 经皮椎间孔成形术：讨论

Luis M. Tumialán

张秋生 / 译

摘要

在对比开放显微外科与内镜方法用于颈椎间盘切除术 / 经皮椎间孔成形术的讨论中，关于内镜与开放显微外科颈椎后路这两种手术入路哪种更适用于经皮椎间孔成形术的争论，基本上已被 Hartl 博士和他的同事（第 33 章）以及 Kasliwal 博士和 Fessler 博士（第 34 章）所解决。两个章节都描述了使用表面的最小切口经椎旁经肌入路进入颈髓后部，通过该种入路，上述手术得以实施。无论是用内镜还是显微镜观察，通过最小通路的后路颈椎手术与经过中线开放入路的手术相比，它的失血量更少、住院时间更短、感染风险降低、术后疼痛更少。因此，这里讨论的争议不在于颈椎后路的最小入路是否优于中线开放入路，而是最小入路技术本身的微妙之处。例如术中体位是采取坐位还是俯卧位、用于成像的是内镜还是显微镜、用于定位的是透视还是图像引导定位，以及端口的最佳直径等。使用这种最小入路的外科医生在做颈椎后椎间孔成形术时有多种选择，作者将（在后文中）着重介绍该种术式。总体而言，采用作者介绍的两种技术进行微创的门诊手术来保持运动功能对于单节段单侧神经根病患者是有益处的。

关键词：颈椎，微创，运动功能

讨论

引言

本书主要讨论神经内镜争议，以介绍病理问题开始。在本章中，关于内镜与开放式显微颈椎后路经皮椎间孔成形术孰优孰劣的争论基本上已被持反对观点的作者所抵消掉。Hartl 博士和他的同事（第 33 章）Kasliwal 博士和 Fessler 博士（第 34 章）描述使用椎旁经肌入路到颈椎后部，以及使用表面的最小切口来进行操作。尽管许多脊柱外科医生会认为微创腰椎间盘切除术和开放式显微椎间盘切除术之间几乎没有区别，但有大量文献表明在颈椎中这种结论变得更加脆弱。

当通过中线接近后颈椎时，颈椎后部肌肉组织的复杂性有可能导致暴露术野时出血增多、术中和相当大的术后不适以及长期肌肉萎缩。然而，虽然经最小通路颈椎后路的椎间孔成形术是一种耐受性良好的门诊手术，但经开放中线后路的颈椎椎间孔成形术往往不是。与中线开放入路相比，无论是用内镜还是显微镜观察，最小入路颈椎后路手术有着出血量少、住院时间短、感染风险降低和术后疼痛少等优点。两个团队的作者引用的大量外科文献表明，该结论几乎没有争议。因此，我们在单侧神经根型颈椎病治疗的发展过程中已经达成了一个共识，即争议不在于最小入路是否优于中线开放入路。也许对于颈椎后路椎间孔切开术，现在的争议在于最小通路技术的微妙之处。因此，本章主要聚焦于最小通路颈椎椎间孔切开术的微妙之处：位置、定位、可视化和端口的直径。

选择最小通路进行经皮颈椎椎间孔成形术的决定

体位：坐位或俯卧位

Fessler 长期以来一直支持坐位进行颈椎后路经皮椎间孔成形术。这个论点是正确的：坐姿允许从硬膜外静脉丛进行充分的静脉引流，从而最大限度地减少出血。Fessler 已经能够将这种论点融入他的手术计划中，并得到了我们麻醉领域同事的大量投资和认可，但提到置于右心房的中心静脉导管和心前区多普勒监测的也被作为使用选项时，他们大多对静脉空气栓塞有自己的担忧。然而，作者解释说，这些辅助手段在他们的实践中并不经常使用。Hartl 和他的同事们更能接受麻醉剂局限性的现实，尽管他们提到了坐位的手术方式，但俯卧位似乎是他们的首选。

在作者早期经皮颈椎椎间孔成形术的经验中，作者尝试采用 Fessler 推荐的坐姿。遇到的主要限制并不是来源于患者或者定位的机器，而是源于作者麻醉领域的同事对这一立场的明显反感。作者很清楚，当需要最大限度地减少患者在麻醉下的时间并优化手术效率时，坐姿是很难维持的。此外，在门诊环境中，尤其是在门诊手术中心，出于对潜在静脉空气栓塞的担忧，放置中心静脉导管和心前区多普勒监测与临床环境完全不相容。

无论选择哪种体位，颈椎都应处于中立位以优化静脉回流。我们应该避免颈部弯曲，即使是俯卧位，也可以将患者置于反向 Trendelenburg 卧位，以最大限度地减少颈部硬膜外静脉丛的充血并优化静脉回流。在作者的实践中，反向 Trendelenburg 卧位的俯卧位已经成为公认的手术体位，但有时作者确实会遇到严重的硬膜外静脉出血的情况，此时不禁要思考采取坐位是否能够预防这种情况。

定位：透视与图像引导

自从最小进入口的发展以来，透视一直是用于确保颈椎和腰椎中的最小进入口的可视化的主要手段。Kasliwal 和 Fessler 描述了透视在最小进入口技术中的使用。计算机辅助导航的兴起为节段定位引入了另一种选择。Hartl 及其同事采用了这种技术。后一种方法的明显优势包括减少了外科医生和手术室团队的电离辐射。但这种技术也有潜在的缺点，例如给予患者的辐射剂量。虽然它是一次性剂量，但该剂量远远超过了一些透视图像的剂量。第二个缺点是准确性。与在手术过程中不太可能发生明显偏移的腰椎不同，悬挂在 Mayfield 头部固定器和胸部之间的颈椎类似于悬索桥。术中计算机断层扫描配准后，每个序贯扩张器对颈椎的向下压力将对计算机辅助导航的准确性产生影响。与悬索桥一样，颈椎的中间区域会发生更大的运动，而朝向支撑区域（即 Mayfield 头架和胸部）的运动会较少。这项技术的潜在作用实际上可能是下段脊椎的定位，尤其是C7~T1，这可能是在侧向透视成像中无法直接显示的内容。计算机辅助导航的最后一个缺点再次与临床手术所需的环境有关。随着最小通路手术更多地转移到门诊环境，与计算机辅助导航相关的成本对于门诊手术中心和门诊医院来说变得难以承受。

对于门诊颈椎后路经皮椎间孔成形术加椎间盘切除术而言，计算机图像引导很难替代透视定位节段水平和定位最小通路。对辐射暴露的担忧在经腰大肌入路或经皮器械中可能是有必要的，但在颈后椎间孔切开术中，可能只需要 3~4 张图像来确保最小的进入切口，辐射暴露不应成为主要问题。然而，特定体型的患者可能难以透视成像，尤其是在

颈胸交界处。为促进横向透视图像上的可视化，需要增加肩部牵引量可能会导致臂丛神经失用症。在这种情况下，计算机辅助导航具有潜在价值，值得考虑。

可视化：内镜与显微镜

颈后椎间孔切开术中的另一个争议领域是用于实现观察功能的工具类型。Fessler 普及了内镜的使用，使用内镜需要特定的技能。Hartl 及其同事描述了手术显微镜的使用。作者确信 Fessler 和他的同事们没有必要将 Hartl 等列出的内镜的缺点视为真正的缺点。缺乏对神经血管结构的直接观察并不会改变实际查看骨结构本身并完成减压的能力。或许摄像头靠近神经根的出口，神经根只能通过内镜看到，这实际上可能是一个优势。这种类型的椎间孔切开术的主要止血形式往往是用填塞止血，无论是通过显微镜还是内镜观察，两者的作用都相同；这使得在血管控制方面显微镜优于内镜的假设难以维持。使用最小的进入口迫使外科医生在脑海深处重建解剖结构。无论使用内镜还是显微镜，都必须有没有中线结构作为参考的心理准备。

最小入口直径

关于微创颈椎后路椎间孔切开术的最后一个值得评论但两组作者都没有特别讨论的主题是最小进入口的直径。直径的选择不是一个有争议的领域，而是一个体现外科医生的偏好领域；然而，根据作者的经验，端口的直径对患者的术后病程有影响。由于该项手术操作几乎完全转移到门诊环境，因此最小的不适感成为患者在此术后回家时感到舒适的重要因素。Kasliwal 和 Fessler 讨论了在他们的手术技术中使用 18mm 进入端口，而 Hartl 及其同事没有提到具体的直径。较小的直径将与较少的术后不适相关联，这是理所当然的，这与作者在此过程中减小端口直径的经验一致。

当临床上应用该原则时，应将包含减压所需解剖结构在内的最小直径用于颈后椎间孔切开术。在这种情况下，必要的解剖结构可以通过椎弓根到椎弓根的距离以及进入椎弓根内侧的根管和椎弓根外侧的孔来定义（图 32.1）。颈椎椎弓根到椎弓根的距离很少超过 12mm，在患有晚期脊椎病的患者中，这一数值更小。颈椎椎弓根的直径通常 < 5mm。若椎间孔有 2mm 进入椎弓根内侧的管道和有 2mm 进入椎弓根外侧，则需要至少 9mm 的暴露。根据这个

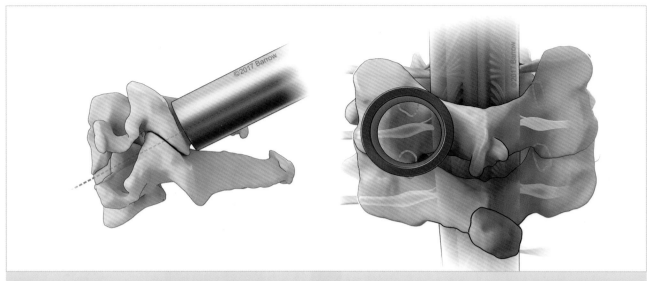

图32.1 左图：艺术家对颈椎孔的描绘，椎弓根之间的距离决定了孔的头尾尺寸。右图：这些尺寸为最小接入端口的直径奠定了基础

定义，颈后椎间孔切开术所需的解剖结构可能包含一个 14mm 直径的端口。如果（如图 32.1 所示）将具有此直径的端口精确放置在颈椎弓根上，则可以轻松进入整个必要暴露的解剖结构，对神经根进行全面减压（图 32.2）。精确放置 14mm 直径的端口势在必行。

毫无疑问，进入口的直径会影响术后恢复。作者注意到，由于椎间盘突出的大小以及患者的不同体质，他使用 16mm 最小通路端口替换 14mm 通路端口进行手术的患者在术后不适方面存在差异。作者观察到的 14mm 进入端口术后不适明显减少，这使得该手术可靠地过渡到门诊实施，患者通常在手术后 1h 内回家。

结论

颈椎后部肌肉组织的复杂性使得肌肉剥离中线入路这一方式难以匹配精确放置的最小通路端口。因此，颈椎后路椎间孔切开术现在已被牢固地确立为最小入路手术。本章作者在这一点上的一致意见把原本来源于内镜和显微外科的争议转移开来。现实情况是，中线入路的作用越来越少，不太可能被下一代外科医生使用。

使用最小通路后路颈椎间孔切开术的外科医生有多种选择可供考虑，作者在第 33 章和第 34 章中重点介绍了这些选择。坐位或俯卧位、内镜或显微镜以及透视或图像引导都是该种手术的可行替代方案。

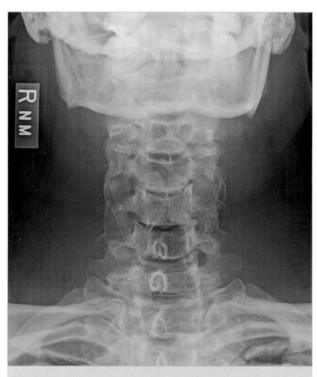

图32.2 术后前后位 X 线片显示 C7 椎间孔切开术的骨性变化。请注意，椎间孔切开术以 C7 椎弓根顶部为中心，从椎弓根到椎弓根，椎弓根两侧各有几毫米的通路

单节段单侧神经根病患者的整体益处及运动功能可以通过采用作者介绍的任何一种技术的微创的门诊手术来完全实现。

第 33 章　颈椎间盘切除术 / 经皮椎间孔成形术：显微技术

Roger Hartl, Rodrigo Navarro-Ramirez, Tim Heiland

张秋生 / 译

摘要

颈椎后路椎间盘切除术和椎间孔切开术是一种无须测量仪器即可治疗神经根型颈椎病的有效方法。在本章中，我们描述了显微外科技术治疗颈椎间盘病变的手术注意事项和技术细微差别。我们还描述了对于颈椎间盘切除术，显微外科技术相较新型内镜技术的明显优势。

关键词：颈椎，入路，椎间孔切开术，显微外科

显微外科视角

引言

Frykholm 等在 1951 年描述了颈椎的手术解剖，重点描述后路"经皮椎间孔成形术"入路，也称为后路颈椎间孔切开术（PCF）。这种方法避免了损伤血管、气道或食道的风险，并通过最大限度地减少肌肉、韧带和骨的破坏来帮助保持颈椎的活动性。这些优点被术后可能带来的颈部疼痛和肌肉痉挛的风险所抵消。然而，如今，最小限度地开放 / 管状方法可能会降低上述术后事件的发生率。

病例

病史

一名 26 岁男性在做俯卧撑后出现左臂和肩部疼痛。尽管进行了 4 周的非处方止痛药治疗和物理治疗，但疼痛仍持续了 6 周。在建议手术时，他也出现了左侧三角肌和左手无力。这些症状会在举手或伸手时加重。磁共振成像（MRI）显示 C6~C7 左侧中央旁 / 椎间孔挤压椎间盘，被挤压的椎间盘压迫左侧 C7 神经根，没有影像学证据表明有中央脊髓压迫（图 33.1）。

体格检查

神经系统检查显示左手近端无力，三角肌肌力 2/5，肱二头肌肌力 3/5，反射正常。他还抱怨左手掉

落物品和无法打开瓶子。

术中管理

接受后椎板椎间孔切开术的患者可以采取俯卧或坐位。选择哪种体位取决于外科医生的偏好以及可用的设备，这些设备经食道和中心静脉置管进行监测。我们建议在术中监测运动诱发电位和肌电图（EMG）。如今，大多数外科医生对俯卧位更加熟悉和舒适。在该案例中，患者被放置在射线可透的桌子 / 框架上，并用 Mayfield 或 Gardner–Wells 头部固定器固定。头部或肩部的牵引也应根据具体情况决定（图 33.2）。

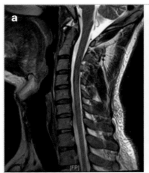
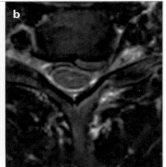
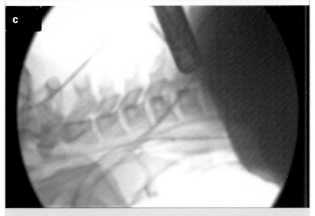

图 33.1　一名 26 岁男性因左臂和肩部疼痛就诊。术前矢状位（a）和轴位（b）T2 加权磁共振成像（MRI）显示 C6~C7 左侧中央旁 / 椎间孔挤压椎间盘与左侧 C7 神经根接触，但没有中央脊髓受压。c. 颈椎侧位 X 线片显示无脊椎滑脱

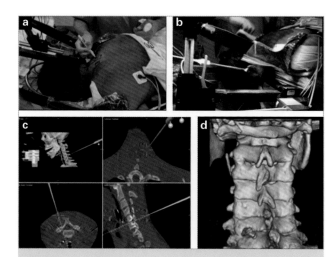

图 33.2 患者术中俯卧位（a），固定肩部牵开器（b），并使用钳子帮助观察 C6~C7 椎体。c. 术中神经导航提供有针对性的进入 C6~C7 孔的轨迹。d. 术后计算机断层扫描（CT）3D 重建显示椎间孔切开术的宽度，而没有小关节破裂

尽管决定通过传统的中线或横向经肌肉通路进行手术，但 X 线定位是必要的。我们已经能够使用术中计算机断层扫描（CT；图 33.2c）来整合实时导航。通过这种方法，外侧皮肤切口和经肌肉入路在提供良好的暴露的同时，而不会出现大量肌肉脱离和手术出血。

我们始终鼓励使用显微镜放大镜或手术放大镜进行手术。使用 15mm 管的高速钻用于钻上小关节的椎板和内侧（最多 50%），直到骨头变薄，然后用 1mm Kerrison 咬骨钳或用 3-0 刮匙"弹开去除"。

如果考虑进行椎间盘切除术，应通过腋神经根的出口进入椎间盘间隙。这种方式可以安全地向上移动神经根，但应避免在中央脊髓操作。使用浸泡在促凝剂制剂中的明胶海绵（Pfizer，New York，NY）几乎总能确保止血效果；双极电凝可以使用，但并不推荐反复使用。然后以水密缝合方式关闭筋膜，并以通常的标准方式关闭皮肤。

手术结果

一般而言，文献表明后路经皮椎间孔成形术的即时症状改善范围为 82%~100%。在短期评估 / 出院时，神经根病症状的改善率为 91.4%，并在 4 年随访时降至 85%。另一方面，观察到的再手术率为 5%~9.9%。同级再手术率仅为 6.6%。对于那些出现神经根症状 + 颈部疼痛的患者，再次手术更常见，

而且间隔时间更短。在需要再次手术的患者中，相邻节段的病理与再次手术没有必然的相关性。

关于开放式显微手术方法优势的病例说明

通过显微外科微型开放经管入路进行后路经皮椎间孔成形术已成为年轻患者、运动员和希望保持活动范围的人的首选。通过传统颈椎前路入路和融合术导致骨不连的高风险患者也是后路经皮椎间孔成形术的良好候选者。

PCF（后路经皮椎间孔成形术）的解剖学适应证包括外侧或椎间孔神经根受压和外侧软椎间盘突出，保守治疗无效的患者。最后，与前路入路相比，在花费方面，PCF（后路经皮椎间孔成形术）也更具吸引力。

内镜的缺点

使用内镜技术做脊柱外科手术时已经发现了几个缺点，这些缺点类似于 PCF（后路经皮椎间孔成形术）的局限性。这些缺点中的大多数是源于光学仪器硬件和内镜本身，这些缺点可能影响神经结构的直接可视化，导致血管控制变得更加困难和由于最小的解剖暴露导致空间方向有限。此外，可能需要较长的学习和尖端设备的基础才能掌握和实施内镜 PCF（后路经皮椎间孔成形术）技术。

患者选择

我们认为该手术最适用于由于外侧骨刺或外侧软盘突出而出现单侧或双侧神经根病且非手术治疗无效的患者。

避免并发症

一般并发症可能包括神经根损伤、硬脑膜撕裂、颈椎（C5）麻痹和血管损伤。除此之外，必须仔细监测采取坐位手术的患者是否有空气栓塞，食道多普勒和中心静脉置管放置也是有必要的。

不管是使用俯卧位还是坐位，如果要进行传统的中线入路，术中避免广泛的肌肉分离，可以减少术后疼痛和术后不稳定的风险。在这方面，横向经肌入路可能产生较少的不稳定机械性，但可能会增加术后肌肉痉挛的风险。在 PCF（后路经皮椎间孔成形术）期间，切除 50% 或更少的小关节（图 33.2d）将降低不稳定机械结构的风险。另外，我们建议使用屈伸片评估所有患者的存在明显的颈椎后凸。颈椎后凸畸形被认为是该手术的相对禁忌证。

中央椎间盘突出和（或）钙化椎间盘也是该手术的相对禁忌证。我们鼓励使用术中导航以避免错误的手术水平，也可以改善病理定位。我们更喜欢术中导航在 C6~C7 节段或以下，即使患者佩戴着 Gardner 固定器（图 33.2c）。

技术细节

表现为明显颈部疼痛、颈椎后凸或确定的不稳定的支撑结构的患者不适合进行 PCF（后路经皮椎间孔成形术）。广泛的小平面钻孔（＞50%）会增加节段不稳定和机械故障的风险。钻孔后，用神经钩可触及椎间孔水平下方和上方的椎弓根。

支持显微方法的文献综述／证据

没有前瞻性比较研究支持内镜 PCF（后路经皮椎间孔成形术）优于显微 PCF（后路经皮椎间孔成形术）。然而，Kim 等 2009 年进行了一项随机对照试验，对比了最小限度地侵入性管状显微后路入路与开放式传统入路，但未能证明两种技术之间谁的临床结果更好。最近，2014 年，Lawton 等报告了内镜 PCF（后路经皮椎间孔成形术）的长期随访结果。然而，他们支持内镜 PCF（后路经皮椎间孔成形术）的数据必须谨慎分析。接受过手术的患者中只有 1/3 得到了长期随访；只有不到 50% 的患者报告了标准化的结果测量。此外，如前所述，内镜 PCF（后路经皮椎间孔成形术）需要特定的手术硬件和陡峭的学习曲线，与传统／管状 PCF 相比，有限的解剖暴露和神经血管控制可能是该技术一个主要的缺点。

临床要点

· 进行术中牵引以打开椎间孔并降低神经损伤的风险。

· 我们建议使用开放式 Jackson 手术床。

· 使用 Rhoton 器械进行解剖，尤其是在椎间孔非常紧的情况下。我们使用 Rhoton 的咬骨钳。

· 有时，可能需要钻入椎弓根，以便在神经根周围创造更多空间。

· 导航使用有助于下宫颈节段的病理定位。

· 使皮肤切口小一点，并通过肌肉筋膜和手指进行尖锐的解剖；首先触诊手指这将最大限度地减少出血以及放置牵开器所需的压力和操作量。建议在显微镜下仔细止血。

· 使用显微镜从皮肤到皮肤。

参考文献

[1] Caridi JM, Pumberger M, Hughes AP. Cervical radiculopathy: a review. HSS J. 2011; 7(3):265–272.

[2] Härtl R, Korge A, eds. Minimally Invasive Spine Surgery: Techniques, Evidence, and Controversies. Davos-Platz, Switzerland: AOSpine; 2012.

[3] Bydon M, Mathios D, Macki M, et al. Long-term patient outcomes after posterior cervical foraminotomy: an analysis of 151 cases. J Neurosurg Spine. 2014; 21(5):727–731.

[4] Branch BC, Hilton DL, Jr, Watts C. Minimally invasive tubular access for posterior cervical foraminotomy. Surg Neurol Int. 2015; 6:81.

[5] Zdeblick TA, Zou D, Warden KE, McCabe R, Kunz D, Vanderby R. Cervical stability after foraminotomy. A biomechanical in vitro analysis. J Bone Joint Surg Am. 1992; 74(1):22–27.

[6] Clark JG, Abdullah KG, Steinmetz MP, Benzel EC, Mroz TE. Minimally invasive versus open cervical foraminotomy: a systematic review. Global Spine J. 2011; 1(1):9–14.

[7] Kim KT, Kim YB. Comparison between open procedure and tubular retractor assisted procedure for cervical radiculopathy: results of a randomized controlled study. J Korean Med Sci. 2009; 24(4):649–653.

[8] Lawton CD, Smith ZA, Lam SK, Habib A, Wong RHM, Fessler RG. Clinical outcomes of microendoscopic foraminotomy and decompression in the cervical spine. World Neurosurg. 2014; 81(2):422–427.

[9] Ziewacz JE, Wu J-C, Mummaneni PV. Microendoscopic cervical foraminotomy and discectomy: are we there yet? World Neurosurg. 2014; 81(2):290–291.

第 34 章 颈椎间盘切除术 / 经皮椎间孔成形术：内镜技术

Manish K. Kasliwal, Richard G. Fessler

张秋生 / 译

摘要

颈椎后路椎间盘切除术传统上是通过显微镜来治疗的。在本章中，我们将介绍治疗颈椎间盘疾病的新型内镜方法。我们还描述了该种术式在技术方面的细微差别，以及内镜方法与传统显微外科技术相比的优势。

关键词： 内镜，椎间孔切开术，微创，脊柱，颈椎

内镜视野

病例

患者病史

一名 45 岁男性因左颈部、肩部和手臂疼痛持续 3 个月就诊。他的疼痛沿着前臂内侧放射到小指。他的颈部残疾指数（NDI）为 35/100，颈部和手臂疼痛的视觉模拟量表（VAS）评分分别为 3/10 和 8/10。

检查

患者的神经系统检查显示手指外展和内收的力量为 4/5 前臂内侧和小指的针刺反应减少。患者尝试了麻醉镇痛药、按摩、物理疗法和脊椎按摩疗法等，但这些治疗方式没有任何效果，他的主诉是持续性神经根性疼痛。

影像特点

颈椎的磁共振成像（MRI）显示左侧 C7~T1 椎间盘突出导致严重的椎间孔狭窄（图 34.1）。

病例讨论

神经根型颈椎病会导致该对应区域颈部和手臂疼痛和麻木。通常，这种神经根性疼痛伴有运动或感觉障碍。该病例的症状表现为颈椎 C8 神经根病患者的典型表现。大多数神经根型颈椎病患者预后良好。神经根型颈椎病患者的自然病程是良性的，大约一半的神经根型颈椎病患者在发病后 6 周内可以通过不同程度的非手术治疗获得良好的症状缓解。总体而言，非手术治疗方案对于神经根型颈椎病患者的初始治疗成功率已被证明可达到 90%，因此通常不需要紧急手术干预。一项大型流行病学研究表明，在 5 年的随访期间，31.7% 有症状的神经根型颈椎病患者出现症状复发，26% 的患者因顽固性疼痛、感觉障碍或肢体无力而需要手术干预。然而，在最终随访时，大约 90% 的患者没有症状或仅仅因疼痛而轻度丧失行动能力。另一项关于神经根型颈椎病

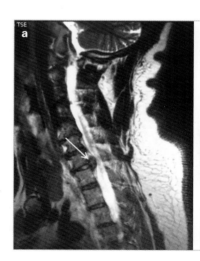
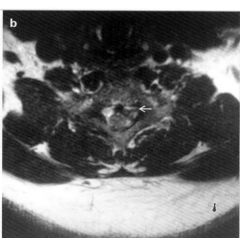

图 34.1 颈椎 T2 加权矢状（a）和轴向（b）MRI 扫描显示左侧 C7~T1 椎间盘突出（白色箭头）导致严重的椎间孔狭窄并压迫出口神经根

自然病程的研究，对 51 例患者进行了 2~19 年的随访，结果显示 43% 的患者在几个月后不再出现症状，29% 的患者出现轻度或间歇性症状，27% 的患者出现更能致残性的疼痛。在研究持续期间，没有一个神经根病患者进展为脊髓病。神经根病的良性自然病程也可以从一个声明中看出，这个声明是由北美脊柱学会循证临床指南制定委员会退行性疾病工作组提出的，声明中设想："对于大多数因退行性疾病而患有颈椎神经根病的患者来说，他们的症状和体征很可能是自限性的，并且会在不同的时间段内自发消退，无须特殊治疗。"在综合考虑各种研究的结果后，在该案例中，尝试非手术治疗是完全合理的。但是，一部分患者经非手术治疗后，症状可能不会改善，并且在这些选择非手术治疗的患者中，手术已被证明可以显著改善症状。对于继发于单节段疾病且非手术治疗失败，最后决定进行手术干预的神经根病患者，最常见的手术包括前路颈椎间盘切除融合术（ACDF）、后路经皮椎间孔成形术（PCF）和颈椎关节置换术。关于一种治疗相对于另一种治疗的利弊的讨论不在本文讨论范围之内。在疼痛缓解、神经功能恢复和可接受的并发症发生率方面，这些术式都显示出出色而持久的结果。尽管个别外科医生可能有自己的偏好，但如果临床和放射学参数相关性良好，我们更喜欢微创内镜后路椎间孔成形术伴或不伴椎间盘切除术。关于我们的手术技术的细节在下一节中描述。

术中管理

诱导全身气管内麻醉后，应确保有足够的静脉通路。围手术期常规使用抗生素。然后将患者置于带有 Mayfield 头部固定器的半坐位，这有助于改善术中视野并减少出血（图 34.2）。将患者置于半坐位后，应特别注意确保颈椎和颈部肌肉组织不会扭结或处于不利位置。在定位期间，操作台逐渐弯曲并放入 Trendelenburg 卧位，使患者进入半坐位，使头部屈曲但不旋转，颈椎的长轴垂直于地板。允许颈部、下巴和胸部松弛且不受压迫。使用置于右心房的中心静脉压导管和心前区多普勒监测以预测出血和可能的静脉空气栓塞，这一步骤是可以选择的。由于手术时间短且出血量极少，我们不常规使用此方法。然后将透视 C 臂带入手术区域，以便获得实时横向透视图像（图 34.2）。我们通常使用术中体感和运动诱发电位监测手术皮节以及远端分布来检查脊髓完整性。我们更愿意在诱导后避免 / 尽量减少麻痹剂，以保障神经根刺激的物理术中反馈和正式的神经生理学监测。

在病理性病变的同侧水平上，在离中线约 1cm 处做一个穿刺切口。在透视引导和直视下，斜方肌筋膜被切开，使用 Metzenbaum 剪刀切开，该剪刀也用于直接解剖和分离肌肉层，直到对接在小平面上。这也可以让我们以最小的力安全地通过顺序扩张套管。然后通过颈部软组织依次插入一系列扩张器，然后在其上方插入 18mm 管状牵开器。根据需要获取实时横向射线照相图像，以确保整个术中的工作轨迹正确。然后将工作通道（管状牵开器）连接到固定在手术台侧轨上的柔性牵开器上，并锁定在椎板和侧块交界处的位置。然后通过一个有摩擦力的圆形塑料配件将内镜连接到管状牵开器（图 34.3）。一

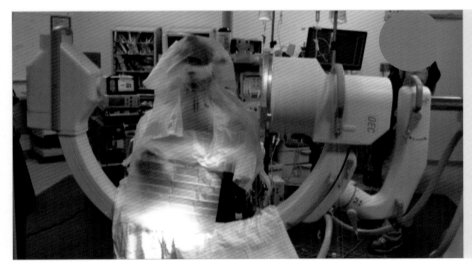

图 34.2　术中照片显示患者在手术半坐位时使用 Mayfield 头部固定器确保颈椎的长轴垂直于地板

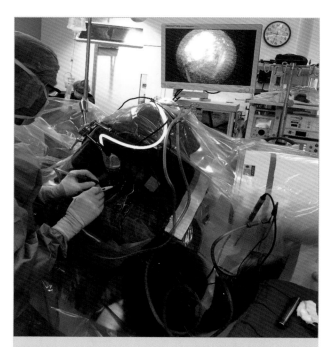

图 34.3 术中图片展示了手术过程中的相关设置

且管状牵开器设置在所需位置，然后使用长尖端的 Bovie 烧灼器去除覆盖侧面肿块和小关节上剩余肌肉和软组织。使用小而直的内镜刮匙刮擦上椎板的下缘和外侧肿块及小关节的内侧缘。然后使用小角度内镜刮匙在椎板和小关节下方进行术野暴露。然后使用一个小的、有角度的内镜及 Kerrison 咬骨钳开始椎间孔切开术。骨膜和骨的出血用骨水泥和烧灼治疗。带有长内镜的钻头也可用于进一步减薄内侧小关节和外侧的肿块。当神经根沿其近端椎间孔路线充分暴露时，椎板椎间孔切开术就完成了。在退出神经根正下方时，钻取椎弓根上内侧的一小部分，获得额外的暴露。使用神经钩向上移动神经根以暴露椎间盘间隙和碎片。随着神经根缩回，然后使用刮匙和长内镜垂体咬骨钳以标准方式移除椎间盘碎片。椎间盘切除和减压完成后，神经钩再次沿出口根部通过以确认其能够自由通过，并获得侧位透视图像。止血是通过双极烧灼和温和的填塞凝血酶浸泡获得的明胶海绵。然后用浸有杆菌肽抗生素的乳酸林格氏溶液对该区域进行大量灌洗。然后取出管状牵开器和内镜，常规关闭筋膜和皮肤。Marcaine（0.25%）在闭合前用于皮肤边缘注射。患者从麻醉中苏醒并被送往麻醉后恢复室。观察 3~4h 后，患者从麻醉后恢复出院回家，给予处方肌肉松弛剂和口服阿片类药物治疗爆发性疼痛。手术后患者的左臂疼痛立即

得到显著改善，并且在 1 年的随访中表现良好，症状没有复发，NDI 为 10，颈部和手臂的 VAS 疼痛评分为 1/10。

内镜方法的优势

最小入路技术的主要目标是减少由于该入路引起的相关并发症的发病率。随着肌肉使用管状牵开器系统和相关器械的更广泛应用，在过去 10 年左右的时间里，微创技术在颈椎后路减压手术中的应用，尤其是椎板切开术联合或不联合椎间盘切除术已变得非常流行。虽然标准的开放式入路根据临床结果是有效的，已经开发出的微创入路来避免椎旁肌肉组织的广泛骨膜下剥离，这使得 18%~60% 的患者免于出现明显的术后疼痛、肌肉痉挛和功能障碍。临床前、组织学、血清学、放射学和临床结果数据显示，与典型的开放式脊柱后路手术有关的严重的医源性组织损伤相关的证据。与开放手术相比，任何微创手术都可以在达到相同治疗程度，同时减少肌肉和软组织的创伤，减少对患者的生理压力，使者的脊柱正常生物力学得以维持。并提升传统手术实现的围手术期终点。微创颈椎间盘切除术 / 椎间孔切开术（MICD/F）除了失血少、住院时间短、降低感染风险和术后疼痛外，其临床疗效与开放手术相当。然而，要熟练掌握显微操作是一个不容易的学习过程，这个过程可能会增加患者患并发症的风险。在我们中心，微创内镜椎板椎间孔切开术是当天手术，患者通常在手术当天出院。与开放式显微外科手术组相比，住院时间更短，内镜椎间孔切开术和椎间盘切除术的感染减少可以减轻医疗保健负担，在这个时代，医疗保健成本削减和捆绑支付正成为医疗保健管理者和提供者关注的焦点。

显微方法的缺点

虽然标准显微手术椎板椎间孔切开术在缓解椎间孔狭窄和椎间盘突出症患者神经根病方面的成功率非常高，但为了获得足够的手术暴露，我们经常需要进行肌肉解剖，这一操作与术后肌肉痉挛、颈部疼痛和恢复时间增加有关。许多研究已经清楚地证明了在比较微创或管状微创椎间盘切除术 / 椎间孔切开术与开放技术时，至少在短期内的好处主要是缩短住院时间、减少术后麻醉剂使用量和降低感染率，这些研究都对微创手术（MIS）组有利。虽然没有报道，但在开放式椎板间孔切开术期间侵犯相邻小关节的可能性可能会加速相邻节段疾病的发展。

选择患者

对于开放或微创椎板切开术伴或不伴椎间盘切除术的患者，选择合适患者的重要性再怎么强调也不为过。成像应清楚地显示外侧／椎间孔软盘突出或轻度／中度骨刺。为了区分软盘和钙化骨刺，基于 MRI 和计算机断层扫描（CT）的研究可能有用；MRI 可以最好地显示软组织，而 CT 扫描很容易识别钙化。同样，对于没有神经系统症状、明显颈椎不稳和有症状的中央椎间盘突出的纯中轴性颈痛患者，应避免进行后路经皮椎间孔成形术（PCF）／椎间盘切除术。

并发症的避免和技术细节

尽管可以采取俯卧位或半坐位进行手术，但半坐位提供了更好的颈椎透视效果和减少手术区域的血液瘀积。由于导丝可以穿过颈椎椎板间隙的硬脑膜，因此在以下这些情况下最好避免使用它。在最初的少数情况下，使用前后位放射影像可能有助于确保扩张器和工作端口的正确定位。在用剪刀或 Bovie 剪筋膜时，应注意不要剪断肌肉纤维，以免造成不必要的失血。根据相关解剖结构，仔细地分离骨下方的黄韧带和硬脑膜有助于防止偶然的硬脑膜撕裂。应确保保留至少 50% 的小关节复合体，以尽量减少术后潜在的脊柱不稳定。在进行椎间盘切除术和椎板间孔切开术时，在退出神经根正下方钻孔时，向椎弓根的上内侧部分钻孔以获得额外暴露的重要性怎么强调都不过分。

内镜方法的文献回顾／证据支持

在针对有症状的神经根型颈椎病的所有治疗方式中，脊柱外科医生做的后路经皮椎间孔成形术（PCF）伴或不伴椎间盘切除这一方式占很重要的部分。尽管颈椎前路手术最近越来越受欢迎，部分原因是它在适应证方面的多样性，但颈椎后椎板孔切开术仍有已经得到证明过的好处，继发于椎间孔狭窄或外侧椎间盘突出的症状型颈神经根颈椎病患者中，缓解症状的患者有 92%~97%。虽然近期关于微创颈椎间盘切除术／椎间孔切开术（MICD/F）的研究表明，MICD/F 的疗效在与开放手术相同的情况下，出血量、住院时间和术后疼痛药物使用均减少，但这一结论缺乏高质量的比较开放与微创手术的研究来证实。此外，"微创后椎孔切开术"一词已被用于各种外科技术。在本章中，只有使用管状牵开器并在内镜或显微镜下进行的手术才被认为是微创的。

Lidar 和 Salame 报道了 32 例接受微创颈椎间盘切除术／椎间孔切开术（MICD/F）治疗的患者。平均手术时间 62min，平均失血量 60mL，平均住院时间1.5 天。神经根疼痛的平均 VAS 评分从术前的 8 分下降到术后即刻的 4.8 分，最后在 12 个月随访时降至0.75 分。同一系列研究显示，术前颈部疼痛的平均VAS 从 6.75 分下降到 5.75 分，然后在 12 个月随访时下降到 0.9 分。包含 36 项简式健康量表（SF-36）在所有 8 个领域均显示出统计学上的显著改善。

在一项随机对照试验中，Kim 和他的团队对 19例患者进行开放式后路经皮椎间孔成形术（PCF），对 22 例患者进行管状牵开器辅助后路经皮椎间孔成形术（PCF），在 24 个月的随访中，根据 Odom 标准，16/19（84.2%）的开放队列和 19/22（86.4%）的管状牵开器辅助队列取得了临床成功。

Fessler 和 Khoo 的一项前瞻性队列研究比较了开放式（n=26）或基于管状牵开器（n=25）的椎板间孔切开术。该研究报告称，与开放对照相比，微创病例的失血量降低了 108mL（138mL：246mL），手术时间缩短 62min（115min：177min），镇痛药使用量减少 29~31Eq（9~11Eq：40Eq），住院时间缩短48h（20h：68h）。

这些发现在 Winder 和 Thomas 的回顾性研究中得到了验证。比较 65 次开放和 42 次显微管状辅助后路椎板孔切开术，管状辅助组与开放对照组相比，出血量更少、恢复时镇痛药用量更少、出院镇痛药用量更少、住院时间更短。

Clark 等最近的一项系统评价报告了开放式术式与经皮椎间孔成型术的对比结果。虽然结果存在偏差，因为大多数研究由于缺乏足够的对照组或队列设计存在重大局限性，仅纳入一项随机试验，结果表明接受经皮颈椎间孔成形术的患者失血量减少了 120.7mL（开放：173.5mL；经皮：52.8mL；n=5670），手术时间缩短 50.0min（开放：108.3min；经皮：58.3min；n=5882），住院镇痛药使用减少25.1Eq（开放：27.6Eq；经皮：2.5Eq；n=5356），以及与接受开放手术的患者相比，住院时间缩短 2.2 天（开放：3.2 天；经皮：1.0 天；n=51 472）

McAnany 等最近在一项 Meta 分析中比较了开放技术与微创技术，该分析得出的结论是，不论是传统的开放性还是微创椎间孔切开术都可以有效治疗因椎间孔狭窄引起的有症状的神经根型颈椎病患者，两种术式的汇总结果并没有显著差异。

然而，Meta 分析存在许多局限性。在纳入的 8项研究中，只有一篇是开放手术与微创手术的比较研究，其他为单臂研究。所使用的手术技术也是可变的，在该项 Meta 分析中引入了过多的异质性。

总而言之，在许多研究中，虽然证明微创椎间孔切开术优越性的证据水平不是很高，但与开放式技术相比，该技术已显示出等效或改善的结果，并且其益处是减少医源性对正常解剖结构的破坏，例如减少失血量、住院时间和术后药物使用量。

参考文献

[1] Bono CM, Ghiselli G, Gilbert TJ, et al. North American Spine Society. An evidence-based clinical guideline for the diagnosis and treatment of cervical radiculopathy from degenerative disorders. Spine J. 2011; 11(1):64–72.

[2] Radhakrishnan K, Litchy WJ, O'Fallon WM, Kurland LT. Epidemiology of cervical radiculopathy. A population-based study from Rochester, Minnesota, 1976 through 1990. Brain. 1994; 117(Pt 2):325–335.

[3] Lees F, Turner JW. Natural history and prognosis of cervical spondylosis. BMJ. 1963; 2(5373):1607–1610.

[4] Kasliwal MK, Traynelis VC. Motion preservation in cervical spine: review. J Neurosurg Sci. 2012; 56(1):13–25.

[5] Fessler RG, Khoo LT. Minimally invasive cervical microendoscopic foraminotomy: an initial clinical experience. Neurosurgery. 2002; 51(5) Suppl:S37–S45.

[6] Coric D, Adamson T. Minimally invasive cervical microendoscopic laminoforaminotomy. Neurosurg Focus. 2008; 25(2):E2.

[7] McAnany SJ, Kim JS, Overley SC, Baird EO, Anderson PA, Qureshi SA. A metaanalysis of cervical foraminotomy: open versus minimally-invasive techniques. Spine J. 2015; 15(5):849–856.

[8] Kim CW. Scientific basis of minimally invasive spine surgery: prevention of multifidus muscle injury during posterior lumbar surgery. Spine. 2010; 35 (26) Suppl:S281–S286.

[9] Skovrlj B, Gologorsky Y, Haque R, Fessler RG, Qureshi SA. Complications, outcomes, and need for fusion after minimally invasive posterior cervical foraminotomy and microdiscectomy. Spine J. 2014; 14(10):2405–2411.

[10] Kim KT, Kim YB. Comparison between open procedure and tubular retractor assisted procedure for cervical radiculopathy: results of a randomized controlled study. J Korean Med Sci. 2009; 24(4):649–653.

[11] Henderson CM, Hennessy RG, Shuey HM, Jr, Shackelford EG. Posterior-lateral foraminotomy as an exclusive operative technique for cervical radiculopathy: a review of 846 consecutively operated cases. Neurosurgery. 1983; 13 (5):504–512.

[12] Clark JG, Abdullah KG, Steinmetz MP, Benzel EC, Mroz TE. Minimally invasive versus open cervical foraminotomy: a systematic review. Global Spine J. 2011; 1(1):9–14.

[13] Lidar Z, Salame K. Minimally invasive posterior cervical discectomy for cervical radiculopathy: technique and clinical results. J Spinal Disord Tech. 2011; 24(8):521–524.

[14] Winder MJ, Thomas KC. Minimally invasive versus open approach for cervical laminoforaminotomy. Can J Neurol Sci. 2011; 38(2):262–267.

第 35 章　胸椎间盘切除术

Saksham Gupta, Hasan A. Zaidi

刘宇琪　伊西才　刘卫平 / 译

摘要

胸椎间盘突出是罕见而复杂的病变，易造成神经功能缺失。传统外科介入手术致残率较高。内镜入路在降低致残率方面有明显优势。但有较陡的学习曲线。本章节介绍了开放和内镜治疗胸椎间盘突出手术。

关键词：胸椎，切除术，内镜，胸腔镜

介绍

胸椎间盘疾病

胸椎间盘突出（TDH）是一种常见病，其影像学发生率约 11%~37%。每年仅有 1/100 万患者会出现症状。并且这些患者通常发生在成年人的早中期。慢性发展的患者可能伴有放射性背痛，肌肉萎缩和（或）腿部皮肤疼痛。严重病例可能会出现双下肢的进行性轻瘫和截瘫，并伴有自主神经功能障碍。背部的创伤或压力（例如举重）可能会严重恶化疝出的程度，从而引起更严重的症状。这些症状通常可以归因于椎间盘本身的退行性改变，从而导致脊髓受压。越来越多的人认为，肿瘤坏死因子 - α 所产生的炎症环境在痛觉产生中起着重要的作用。

对保守治疗有困难的患者可选择手术治疗，对出现脊髓受压症状的 TDH 患者则需紧急手术治疗。

TDH 多变的影像学特征常常使手术决策困难。计算机断层扫描（CT）有助于判断脊柱的骨性解剖结构和突出程度。CT 还可确定钙化的方向和程度，这对确定最佳手术入路至关重要。磁共振成像（MRI）提供了脊髓和神经根的详细图像。MRI 可用于判断硬脊膜囊受压程度和脊髓信号改变。无论手术入路如何，CT 和 MRI 在 TDH 手术计划中起着至关重要的作用。

TDH 的通路和可视化困难也是一个外科挑战（图 35.1）。无论何种手术入路，椎间盘减压术都是首选，且效果良好。开放入路包括后外侧、侧方及经胸开胸术。非经胸入路也常采用经胸肋骨椎骨横突切除术或经椎弓根入路。近年来，在胸腔镜设备和技术上的创新为微创胸腔镜开辟了道路。目前，新的微创和经胸骨入路正在被创新。根据病变的位置，钙化和硬膜的受压程度，什么是最佳手术入路。在

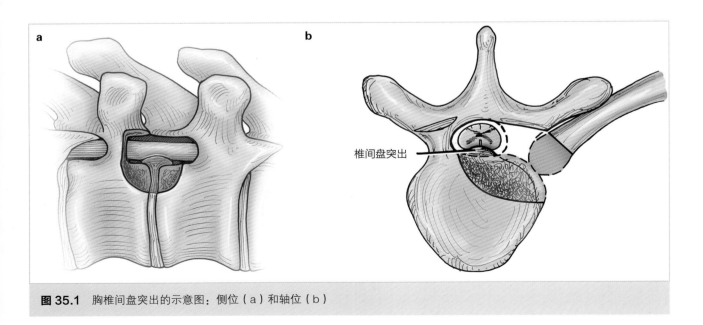

图 35.1　胸椎间盘突出的示意图：侧位（a）和轴位（b）

这个复杂问题上也引起了激烈的辩论。这种辩论是必要的，因为脊髓损伤有可能造成毁灭性的、永久性的神经障碍。本章主要讨论传统开放手术和胸腔镜手术对 TDH 的各自益处，并在最后的建议中总结这些益处。

胸椎间盘切除术的手术治疗进展

Adson 在 1922 年完成了第一例椎板切除术治疗 TDH。Young 于 1946 年首次报道了这一手术方法。那时候，人们对此病的病理学和最佳外科处理方式一无所知。1950 年，Love 和 Kiefer 发表了一系列后椎板切除术 TDH 等具有里程碑意义的病例，加速了这一领域的发展。注意到对 TDH 的重视不足，他们系列发表了 17 例椎板切除术的病例，并报告了病程早期手术的良好效果且不涉及脊髓的手术操作。然而，对病理学知识的相对缺乏（由于 TDH 未被考虑在鉴别诊断中，许多外侧 TDH 病例被行心脏和腹部手术）和对椎板切除术的消极态度持续了 10 年。Drs. Abbott 和 Retter 强调对于中央型 TDH 需要进行较宽椎板切除术，打开硬膜，以及对受压神经进行背根切断术，并报道了他们的大多数良好研究的结果。

当该手术方法得到推进时，值得注意的是，对于中央型 TDH 和严重神经功能障碍患者，开放的后入路手术仍然无效。1960 年，布里斯托尔的 Frenchay 医院的 Hulme 博士采用侧方旁中央入路进行扩大的肋间截骨术，类似于在 Pott 病中显露椎体的方法，为中央型 TDH 提供更好的暴露，初步结果是可行的。然而，这种方法的长期效果值得怀疑。1969 年，Perot 和 Munro，以及 Ransohoff 等在两份独立报告中阐述，通过改进经胸经胸膜入路以应对这些挑战。批评这种方法的人指出硬膜内探查的困难和切除硬膜带来潜在的风险，因为硬膜本身有可能受到 TDH 的侵蚀。在 1971 年由 Carson 等采用后外侧经胸入路，1979 由 Albrand 和 Corkill 采用前外侧入路，使这项技术得到进一步改进。经胸经胸膜椎板切除术的前外侧入路可以提供很好的可视化效果，而对脊髓没有影响。Maiman 等对 23 例患者进行了侧方胸腔外侧入路的探索，提供了另一种更为宽敞的非经胸入路。这一系列的探索都得到了成功的结果，但有人提出，它会造成供应棘突旁肌肉的神经和血管的损伤。

电视辅助胸腔镜手术（VATS）的技术进步为 TDH 的内镜入路的范式转变打开了大门。在 1909 年，Jacobaeus 首次报道胸腔镜用于治疗胸腔积液，虽然胸腔镜提供了一种微创手术的方法，但其所提供图像的大小和质量受到限制。相机和图像处理器的加入促进了 VATS 的发展。20 世纪 90 年代初，光纤光传输和图像处理方面的改进迎来了 VATS 适应证迅速扩展的时代；它现在通常用于治疗许多纵隔、胸膜和肺疾病，包括食道失弛缓症的肌切开术、胸膜固定术、气胸、肺癌切除术。VATS 在改善不同适应证的预后方面表现出不同的结果，但通常被认为可以减少术后疼痛和住院时间。VATS 的成本比传统的开胸手术要高，从长远来看是否能省钱还不得而知。它也提出了一个具有陡峭曲线的外科训练的挑战。直到 20 世纪 90 年代早期，开胸手术仍然是 TDH 的标准方法。VATS 的快速发展无可争议地对此提出了挑战。实际上，Caputy 等报道了首次成功地使用 VATS 在尸体和猪模型上进行胸椎间盘切除术，然后在临床病例中进行。自从第一次报道以来，胸腔镜椎间盘切除术已经迅速发展。新式长的胸腔镜器械有助于进入到胸椎，严谨的临床试验证明了该方法的有效性。TDH 手术的一个困难是病变的术中定位，但 CT 和超声图像引导与 VATS 的结合提供了有益的 3D 指导。胸腔镜辅助下的 TDH 椎板切除术是另一种正在进行临床试验的新兴技术，就像联合微创手术在胸腹疾病中的应用一样。最后，所有的新方法，如前方高位胸椎疾病的微创经胸骨入路，都需要继续探索持续改进。

开放与内镜手术的回顾（有多少人选择开放或内镜手术？为什么？）

TDH 的外科治疗进展迅速，新的开放式手术具有越来越好的可视化设备，为新的 VATS 技术提供了微创入路。开放后外侧入路和经胸入路至今仍被用于 TDH，VATS 也是一个很好的选择。然而，低 TDH 患病率和越来越多的选择使得不同的开放手术和 VATS 之间强有力的对比试验变得困难，尽管进行的是随机化患者手术试验（即不同的解剖结构，不同的操作技能，双盲对照困难）。然而，新的数据出现，可以为特定的患者制定最佳的方法。越来越多的证据表明，病变的侧别、钙化、硬脊膜受累和外科医生的经验对决定最佳手术入路有影响。

经典侧方胸腔外入路一项创新是侧方胸腔外小切口，Uribe 等报道了 60 例患者的手术，并发症发生率降低，预后好。这些患者没有按病变的位置或钙化的程度分类，这使得很难评估哪些患者适合。侧方入路仍为累及硬膜的外侧 TDH 最好的入路。

后路手术最近也进行了一些创新，取得了良好的效果。这些入路包括椎间盘切开术、椎间孔切开术、关节突、椎弓根入路和层间入路，这些入路可以根据每名患者的病变特点进行个性化处理。Coppes 等对 13 例中央区 TDH 进行了硬膜外椎间盘切除术，除 1 例外，其余均有症状减轻，无不可逆的并发症。然而，这种方法确实会威胁到脊髓，即使在本系列病例中没有报道。这项技术包括了在暴露的脊髓附近使用磨钻和纤维蛋白胶来密封硬脊膜。Bransford 等报道了一种改良的后路椎弓根保留入路，包括椎间盘切除和椎体间融合治疗 18 例中央受累性 TDH，但结果不一。其中有 6 例因术后并发症需要再次手术。最近新的方法和技术显示了后路手术的良好效果。在对一小群接受后外侧或微创经椎弓根椎板切除术的患者进行比较时，后一组患者术后早期 Prolo 评分较好，失血较少。侧位 TDH 可能特别适合于经关节突入路。此外，内镜辅助的后路手术可以提供更好的视野和切除中心钙化的 TDH，这通常是后路手术所不能达到的。Zhuang 等报道了用 L 形骨凿对 27 例中心性钙化 TDH 患者，行后路经关节突减压和椎间盘摘除术也是安全有效的。

开放性经胸经胸膜入路在大多数 TDH 手术中仍很流行，也是中央型 TDH 标准术式。此方法可为难做的中央钙化病变提供入路。Ayhan 博士等报道的 27 例中央钙化型 TDH 患者中，约半数患者术后客观改善。经胸入路、外侧入路和后外侧入路的头对头比较，经胸入路显示神经系统恢复较好，尽管肺部并发症较多。总体上，经胸入路显示了院内并发症和死亡率的增加，并且在一项大宗基于登记信息的研究中，其费用也更高。但是这项研究可能存在偏见，因为这些入路更适合于数据库没有包括的特定病例。经胸小切口入路也进行了改良，与后外侧入路相比，在比较分析来看，经胸小切口入路对中央大的钙化椎间盘的治疗效果更好。Deviren 博士等描述了一种使用新型牵开器系统行微创手术的方法，以降低开放手术发生的并发症率。由于它提供了良好的显露，所以它一直很受欢迎，但是在重要的胸部结构附近手术的并发症的发病率限制了它的使用。

胸腔镜椎间盘切除术在系列病例中与其他方法有相似的结果。特别是由 Anand 和 Regan 在早期的前瞻性研究报道，连续 100 例 TDH 胸腔镜椎间盘切除术中显示了良好的结果。大多数患者对手术感到满意。无严重并发症发生，平均 ICU 住院日仅 1 天。Quint 等对 167 例单节段胸腔镜椎间盘切除术进行了一系列前瞻性研究，其中 80% 的患者获得了良好的

功能恢复，79% 的患者疼痛减轻并获得了较低的并发症发生率。Wait 等报告的 121 例患者的另一个前瞻性研究证明，胸腔镜有较好的临床疗效，并发症发生率最低，尤其是对小而靠前 TDH。Meta 分析研究胸腔镜方法的证明接近 79% 的完全缓解率和 24% 的总体并发症率。建议轻症、没有钙化和硬膜粘连的患者会受益于经验丰富胸腔镜术者。很明显，这种方法需要娴熟的胸腔镜技术，这些资料也说明了这一点。

值得注意的是，巨大的中央 TDH 在 CT 上侵犯了超过 40% 的椎管，是一个特别具有挑战性的问题。这些常伴有钙化，并影响硬膜。显微镜下微创手术是传统开胸手术的一种改进，对于没有丰富胸腔镜手术经验的术者来说，在技术上更为直接。Moran 等创新了内侧巨大 TDH 的经胸小切口手术，Russo 等设计了前胸入路的显微外科小切口，均取得了良好的效果。这些结果被 Roelz 等的 17 例巨大的中央 TDH 胸膜后小切口再次证实，其中 76% 的患者存在钙化，35% 的患者存在硬膜受累，仅有 2 例患者术后出现短暂的神经功能下降。小切口开胸手术与胸腔镜在手术时间、术后住院时间和胸腔引流时间方面的效果相似。Hott 等报道，胸腔镜手术与开胸手术相比功能预后更差。

这些试验推动了这一领域的发展，并为持续的辩论提供了动力。对于大的中央病变，开胸手术和小切口胸腔手术效果，有超过胸腔镜手术的趋势。在这些结果中很难看出"学习曲线"的效果。罕见的多节段病变需要个性化的处理，而这些病变常常采用开放入路手术方法。

专家推荐

得到充分研究的开放胸椎间盘切除术的手术入路包括后外侧入路、扩大外侧入路和经胸入路。新兴的技术包括小切口胸腔手术和经胸骨入路。胸腔镜也提供了一个胸椎微创的手术入路。根据现有证据，我们的建议如下。我们认为后方、后外侧小切口或开胸肋骨椎骨横突切除术适用于单节段偏侧伴有中央轻度受累 TDH，或多节段病变无中央受累。后关节突入路适用于脊髓受累的偏侧 TDH。侧方小切口或开胸手术适用于单节段偏侧伴有中央轻度受累 TDH，但新兴技术可能使后路手术成为未来中央病变的可行性选择。经胸经胸膜入路是 TDH 的首选，主要是中央型，需要神经外科医生在靠近心肺结构的地方操作，并且需要麻醉师监测胸椎患者的生理

状况。胸腔镜适用于无大的钙化或脊髓受累的小的中央病变，而这种病例，经胸膜入路仍是标准方法。将胸腔镜模拟任务作为住院医师培训和继续医学教育的一部分，将允许神经外科医生增加技能和可能扩大这种方法的适应证。

参考文献

[1] Awwad EE, Martin DS, Smith KR, Jr, Baker BK. Asymptomatic versus symptomatic herniated thoracic discs: their frequency and characteristics as detected by computed tomography after myelography. Neurosurgery. 1991; 28 (2):180–186.

[2] Williams MP, Cherryman GR, Husband JE. Significance of thoracic disc herniation demonstrated by MR imaging. J Comput Assist Tomogr. 1989; 13 (2):211–214.

[3] Wood KB, Garvey TA, Gundry C, Heithoff KB. Magnetic resonance imaging of the thoracic spine. Evaluation of asymptomatic individuals. J Bone Joint Surg Am. 1995; 77(11):1631–1638.

[4] Carson J, Gumpert J, Jefferson A. Diagnosis and treatment of thoracic intervertebral disc protrusions. J Neurol Neurosurg Psychiatry. 1971; 34(1):68–77.

[5] Le Roux PD, Haglund MM, Harris AB. Thoracic disc disease: experience with the transpedicular approach in twenty consecutive patients. Neurosurgery. 1993; 33(1):58–66.

[6] Séguin CA, Pilliar RM, Roughley PJ, Kandel RA. Tumor necrosis factor-alpha modulates matrix production and catabolism in nucleus pulposus tissue. Spine. 2005; 30(17):1940–1948.

[7] Burke TG, Caputy AJ. Treatment of thoracic disc herniation: evolution toward the minimally invasive thoracoscopic technique. Neurosurg Focus. 2000; 9 (4):e9.

[8] Dickman CA, Rosenthal D, Karahalios DG, et al. Thoracic vertebrectomy and reconstruction using a microsurgical thoracoscopic approach. Neurosurgery. 1996; 38(2):279–293.

[9] Otani K, Yoshida M, Fujii E, Nakai S, Shibasaki K. Thoracic disc herniation. Surgical treatment in 23 patients. Spine. 1988; 13(11):1262–1267.

[10] Mack MJ, Regan JJ, Bobechko WP, Acuff TE. Application of thoracoscopy for diseases of the spine. Ann Thorac Surg. 1993; 56(3):736–738.

[11] Ransohoff J, Spencer F, Siew F, Gage L, Jr. Transthoracic removal of thoracic disc. Report of three cases. J Neurosurg. 1969; 31(4):459–461.

[12] Lesoin F, Rousseaux M, Autricque A, et al. Thoracic disc herniations: evolution in the approach and indications. Acta Neurochir (Wien). 1986; 80(1–2):30–34.

[13] Young JH. Cervical and thoracic intervertebral disk disease. Med J Aust. 1946; 2(24):833–838.

[14] Love JG, Kiefer EJ. Root pain and paraplegia due to protrusions of thoracic intervertebral disks. J Neurosurg. 1950; 7(1):62–69, illust.

[15] Abbott KH, Retter RH. Protrusions of thoracic intervertebral disks. Neurology. 1956; 6(1):1–10.

[16] Logue V. Thoracic intervertebral disc prolapse with spinal cord compression. J Neurol Neurosurg Psychiatry. 1952; 15(4):227–241.

[17] Perot PL, Jr, Munro DD. Transthoracic removal of midline thoracic disc protrusions causing spinal cord compression. J Neurosurg. 1969; 31(4):452–458.

[18] Hulme A. The surgical approach to thoracic intervertebral disc protrusions. J Neurol Neurosurg Psychiatry. 1960; 23:133–137.

[19] Albrand OW, Corkill G. Thoracic disc herniation. Treatment and prognosis. Spine. 1979; 4(1):41–46.

[20] Maiman DJ, Larson SJ, Luck E, El-Ghatit A. Lateral extracavitary approach to the spine for thoracic disc herniation: report of 23 cases. Neurosurgery. 1984; 14(2):178–182.

[21] Luh SP, Liu HP. Video-assisted thoracic surgery: the past, present status and the future. J Zhejiang Univ Sci B. 2006; 7(2):118–128.

[22] Caputy A, Starr J, Riedel C. Video-assisted endoscopic spinal surgery: thoracoscopic discectomy. Acta Neurochir (Wien). 1995; 134(3–4):196–199.

[23] Johnson JP, Drazin D, King WA, Kim TT. Image-guided navigation and videoassisted thoracoscopic spine surgery: the second generation. Neurosurg Focus. 2014; 36(3):E8.

[24] Johnson JP, Stokes JK, Oskouian RJ, Choi WW, King WA. Image-guided thoracoscopic spinal surgery: a merging of 2 technologies. Spine. 2005; 30(19): E572–E578.

[25] Xu BS, Xu HW, Yuan QM, et al. Thoracic endoscopic-assisted mini-open surgery for thoracic and thoracolumbar spinal cord compression. Orthop Surg. 2016; 8(4):523–526.

[26] Brogna C, Thakur B, Fiengo L, et al. Mini transsternal approach to the anterior high thoracic spine (T1–T4 vertebrae). BioMed Res Int. 2016; 2016:4854217.

[27] Uribe JS, Smith WD, Pimenta L, et al. Minimally invasive lateral approach for symptomatic thoracic disc herniation: initial multicenter clinical experience. J Neurosurg Spine. 2012; 16(3):264–279.

[28] Börm W, Bäzner U, König RW, Kretschmer T, Antoniadis G, Kandenwein J. Surgical treatment of thoracic disc herniations via tailored posterior approaches. Eur Spine J. 2011; 20(10):1684–1690.

[29] Coppes MH, Bakker NA, Metzemaekers JD, Groen RJ. Posterior transdural discectomy: a new approach for the removal of a central thoracic disc herniation. Eur Spine J. 2012; 21(4):623–628.

[30] Mehdian SM. Reviewer's comment concerning "Posterior transdural discectomy: a new approach for the removal of a central thoracic disc herniation." (doi:10.1007/s00586–011–1990–4 by H.M. Coppes et al.). Eur Spine J. 2012; 21(4):629.

[31] Bransford R, Zhang F, Bellabarba C, Konodi M, Chapman JR. Early experience treating thoracic disc herniations using a modified transfacet pedicle-sparing decompression and fusion. J Neurosurg Spine. 2010; 12(2):221–231.

[32] Chi JH, Dhall SS, Kanter AS, Mummaneni PV. The Mini-Open transpedicular thoracic discectomy: surgical technique and assessment. Neurosurg Focus. 2008; 25(2):E5.

[33] Paolini S, Tola S, Missori P, Esposito V, Cantore G. Endoscope-assisted resection of calcified thoracic disc herniations. Eur Spine J. 2016; 25(1):200–206.

[34] Wagner R, Telfeian AE, Iprenburg M, et al. Transforaminal endoscopic foraminoplasty and discectomy for the treatment of a thoracic disc herniation. World Neurosurg. 2016; 90:194–198.

[35] Zhuang QS, Lun DX, Xu ZW, Dai WH, Liu DY. Surgical treatment for central calcified thoracic disk herniation: a novel L-shaped osteotome. Orthopedics. 2015; 38(9):e794–e798.

[36] Ayhan S, Nelson C, Gok B, et al. Transthoracic surgical treatment for centrally located thoracic disc herniations presenting with myelopathy: a 5-year institutional experience. J Spinal Disord Tech. 2010; 23(2):79–88.

[37] Mulier S, Debois V. Thoracic disc herniations: transthoracic, lateral, or posterolateral approach? A review. Surg Neurol. 1998; 49(6):599–606, discussion 606–608.

[38] Yoshihara H, Yoneoka D. Comparison of in-hospital morbidity and mortality rates between anterior and nonanterior approach procedures for thoracic disc herniation. Spine. 2014; 39(12):E728–E733.

[39] Arts MP, Bartels RH. Anterior or posterior approach of thoracic disc herniation? A comparative cohort of mini-transthoracic versus transpedicular discectomies. Spine J. 2014; 14(8):1654–1662.

[40] Deviren V, Kuelling FA, Poulter G, Pekmezci M. Minimal invasive anterolateral transthoracic transpleural approach: a novel technique for thoracic disc herniation. A review of the literature, description of a new surgical technique and experience with first 12 consecutive patients. J Spinal Disord Tech. 2011; 24(5):E40–E48.

[41] Anand N, Regan JJ. Video-assisted thoracoscopic surgery for thoracic disc disease: classification and outcome study of 100 consecutive cases with a 2-year minimum follow-up period. Spine. 2002; 27(8):871–879.

[42] Quint U, Bordon G, Preissl I, Sanner C, Rosenthal D. Thoracoscopic treatment for single level symptomatic thoracic disc herniation: a prospective followed cohort study in a group of 167 consecutive cases. Eur Spine J. 2012; 21 (4):637–645.

[43] Wait SD, Fox DJ, Jr, Kenny KJ, Dickman CA. Thoracoscopic resection of symptomatic herniated thoracic discs: clinical results in 121 patients. Spine. 2012; 37(1):35–40.

[44] Moran C, Ali Z, McEvoy L, Bolger C. Mini-open retropleural transthoracic approach for the treatment of giant thoracic disc herniation. Spine. 2012; 37 (17):E1079–E1084.

[45] Russo A, Balamurali G, Nowicki R, Boszczyk BM. Anterior thoracic foraminotomy through mini-thoracotomy for the treatment of giant thoracic disc herniations. Eur Spine J. 2012(21 Suppl 2):S212–S220.

[46] Roelz R, Scholz C, Klingler JH, Scheiwe C, Sircar R, Hubbe U. Giant central thoracic disc herniations: surgical outcome in 17 consecutive patients treated by mini-thoracotomy. Eur Spine J. 2016; 25(5):1443–1451.

[47] Bartels RH, Peul WC. Mini-thoracotomy or thoracoscopic treatment for medially located thoracic herniated disc? Spine. 2007; 32(20):E581–E584.

[48] Hott JS, Feiz-Erfan I, Kenny K, Dickman CA. Surgical management of giant herniated thoracic discs: analysis of 20 cases. J Neurosurg Spine. 2005; 3(3):191–197.

[49] Oppenlander ME, Clark JC, Kalyvas J, Dickman CA. Surgical management and clinical outcomes of multiple-level symptomatic herniated thoracic discs. J Neurosurg Spine. 2013; 19(6):774–783.

第 36 章　胸椎间盘切除术：显微技术和内镜技术

J. Patrick Johnson, Doniel G. Drazin, Terrence T. Kim, Paul E. Kaloostian, Samer S. Ghostine

刘宇琪　伊西才　刘卫平 / 译

摘要

胸椎间盘突出症是一种罕见的疾病，可导致进行性神经根病变、偏瘫或截瘫，这取决于胸椎间盘压迫神经的程度和形态。这些病变可以通过传统的显微外科技术从后路或前路进入。开放的显微外科手术前入路有显著的与入路相关的并发症发生率。利用胸外科医生开发的技术和工具，在过去的几十年里，一些神经外科医生已经开始利用内镜辅助技术来处理这些病变。在这一章中，我们主要讨论这些技术的优点和缺点。

关键词：胸椎间盘切除术，脊髓病，内镜，电视辅助胸腔镜手术，脊髓压迫

引言

胸椎间盘疾病是一种罕见但相当复杂的外科难题，多年来一直是脊柱外科医生面临的巨大挑战。在统计学上，胸椎的椎间盘突出并不常见，仅占人类脊柱所有椎间盘问题的 2%~4%。由于独特的解剖位置和这些相对罕见的脊柱疾病的发病率有限，导致大多数外科医生治疗此类疾病的经验有限。尽管如此，在过去的几十年里，用于处理这种复杂的、潜在的、破坏性的胸椎间盘突出症的技术已经得到持续地改进，同时尽量减少这些患者的神经损害。我们将深入探讨此类患者的典型表现、影像学特征、影响治疗决策的因素，最后比较开放和内镜治疗胸椎间盘疾病患者的优缺点。

临床表现

胸退变性椎间盘疾病患者可出现多种临床症状。大多数有症状的患者表现为胸椎背痛、神经根病、模糊的非皮节区腿痛和（或）脊髓病。在严重病例中，患者可出现渐进性或急性截瘫或偏瘫，并伴有双侧下肢麻木、步态不平衡和肠 / 膀胱功能障碍。患者胸椎疾病可出现两种主要类型。第一种与慢性胸退变性椎间盘疾病有关，伴有或不伴有脊髓压迫的椎间盘骨赘形成，病情逐渐恶化和进展。第二种，患者可出现急性典型的创伤后症状，伴有或不伴有脊髓压迫的软性椎间盘突出。在此，我们将把我们的讨论限制在胸椎间盘突出，它通常会导致脊髓病，需要前路手术、开胸手术或胸腔镜手术［电视辅助胸腔镜手术（VATS）］，并讨论这两种方法的争议方面。

影像特征

胸椎间盘疾病的诊断方法包括计算机断层扫描（CT）和无增强的胸椎磁共振成像（MRI）。CT 有助于识别胸椎间盘突出或突出的骨性解剖结构、脊柱节段和标志以及突出的胸椎间盘，包括椎间盘本身。确定突出椎间盘是软还是硬（钙化），是为患者制定治疗方案的关键。此外，CT 有助于确定椎间盘突出与椎管的关系。例如，软的侧方椎间盘突出可能更适合后外侧入路，而中央钙化椎间盘突出可能更适合经胸前外侧入路。最后，理想的 CT 扫描椎间盘突出，应该包括 T6 及以上延伸至 C2，或 T6 及以下延伸至 S1。这将使外科医生和放射科医生能够精确定位椎间盘突出症的脊柱节段，因为尽管定位非常重要，但往往不是很简单。MRI 对于确定胸椎间盘骨赘复合体与附近脊髓和（或）神经根的关系、检测脊髓信号改变以及评估硬膜囊的受累程度也很重要。这些因素都会影响手术决策。对于那些无法因植入金属电极或幽闭恐惧症进行 MRI 检查的患者，可以使用 CT 脊髓造影来观察脊髓变形的程度。

胸椎间盘切除术的适应证

胸椎间盘切除术的手术适应证包括对所有经过保守治疗，如物理治疗、硬膜外类固醇注射和应用非甾体类抗炎药 3 个月以上，难以缓解的、严重的轴性背痛和胸椎神经根病。此外，位于腹侧胸椎间盘突出导致脊髓病是一个更紧迫的问题，需要立即进行神经外科治疗，以防止永久性的神经损害，包括双侧下肢无力（下肢轻瘫）、麻木和肠 / 膀胱功能障碍。

定位

准确定位胸椎间盘疾病的脊柱节段是至关重要

的，有时也相当困难。对于大的钙化性椎间盘突出，只要术前胸椎侧位 X 线片就能清楚显示椎间盘突出，术中 X 线透视 /C 臂可能就足够了。如果伴有椎体压迫或畸形可能会变得更简单。然而，事实往往并非如此。另一种确定准确脊柱节段的方法是完整的脊柱 CT 图像，它可以从颈椎区域向下计数或从 S1 向上计数。另一种选择是，术前在邻近椎间盘的椎弓根上经皮放置不透射线标记物（如 Guglielmi 可分离线圈），可以使用 CT 引导从背部入路进行。术前应做胸椎侧位 X 线检查，以确保在 X 线片上能看到线圈，以便在术中 X 线检查中能看到。最后，可以使用现代的术中导航技术，如 O 臂（美敦力）和 Ziehm 导航；这些方法虽然昂贵，但采用通过单次旋转在术中定位脊髓节段非常有用。导航术在外科医生从肋骨切除到椎弓根钻孔，并最终进入椎间盘间隙的过程中也很有用。

外科解剖

从后、前、侧 3 个方向对胸椎外科解剖有一个清晰的认识，这对于为这些患者提供最好的治疗是非常重要的。例如，对于 T7~T8 椎间盘切除术，应该切除的是 T8（下）肋。在节段判断方面，椎间盘间隙位于椎弓根的头侧。神经血管束位于肋骨的下边缘，因此仔细解剖下肋骨边缘是避免神经血管束损伤的关键。在 T10 以上，可能需要全肋骨切除以显露椎间盘间隙。同样，Adamkiewicz 动脉通常位于左侧，在 T9~L3 之间。节段性血管位于椎体的中部，必要时可移开或电凝。最后，如果入路低于 T7，可能会遇到膈肌损伤（图 36.1）。

手术治疗方案的演变

现代的胸椎间盘手术可以追溯到 1969 年。Perot 和 Ransohoff 在各自的文章中描述了一种治疗症状性

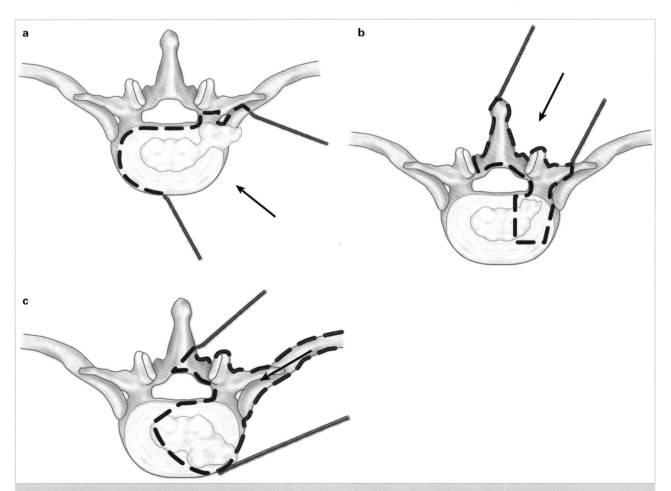

图 36.1 从各种通向胸椎间盘突出的入路获得的视图。a. 前外侧入路，包括胸内镜入路，提供胸椎间盘的周向视野。b. 后方经椎弓根入路可看到胸椎间盘外侧节段。c. 后外侧肋间截骨术提供了宽阔的胸椎间盘的视野

胸椎间盘突出症的经胸手术。这被认为是治疗胸脊髓腹侧受压的重大进展。然而，在随后的 20 世纪 70 年代和 80 年代的几十年里，很明显，胸椎椎板切除术用于腹侧脊髓压迫可能不是最佳的，并可能导致更糟的结果。前路及 / 或前外侧入路（即胸切开术，肋骨椎骨横突切除术）成为治疗主要腹侧椎间盘突出症的黄金标准，并持续了许多年。近年来，越来越多的新方法得到了研究和实施，并取得了良好的效果，如使用内镜的胸腔镜辅助手术技术。这种微创技术具有切口小、术后疼痛小、住院时间短等优点。

胸椎间盘突出是多种多样的，因此手术方案应根据患者的临床和影像学表现而进行个体化制订。例如，有些病例可以从后外侧入路安全、有效地治疗，有时也可以直接从后部入路治疗。例如，一个患者表现为巨大的侧方软性椎间盘突出，可能出现在椎管的背侧表面，逐渐推挤脊髓，可能更适合后路手术。在这个特殊的病例中，有一个新开展的入路，即通过标准的后路双侧减压手术（如椎板切除术），可进入到疝出的胸椎间盘。这些病例需要受压的脊髓逐渐从椎间盘突出部位回缩，不需要额外的牵拉脊髓，从而安全切除压迫性病变。这虽然是一个不普遍，但并不是罕见的情况，并将进一步说明不同类型胸椎间盘突出，仍然可以通过后路椎板切除术治疗。

许多采用后外侧入路进入椎管的外科手术已经有许多的研究并在文献中发表。这些包括经椎弓根入路和经椎弓根肋间截骨入路，这是一种常见的开放手术技术，已被证明是非常有效和安全的。这些手术对胸椎间盘突出是非常有用的，因为胸椎间盘突出需要更直接的侧面显露，从而减少了在进行椎间盘切除术时脊髓的牵拉。这种病变包括中央钙化或软性椎间盘突出和大的钙化的椎间盘突出，并下垂到后面的脊髓前方。

也有采用后外侧微创手术（MIS）入路，被报道成功用于一些选择性病例（Jho 和 Fessler）。这种技术采用较小的切口和较短的住院时间，但在技术上更具挑战性，需要更长的学习曲线，并需要购买 MIS 仪器和视频设备。

前入路开胸的方法治疗胸椎间盘突出已经逐渐成为"金标准"，直接前入路的方法需要通过胸腔。所以，此方法只针对某些困难的、无法通过更常见和安全的后及后外侧入路手术的椎间盘突出。这种方法虽然被认为是一种更复杂的手术，因为需要进行

人工气胸，同时还要在可能造成血管和交感神经节损伤节段放置胸管，但结果证明是非常成功的，可以清楚地直接看到突出的椎间盘。以这种方式，对部分椎体切除节段以上和以下的空间显露非常清楚，可以轻柔地进行椎间盘切除术，同时避免了神经根的影响。

随后，一种治疗胸椎间盘突出的微侵袭性方法自然发展出来。其他外科学科中微创手术的发展，通常涉及内镜和相关的经皮和（或）小切口进入各种体腔的手术，已成功地应用在普通外科、骨科、妇产科、耳鼻喉科和胸外科。这些技术的应用已经使得脊柱外科医生开发出适用于胸椎间盘治疗的技术，即通过胸腔进行手术而不进行开胸手术。

胸内镜椎间盘切除术是一种独特的胸内镜技术，也称为 VATS，是在胸外科中发展起来的，用来治疗通常与肺、纵隔和心肺系统相关的其他胸内病变。VATS 用于治疗脊柱问题，主要是脊髓压迫症，否则需要脊柱前路手术，过去需要开胸手术。在 20 世纪 90 年代初，VATS 技术首次出现时，人们对其产生了浓厚的兴趣，一些中心和外科医生仍在定期实施这些手术。这些手术通常是由在这些技术方面受过特殊训练的高级外科医生进行的，而不是由普通脊柱外科医生进行的。

症状性胸椎间盘疾病的决策规则

有多种因素在决定有症状性胸椎间盘疾病患者最有效和安全的治疗中发挥作用。这些因素在此类患者的主要手术策略上都有体现：尽量减少或避免任何脊髓牵拉。术前 CT 和 MRI 成像是决定手术入路的关键。例如，使用前路手术（开放或内镜）最重要的适应证是椎间盘突出位于中线并导致脊髓严重受压，使脊髓悬垂在椎间盘突出处。以这种方式，可以直视侧面责任椎间盘，而不需要影响脊髓。如果椎间盘突出是侧方的、柔软的，并延伸至椎管表面，可以采用后侧或后外侧入路，而不必行肋骨椎骨横突切除术会更安全。

此外，胸椎间盘突出的程度也是内镜手术是否安全使用的一个因素。胸椎间盘突出发生在胸椎的末端，用 VATS 技术行椎间盘切除术是不理想的。脊柱上端脊髓（例如 T1~T2 和 T2~T3）受压不容易采用内镜手术治疗，可能前方经颈入路是最好治疗方法。如果采用下方扩大的标准颈前入路的方法不容易到达椎间盘，可能需要经胸骨入路手术。在胸椎的最低节段（例如 T10~T11、T11~T2 或 T2~L1），这些椎

间盘病变仍然需要采用 VATS 手术，但是由于需要牵开膈肌以及腰围大往往使得 VATS 手术更加困难，但并非不可能，需要额外的牵开工具。这些患者往往年龄较大，胸椎下段有环状椎管狭窄，如果采用前路手术可能会考虑开胸手术，而不是内镜手术。

胸椎间盘突出症的内镜手术治疗

我们描述了两个患者行 VATS 椎间盘切除术的病史和临床表现。

病例 1

56 岁，男性，出现严重步态不稳 2 个月，T8~T9 水平出现巨大的腹侧侧方椎间盘突出，临床上表现为神经功能迅速下降（图 36.2）。椎间盘在 CT 上表现为钙化，VATS 手术被认为是最理想的方法。手术顺利进行，并遇到了软性椎间盘突出，尽管与 CT 上的影像学发现不同。术后影像显示椎间盘完全切除。

病例 2

一名 64 岁的男性患者去年因颈椎胸椎交界狭窄导致脊髓病而接受手术，由于多种疾病并存，术后住院时间很长。他由于 T7~T8 和 T8~T9 的胸椎间盘突出中存在明显的持续步态障碍，且中线处有

一个连续的肿块，这与后纵韧带逐渐骨化一致（图 36.3）。脊髓在两个水平上都有信号改变，建议进行前路减压。采用胸廓内镜手术配合 VATS 影像导航外科（IGS）是治疗两节段脊髓压迫的理想方法。手术很成功，术后过程很顺利，可能是由于使用了 MIS 程序。

内镜和开放入路的缺点 / 优点

不幸的是，内镜或 VATS 手术需要一个陡峭的学习曲线。胸椎间盘突出相对少见，许多外科医生对其接触有限。这是使用 VATS 程序的主要限制因素。此外，这些手术所需的专业设备需要对大多数脊柱外科医生进行高级的专业培训，他们通常不太熟悉内镜仪器，而且购买起来相当昂贵。对于胸腔镜手术而言，较长的器械包括电钻、吸引器和骨解剖工具，如各种吸引器、Kerrison 咬骨钳、Penfield 和 Woodson 剥离子。我们通常的内镜手术使用 3 个通道，助手持镜。如果再用了另一个通道，这需要助手参与吸引或肺的牵拉。在这些手术过程中，在手术野中发现肺并不罕见，保持肺的牵开可能是第 4 个通道的挑战。在开放式手术路径中，这些操作通常不那么麻烦。但通过一个通道使用吸引器和双极电凝就比较困难，因为手术用的器械较长，尤其是沿着胸壁操作。此外，对于只做开放性手术、使用

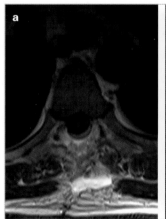
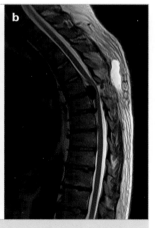

图 36.2 一名 56 岁男性，2 个多月来步态严重不平衡，在轴位（a）和矢状位（b）磁共振成像（MRI）上发现一 T8~T9 水平的巨大腹侧侧方椎间盘突出，尽管术前影像学检查发现有钙化，术中发现仍是软性椎间盘突出

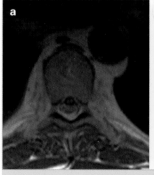
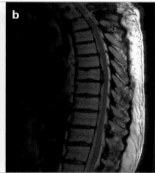

图 36.3 一名 64 岁男性于前一年因颈椎胸椎节狭窄导致脊髓病而接受手术，因多种疾病并存，术后在医院进行了很长时间的治疗。他由于 T7~T8 和 T8~T9 的胸椎间盘突出存在明显的持续步态障碍，且中线上有一个连续的肿块，这与后纵韧带的逐渐骨化一致，这在轴位（a）和矢状位（b）MRI 上得到了证实。成功地完成了胸腔镜下胸腔镜手术影像引导下的手术，术后过程顺利

手术显微镜或使用 3D 成像的外科医生来说，2D 内镜成像可能是不熟悉的。可视化内镜也有其他的挑战，包括经常保持镜头的清洁，以保持清晰的视野，否则这可能会中断手术。

在微创手术方面，一个主要的优势是小切口，而不是开放手术的大切口。通常只有 3 个小切口作为器械通道，每个长 2~3cm。这避免了与开胸手术相关的大切口，减少了开胸术后疼痛综合征的发生。另一个优点是可以选择添加 IGS，这需要已知的流程，并在棘突上做另一个小切口用来放置一个参考框架。VATS 手术的 IGS 为外科医生提供了宝贵的信息，包括已知的空间定位、脊柱节段的确定、2D 内镜所没有的深度感知，以及对手术与椎管关系的了解。IGS 提供了一个精确的病变定位并增加安全性，这是以前没有的。脊柱的手术暴露通常较小，减少脊柱的不稳定性，因此不太可能需要脊柱融合，这本身就是另一个明显的优势。

开放式手术的缺点包括开胸切口太大，可能会导致任何大手术常见的并发症，如感染。与微创 VATS 技术相比，失血量可能更大。与开胸相关的大切口，无论是否切除肋骨，都可能非常疼痛。另一个缺点是需要长时间的胸腔引流；这可能导致住院时间延长、患者满意度下降、麻醉剂剂量增加、伤口感染、肺炎、乳糜胸（尽管罕见）和其他心肺并发症。

最后，开放式手术方法的优点在于其提供了令人难以置信的手术视野，使外科医生及团队对手术病变和周围结构有清晰地显露。此外，在进行微创手术时，如果在 MIS 过程中遇到意外的复杂因素，开放方法通常被认为是一种备用方式。开放入路能够始终如一地为外科医生提供最大限度地暴露和显示整个胸内解剖结构和脊柱，并能更有效地控制出血来源。在开放式手术中，外科医生通常需要一个显微镜来观察脊柱的 3D 结构，而助手可以很容易地参与到手术中来。许多开放式手术可以用标准的熟悉的手术器械来完成，而大多数医院已经有这样的器械了。

脊柱内镜手术的患者选择和器械的作用

如果在一般内科和肺部疾病中手术过程中不能双管插管和单肺通气，则认为该患者不适合 VATS 内镜手术。

手术入路的一侧需要仔细思考和注意。椎间盘突出的位置很重要，但其他胸内解剖可能有不同的要求。以前的胸外科手术通常会排除胸腔镜手术，因为严重的胸膜粘连会使肺难以牵开。主动脉的位置也是一个决定因素。如果主动脉较大且位于后方，则需要牵开，这样 VATS 是一个不太吸引人的方法。

在作者的经验中，基于椎间盘突出位置是选择患者一个重要因素。例如，椎间盘突出的程度和椎间盘的侧向性是至关重要的。胸椎间盘突出症的理想 VATS 内镜治疗方法是位于 T3~T10 节段，位于脊髓腹侧中央，因此很难用后外侧入路安全切除。在 T3~T10 水平上的椎间盘突出用胸腔镜观察相对容易，用于较长的手术器械在这些节段操作更好。

位于脊柱末端的椎间盘突出的患者，即 T1~T2、T2~T3、T10~T11 和 T11~T12，内镜治疗较困难。幸运的是，上部的椎间盘病变很少见。上段椎间盘突出，T1~T2 和 T2~T3 位于中央压迫脊髓，可能需要胸骨切开术。这些确实是不常见的手术，需要大范围的显露，这需要心胸外科医生的帮助，提供胸骨中线切口，以治疗椎间盘突出。下胸椎可以通过胸腔镜手术治疗，但是由于膈肌和肺的不易牵拉，使得手术相对困难。对于肥胖患者，该研究的资深作者（J. P. J.）倾向于采用小切口开胸手术，该手术直接侧方入路到达下段胸廓和胸腰段交界处，可处理包括椎间盘在内的脊柱前病变。这避免了与隔膜牵拉有关的争论。小切口开胸手术的另一个优点是肋骨间的间隙大，可以通过小切口进入胸腔。然后使用显微镜，在高倍视野下进行脊髓减压。

并发症的避免

胸椎间盘疾病的手术治疗充满了各种各样的术中及术后并发症的可能性。术前对这些潜在并发症的了解对安全、谨慎地进行手术至关重要。其中一项就是必须通过不断控制任何和所有出血来维持止血。如果不这样做，可能会影响手术视野的清晰度，使手术更具挑战性。脑脊液（CSF）漏问题可以通过术前鉴别钙化的椎间盘，并在硬脊膜旁采用仔细而精确的手术操作来减少，如仔细解剖硬脊膜附近的椎间盘，甚至在减压后留下一小部分附着在硬脑膜上的椎间盘组织。

神经损伤是通过避免脊髓的任何牵拉来避免的。病灶最好轻轻从脊髓处拉开。因此，重要的是在椎间盘上下的椎体后方钻孔，形成一个足够大的空间，把椎间盘突出的碎片塞进去。乳糜胸可以通过解剖学知识和在必要时使用夹子来避免。

症状性胸椎间盘突出的关键技术

以下因素是通过开放或内镜手术治疗症状性胸椎间盘突出症的重要技术要点：

· 在胸椎中定位和确定准确的脊柱高度是至关重要的，而且可能相当困难。术前使用 CT 引导的线圈进入预定的椎弓根和（或）术中使用 X 线透视 / C 臂或图像引导有助于提供辅助。术中使用 CT 有助于钙化椎间盘突出的准确定位，也可以帮助判断大部分的软性椎间盘突出。术中 CT 与立体定向导航相结合，提高了外科医生在实施这些操作时的舒适度，因为它可以跟踪不同的手术器械，包括气钻，一直到椎间盘节段。

· 患者在手术台上的合适体位也有助于术中定位（图 36.4）。VATS 胸腔镜手术的入路位于手术部位上方的三角形内。患者摆放好体位后的术中定位 X 线片有助于入路定位。

· 止血是开放和 VATS 手术顺利完成非常重要的方面，特别是在 VATS 手术时只有很小的内镜视野。有时，在手术开始的情况下，即使胸膜少量的出血也可能是有问题的，建议仔细地用双极烧灼。在钻孔过程中，通过在手术部位连续使用吸引来控制骨出血。常常使用大棉片上放骨蜡进行涂抹。一旦打开椎管，硬膜外出血有时会造成困扰，因为即使少量出血也会影响关键的解剖显露。在硬膜外腔内填充明胶海绵有助于控制出血。

· 磨钻是胸腔镜手术的关键部分（图 36.5）。去除覆盖在椎弓根上的肋骨头和显露椎间盘侧面是开

始手术的最初步骤。在这个阶段可以看到椎间孔。椎管腹侧减压是整个手术的主要部分，将减压手术进行到椎管的另一侧是非常重要的。作者建议磨除椎间盘的上方和下方的椎体后面部分，到达对侧。一旦这样做了，椎管的底部就可以在安全的方式下被推入手术所创建的手术窗口。内镜手术治疗胸椎间盘突出和脊髓压迫是一种要求很高的手术。在治疗其他疾病时可以获得胸腔镜手术的经验。例如，对多汗症患者实施交感神经切除手术或椎体活检手术，对脊柱外科医生来说可能是有用的经验。由于在胸腔镜手术中经常使用 3 个通道，必须掌握的另一套技能是使用长的器械，而助手的可用性有限。为了更好地理解 2D 成像的 3D 解剖和定位，可以学习关节镜等其他学科的内镜操作。

临床精要

在本章中，我们讨论了各种各样的因素，这些因素对有症状的胸椎间盘病患者提供最好的关注是至关重要的。这些因素包括：患者的病史和体格检查，影像学特征的特殊分析，术前和术中定位技术，以及对有症状的胸椎间盘疾病患者采用开放和内镜手术入路的利弊。每名患者都有自己独特的表现形式和一系列的情况，这可能会使一种治疗方法优于另一种。新颖和研究充分的内镜方法已被证明是安全和有效的，但有一个陡峭的学习曲线，可以通过与具有胸腔镜经验的胸外科医生合作来培养。胸腔镜是一种安全的较新的技术，可以成为脊柱外科医生的手术设备，但需要针对适合的患者。当内镜手术比较复杂或困难时，开放的手术方法必须作为安全的备份。

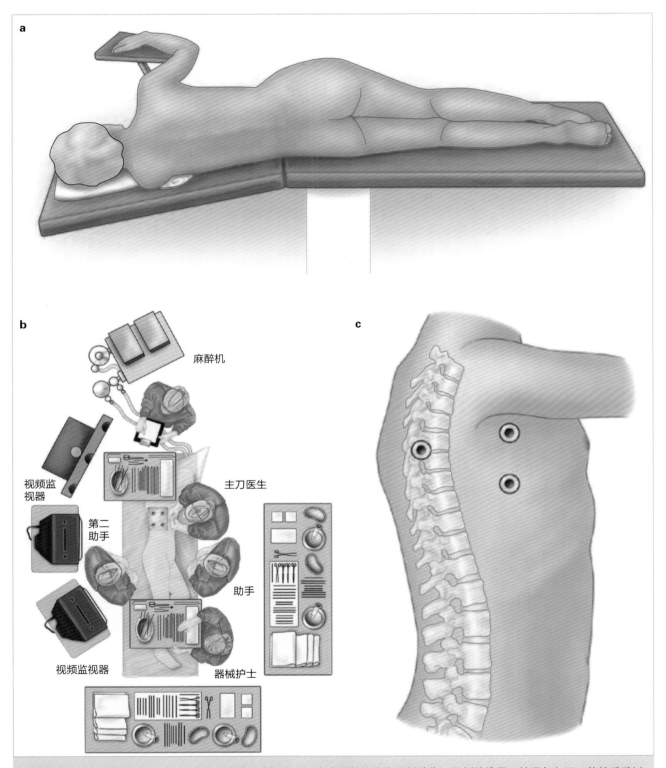

图 36.4　体位是腔镜胸椎间盘切除术的重要组成部分。a. 患者理想的体位为侧卧位，同侧肺浅层，肺通气向下。他的手臂以特殊的姿势支撑，以暴露侧胸壁。b. 主刀医生和手术小组站在患者的腹部一侧，另一名助手站在患者的背部。c. 然后根据椎间盘突出的位置预先地放置几个通道

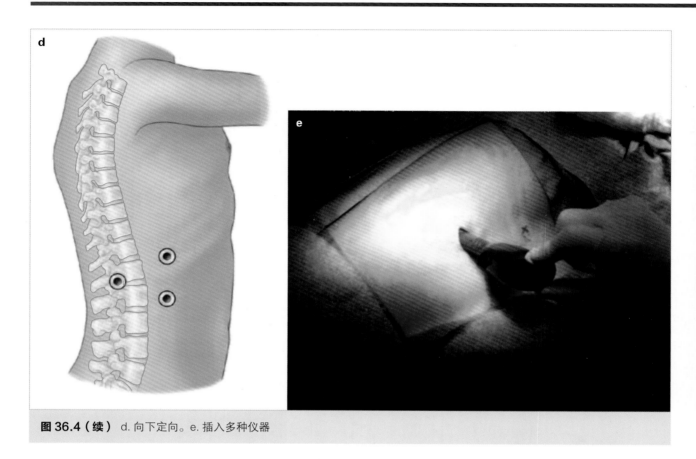

图 36.4（续） d. 向下定向。e. 插入多种仪器

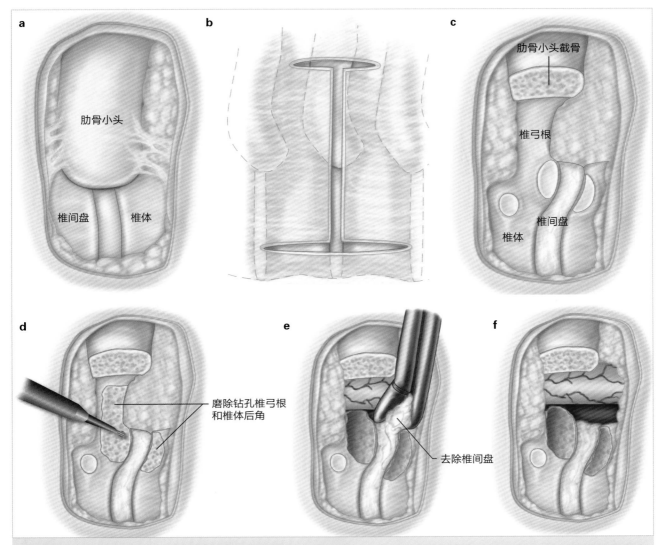

图 36.5 展示了经内镜胸椎吸盘逐步进路的示意图。a. 通道入路，肺牵开，使外科医生通过追踪肋骨到脊柱来到达椎间盘间隙。b. 充分地暴露是通过解剖肋骨头胸膜壁层获得的。c. 用高速风钻切除肋骨头近端 2cm，暴露椎弓根侧壁和椎弓根神经孔。d. 磨除椎弓根，然后磨除椎体后缘及上下终板。这可以暴露脊髓硬脊膜，并创建一个窗口，让外科医生切除椎间盘而不需要牵拉脊髓。e. 后纵韧带开口，显露并小心去除突出的椎间盘。将椎间盘组织放到磨除的骨缺损中以远离脊髓。f. 仔细检查术腔以确认脊髓减压术效果

参考文献

[1] Perot PL, Jr, Munro DD. Transthoracic removal of midline thoracic disc protrusions causing spinal cord compression. J Neurosurg. 1969; 31(4):452–458.

[2] Ransohoff J, Spencer F, Siew F, Gage L, Jr. Transthoracic removal of thoracic disc. Report of three cases. J Neurosurg. 1969; 31(4):459–461.

[3] Mack MJ, Regan JJ, Bobechko WP, Acuff TE. Application of thoracoscopy for diseases of the spine. Ann Thorac Surg. 1993; 56(3):736–738.

[4] Regan JJ, Ben-Yishay A, Mack MJ. Video-assisted thoracoscopic excision of herniated thoracic disc: description of technique and preliminary experience in the first 29 cases. J Spinal Disord. 1998; 11(3):183–191.

[5] Rosenthal D, Dickman CA. Thoracoscopic microsurgical excision of herniated thoracic discs. J Neurosurg. 1998; 89(2):224–235.

[6] Anderson TM, Mansour KA, Miller JI, Jr. Thoracic approaches to anterior spinal operations: anterior thoracic approaches. Ann Thorac Surg. 1993;

55 (6):1447–1451, discussion 1451–1452.

[7] Jho HD. Endoscopic microscopic transpedicular thoracic discectomy. Technical note. J Neurosurg. 1997; 87(1):125–129.

[8] Vollmer DG, Simmons NE. Transthoracic approaches to thoracic disc herniations. Neurosurg Focus. 2000; 9(4):e8.

[9] Burke TG, Caputy AJ. Treatment of thoracic disc herniation: evolution toward the minimally invasive thoracoscopic technique. Neurosurg Focus. 2000; 9 (4):e9.

[10] Johnson JP, Filler AG. McBrideDQ. Endoscopic thoracic discectomy. Neurosurg Focus. 2000; 9:1–8.

[11] Angevin PD, McCormick PC. Retropleural thoracotomy. Technical note. Neurosurg Focus. 2001; 10(1):ecp1.

[12] Wakefield AE, Steinmetz MP, Benzel EC. Biomechanics of thoracic discectomy. Neurosurg Focus. 2001; 11(3):E6.

[13] Johnson JP, Stokes JK, Oskouian RJ, Choi WW, King WA. Image-guided thoracoscopic spinal surgery: a merging of 2 technologies. Spine. 2005; 30(19): E572–E578.

[14] Isaacs RE, Podichetty VK, Sandhu FA, et al. Thoracic microendoscopic

discectomy: a human cadaver study. Spine. 2005; 30(10):1226–1231.

[15] Hott JS, Feiz-Erfan I, Kenny K, Dickman CA. Surgical management of giant herniated thoracic discs: analysis of 20 cases. J Neurosurg Spine. 2005; 3(3):191–197.

[16] Currier BL, Eismont EJC, Green BA. Thoracic disc disease. In: Rothman-Simeone: The Spine. Philadelphia, PA: Saunders; 2011:828–845.

[17] Moran C, Ali Z, McEvoy L, Bolger C. Mini-open retropleural transthoracic approach for the treatment of giant thoracic disc herniation. Spine. 2012; 37 (17):E1079–E1084.

[18] Lubelski D, Abdullah KG, Steinmetz MP, et al. Lateral extracavitary, costotransversectomy, and transthoracic thoracotomy approaches to the thoracic spine: review of techniques and complications. J Spinal Disord Tech. 2013; 26 (4):222–232.

[19] Oppenlander ME, Clark JC, Kalyvas J, Dickman CA. Surgical management and clinical outcomes of multiple-level symptomatic herniated thoracic discs. J Neurosurg Spine. 2013; 19(6):774–783.

[20] Roelz R, Scholz C, Klingler JH, Scheiwe C, Sircar R, Hubbe U. Giant central thoracic disc herniations: surgical outcome in 17 consecutive patients treated by mini-thoracotomy. Eur Spine J. 2016; 25(5):1443–1451.

第 37 章　腰椎间盘切除术：开放术与内镜技术

Hsuan-Kan Chang, Peng-Yuan Chang, Brandon Burroway, Michael Y. Wang

刘宇琪　伊西才　刘卫平 / 译

摘要

　　腰椎显微镜椎间盘切除术最早出现于 20 世纪 30 年代，手术技术在随后的一个世纪中一直保持着相对标准的术式。由于这种技术相关的并发症率，使得发展微创技术进行腰椎手术成为必要。在过去的 20 年里，可以行旁中央切口的管状牵开器越来越流行。然而，狭窄的手术通道伴随较差的光照及可视性被认为是限制手术疗效的因素。最近，内镜腰椎间盘切除术已被报道。在本章中，我们将讨论内镜与传统显微外科手术治疗腰椎间盘突出症的优缺点。

　　关键词：腰椎，显微镜椎间盘切除术，内镜，椎间盘切除术，椎板切开术

37.1 引言

　　与其他许多外科领域的发展（如普通外科的腹腔镜手术或运动医学中的关节镜手术）类似，从开放式手术到微创手术的进步在现代外科实践中掀起了一场革命。患者术后加强康复需求的增加已成为不可逆转的趋势。此外，现代外科手术正从直接可视化时代，向外科医生借助高分辨率图像模式操作辅助手术转变。一个相关的手术进化的例子是达·芬奇手术系统在普通、心脏、泌尿和妇科手术中逐渐普及的方式。

　　在当今世界，公众要求不断改进技术。这种意识形态已经影响了人们对他们所接受的医疗保健的看法。因此，公众现在对他们的卫生保健提供者提出了更多的要求。他们不再简单地期待症状的缓解，而是期待更快的恢复和尽可能少的创伤。卫生保健界必须继续努力迎接挑战。这种效果和需求的证据可以在不断变化和改进的脊柱外科世界中看到。内镜椎间盘切除术可能是腰椎间盘手术发展的下一步，它已经从开腹椎间盘切除术过渡到显微镜椎间盘切除术（显微镜辅助椎间盘切除术），现在又过渡到内镜椎间盘切除术。内镜脊柱外科相对于开放手术和显微手术的潜在优势主要有两个方面。内镜手术在这 3 种技术中增强了可视化和微创性。这两个特点

使得内镜脊柱外科手术相对于开腹手术和显微镜手术具有优势。

　　随着所发现的优点和迅速扩大的研究兴趣，一些专家对内镜腰椎间盘切除术提出了批评。临床结果、复发 / 再手术率、手术并发症、解剖因素的限制是内镜手术的主要考虑因素。其有效性、效果、适应证和禁忌证是目前争论的主要问题。开放 / 显微椎间盘切除术与内镜椎间盘切除术之间存在争议，本章将对此进行广泛讨论。

37.2 特定疾病的外科治疗选择的演变

　　Mixter 和 Barr 在 20 世纪 30 年代报道了第一例腰椎间盘手术。他们进行了开放椎板切除术和椎间盘切除术来解决腰椎神经根病。自从这次成功的手术后，脊柱手术开始了它惊人的发展和进步。几十年后，随着显微镜在外科中的引入，Imhof 等、Iwah 和 Caspar 都在 1977 年报道了第一例显微镜辅助椎间盘切除术。这项技术后来被改进为世界上许多脊柱外科医生进行的最广泛应用的手术之一——显微镜椎间盘切除术。显微镜椎间盘切除术包括椎间入路部分骨切除术和在显微镜下的小椎板切开术。与开放椎间盘切除术相比，显微镜椎间盘切除术有许多优点，包括切口更小，用管状牵开器扩张和推开组织而不是破坏组织，减少软组织破坏，以及使用旁中央入路来避开中线的韧带（图 37.1）。1999 年，Foley 和 Smith 发表了一篇论文，描述了通过管状牵开器用内镜观察来取代显微镜的用法。

　　Parvis Kambin 被认为是第一个使用内镜治疗腰椎间盘突出症（LDH）的外科医生。1973 年，Kambin 开始使用后外侧入路的经皮髓核摘除术治疗腰椎间盘突出症。随着照明和摄像系统的发展，1988 年 Kambin 发表了第一篇关于腰椎间盘突出症的内镜可视化和椎间盘摘除技术。Kambin 然后描述一个安全的工作"三角"——内侧与穿越神经根交界，前方与发出神经根交界，下方与下腰椎上终板交界——命名为"Kambin 三角"（图 37.2），使之成为做腰椎间

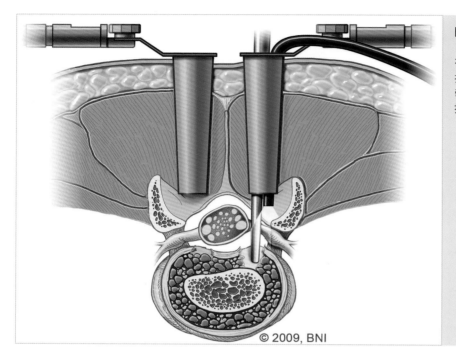

图 37.1　采用管状扩张器的旁中央切口较传统的开放微椎间盘切除术的效果有所改善。内镜或显微镜可以使用这项技术。这个在图例中，内镜放置在管状牵开器内，以便在腰椎间盘切除术期间提供照明和显示

© 2009, BNI

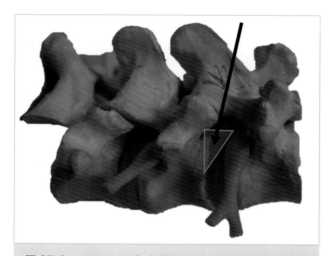

图 37.2　Kambin 三角（蓝色三角形），内侧与穿越神经根交界，前方与发出神经根交界，下方与下腰椎上终板交界

盘病变手术的一个安全通道。随着时间的推移，借助先进的内镜仪器，如角度镜、可弯曲的钳子、磨钻等，这项新技术的进一步的发展，得到了更广泛的应用和推广。

37.3　决策算法

患者通常在确诊 LDH 后的最初 5~8 周开始非手术治疗。然而，有几种情况下，需要急诊手术治疗，包括马尾神经综合征（CES），进行性运动障碍（例如，足下垂），或难以忍受的疼痛，尽管使用足够的止痛药。

非手术治疗，通常称为保守治疗，包括几种方式。这些处理方法中的一些并不是来自强有力的临床证据，但仍然被许多医生认为在临床实践中是有用的。活动调整是其中一种选择，包括卧床休息、限制举重物、锻炼和长时间坐着。卧床休息不得超过 3 天；较长的时间可能使症状恶化。运动包括步行、骑自行车和游泳，以减少腰部的压力。

止痛剂，如扑热息痛、非甾体类抗炎药（NSAIDs），在初期是有用的。更强效的止痛药如阿片类药物通常用于剧烈疼痛。肌肉松弛剂常用于腰背病变，但尚未显示出任何确凿的证据。口服类固醇和抗抑郁药有时用于治疗腰背问题。抗抑郁药通常被认为是治疗慢性腰痛而不是急性腰痛。

硬膜外类固醇注射（ESI）是保守治疗的一种选择；然而，对于 ESI 的有效性存在争议。硬膜外注射可以在短期内缓解急性疼痛，但不能改变手术的需要，因为 LDH 是一个器质性问题。

物理治疗，如牵引、热敷、冰敷，或超声通常是在手术干预之前，但临床上已被证明没有效果。许多患者可能会选择物理治疗，以避免手术干预。脊柱按摩疗法（可能是物理疗法的一部分）和腰束

带也没有足够的证据支持其有效性。

大约 70% 的急性 LDH 患者在保守治疗后 4 周内好转，85% 的患者在平均 6 周内好转。保守治疗 5~8 周后，症状不太可能自行消退；因此，LDH 的手术指征是在保守治疗失败 5~8 周后，MRI 或 CT 扫描发现符合症状的患者。在某些情况下（CES，进展性运动障碍，或无法忍受的疼痛），无论采用何种替代治疗，都应考虑急诊手术。

常见的 LDH 手术选择包括开放标准椎间盘切除术，显微镜椎间盘切除术，以及经皮内镜腰椎间盘切除术（PELD）。其他选择包括化学髓核溶解术、髓核成形术、激光椎间盘减压、椎间盘内热溶解治疗。标准的开放椎间盘切除术和传统的开放显微镜椎间盘切除术是应用最广泛的两种 LDH 外科手术技术。与开放椎间盘切除术相比，显微镜椎间盘切除术具有切口小、住院时间短、恢复快、失血量少等优点。内镜腰椎间盘摘除术的确切适应证仍有争议。

由于存在多种变异，内镜腰椎间盘切除术主要包括两种特殊的入路：经椎间孔入路和椎板间入路。经椎间孔入路的适应证为椎间孔内椎间盘突出、极外侧、远外侧、椎间孔外椎间盘突出和部分病例的外侧椎间盘突出。经椎间孔入路的禁忌证：① L5~S1 椎间盘突出有髂骨和（或）L5 横突的阻挡；②解剖变异；③中央和旁中央的椎间盘突出；④ CES，需要完全的减压，但很难通过这种入路解决；⑤椎间盘向尾端或头端扩展；⑥退行性腰椎管狭窄症，其原因不仅是退变性椎间盘突出，还包括骨刺、小关节肥厚和黄韧带的压迫，从而导致周围硬脊膜和神经根受压。L5~S1 椎间盘突出经椎板间入路比经椎间孔入路更好。文献中所报道的使用内镜手术的禁忌证，是患者年龄在 60 岁以上。在决定是否进行 PELD 手术时，年龄界限可以设定为 57 岁或 60 岁。有资料显示，与开放腰椎间盘突出症切除术相比，年龄大于截止年龄的患者在内镜手术后需要再次手术的风险更高，但年龄小于截止年龄的患者再手术的风险较小。这一信息提示，在年龄较大的患者中，内镜下椎间盘切除术应该仔细考虑后进行。一种可能的解释是，与开放 / 显微镜手术相比，内镜手术的操作时间更长。较长的手术时间可能使老年患者产生不良反应。然而，在许多外科医生的临床实践中，内镜手术被认为对老年患者和那些有医疗并发症的患者是有益的，以避免非全麻醉和极端的侵袭性引起的并发症。除了年龄，糖尿病也被认为是内镜手术失败的一个原因。复发性 LDH 被认为是内镜手术的禁

忌证；然而，文献报道的一种改进的经骨入路的内镜手术方法对治疗复发性 LDH 是有用的。然而，随着科技的发展，腰椎内镜手术的适应证和禁忌证可能会随着时间的推移而变化。

37.4 内镜手术病例示例

37.4.1 病例 1

本例患者为一名 83 岁男性，患有严重的高血压、心脏疾病及慢性肾脏疾病。他有严重的左腿疼痛，主要是分布在 L2~L3 支配的皮区，伴有轻微的背痛，无膀胱或肠道问题。患者表现为行走、站立困难。患者经止痛药物、物理治疗、射频消融术及 ESI 治疗均无明显效果。MR 图像显示 L2~L3 节段左侧椎间孔有明显的椎间盘突出引起的神经压迫（图 37.3）。对该老年患者行左侧 L2~L3 节段内镜腰椎间盘切除术，术后疼痛评级明显下降。

考虑到患者的多种合并症和年龄，患者和家属主要的顾虑就是全身麻醉可能会带来的巨大医疗风险。因此，鉴于该患者的不良身体条件，只需局部麻醉的内镜手术可能是最有希望在缓解疼痛的同时减少手术风险的一个良好选择。

37.4.2 病例 2

本例患者为一名 63 岁男性，有严重的帕金森病史。3 年前曾接受脊椎 L3~L4 微创经椎间孔腰椎椎体间融合术（MIS-TLIF）及后路内固定术。MIS-TLIF 术后症状明显改善，但之后出现了左侧 L4 皮区自臀部向腿部的放射痛。顽固性疼痛使他无法入睡、锻炼，甚至影响到了日常生活。经 ESI 及物理治疗后均无明显改善。帕金森病加重了他的症状。神经学检查是完整的。术前 MRI 显示邻近 L3~L4 融合的左侧 L4~L5 神经根受压（图 37.4）经左侧 L4~L5 内镜下椎间孔切开术及椎间盘切除术后，患者疼痛明显缓解。

考虑到全身麻醉可能会加重患者的帕金森病，且其帕金森病于前次术后已有加重，对该患者有利的手术方式应不使用全身麻醉。因此，可以在镇静及局部麻醉的状态下进行的内镜手术对该患者而言是有益的。此外，即便 TLIF 手术采用了微创方法，该手术后形成的粘连性硬膜外瘢痕也使得采用中线后入路的手术变得十分困难。尽管此次术后患者状况未有明显改善，内镜下椎间盘切除术仍较显微镜下椎间盘切除术或传统开放性椎间盘切除术更容易

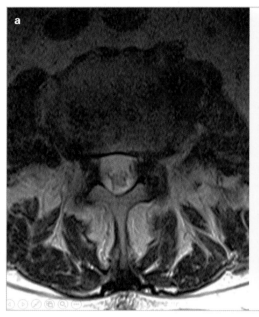
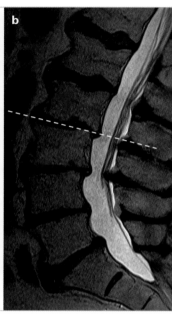

图 37.3 左侧外侧腰椎间盘突出症患者 L2~L3 的术前轴位（a）和矢状位（b）MRI

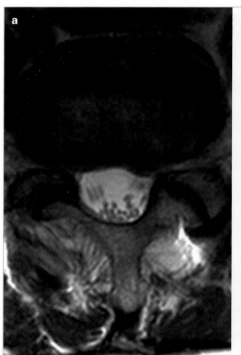
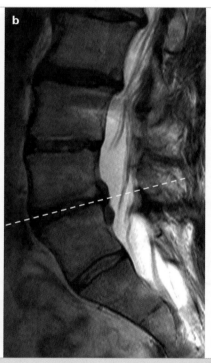
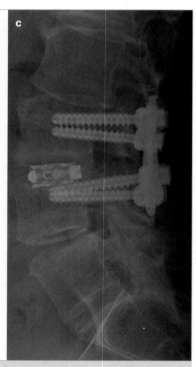

图 37.4 L3~L4 融合邻近 L4~L5 神经根受压患者术前轴位（a）、矢状位（b）MRI 及 X 线片（c）

行进一步的椎体间融合术。

37.5 开放 / 传统 MIS 手术治疗的案例分析

  患者为一名 44 岁男性，有断断续续 3~4 年的下背部疼痛病史。他以前没有做过手术。手术前 8 周开始出现严重的双侧腿痛和麻木。一开始是在他的左腿，后来又转移到右腿。腿痛疼痛评分量表（VAS）为 10 分。他几乎不能独立走 3m。走路和站立时症状加重，而坐着时症状减轻。他的右腿有刺痛感，他觉得自己的腿有点无力。他有一个触发点和两个 ESI

是由一名物理医生引起的，没有任何缓解。物理治疗也没能改善他的病情。他服用了非甾体类抗炎药、肌肉松弛药和口服类固醇来缓解疼痛，但都没能减轻疼痛。体格检查无局灶性神经功能障碍和运动功能障碍。他的双腿在 L5 的皮肤上有感觉减退。他当时否认有任何膀胱或肠道问题。术前 MRI 图像显示 L4~L5 处有一个大的中央椎间盘突出。术前侧位 X 线片显示明显的椎间盘塌陷（图 37.5）。L5 椎体后方部分突出的椎间盘组织向尾部延伸，引起显著的神经压迫（图 37.6）。患者严重跛足，行动不便。选择 L4~L5 显微镜椎间盘切除术，移位的椎间盘被切除，手术结果很好，他的症状有了明显的缓解，只有轻微的腿部不适。术后腿部疼痛 VAS 评分明显下降至 2 分（满分 10 分）。

根据大多数作者的经验和文献复习，内镜检查技术应该保留给有新鲜的椎间盘碎片，小的椎间盘突出，或外侧椎间盘突出的患者。内镜技术可能不适用于中央椎间盘突出、移位的椎间盘、L5~S1 椎间盘、马尾综合征和弥漫性狭窄的椎管，这些病变不仅由椎间盘退变引起，而且由骨刺、增生性小关节或黄韧带引起。一个大的病例系列包括 10 228 例，报告了中央椎间盘突出症、移位椎间盘突出症和轴型椎间盘突出症的不完全切除率非常高。对于伴有迁移片段的中央椎间盘突出的病例，显微镜椎间盘切除术可能是处理这种 LDH 的明智选择。然而，有了更先进的外科技术，现在有经验的人可以在内镜的帮助下切除移位的椎间盘。随着经验的增加，内镜手术的适应证也在不断发展和扩大。

37.6　患者选择

实际上内镜腰椎间盘切除术通常通过两条路径中的一条进入椎间盘。大部分手术是通过斜穿椎间孔入路，经 Kambin 三角入路，由外侧进入小关节突。L4~L5 和 L5~S1 中央和旁中央椎间盘突出也可以通过椎板间入路进行，包括通过黄韧带进入位于小关节内侧硬膜囊外侧的椎间盘，就像传统的显微镜椎间盘切除术一样。

经椎间孔入路是传统显微镜椎间盘切除术的补充。它为侧位、远外侧位和椎间孔椎间盘突出提供了更好的手术入路，也可用于以前做过手术有硬膜外瘢痕问题的病例。然而，不难想象，这种方法，使用后侧方绕行，将使中央椎间盘突出切除更具有挑战性，因为硬膜囊将是一个障碍，它不可能牵开硬膜囊而使用内镜入路。

内镜手术有一些严重的缺点。一是内镜椎间盘切除术后更容易复发。二是内镜椎间盘切除术存在损伤或压迫神经根的危险。在 Choi 等的研究中，采用这种方法治疗的 233 例患者中有 20 例（8.6%）出现了术后的根性损伤，比如术后感觉异常或运动无力。本研究提示，术前 MR 影像测量的神经根与下小关节距离较短，手术时间较长，患者更容易发生神经损伤。因此，这种并发症可以通过以下方式来避免：①在离神经根较远的下椎弓根附近放置适当的工作通道；②尽量缩短手术时间；③减少工作通道向周围的移动，以免压迫神经根；④尽量减少热凝，以免引起对神经根的热损伤。

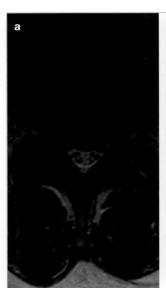
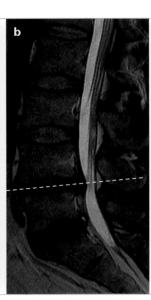
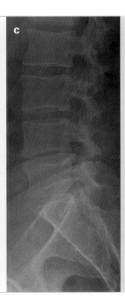

图 37.5　术前轴位（a）和矢状位（b）MRI 显示 L4~L5 处有一个大的中央椎间盘突出。c. 术前侧位 X 线片显示明显的椎间盘塌陷

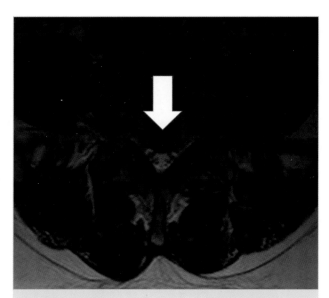

图37.6 与图37.3为同一患者。椎间盘突出部分尾侧移位至L5椎体后方，引起明显的神经压迫

37.7 避免并发症

内镜下腰椎减压手术并发症包括硬膜撕裂、硬膜外血肿、骶部损伤、下小关节骨折及手术部位感染（SSI）。尽管内镜手术有其自身的并发症，但它被认为比开放手术更能减少并发症。硬膜撕裂被认为是内镜手术治疗LDH最常见的并发症之一。它们的发生率为3%~5%。年龄和采用单侧入路的双侧减压已被确定为硬膜撕裂的独立危险因素。虽然硬膜撕裂是内镜手术中比较常见的并发症，但它通常很小，不需要广泛的修补，只需要注意由此产生的低脑脊液压力引起的症状。日本骨科协会（JOA）对硬膜撕裂患者的评分明显低于未出现同样并发症的患者；然而，Oswestry残疾指数（ODI）在两组患者之间没有显著差异。

一些病例报道在内镜椎间盘切除术中神经根损伤的发生率较高。对深层结构的不良感知和对技术的不熟悉可能是造成这种风险的主要原因。但其他研究结果不一致，报道内镜下神经根损伤的发生率仅为1.1%~2%，与那些做了显微镜椎间盘切除术的患者的相似。然而，内镜椎间盘切除术神经根损伤的风险仍存在争议。随着经验的增加和对手术的熟悉，风险可能会降到最低。

除了硬膜撕裂和神经根损伤外，SSI是脊柱手术最常见的并发症之一。内镜手术后的SSI被发现是罕见的。内镜技术被认为是一种降低SSI率的方法，与

开放手术相比，降低SSI率可达10倍之多。

在行内镜减压术时不使用全身麻醉的一个缺点是，许多麻醉师担心让外科医生在不插管的情况下将患者置于俯卧位。为了避免任何潜在的气道并发症，建议手术截止时间为120min，这已经被证明是可以做到的。此外，由于切口很小，外科医生可以在紧急情况下迅速关闭，将患者移至仰卧位。

37.8 技术细节与临床要点

37.8.1 麻醉

作为一种微创手术，与传统的开放椎间盘切除术甚至显微镜椎间盘切除术相比，PELD具有一些优势。首先和最重要的，PELD可以在局部麻醉下完成。随着18号针头及一系列扩张器的建立工作通道，局麻可以提供更好的患者交互反馈，降低了手术过程中神经根损伤的风险。开放椎间盘切除术通常在全身麻醉下进行。上述优点被气道保护和不限制的手术时间以及麻醉有关的风险所抵消。

37.8.2 皮肤切口及手术入路

在PELD中，根据所示节段和病变的相对解剖位置，皮肤切口通常标记中线旁开6~12cm。切口长度一般为7~8mm，刚好能通过内镜工作鞘。在冠状面上，形成的角度为25°~35°。这个方法是通过Kambin三角到达椎间盘，而不受骨性结构（如关节突）影响，尽管这在一些严重变形或晚期退变的患者中是不可避免的。在这种情况下，工具，如环锯、钻或截骨器可能是有用的，以建立一个适当的手术通道。

然后用18号针定位和判断通道。在前后像上，脊柱针的最终靶点为内侧根线，在侧位透视下为后椎体线（图37.7a）。在这一点上，一些外科医生提倡

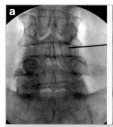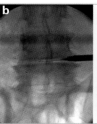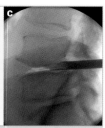

图37.7 a.经皮内镜椎间盘切除术脊柱穿刺针定位及轨迹估计。b、c.针尖就位后，用Nitinol探针穿过针管，然后用锥形闭孔器更换针管，最后插入斜端椭圆形腔镜插管

使用靛蓝胭脂染色髓核，以确保在摘除椎间盘的过程中没有神经结构受到损伤。为弥补内镜提供的二维手术视野，通常不采用开放椎间盘切除术，无论是否有显微镜的帮助。一旦针头在需要的位置，用 Nitinol 探针穿过针管，然后用锥形闭孔器更换针管，最后插入斜端椭圆形腔镜插管（图 37.7b、c）。

在开放式椎间盘切除术中，单发椎间盘切除术的切口通常为 2~3cm。各种类型的复位器，最常见的是泰勒牵开器和卡斯帕镜，是根据外科医生的个人喜好而使用的。手术入路是通过显露棘突、椎板和（或）小关节的一部分来建立的，路径通常在中线。随着微创治疗理念的发展，越来越多的外科医生倾向于使用管状牵开器，并通过旁中央入路到达椎间盘。在这种情况下，切口位于中线外侧 1.5~2.5cm 处，管状牵开器指向椎板的下外侧。无论哪种方式，骨结构［即椎板的下外侧部分和（或）关节突的中间部分］必须切除，以建立通向椎间盘的工作通路（图 37.8）。与罕见的 PELD 的去骨相比，开放椎间盘切除术的去骨量明显更大，以至于在这种手术后可能会出现不稳定性。除了肌肉损伤，很明显，在神经减压部分手术之前，开放椎间盘切除术造成更多的组织损伤。

37.9 神经减压

PELD 过程中椎间盘组织的去除与开放椎间盘切除术有很大不同。大部分的差异来自 3D 手术视觉（如开放椎间盘切除术）到 PELD 的 2D 视图的转换。在 PELD 中，由于手术视野和器械的限制，手术是通过旋转镜子和器械来完成的，比如微型咬骨钳。内

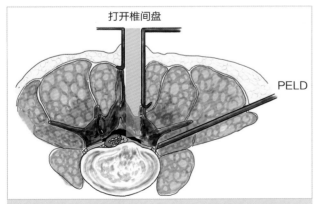

图 37.8 内镜技术（经皮内镜腰椎间盘切除术，PELD）或开放 / 显微镜椎间盘摘除术进入椎间盘的模式图

镜的角度为 30°~60°。随着旋转运动，内镜提供了周围环境的全景视野。在去除椎间盘的过程中，可以使用一些技巧和特殊的器械，例如电凝软骨以减少体积，椎间盘咬骨钳以及切割器，这些在需要椎体间融合时特别有用。

PELD 和开放式椎间盘切除术的另一个显著区别是椎间盘切除术的体积和范围。在 PELD 中，大部分减压来自椎间盘突出本身的切除，而不是更彻底的椎间盘切除术，后者常见于开放式椎间盘切除术。在开放手术的情况下，人们通常不会对减压是否足够感到困扰；然而，如果是在内镜下进行，则会非常具有挑战性。

一般规律是观察周围的硬膜囊；硬膜囊搏动的恢复是充分减压的表现。人们一致认为，在椎间盘切除术中，去除的椎间盘组织要比开放式椎间盘切除术少得多。

去除椎板、小关节突和黄韧带在 PELD 的手术更有挑战性，需要更多的经验、技术和特殊器械的帮助，部分原因是手术在多个节段操作和牵开神经的困难。换句话说，在需要椎体间融合的患者中，通过放置适当大小的笼子来间接减压，以最大限度地强化神经减压效果。

37.10 文献回顾 / 内镜入路的证据

内镜脊柱外科手术的侵袭性降低了，这给围手术期带来了一些好处，但也带来了一些缺点。一个经常被提及的缺点是与开放的和显微镜手术方法相比，手术时间增加了。虽然手术时间已经被证明增加了，但围手术期的好处可能大于坏处。内镜手术被广泛认为的好处之一是减少了失血量。失血量减少一个重要的好处是可以减少术中输血的需要。另外，内镜微创方法避免了硬膜外瘢痕组织的形成，瘢痕组织可能导致相关神经卡压，增加了后续手术的难度。

该手术的好处远远超出开放手术，还包括加快出院和恢复正常的日常活动和工作。据报道，内镜手术后出院的时间从当天到 11 天甚至 18 天不等。在接受微创内镜手术治疗 LDH 的患者身上瘢痕也减少了。

医源性肌肉损伤的减少也会导致术后即刻背痛的减轻。与开放手术相比，使用内镜技术时间较短，术后可以减少麻醉剂的使用周期。这可能是由于微侵袭的方法减少背部疼痛和恢复时快的原因。

术后感染以及围手术期并发症，在使用内镜而

不是开放手术方法时，发生率较低。然而，其他研究显示，并发症发生率并无变化。并发症的发生率仍然是一个有争议的问题。

根据一项5年的回顾性研究，比较两种技术的临床结果，除了选择内镜手术而不是传统的开放手术有短期好处外，远期效果也有倾向使用内镜治疗LDH。

当将内镜技术与显微镜方法相比较时，可以看到许多内镜手术超越开放手术同样的优点。内镜手术治疗LDH的效果与显微镜手术相当，甚至更好。内镜组下肢疼痛的ODI、MacNab评分、JOA评分、VAS评分较好，且估计出血量减少，术后出院更快，C-反应蛋白（CRP）、白细胞（WBC）水平降低，NSAIDs用量减少，手术并发症减少。与开放手术一样，唯一有利于显微镜观察组的统计数据是手术时间。此外，尽管内镜椎板间和经椎间孔椎间盘切除术与传统的显微外科手术方法有相似的临床效果，内镜技术可以减少背部疼痛，加快康复，减少并发症，减少医源性创伤。

虽然内镜手术方法已被证明是目前侵入性最小的手术方法，但外科医生仍在努力满足公众对微创手术的需求。最近的进展使外科医生能够修复LDH，并在不使用全麻的情况下进行腰椎融合术和椎间孔扩大术。内镜和经皮内固定技术的使用使组织破坏最小化，因此无须使用全身麻醉即可进行手术。仅使用局部麻醉可以使手术后出院更快，而且与全身麻醉相关的并发症明显更少。行经皮经椎间孔内镜椎间盘切除术治疗LDH的患者在术后仅2~7h就出院了，这要归功于手术切口8mm，且无全身麻醉。在治疗严重的椎间盘脱出患者时，患者术后平均出院1.3天。与开放和显微镜下相比，出院速度更快，分别为7天和2天。为了避免使用全身麻醉和减少疼痛，切口大小保持在最小，使用脂质体布比卡因（标签外）提供局部镇痛。

L5~S1椎间盘突出以前曾被报道难以通过经椎间孔内镜手术切除；因此，我们开发了治疗L5~S1旁中央椎间盘突出的椎板间内镜入路。最近，有一项研究报道，经椎间孔入路较传统开放手术已被证明有助于降低手术并发症发生率，用于治疗L5~S1远侧椎间盘突出伴足下垂的患者。该技术要求将内镜置于椎间盘外的前硬膜外间隙，通常需要椎间孔成形术或椎间孔扩大术。病例报告中描述的患者在手术30min后疼痛减轻了90%，术后6个月持续报告疼痛完全缓解。这一令人难以置信的快速结果证明了内镜技术的微创性，同时也说明了近年来内镜技术的应用范围正在迅速扩大

今天，内镜手术可以进一步用于治疗脊柱滑脱（图37.9），附加腰椎椎体间融合和后路内固定（图37.10）。这个过程不需要全身麻醉，只需要局部麻醉下的清醒镇静。这一新的手术过程平均持续110min，术后效果明显改善，患者的活动迅速恢复正常。经内镜椎间融合术后，腿部疼痛及下背部残障有明显的改善。术后疼痛明显减轻，术后VAS和ODI评分改善。87%的患者在2周或更短的时间内就能恢复日常生活。术后患者的生活质量显著提高。术中发现失血少，手术时间短，住院时间短。大多数患者在1天后出院，尽管有可能延长住院时间，但合并了另外的融合节段。影像学结果也显示出良好的结果（图37.11）。95.8%~100%病例实现了实性融合。

内镜脊柱外科手术的一个主要缺点是在最初掌

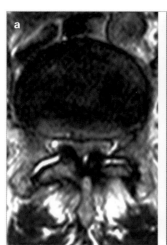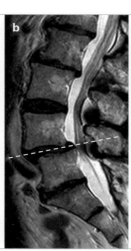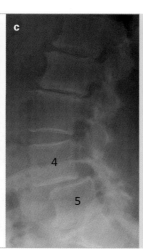

图37.9 L4~L5脊柱滑脱合并神经压迫患者术前图像。本例患者行内镜辅助下L4~L5腰椎间盘摘除术及椎体间融合术。轴位（a）和矢状位（b）MRI，以及侧位X线片（c）

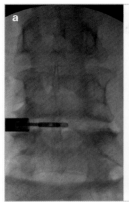
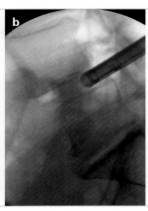
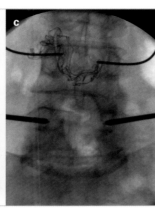

图 37.10　术中接受内镜辅助下 L4~L5 腰椎间盘切除及椎间融合的患者图像。a. 内镜椎间盘切除术。b. 可膨胀网箱与同种异体骨融合。c. 后路经皮螺钉固定

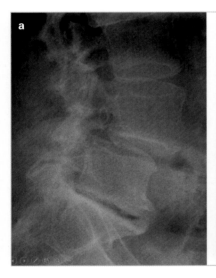
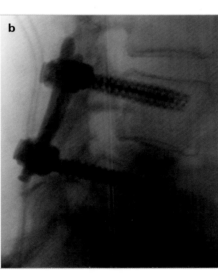

图 37.11　术前（a）和术后（b）行 L4~L5 内镜下腰椎间盘切除椎间融合的患者图像。术后图像显示 L4~L5 融合牢固，几乎复位

握手术所需的技术方面的困难。一项研究表明，内镜椎间盘切除术治疗 LDH 的结果从外科医生最初的 17% 的失败率，经过前 70 例手术可以降到 6%~10% 的失败率。另一项研究表明，随着经验的增加，并发症的发生率从 11% 下降到 5%，尤其在使用内镜治疗腰椎退行性疾病时，随着经验的增加，并发症的发生率有很大的改善。尽管内镜手术有许多优点，但由于内镜操作的相对新颖性以及学习所需技术的难度，开放手术和显微手术仍然是许多脊柱手术的标准治疗方法，包括 LDH 切除术。当外科医生开始使用内镜手术时，与内镜手术相关的学习曲线已经成为一个主要的关注点。一项研究报告说，在技能实验室环境中，初级住院医师使用内镜与显微镜相比，其敏锐度下降。随着经验的增加，使用这两种工具时灵巧性的差异消失了；然而，无论是新手住院医师还是经验丰富的资深外科医生，在内镜观察下，执行任务的速度都比显微镜下要慢。手术工具的引导和定位是内镜手术中特别难掌握的两个方面，也是造成相关学习曲线陡峭的主要原因。据报道，外科医生的经验可以缩短住院时间，降低手术失败率和并发症的发生率，减少手术时间，减少射线下暴露时间。虽然缺乏经验的外科医生往往使患者和他们自己暴露在额外的辐射中，但辐射水平并不高，不会引起关注。为了加快外科医生的学习经验和改善患者的结果，建议外科医生参加外科研讨会，仔细选择他们的患者。因此，随着学习曲线的陡峭，内镜手术的一个潜在的缺点是缺乏真正有能力进行手术的外科医生。据报道，在日本，只有大约 20 名外科医生能够熟练地进行经皮内镜椎间盘切除术。虽然一些研究表明，增加的经验可以改善患者的预后，但另一项研究有不同的观点，指出只有手术时间和住院时间随外科医生的经验而减少，而估计的失血

量、疼痛评分、并发症发生率、复发率和再手术率保持不变。这项研究表明，外科医生的经验并不能改善患者的长期预后，因此即使是没有经验的外科医生也可以安全地进行手术。然而，由于研究结果不一致，外科医生学习曲线和经验仍然是围绕内镜手术的一个重要问题。

内镜椎间盘切除术后的复发率/残留率是争论最多的问题之一。大多数报告的复发率与开放/显微镜椎间盘切除术的复发率相当。但是实际的统计数据变化很大，为 0.2%~10%，甚至是 20%。复发/残留率也可能与外科医生的学习曲线和仪器的不恰当定位有关。最近的两篇文章显示在外科医生学习曲线的早期阶段有较高的复发率/残留率。一项包含 10 228 例患者的大系列研究表明，工作通道的不恰当定位导致了 33.6% 的不完全切除病例。然而，过去 6 年最大的病例中，大多数病例的结果并不逊于显微镜椎间盘切除术，越来越多的文章描述了甚至更好的结果。

37.11 结论

本章花了相当多的时间讨论一种外科技术优于另一种的优点，并讨论哪种手术方法更好；然而，真正的答案可能是，内镜手术不应该被视为显微镜手术或开放手术的替代品，而应该是一种补充，在适当病例可以用来改善预后的一种选择，或用于某些特定的患者。使内镜手术和其他手术更安全的一种方法是让外科医生知道使用不同手术方式的适应证和禁忌证。事实上，由于来自外科医生的不同的适应证和经验的不一致的证据，仍然难以达成一致意见。因此，由于缺乏设计良好的多中心随机对照试验，且病例数多、适应证相似，应明确内镜下腰椎间盘切除术的实际疗效，以及它是否优于微椎间盘切除术和开放椎间盘切除术。

尽管缺乏确凿的证据，我们仍然可以总结如下：

· 内镜下腰椎手术正成为一种更为广泛的技术，目前仍在迅速发展，以扩大其在腰椎疾病中的应用，如脊柱滑脱、多节段病变和椎管狭窄等。

· 目前的文献表明，在失血、住院、组织损伤和患者恢复方面，腰内镜椎间盘切除术的效果略优于显微镜椎间盘切除术和开放椎间盘切除术。但是，需要进一步的确凿证据来证明其有效性。

· 内镜椎间盘切除术的适应证、并发症、复发率/残留率、手术曲线等仍存在争议。随着技术、技巧

和经验的进一步发展，内镜椎间盘切除术的适应证可能会扩大。需要更多的研究来确定内镜椎间盘切除术的安全性和有效性。

参考文献

[1] Sanusi T, Davis J, Nicassio N, Malik I. Endoscopic lumbar discectomy under local anesthesia may be an alternative to microdiscectomy: a single centre's experience using the far lateral approach. Clin Neurol Neurosurg. 2015; 139:324–327.

[2] Mixter WJ. Rupture of the lumbar intervertebral disk: an etiologic factor for so-called "sciatic" pain. Ann Surg. 1937; 106(4):777–787.

[3] Imhof HG, von Ammon K, Yasargil MG. Use of the microscope in surgery of lumbar disk hernia. Aktuelle Probl Chir Orthop. 1994; 44:15–20.

[4] Iwa H, Caspar W. A microsurgery operation for lumbar disc herniation (author's transl). No Shinkei Geka. 1978; 6(7):657–662.

[5] Foley KT, Smith MM, Rampersaud YR. Microendoscopic approach to farlateral lumbar disc herniation. Neurosurg Focus. 1999; 7(5):e5.

[6] Kambin P, Nixon JE, Chait A, Schaffer JL. Annular protrusion: pathophysiology and roentgenographic appearance. Spine. 1988; 13(6):671–675.

[7] Hardenbrook M, Lombardo S, Wilson MC, Telfeian AE. The anatomic rationale for transforaminal endoscopic interbody fusion: a cadaveric analysis. Neurosurg Focus. 2016; 40(2):E12.

[8] Deyo RA, Diehl AK, Rosenthal M. How many days of bed rest for acute low back pain? A randomized clinical trial. N Engl J Med. 1986; 315(17):1064–1070.

[9] Carette S, Leclaire R, Marcoux S, et al. Epidural corticosteroid injections for sciatica due to herniated nucleus pulposus. N Engl J Med. 1997; 336 (23):1634–1640.

[10] Weber H, Holme I, Amlie E. The natural course of acute sciatica with nerve root symptoms in a double-blind placebo-controlled trial evaluating the effect of piroxicam. Spine. 1993; 18(11):1433–1438.

[11] Javid MJ, Nordby EJ, Ford LT, et al. Safety and efficacy of chymopapain (Chymodiactin) in herniated nucleus pulposus with sciatica. Results of a randomized, double-blind study. JAMA. 1983; 249(18):2489–2494.

[12] Choy DS, Ascher PW, Ranu HS, et al. Percutaneous laser disc decompression. A new therapeutic modality. Spine. 1992; 17(8):949–956.

[13] Ruetten S, Komp M, Merk H, Godolias G. Use of newly developed instruments and endoscopes: full-endoscopic resection of lumbar disc herniations via the interlaminar and lateral transforaminal approach. J Neurosurg Spine. 2007; 6 (6):521–530.

[14] Anichini G, Landi A, Caporlingua F, et al. Lumbar endoscopic microdiscectomy: where are we now? An updated literature review focused on clinical outcome, complications, and rate of recurrence. BioMed Res Int. 2015; 2015:417801.

[15] Kim CH, Chung CK, Choi Y, et al. The selection of open or percutaneous endoscopic lumbar discectomy according to an age cut-off point: nationwide cohort study. Spine. 2015; 40(19):E1063–E1070.

[16] Wang H, Zhou Y, Li C, Liu J, Xiang L. Risk factors for failure of single-level percutaneous endoscopic lumbar discectomy. J Neurosurg Spine. 2015; 23 (3):320–325.

[17] He J, Xiao S, Wu Z, Yuan Z. Microendoscopic discectomy versus open discectomy for lumbar disc herniation: a meta-analysis. Eur Spine J. 2016; 25 (5):1373–1381.

[18] Nomura K, Yoshida M, Kawai M, Okada M, Nakao S. A novel microendoscopically assisted approach for the treatment of recurrent lumbar disc herniation: transosseous discectomy surgery. J Neurol Surg A Cent Eur Neurosurg. 2014; 75(3):183–188.

[19] Mantz J, Varlet C, Lecharny JB, Henzel D, Lenot P, Desmonts JM. Effects of volatile anesthetics, thiopental, and ketamine on spontaneous and depolarization-evoked dopamine release from striatal synaptosomes in the rat. Anesthesiology. 1994; 80(2):352–363.

[20] Hetherington A, Rosenblatt RM. Ketamine and paralysis agitans. Anesthesiology. 1980; 52(6):527.

[21] Klausner JM, Caspi J, Lelcuk S, et al. Delayed muscular rigidity and respiratory depression following fentanyl anesthesia. Arch Surg. 1988; 123(1):66–67.

[22] Mets B. Acute dystonia after alfentanil in untreated Parkinson's disease. Anesth Analg. 1991; 72(4):557–558.

[23] Choi KC, Lee JH, Kim JS, et al. Unsuccessful percutaneous endoscopic lumbar discectomy: a single-center experience of 10,228 cases. Neurosurgery. 2015; 76(4):372–380, discussion 380–381, quiz 381.

[24] Hussein M, Abdeldayem A, Mattar MM. Surgical technique and effectiveness of microendoscopic discectomy for large uncontained lumbar disc herniations: a prospective, randomized, controlled study with 8 years of follow-up. Eur Spine J. 2014; 23(9):1992–1999.

[25] Choi I, Ahn JO, So WS, Lee SJ, Choi IJ, Kim H. Exiting root injury in transforaminal endoscopic discectomy: preoperative image considerations for safety. Eur Spine J. 2013; 22(11):2481–2487.

[26] Sairyo K, Egawa H, Matsuura T, et al. State of the art: transforaminal

approach for percutaneous endoscopic lumbar discectomy under local anesthesia. J Med Invest. 2014; 61(3–4):217–225.

[27] Zhou Y, Wang M, Wang J, Chu TW, Zhang ZF, Li CQ. Clinical experience and results of lumbar microendoscopic discectomy: a study with a five-year follow-up. Orthop Surg. 2009; 1(3):171–175.

[28] Li Z, Zeng J, Song Y, et al. Effectiveness of percutaneous endoscopic transforaminal discectomy for recurrent lumbar disc herniation. Zhongguo Xiu Fu Chong JianWai Ke Za Zhi. 2015; 29(1):43–47.

[29] Tsutsumimoto T, Yui M, Uehara M, Ohta H, Kosaku H, Misawa H. A prospective study of the incidence and outcomes of incidental dural tears in microendoscopic lumbar decompressive surgery. Bone Joint J. 2014; 96-B (5):641–645.

[30] Righesso O, Falavigna A, Avanzi O. Comparison of open discectomy with microendoscopic discectomy in lumbar disc herniations: results of a randomized controlled trial. Neurosurgery. 2007; 61(3):545–549, discussion 549.

[31] Teli M, Lovi A, Brayda-Bruno M, et al. Higher risk of dural tears and recurrent herniation with lumbar micro-endoscopic discectomy. Eur Spine J. 2010; 19 (3):443–450.

[32] Gotfryd A, Avanzi O. A systematic review of randomised clinical trials using posterior discectomy to treat lumbar disc herniations. Int Orthop. 2009; 33 (1):11–17.

[33] Ahn Y, Lee HY, Lee SH, Lee JH. Dural tears in percutaneous endoscopic lumbar discectomy. Eur Spine J. 2011; 20(1):58–64.

[34] Li M, Yang H, Yang Q. Full-endoscopic technique discectomy versus microendoscopic discectomy for the surgical treatment of lumbar disc herniation. Pain Physician. 2015; 18(4):359–363.

[35] O'Toole JE, Eichholz KM, Fessler RG. Surgical site infection rates after minimally invasive spinal surgery. J Neurosurg Spine. 2009; 11(4):471–476.

[36] Wang MY, Grossman J. Endoscopic minimally invasive transforaminal interbody fusion without general anesthesia: initial clinical experience with 1-year follow-up. Neurosurg Focus. 2016; 40(2):E13.

[37] Chang HK, Chang HC, Wu JC, et al. Scoliosis may increase the risk of recurrence of lumbar disc herniation after microdiscectomy. J Neurosurg Spine. 2016; 24(4):586–591.

[38] Lee SH, Bae JS. Comparison of clinical and radiological outcomes after automated open lumbar discectomy and conventional microdiscectomy: a prospective randomized trial. Int J Clin Exp Med. 2015; 8(8):12135–12148.

[39] Shih P, Wong AP, Smith TR, Lee AI, Fessler RG. Complications of open compared to minimally invasive lumbar spine decompression. J Clin Neurosci. 2011; 18(10):1360–1364.

[40] Mu X, Wei J, Li P. What were the advantages of microendoscopic discectomy for lumbar disc herniation comparing with open discectomy: a metaanalysis? Int J Clin Exp Med. 2015; 8(10):17498–17506.

[41] Telfeian AE, Veeravagu A, Oyelese AA, Gokaslan ZL. A brief history of endoscopic spine surgery. Neurosurg Focus. 2016; 40(2):E2.

[42] Polikandriotis JA, Hudak EM, Perry MW. Minimally invasive surgery through endoscopic laminotomy and foraminotomy for the treatment of lumbar spinal stenosis. J Orthop. 2013; 10(1):13–16.

[43] Wong AP, Smith ZA, Lall RR, Bresnahan LE, Fessler RG. The microendoscopic decompression of lumbar stenosis: a review of the current literature and clinical results. Minim Invasive Surg. 2012; 2012:325095.

[44] Ohya J, Oshima Y, Chikuda H, et al. Does the microendoscopic technique reduce mortality and major complications in patients undergoing lumbar discectomy? A propensity score-matched analysis using a nationwide administrative database. Neurosurg Focus. 2016; 40(2):E5.

[45] Gadjradj PS, Harhangi BS. Percutaneous transforaminal endoscopic discectomy for lumbar disk herniation. Clin Spine Surg. 2016; 29(9):368–371.

[46] Wang M, Zhou Y, Wang J, Zhang Z, Li C. A 10-year follow-up study on longterm clinical outcomes of lumbar microendoscopic discectomy. J Neurol Surg A Cent Eur Neurosurg. 2012; 73(4):195–198.

[47] Fujimoto T, Taniwaki T, Tahata S, Nakamura T, Mizuta H. Patient outcomes for a minimally invasive approach to treat lumbar spinal canal stenosis: is microscopic or microscopic decompressive laminotomy the less invasive surgery? Clin Neurol Neurosurg. 2015; 131:21–25.

[48] Ruetten S, Komp M, Merk H, Godolias G. Full-endoscopic interlaminar and transforaminal lumbar discectomy versus conventional microsurgical technique: a prospective, randomized, controlled study. Spine. 2008; 33(9): 931–939.

[49] Kahanovitz N, Viola K, Muculloch J. Limited surgical discectomy and microdiscectomy. A clinical comparison. Spine. 1989; 14(1):79–81.

[50] Chun EH, Park HS. A modified approach of percutaneous endoscopic lumbar discectomy (PELD) for far lateral disc herniation at L5-S1 with foot drop. Korean J Pain. 2016; 29(1):57–61.

[51] Morgenstern R, Morgenstern C. Percutaneous transforaminal lumbar interbody fusion (pTLIF) with a posterolateral approach for the treatment of denegerative disk disease: feasibility and preliminary results. Int J Spine Surg. 2015; 9:41.

[52] Osman SG. Endoscopic transforaminal decompression, interbody fusion, and percutaneous pedicle screw implantation of the lumbar spine: a case series report. Int J Spine Surg. 2012; 6:157–166.

[53] Yao N, Wang W, Liu Y. Percutaneous endoscopic lumbar discectomy and interbody fusion with B-Twin expandable spinal spacer. Arch Orthop Trauma Surg. 2011; 131(6):791–796.

[54] Gadjradj PS, van Tulder MW, Dirven CM, Peul WC, Harhangi BS. Clinical outcomes after percutaneous transforaminal endoscopic discectomy for lumbar disc herniation: a prospective case series. Neurosurg Focus. 2016; 40(2):E3.

[55] Wang B, Lü G, Patel AA, Ren P, Cheng I. An evaluation of the learning curve for a complex surgical technique: the full endoscopic interlaminar approach for lumbar disc herniations. Spine J. 2011; 11(2):122–130.

[56] Cote M, Kalra R, Wilson T, Orlandi RR, Couldwell WT. Surgical fidelity: comparing the microscope and the endoscope. Acta Neurochir (Wien). 2013; 155 (12):2299–2303.

[57] Ahn J, Iqbal A, Manning BT, et al. Minimally invasive lumbar decompressionthe surgical learning curve. Spine J. 2015.

[58] Iprenburg M, Wagner R, Godschalx A, Telfeian AE. Patient radiation exposure during transforaminal lumbar endoscopic spine surgery: a prospective study. Neurosurg Focus. 2016; 40(2):E7.

[59] Yadav YR, Parihar V, Namdev H, Agarwal M, Bhatele PR. Endoscopic interlaminar management of lumbar disc disease. J Neurol Surg A Cent Eur Neurosurg. 2013; 74(2):77–81.

[60] Matsumoto M, Watanabe K, Hosogane N, et al. Recurrence of lumbar disc herniation after microendoscopic discectomy. J Neurol Surg A Cent Eur Neurosurg. 2013; 74(4):222–227.

[61] Tenenbaum S, Arzi H, Herman A, et al. Percutaneous posterolateral transforaminal endoscopic discectomy: clinical outcome, complications, and learning curve evaluation. Surg Technol Int. 2011; 21:278–283.

[62] Chaichankul C, Poopitaya S, Tassanawipas W. The effect of learning curve on the results of percutaneous transforaminal endoscopic lumbar discectomy. J Med Assoc Thai. 2012; 95 Suppl 10:S206–S212.

[63] Ahn Y. Percutaneous endoscopic decompression for lumbar spinal stenosis. Expert Rev Med Devices. 2014; 11(6):605–616.

[64] Solari D, de Angelis M, Cappabianca P. Bury the hatchet: microscope and endoscope blink together to the future. World Neurosurg. 2015; 83(5): 750–751.

[65] Jacquot F, Gastambide D. Percutaneous endoscopic transforaminal lumbar interbody fusion: is it worth it? Int Orthop. 2013; 37(8):1507–1510.

[66] Morgenstern R, Morgenstern C, Jané R, Lee SH. Usefulness of an expandable interbody spacer for the treatment of foraminal stenosis in extremely collapsed disks: preliminary clinical experience with endoscopic posterolateral transforaminal approach. J Spinal Disord Tech. 2011; 24(8):485–491.

[67] Zhang X, Wang Y, Xiao S, et al. Preliminary clinical results of endoscopic discectomy followed by interbody fusion using B-twin expandable spinal spacer. Zhongguo Xiu Fu Chong Jian Wai Ke Za Zhi. 2011; 25(10):1153–1157.

[68] Zhou Y, Zhang C,Wang J, et al. Endoscopic transforaminal lumbar decompression, interbody fusion and pedicle screw fixation-a report of 42 cases. Chin J Traumatol. 2008; 11(4):225–231.

[69] Hur JW, Kim JS, Shin MH, Ryu KS, Park CK, Lee SH. Percutaneous endoscopic lumbar discectomy and annuloplasty for lumbar disc herniation at the low two contiguous levels: single-portal, double surgeries. J Neurol Surg A Cent Eur Neurosurg. 2014; 75(5):381–385.

[70] Xu BS, Tan QS, Xia Q, Ji N, Hu YC. Bilateral decompression via unilateral fenestration using mobile microendoscopic discectomy technique for lumbar spinal stenosis. Orthop Surg. 2010; 2(2):106–110.

第 38 章　内镜与开放式腕管松解术的比较：讨论

Hussam Abou-Al-Shaar, Mark A. Mahan

黎　震　刘　松 / 译

摘要

　　腕管综合征是由屈肌支持带压迫正中神经所致。这种神经压迫引起的疼痛可使人疲劳，并导致特定的感觉和运动功能障碍。传统上使用开放技术对正中神经进行手术减压，这需要较大的切口以及可能有更多的与手术入路相关的并发症。在最近的几十年中，内镜技术已被用来降低手术入路相关的并发症的发生率。我们在本章主要介绍传统内镜与开放式腕管松解术的优缺点。

　　关键词：腕管，正中神经，压迫，减压

开放式手术

病例

病史与体格检查

　　一名 54 岁右利手女职员主诉右手（拇指、食指和中指）进行性麻木 6 年，工作时症状加重，伴有典型的夜间手指麻醒，穿戴支具后麻木感觉减退有所改善，但不能长时间使用支具。日常生活受到显著影响，Oswestry 功能障碍指数和百分比分数偏低。无手腕外伤或退行性疾病史。

　　体格检查显示，尽管患者是右利手，但与左手相比，右手的握力和关键捏力轻度降低（分别为 50ft/lb：57ft/lb 和 14ft/lb：16ft/lb）（1ft=0.3048m，1lb=0.4536kg）。大鱼际无肌力减退或肌肉萎缩。叩诊腕横韧带和 Phalen 试验提示右手腕放射状感觉异常。

　　正中神经电生理检查提示手腕部严重的腕管综合征（CTS）（图 38.1）。正中感觉神经和运动神经振幅降低（右手感觉 15mV vs 左手感觉 17mV，正常值＞20mV），潜伏期延长（右手感觉 6ms 运动 7.5ms vs 左手感觉 4.1ms，正常值＜4.5ms）。与左侧相比，右侧正中感觉神经和运动神经跨腕传导速度降低。左、右尺神经传导正常，无广泛性多发性神经病的表现。针极肌电图提示右侧拇短展肌插针时电活动，并伴有募集电位慢性神经源性改变。

　　根据上述发现，诊断为中度至重度右手腕管综

合征和轻度左手腕管综合征。由于保守治疗症状无改善，该患者需要进行手术干预。

术中管理

　　在我们科室，根据患者的偏好，选择在局部麻醉和镇静下进行开放式或内镜腕管松解手术。所有患者均接受血流动力学监测，并建立标准静脉通道。所有患者均在围手术期通过静脉给予抗生素。以常规手术方式对患者的手臂进行无菌准备和覆盖，先用酒精消毒皮肤，然后用氯己定准备皮肤。将 0.25% 丁哌卡因与肾上腺素和 0.5% 利多卡因与肾上腺素按 1:1 比例混合，注射到计划手术部位的皮肤和皮下组织，以进行围手术期麻醉和止血。在切开皮肤之前，

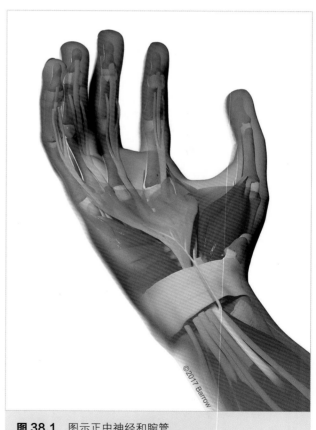

图 38.1　图示正中神经和腕管

先用镊子测试，以确认计划切口部位的皮肤已经麻醉。与内镜腕管松解术相比，我们在开放式腕管松解手术中通常不使用止血带。

然后沿鱼际纹中部做一 2cm 切口（图 38.2）。双极电凝在整个过程中仅用于止血。在本例中，没有看见明显的掌横神经。继续切开至掌腱膜，通常将掌腱膜径向移动。腕横韧带在掌腱膜深处很容易辨认，然后用刀片切开直至暴露神经。用切腱剪将腕横韧带切开分为近端和远端。远端减压可通过手掌脂肪确认，近端减压则需到达前臂远端 1/3。检查正中神经是否有肿块，在本例中均未发现。用双极电凝灼烧腕横韧带断端使其回缩。

然后屈伸手腕以评估正中神经在腕管的滑动。如果有滑动受损的迹象，要寻找狭窄或栓系的原因。腕关节屈伸运动时正中神经受损的情况很少见；然而，对神经的动态评估增加了减压手术评估的完整性。

腕管松解完成后，用大量生理盐水和杆菌肽冲洗手术区域。最后，用 3-0 尼龙线以水平褥式缝合皮肤。

术后，用黏性绷带包扎手腕，建议患者避免固定手腕。本例患者对手术的耐受性很好，没有围手术期并发症。

还有其他多种微创非内镜手术入路，包括小切口掌中入路，以增强美容效果并减少瘢痕疼痛和柱状痛的发生率。小切口掌中入路是使用最广泛的微创开放性技术。在掌中部腕褶痕远端做一 3cm 切口，以暴露、直视并松解屈肌支持带的远端部分。然后对屈肌支持带近端部分和前臂筋膜，用剪刀在皮肤和皮下脂肪深面解剖分离并切开。

手术结果

术后，患者休息了 3 天。在拆线时，右手相比左手出现预料中的急性手握力下降（31ft/lb：53ft/lb）。在为期 3 个月的随访中，患者的夜间症状已完全缓解，手握力恢复正常，功能得到改善。没有瘢痕疼痛或柱状痛。

术后应定期对所有患者进行问卷调查，以了解其症状和查体情况。缝线通常在 1 周后拆除。鼓励所有患者活动手部，让功能恢复至术前基线水平。随访的神经生理学评估可能很有价值，但如果临床症状得到明显缓解，患者通常会拒绝。

对大多数患者，采用开放式松解术治疗腕管综合征能获得较高的成功率，可以改善功能和运动能力，并减轻疼痛和感觉减退。在一项对 113 例腕管综合征患者进行的研究中，术后随访至少 10 年，72% 的患者症状在术后一年内完全消失，而在最少 10 年的随访中可上升到 74%。88% 的患者对结果表示满意，81% 的患者生活质量得到极大改善。只有 2 例患者（1.8%）需要再次进行腕管减压手术。开放式松解术治疗腕管综合征的并发症通常比较罕见。瘢痕疼痛和柱状痛是开放式或传统腕管松解手术后最常见的并发症。在一项对 55 只腕管综合征手的报道中，瘢痕疼痛和柱状痛分别是 4 只手（7.3%）和 7 只手（12.7%）。这样的结果与其他研究报道的成功率、再手术率和并发症发生率一致。

开放式手术的优点

与内镜手术相比，在当前情况下，开放式手术的优点很多。首先，尽管本案例没有内镜手术的禁忌证，但根据体格检查和电生理检查可以明显看出患者病情的严重性，需要一种快速、经济有效的手术来缓解患者症状，同时更低的再手术率或复发率，因此开放式手术更合适。从经济的角度看，开放式手术比内镜手术费用更低，从而使其更具成本效益。此外，我们认为应就开放式手术和内镜手术的成功率、再手术率和并发症发生率向所有患者提供透明且充分的信息，以便他们做出最佳决策。如以下文献部分所述，内镜下腕管松解手术的复发风险更高，

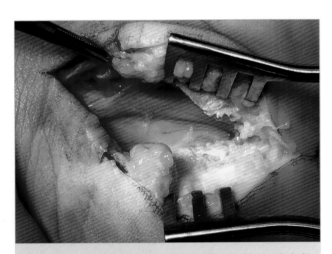

图 38.2　左手腕开放式腕管松解术的术中照片。该患者此前曾接受过内镜下腕管松解手术，但症状仍持续，磁共振成像（MRI）也表明腕横韧带是完整的。在掌腱膜下方和完整的腕横韧带上方发现了瘢痕组织。鉴于远侧腕褶痕处先前有瘢痕，并且 MRI 提示该切口近端的正中神经严重肿胀，开放手术的切口延伸至前臂远端。星号表示腕横韧带近端的正中神经严重肿胀。牵开器的钳头表示切开的腕横韧带的两端

而开放式腕管松解手术的短期疼痛更多。回顾患者的选择，我们会考虑患者的症状和需求。例如，对需要手部劳动、手掌皮肤增厚且对握力有更大需求的患者，我们通常建议行内镜下腕管松解术，因为开放式手术的切口愈合在这类患者中更具挑战性。对于严重的腕管综合征，先前松解术后复发或持续腕管综合征，或者希望降低再次手术风险的患者，我们建议行开放式腕管松解术。在本例中，患者要求采用开放式手术以避免今后再次手术。获取知情同意书时应强调长期和短期的风险以及期望。

开放式手术可对腕管进行更大范围的暴露。术后 CT 影像对腕弓的评估可确认这点，其中开放式腕管松解术与内镜手术相比，豌豆骨和手舟骨之间以及钩骨和大多角骨之间的夹角增加了 2 倍以上。更大的腕骨角大概是因为腕横韧带浅表的肌腱组织的分离，例如掌腱膜和掌短肌。此外，开放式手术可对正中神经本身的病变进行全面检查，例如周围神经鞘瘤和腕神经节囊肿等。我们不对正中神经行外膜切开术。

术后该患者症状减轻，功能和生活质量得到改善，出现预料中的短暂性急性握力下降，并在术后 3 个月的随访中恢复到基线水平。

尽管与内镜手术相比，开放式手术更大的切口可能与瘢痕疼痛和柱状痛发生率较高有关，但本例患者均未出现。事实上，该患者对包括美容在内的结果表示完全满意。此外，患者术后 3 天即恢复工作，文献报道的内镜手术可让患者更快恢复工作的优势在本例中并不明显。

内镜的缺点

内镜手术的主要缺点是手术入路受限，导致腕管松解不彻底。具体而言，腕横韧带的手术分离不会松解整个腕管解剖结构。因此，就其本质而言，所有内镜下腕管松解都是不充分的。尽管切断了腕横韧带，但上覆的掌短肌和掌长肌筋膜仍保持张力。此外，内镜手术对腕横韧带的松解程度仅限于韧带的静息张力。除非将更大的手术器械引入腕管，增加对正中神经的压力，否则韧带的张开不能大于弹性后座力。不完全松解是必不可少的考虑因素，因为内镜下手术的复发率和再手术率比开放式手术略高。

此外，腕管综合征患者在腕关节（例如神经节囊肿）、指屈肌腱（例如异常的掌长肌、掌深肌、肥大或异常的指浅屈肌、肥大异常的蚓状肌、桡侧腕短屈肌，或者副拇长屈肌，也称为 Gantzer 肌）或正中神经本身（例如正中神经肿瘤或异常病程）伴随

病变的情况并不少见。直视检查这些伴随病变对于避免手术失败很有价值。

而且，腕部外伤史、腕部伸展受限（内镜入路禁忌证）或复发的腕管综合征也是开放式手术的适应证。因为腕部解剖结构完整的直视对避免任何意外损伤至关重要，所以这类患者在内镜手术时更容易发生医源性损伤，限制了内镜手术入路对这类患者的治疗效果。

另外，内镜手术需要更多的外科器械以及更昂贵的外科一次性用品。因此，尽管成本效益的评估仍然受到短期数据的影响，每例开放式手术的成本更低，可能比内镜手术更具成本效益。

患者选择

腕管综合征患者最佳手术方案的选择涉及多个步骤。在我们的机构中，我们讨论了腕管综合征治疗的相关选项，包括：①良性忽略，我们描述了进行性腕管综合征的自然史；②非手术治疗，例如腕部夹板和物理疗法等；③腕管注射类固醇激素；④手术减压。正确识别和治疗相关合并症，例如急性屈肌腱鞘炎、妊娠和化脓性感染等，对于腕管综合征的自发缓解至关重要。治疗可能加重腕管综合征的慢性疾病（例如控制不佳的糖尿病、类风湿病、球蛋白血症）对于确保合适的治疗也很有价值。此外，彻底评估颈椎神经根病非常重要。例如，正中神经分布的疼痛应促使对 C6 或 C7 神经根病进行评估。

若需要手术减压，首先，腕管综合征患者的症状必须严重影响患者的功能和生活质量（最常见的是夜间感觉异常引起的睡眠障碍）。其次，严重的神经功能丧失，如大鱼际肌无力、麻木和肌萎缩，可能会促使考虑进行手术干预。因此，电生理评估记录到正中神经感觉或运动功能改变或减退至关重要。

由于内镜或开放式手术入路没有明显的优劣之分，因此应考虑到每位患者的特殊情况，采取个体化治疗。如前所述，腕关节、屈肌变异或正中神经并发病变对开放式手术更有利。可能有人认为，通过超声或磁共振成像进行影像学评估对于推荐内镜下腕管松解是必不可少的，但对于开放式手术松解是可选的，因为在手术过程中可以直视其他病变。尽管内镜手术存在一些禁忌证，例如腕部活动受限、手腕外伤史、先前松解后复发或持续的腕管综合征，但没有严格的禁忌证。但是，我们认为以下情况对内镜手术非常有利：

· 手掌皮肤增厚，手部劳动者经常发生。

·需要快速恢复工作。

·对侧手接受开放式腕管松解术后疼痛。

作为知情同意书的一部分，我们会回顾这两种手术入路的手术方法、风险、期望以及术后护理，解释开放式手术与内镜手术之间的不同考虑。然后，根据每个患者的具体情况提出建议。但是，如果没有禁忌证并且手术入路之间无明显优劣，我们最终可以让患者做出决定。值得注意的是，根据我们的经验，大多数患者更喜欢外科医生决定采用何种方法。

避免并发症

避免开放式腕管松解手术引起并发症的前提条件是谨慎选择患者以及对腕部解剖结构和变异的充分了解。手术期间患者的配合对于防止任何意外损伤至关重要。

与内镜手术相比，开放式手术的一个优势是对手腕其他解剖结构的直视观察，从而可以评估和治疗其他病变。对于任何手术，皮肤和软组织的细致解剖分离对避免任何意外的神经血管损伤都是必不可少的。在整个过程中，应该仅使用双极电凝和局部加压来止血。正中神经的完全暴露以及对其分支的精细解剖分离对减少复发和正中神经损伤很重要。最后，最佳的手术切口缝合以及早期运动可能会降低正中神经滑动受限和腕管综合征复发的风险。

技术细节

大多数专家都同意，Marie 和 Foix 首次提供了关于腕管综合征的清晰描述，而 Learmonth 在 1933 年发表了第一例关于腕管松解术的报道。与内镜下松解相比，我们不经常在开放式腕管松解术中使用止血带。止血带会增加手术时间，并且我们希望在手术过程中观察正中神经的微脉管系统。尽管一些外科医生对皮肤切口的位置有强烈的偏好（例如，手指弯曲到腕部时环指甲床的尺侧），我们更喜欢鱼际纹中部的尺侧切口。根据我们的经验，这可以减少术后瘢痕，皮下组织、掌筋膜、屈肌支持带和前臂筋膜均能被清楚地解剖分离。钝性分离皮下脂肪，不要使用锐性分离，因为掌横神经在水平或横向钝性分离时容易得到保护。同样的，钝性分离或游离掌筋膜，而不是锐性分离。没有必要在腕横韧带下方插入器械来保护正中神经。全层切开后，腕横韧带将回缩，从而在腕横韧带上方创造一个窗口。然而，许多外科医生主张将 Freer 剥离子或 Woodson 剥离子放在腕横韧带下方。我们用切腱剪分离前臂筋

膜远端，同时用 Ragnell 牵开器撑开切口近端。撑开后可以提供良好的视野，由于正中神经近端肿胀，我们认为这是必不可少的。每个步骤都要充分检查正中神经，因为其本身的病变和解剖学变异并不罕见。如前所述，在完成减压后，屈伸手腕以确保正中神经能滑动，并且不存在栓系。应避免使用 Vicryl（Ethicon）等可吸收缝线，因为这些缝线常会引起炎症反应。可以用敷料覆盖手术区域，但是要避免敷料限制活动。我们建议所有患者尽早进行有效的腕部运动，以免术后形成瘢痕栓系肌腱或正中神经。

文献回顾、支持显微手术的证据

在过去的 20 年中，开放式手术与内镜手术孰优孰劣的问题一直有争论，包括各种随机临床试验在内的多项研究显示出相互矛盾的结果。尽管许多外科医生仍然倾向开放式手术，一些研究已经表明，内镜手术在短期随访中更具优势。总的来说，对多项随机临床试验长期随访结果的分析可以得出结论，两种方法具有相似的成功率、满意度和并发症发生率。尽管不同研究之间有细微差别，但多年的对比试验可以得出结论，两种方法在长期随访中基本等效。

开放式手术是减压腕管最主要的方法，可以完全暴露腕部结构，还能检查正中神经是否存在任何病变、异常病程或解剖变异。2011 年一项对手外科医生的调查显示，52% 的医生只做开放式手术，36% 主要使用内镜，12% 两种方法都用。开放式手术事实上用于复发或需要再次松解的腕管，因为术后瘢痕导致这类病例比较棘手。对于复杂的病例（例如类风湿性关节炎和透析患者）以及正中神经本身存在病变（例如肿瘤）或解剖变异的患者，也应选择开放式手术。因此，由于上述因素或在腕管狭窄的情况下，术中由内镜入路改为开放式入路的情况并不少见。与内镜手术相比，开放式手术的手术时间更短。此外，开放式手术的经济负担更小。因此，许多外科医生认为开放式手术比内镜手术更具成本效益。有趣的是，一项比较双通道内镜下松解与开放式松解的随机研究报道，内镜组患者满意度为 85%，开放组为 93%。内镜组因症状复发的再次手术率为 5%，开放手术组为 0。

一些随机试验的短期结果表明，在术后疼痛、恢复工作时间和术后握力方面，内镜优于开放手术。但是，各种随机临床试验和 Meta 分析未能显示两种方法在术后疼痛、恢复工作时间和术后手部力量方面存在统计学差异。由于复发和再次手术的风险增

加，抵消了内镜手术的短期获益（相对较小且持续时间短）。多项研究表明，采用内镜手术的复发率为0~10%。推测是因为腕管未能充分松解，因为内镜手术仅有腕横韧带被切开，术后腕骨移位很小。基于短期试验结果，开放式手术的长期复发率似乎更低，这种效果可能比目前所理解的要大。

Aslani 等报道，与内镜手术相比，开放式手术的恢复工作时间明显更长（ $P < 0.05$ ）。此外，早期随访中，开放式手术可显著增加柱状痛的风险；然而，这种差异在随访的第 4 个月被抵消了，统计学上结果类似。Atroshi 等发现内镜手术后的疼痛更少，但术后休息时间相似。他们还注意到，在术后 1 年的随访中，腕管综合征的症状严重程度和功能状态评分在两种方法之间无差异。他们还报道了 5 年随访的结果，两组的症状严重程度评分有相似的改善，并且功能状态、满意度、再次手术率和恢复工作时间相似。在 11~16 年的随访中，两组的症状严重程度评分、功能状态、满意度和再次手术率的改善在统计学上没有显著差异。

尽管多项研究显示两种方法的并发症发生率在统计学上无显著差异，但内镜手术的并发症要比开放式手术更严重，发生率为 2%~35%。Gümüştaş 等报道内镜组的并发症发生率为 15.52%，而开放组为 5.26%。Benson 等在一项内镜手术治疗 22 327 例腕管综合征的回顾性研究中报道，主要神经损伤为 0.13%，指神经损伤为 0.03%，动脉弓损伤为 0.02%，短暂性神经功能障碍为 1.45%。其他报道的内镜手术并发症包括肌腱、血管和神经损伤、伤口感染和反射性交感神经营养不良等。外科医生在学习内镜手术的过程中，此类并发症可能更高。

最后，重要的是牢记许多干扰因素和潜在的设计偏倚会影响对比的结果。实际上，许多随机临床试验未能解决许多与其研究设计和随访方法有关的干扰因素。在最新的 Cochrane 评价中，作者总结道："为这些结果贡献数据的研究中存在偏倚的总体风险很高……该评价的证据质量可能被认为较低。"更重要的是，试验结果反映的是试验的选择标准，而不是真实世界的诸多可能。因此，不建议在不考虑排除标准的情况下广泛应用这些试验及其结果。

参考文献

[1] Louie DL, Earp BE, Collins JE, et al. Outcomes of open carpal tunnel release at a minimum of ten years. J Bone Joint Surg Am. 2013; 95(12):1067–1073.

[2] Boya H, Özcan Ö, Özteki N HH. Long-term complications of open carpal tunnel release. Muscle Nerve. 2008; 38(5):1443–1446.

[3] Nazzi V, Franzini A, Messina G, Broggi G. Carpal tunnel syndrome: matching minimally invasive surgical techniques. Technical note. J Neurosurg. 2008; 108(5):1033–1036.

[4] Chung KC, Walters MR, Greenfield ML, Chernew ME. Endoscopic versus open carpal tunnel release: a cost-effectiveness analysis. Plast Reconstr Surg. 1998; 102(4):1089–1099.

[5] Saw NL, Jones S, Shepstone L, Meyer M, Chapman PG, Logan AM. Early outcome and cost-effectiveness of endoscopic versus open carpal tunnel release: a randomized prospective trial. J Hand Surg [Br]. 2003; 28(5):444–449.

[6] Marie P, Foix C. Atrophie isole de l'eminence thenar d'origine nevritique: role du ligament annulaire anterieur du carpe dans la pathologenie de la 1esion. Rev Neurol. 1913; 26:647–649.

[7] Learmonth J. The principle of decompression in the treatment of certain diseases of peripheral nerves. Surg Clin North Am. 1933; 13:905–913.

[8] Atroshi I, Larsson GU, Ornstein E, Hofer M, Johnsson R, Ranstam J. Outcomes of endoscopic surgery compared with open surgery for carpal tunnel syndrome among employed patients: randomised controlled trial. BMJ. 2006; 332 (7556):1473.

[9] Atroshi I, Hofer M, Larsson GU, Ornstein E, Johnsson R, Ranstam J. Open compared with 2-portal endoscopic carpal tunnel release: a 5-year follow-up of a randomized controlled trial. J Hand Surg Am. 2009; 34(2):266–272.

[10] Atroshi I, Hofer M, Larsson GU, Ranstam J. Extended follow-up of a randomized clinical trial of open vs endoscopic release surgery for carpal tunnel syndrome. JAMA. 2015; 314(13):1399–1401.

[11] Sayegh ET, Strauch RJ. Open versus endoscopic carpal tunnel release: a metaanalysis of randomized controlled trials. Clin Orthop Relat Res. 2015; 473 (3):1120–1132.

[12] Vasiliadis HS, Georgoulas P, Shrier I, Salanti G, Scholten RJ. Endoscopic release for carpal tunnel syndrome. Cochrane Database Syst Rev. 2014(1):CD008265.

[13] Hu K, Zhang T, Xu W. Intraindividual comparison between open and endoscopic release in bilateral carpal tunnel syndrome: a meta-analysis of randomized controlled trials. Brain Behav. 2016; 6(3):e00439.

[14] Vasiliadis HS, Nikolakopoulou A, Shrier I, et al. Endoscopic and open release similarly safe for the treatment of carpal tunnel syndrome. A systematic review and meta-analysis. PLoS One. 2015; 10(12):e0143683.

[15] Leinberry CF, Rivlin M, Maltenfort M, et al. Treatment of carpal tunnel syndrome by members of the American Society for Surgery of the Hand: a 25-year perspective. J Hand Surg Am. 2012; 37(10):1997–2003.e3.

[16] Keiner D, Gaab MR, Schroeder HW, Oertel J. Long-term follow-up of dualportal endoscopic release of the transverse ligament in carpal tunnel syndrome: an analysis of 94 cases. Neurosurgery. 2009; 64(1):131–137, discussion 137–138.

[17] Helm RH, Vaziri S. Evaluation of carpal tunnel release using the Knifelight instrument. J Hand Surg [Br]. 2003; 28(3):251–254.

[18] Thoma A, Veltri K, Haines T, Duku E. A meta-analysis of randomized controlled trials comparing endoscopic and open carpal tunnel decompression. Plast Reconstr Surg. 2004; 114(5):1137–1146.

[19] Zhang S, Vora M, Harris AH, Baker L, Curtin C, Kamal RN. Cost-minimization analysis of open and endoscopic carpal tunnel release. J Bone Joint Surg Am. 2016; 98(23):1970–1977.

[20] Rab M, Grünbeck M, Beck H, et al. Intra-individual comparison between open and 2-portal endoscopic release in clinically matched bilateral carpal syndrome. J Plast Reconstr Aesthet Surg. 2006; 59(7):730–736.

[21] Macdermid JC, Richards RS, Roth JH, Ross DC, King GJ. Endoscopic versus open carpal tunnel release: a randomized trial. J Hand Surg Am. 2003; 28 (3):475–480.

[22] Brown RA, Gelberman RH, Seiler JG, III, et al. Carpal tunnel release. A prospective, randomized assessment of open and endoscopic methods. J Bone Joint Surg Am. 1993; 75(9):1265–1275.

[23] Aslani HR, Alizadeh A, Eajazi A, et al. Comparison of carpal tunnel release with three different techniques. Clin Neurol Neurosurg. 2012; 114(7):965–968.

[24] Michelotti B, Romanowsky D, Hauck RM. Prospective, randomized evaluation of endoscopic versus open carpal tunnel release in bilateral carpal tunnel syndrome: an interim analysis. Ann Plast Surg. 2014; 73 Suppl 2: S157–S160.

[25] Jimenez DF, Gibbs SR, Clapper AT. Endoscopic treatment of carpal tunnel syndrome: a critical review. J Neurosurg. 1998; 88(5):817–826.

[26] Viegas SF, Pollard A, Kaminksi K. Carpal arch alteration and related clinical status after endoscopic carpal tunnel release. J Hand Surg Am. 1992; 17 (6):1012–1016.

[27] Gümüştaş SA, Ekmekçi B, Tosun HB, Orak MM, Bekler HI. Similar effectiveness of the open versus endoscopic technique for carpal tunnel syndrome: a prospective randomized trial. Eur J Orthop Surg Traumatol. 2015; 25(8):1253–1260.

[28] Benson LS, Bare AA, Nagle DJ, Harder VS, Williams CS, Visotsky JL. Complications of endoscopic and open carpal tunnel release. Arthroscopy. 2006; 22 (9):919–924, 924.e1–924.e2.

[29] Larsen MB, Sørensen AI, Crone KL, Weis T, Boeckstyns ME. Carpal tunnel release: a randomized comparison of three surgical methods. J Hand Surg Eur Vol. 2013; 38(6):646–650.

第 39 章　内镜与开放式腕管松解术的比较：内镜技术

Joachim Oertel, D. Keiner, K. Schwerdtfeger

黎　震　刘　松 / 译

摘要

迄今为止，与开放式腕管松解术相比，内镜腕管松解术的有效性、安全性和成功性仍存在争议。现在有数种内镜技术可用于解剖分离腕横韧带，在许多报道中均取得了成功。尽管如此，不同的研究中内镜与开放式手术的对比结果是不同的。一些作者报道，内镜腕管松解术可显著提高握力、减轻腕部疼痛和瘢痕疼痛，并且并发症的风险较小，而另一些作者则观察到可逆性神经障碍和柱状痛敏感性的增加，正中神经挫伤和尺神经横断的风险更高。在本章中，作者介绍了他们喜欢的内镜腕管松解技术，特别强调了该技术本身，以及理想的患者选择和内镜腕管松解术可能的缺陷。简短回顾了支持内镜手术的最新分析文献。

关键词：腕管，正中神经，松懈术

内镜手术治疗

案例

病史和体格检查

一名 53 岁男性患者主诉左手典型的夜间感觉异常性上肢痛和感觉减退 6 个月，精细运动受到轻微损害。体格检查未发现大鱼际肌无力或肌肉萎缩。手腕无外伤或退行性疾病史。但是，两年前对侧手因腕管综合征成功接受了开放式手术。电生理检查显示远端运动潜伏期（DML）延迟，左侧为 6.6ms，右侧为 4.6ms，证实了左手腕管综合征的诊断。保守治疗未能改善症状。因此，该患者需要手术治疗。

术中管理

在我们部门，内镜腕管松解术（ECTR）使用 Agee 单通道技术或者 Chow 双通道技术，略微偏爱 Chow 双通道技术。术中，对所有患者进行心电（ECG）和脉搏血氧监测，并建立标准静脉通道。对这名患者采用的是双通道技术。双通道 ECTR 采用

可重复使用的套件（Karl Storz Endoskope，图特林根，德国），该套件包括带有硬性 30° 光学元件和冷光源的标准内镜设备，带套管针的开槽套管，各种扩张器和用于解剖分离腕横韧带的钩刀。通常术中使用棉签清洗开槽套管（图 39.1）。

单通道技术采用的是相同的内镜系统。单通道器械套件包括一个特制的枪形手柄、一次性刀片组件、多个滑膜分离器以及各种尺寸的钩骨查找器（MicroAire Surgical Instruments，夏洛茨维尔，弗吉

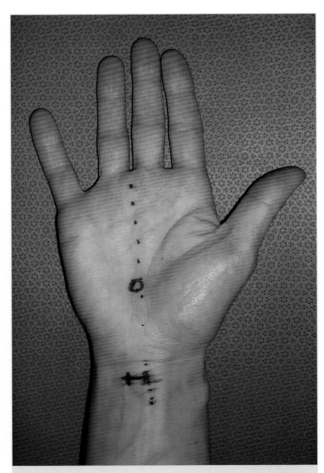

图 39.1　标记皮肤切口。近端通道口位于掌长肌腱尺侧；远端通道口位于沿环指方向上腕横韧带的边缘

尼亚州）。刀片组件安装到可以控制刀片的枪形手柄上。光源和摄像头系统插入 Agee 设备中，用来显示腕横韧带。

双通道手术技术

手术在局部麻醉下进行。通常可以考虑使用止血带。但是在我们部门中，双通道 ECTR 不使用止血带，因为通过血管的搏动更容易辨认掌动脉弓。手放在桌上，皮肤无菌消毒、铺巾后，在局部麻醉之前标记皮肤切口（图 39.1）。局部麻醉注射点位于近侧腕褶痕和手掌。在掌长肌腱尺侧做一个 5mm 长的皮肤切口，解剖分离掌腱膜。找到正中神经后，在神经尺侧将剥离子放入腕管。腕横韧带的下表面纹理粗糙，可用剥离子触及。沿环指方向在横向韧带的远端边缘，做一个小的皮肤切口作为出口通道（图 39.2）。然后取出剥离子，将带套管针的开槽套管从近端插入腕管远端。将套管针沿正中神经方向旋转 360° 以避免神经进入开槽套管中，然后取出套管针。将 30° 内镜插入远侧通道，操作器械插入近侧通道。确定腕横韧带末端，用钩刀将韧带自远端到近端解剖分离，直至韧带被切开，脂肪进入套管内。重新插入套管针，取出开槽套管。用剥离子完全分离腕横韧带。最后，外部压迫 3~5min。单针缝合皮肤切口。术后，轻度加压包扎手腕，不建议固定手腕。

单通道手术技术

同样，手术在局麻下进行。因为损伤掌动脉弓的可能性很小，我们会使用止血带。手腕的术前准备与上述相同，在近侧腕褶痕局部麻醉。在尺侧腕屈肌和桡侧腕屈肌之间的腕褶痕中做一个 1cm 长（有时是 2cm）的皮肤切口。皮下纵向解剖后，暴露前臂筋膜，在前臂筋膜上做一个 U 形切口。沿环指方向将滑膜分离器置入腕横韧带下方。之后将钩骨查找器插入腕管创造一个工作通道。内镜带刀片插入腕管直至腕横韧带末端（图 39.3）。带有刀片的器械尖端到达韧带远侧缘，通过扳机将刀片抬高到内镜套上方。取出器械，在直视下将腕横韧带从远端到近端切开（图 39.4）。完全切断韧带后，脂肪会渗入腕管。术后，单针缝合皮肤切口，轻度加压包扎手腕。不建议固定手腕。

手术结果

术后第一天和术后 2~3 个月进行常规随访检查。1 周后拆除缝线。建议在术后 2~3 个月随访时进行神经电生理学评估，但如果症状明显改善，患者经常拒绝检查。

手术结果令人满意，疼痛缓解和感觉减退改善的成功率很高。一项关于 491 例患者 583 只手接受 ECTR 手术的研究报道，手术在作者以前或现在的部门中进行，558/583（96%）夜间疼痛缓解，42/583

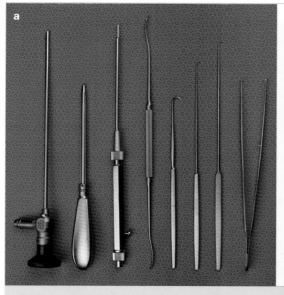
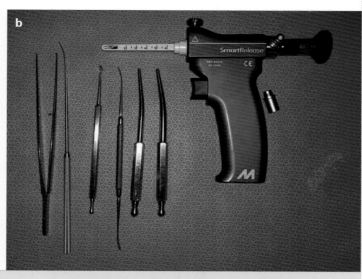

图 39.2 用于双通道内镜腕管手术的器械，从左到右依次为 30° 内镜、带套管针的开槽套管、钩刀、分离器和拉钩以及显微钳（a）。用于单通道内镜手术的器械，枪形刀片套件（右侧），由左到右依次为各种分离器和钩骨查找器（b）

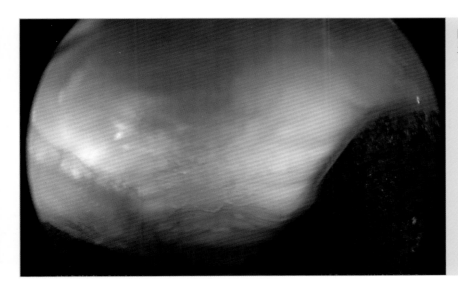

图 39.3　30° 内镜从远端通道朝向近端，可见腕横韧带末端

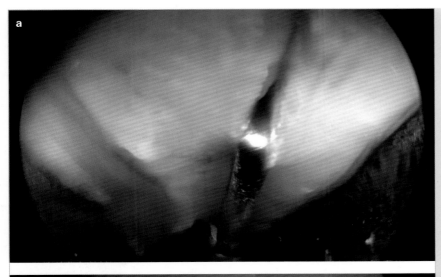

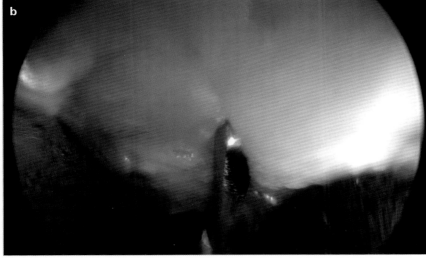

图 39.4　钩刀插入近端通道，逐步解剖分离腕横韧带（a）。脂肪渗入工作通道提示腕横韧带已被完全切开（b）

（7%）在随访中出现了柱状痛，随后疼痛消失。总体并发症发生率为3%（18/583）。到目前为止尚未观察到永久性神经功能损害。2例患者（0.3%）出现了指神经的短暂性神经挫伤，在随访中缓解。5/583（0.8%）不得不在术中将内镜改为开放手术，其中1例因动脉出血不得不切开检查。另有6例（1.0%）动脉出血可在内镜下继续手术。这些患者术后过程平稳。有6例手腕（1%；表39.1），由于（腕横韧带）未完全切开，需要接受开放式腕管松解术（OCTR）修补。尽管典型体征已缓解，有2例患者仍对腕管区域疼痛感到不满意。磁共振成像（MRI）、X线片和骨闪烁图正常，电生理评估得到改善。总之，这些结果与现有文献报道的成功率和并发症发生率一致。

案例详解内镜手术的优势

在本例中，由于患者充分配合，因此没有ECTR的禁忌证。尽管患者手很大，手腕的屈伸度也没有减少。因此，为了达到尽快恢复的目的，我们计划实施ECTR，因为内镜手术可以减少对周围组织的分离并缩小切口。尽管手腕相当坚固，但通过小切口以及插入分离器和开槽套管来寻找正中神经是没有问题的。腕横韧带末端可以在韧带切开前很容易地确认。术后过程平稳，拆线时疼痛已完全缓解，仅残留轻微感觉减退。内镜手术切口小，可让患者快速恢复并在拆线后及早回归日常活动。

开放式手术的缺点

如果排除了潜在的禁忌证，ECTR比OCTR更

可取，因为恢复更快并能更早回归工作。在标准的OCTR后，尽管腕管综合征的症状已完全消失，但患者甚至可能在术后数月仍经常抱怨瘢痕疼痛。原因可能是OCTR需要延长切口至手掌。皮肤和皮下组织的较大切口通常会增加术后疼痛的风险，并会随着神经瘤的持续发展而损伤正中神经的掌部分支。此外，使用手（和腕部）可能会对瘢痕反复产生压力，导致皮肤敏感甚至增生性瘢痕。

患者选择

在我们的部门中，决定进行腕管松解术的决定是基于下面几点。最重要的是有典型夜间感觉异常性上肢痛的临床表现，握手、揉搓或揉捏手腕可减轻症状。永久性神经功能损害（如大鱼际肌萎缩或麻木）需要及时手术治疗。电生理检查测量DML和感觉传导速度有助于诊断。随访中必须用电生理评估持续的或新发的症状。

在没有永久性神经功能损害的情况下，可以进行一段时间的保守治疗。手术前应考虑激素问题，例如妊娠或严重的糖尿病。但是，如果保守治疗不能改善症状应进行手术，通常建议ECTR。

门诊就诊的大部分腕管综合征患者均能获得成功的内镜手术治疗。基本上，患者的年龄或较大的手掌（如本例所示）并不是ECTR的排除因素。为了将内镜安全地插入腕管，应考虑到腕部（过度）伸展的能力。如果腕部伸展受到阻碍，应首选OCTR。

患者应能够在手术过程中予以配合，以免损伤正中神经导致并发症。例如，如果在双通道手术时神经进入到开槽套管中，可能会发生正中神经痛。因此，ECTR应该在局部麻醉下进行，可以通过患者获得实时反馈。

以下是ECTR的排除标准：

·复发腕管综合征。

·腕部外伤或腕部变形（类风湿病）史。

·解剖变异。

·手臂动静脉瘘。

避免并发症

除了选择合适患者，ECTR的成功与失败还取决于外科医生的经验。因此，若使用内镜技术，每年进行大量腕管手术很重要。作者认为，内镜应给那些对开放式和内镜腕管手术都具有丰富经验的外科医生使用。如果外科医生不常规进行神经内镜手术，则应反复对技术和设备功能进行培训。

表39.1 作者所在科室进行的583只手内镜腕管松解术的手术结果显示，与开放手术相比，成功率更高（a），并发症发生率相似（b）

	数量（n=583）	比例
（a）结果		
夜间疼痛完全缓解	558	96%
柱状痛	42	7%
转为开放手术	5	0.8%
总并发症发生率	19	3%
（b）并发症		
短暂性指神经挫伤	2	0.3%
转为开放手术	5	0.8%
动脉出血	6	1.2%
腕管不完全松解	6	1%

手术中可能会有一些陷阱，应牢记：

· 如果正中神经脱垂进入工作通道，通常需要重新插入套管针，并且必须朝着正中神经的方向将套管旋转 360° 才能将其避开。在某些情况下，必须取出开槽套管和套管针，然后重新放置。之后几乎总能顺利进行内镜手术。

· 为了避免在双通道手术中损伤掌动脉弓，出口通道应放置在尽可能靠近腕横韧带远端的位置。

· 在环指的方向上插入套管针或刀片内镜套件，对避免过于靠近中线而损伤正中神经非常重要。

· 尽管 ECTR 切口很小，应在手术结束后进行外部加压，将术后出血降至最低。

· 现代高清摄像系统和 Hopkins 杆状透镜光学元件可提供出色的成像效果，强烈建议使用。

技术细节

Okutsu 及其同事于 1987 年介绍了内镜下切开腕横韧带的技术。他们使用了自己组装的内镜，由透明的保护套和 30° 光学镜头组成。从那时起，几种不同的器械和不同的手术技术得到了发展。如今，通常使用滑液囊外双通道和单通道技术。一种经常使用的双通道技术是 Chow 技术，于 1989 年作为一种"经滑液囊"技术首次被介绍。由于经常发生短暂性尺神经损伤，经滑液囊入路已被放弃。自 1991 年以来，滑液囊外切开腕横韧带的技术被广泛使用，没有明显的尺神经损伤风险。过去的几年中，大量研究显示不同的内镜技术均取得了优异的结果。

选择单通道还是双通道技术取决于手术医生的偏好。单通道 ECTR 的优点是能更轻松地避免损伤掌动脉弓，因为掌动脉弓位于韧带的远端。另外，单通道技术比双通道技术更容易学习，这是因为与"双手"双通道技术相比，刀片内镜套件更易于操作。如果外科医生习惯了"双手"操作双通道器械，则能用一个很小的带槽套管得到很好的视野。

然而到目前为止，还没有证据显示某一种内镜技术具有优越性。

在我们部门，Chow 双通道内镜技术是首选，因为套管针和带槽套管的尺寸小，无须使用止血带就可以操作，而且内镜下视野佳。

文献回顾、支持内镜手术的证据

在过去的几年中，发表了大量有关 ECTR 有效性、安全性、患者满意度和成本效益的研究。迄今为止，腕管综合征的最佳手术方案尚无共识。主要原因是不同研究间有显著的异质性，其研究设计、结果评估以及具体手术技术均不同，这取决于外科医生的背景和经验，在使用内镜技术时尤其如此。因此，从研究和综述中得出的结论受到高偏倚风险的限制。

许多研究均报道了 ECTR 的成功结果。根据文献，成功率为 92%~98%，随访最高长达 8 年。复发率为 0~10%。需要特别指出的是，2001 年之前发表的研究表明，与 ECTR 相比，OCTR 的效果更好，并发症发生率更低。近来的研究表明这两种手术之间没有显著差异。最近发表的一些 Meta 分析和系统评价证实了这一点。

2015 年 Zuo 等发表了一项 Meta 分析，包括 13 项随机对照临床研究，1315 例腕管综合征患者接受了内镜或开放式腕管松解术。总体而言，症状缓解和术后恢复的成功率以及并发症发生率没有显著差异。在该分析中，与接受 OCTR 的患者相比，接受 ECTR 的患者术后发生可逆性神经损伤的风险被认为更高［相对风险（RR）=2.38；P=0.05］。与开放式手术相比，ECTR 术后手部疼痛的发生率明显更低（RR=0.73；95%CI；P=0.02）。

相比之下，Sayegh 等 2015 年发表的 Meta 分析研究了 21 项随机对照临床试验（1859 只手）。结果表明，经内镜治疗的患者症状缓解与开放治疗类似，但术后早期握力（P=0.04）和捏力（P＜0.001）的恢复明显好很多。此外，经内镜治疗的患者出现瘢痕疼痛的风险更低（P=0.005），柱状痛和再次手术的风险与开放手术类似。通常这些患者能较早地恢复工作（P＜0.001）。Sayegh 等得出的结论是，ECTR 可能对要求早日恢复工作和活动的患者更有吸引力。

另有一篇 Vasiliadis 等 2015 年发表的大型综述，作者纳入了将 ECTR 与标准 OCTR 或使用改良切口的 OCTR 进行比较的随机对照临床试验，总共包括 27 个研究。除了分析比较内镜技术与其他外科技术的风险和安全性之外，还评估了生产力功能恢复，即恢复工作和日常活动。与 OCTR 相比，ECTR 轻度并发症的发生率更低。总结效应表明，与 OCTR 相比，ECTR 轻度并发症的发生率平均相对降低 50%。内镜手术出现麻木和感觉异常等暂时性神经损害更为常见，而开放式手术更常导致诸如感染、增生性瘢痕或瘢痕疼痛之类的切口问题，但差异并不显著。然而，主要并发症和症状复发率是有差别的。康复期的分析表明，ECTR 术后恢复工作的平均时间要早 10 天。

总之，文献提供了支持内镜手术的证据：

·长期随访的成功率很高，复发率很低。

·术后手部疼痛更少。

·术后早期握力和捏力恢复更好，瘢痕疼痛更少，更快恢复工作。

·轻度并发症更少。

毫无疑问，较小的瘢痕和切口可减少术后不适，并具有出色的美容效果，因此即使在内镜与开放式手术中，长期的神经功能恢复是相同的，内镜手术仍具有明显的优势。最重要的问题是外科医生必须具备安全操作内镜手术的知识和技能。如果是这样，内镜是首选的手术技术。

参考文献

[1] Okutsu I, Hamanaka I, Tanabe T, Takatori Y, Ninomiya S. Complete endoscopic carpal canal decompression. Am J Orthop. 1996; 25(5):365–368.

[2] Okutsu I, Ninomiya S, Natsuyama M, et al. Subcutaneous operation and examination under the universal endoscope. Nippon Seikeigeka Gakkai Zasshi. 1987; 61(5):491–498.

[3] Assmus HAG, Dombert T. Die Kompressionssyndrome des N. medianus aus Nervenkompressionssyndrome. Dresden: Steinkopff-Verlag; 1999.

[4] Chow JC. Endoscopic carpal tunnel release. Clin Sports Med. 1996; 15 (4):769–784.

[5] Agee JM, McCarroll HR, Jr, Tortosa RD, Berry DA, Szabo RM, Peimer CA. Endoscopic release of the carpal tunnel: a randomized prospective multicenter study. J Hand Surg Am. 1992; 17(6):987–995.

[6] Atroshi I, Johnsson R, Ornstein E. Endoscopic carpal tunnel release: prospective assessment of 255 consecutive cases. J Hand Surg [Br]. 1997; 22(1): 42–47.

[7] Boeckstyns ME, Sørensen AI. Does endoscopic carpal tunnel release have a higher rate of complications than open carpal tunnel release? An analysis of published series. J Hand Surg [Br]. 1999; 24(1):9–15.

[8] Chow JC. Endoscopic release of the carpal ligament for carpal tunnel syndrome: long-term results using the Chow technique. Arthroscopy. 1999; 15 (4):417–421.

[9] Erhard L, Ozalp T, Citron N, Foucher G. Carpal tunnel release by the Agee endoscopic technique. Results at 4 year follow-up. J Hand Surg [Br]. 1999; 24 (5):583–585.

[10] Ferdinand RD, MacLean JG. Endoscopic versus open carpal tunnel release in bilateral carpal tunnel syndrome. A prospective, randomised, blinded assessment. J Bone Joint Surg Br. 2002; 84(3):375–379.

[11] Mackenzie DJ, Hainer R, Wheatley MJ. Early recovery after endoscopic vs. short-incision open carpal tunnel release. Ann Plast Surg. 2000; 44(6): 601–604.

[12] Thoma A, Veltri K, Haines T, Duku E. A systematic review of reviews comparing the effectiveness of endoscopic and open carpal tunnel decompression. Plast Reconstr Surg. 2004; 113(4):1184–1191.

[13] Trumble TE, Diao E, Abrams RA, Gilbert-Anderson MM. Single-portal endoscopic carpal tunnel release compared with open release: a prospective, randomized, trial. J Bone Joint Surg Am. 2002; 84-A(7):1107–1115.

[14] Brief R, Brief LP. Endoscopic carpal tunnel release: report of 146 cases. Mt Sinai J Med. 2000; 67(4):274–277.

[15] Macdermid JC, Richards RS, Roth JH, Ross DC, King GJ. Endoscopic versus open carpal tunnel release: a randomized trial. J Hand Surg Am. 2003; 28 (3):475–480.

[16] Filippi R, Reisch R, El-Shki D, Grunert P. Uniportal endoscopic surgery of carpal tunnel syndrome: technique and clinical results. Minim Invasive Neurosurg. 2002; 45(2):78–83.

[17] Keiner D, Gaab MR, Schroeder HW, Oertel J. Long-term follow-up of dualportal endoscopic release of the transverse ligament in carpal tunnel syndrome: an analysis of 94 cases. Neurosurgery. 2009; 64(1):131–137, discussion 137–138.

[18] McNally SA, Hales PF. Results of 1245 endoscopic carpal tunnel decompressions. Hand Surg. 2003; 8(1):111–116.

[19] Jimenez DF, Gibbs SR, Clapper AT. Endoscopic treatment of carpal tunnel syndrome: a critical review. J Neurosurg. 1998; 88(5):817–826.

[20] Vasiliadis HS, Nikolakopoulou A, Shrier I, et al. Endoscopic and open release similarly safe for the treatment of carpal tunnel syndrome. A systematic review and meta-analysis. PLoS One. 2015; 10(12):e0143683.

[21] Zuo D, Zhou Z, Wang H, et al. Endoscopic versus open carpal tunnel release for idiopathic carpal tunnel syndrome: a meta-analysis of randomized controlled trials. J Orthop Surg. 2015; 10:12.

[22] Sayegh ET, Strauch RJ. Open versus endoscopic carpal tunnel release: a metaanalysis of randomized controlled trials. Clin Orthop Relat Res. 2015; 473 (3):1120–1132.

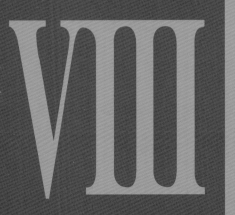

第八部分
技术

VIII

第 40 章 3D 内镜对比 2D 高清内镜

Jason Chu, Nelson Oyesiku

陈　垒　黄国栋 / 译

摘要

　　内镜已经彻底改变了神经外科的各个亚专业。与现代内镜相比，内镜的早期迭代提供的光照最小和外形最大。近几十年来，芯片技术的进步为内镜立体视觉的发展提供了条件。在本章中，我们将讨论 3D 内镜相较于传统的现代 2D 内镜在神经外科应用中的优缺点。

　　关键词：神经内镜，颅底，3D，2D，经鼻

40.1 引言

　　内镜自诞生以来，一直致力于改善手术的视觉效果。虽然内镜已经被纳入了一些外科专业，但神经内镜的领域还处于相对的初级阶段。这一领域的早期先驱包括 Walter Dandy、William Mixter 和 Gerard Guiot，但直到 20 世纪 60 年代中期，Harold Hopkins 和 Karl Storz 发明了现代内镜，内镜才成为神经外科手术可行的微创选择。在过去的半个世纪里，光学和视频技术的进步不仅提高了内镜的图像质量，而且还促使神经外科医生改进了颅底、脑室和脊柱手术相关的内镜技术。总的来说，这已经产生了极好的临床结果。在美国，神经内镜手术在 2003—2013 年逐渐从显微镜下蝶窦入路（TSA）转变到内镜下蝶窦入路（TSA）治疗鞍区病变，可见其日益普及。

　　与显微镜相比，内镜产生的是二维（2D）图像，缺乏深度感知被批评者认为是这项技术的主要缺点。最近三维（3D）内镜的发展试图缓解这一不足。成像技术的进步也导致了 2D 高清（HD）内镜的发展。神经内镜专家的一个主要争论是：2D-HD 成像能否弥补神经内镜手术中立体视觉的不足？

40.2 内镜的演变

　　立体视觉需要双眼观察，左眼和右眼的视角不同会导致观察对象的细微差异（图 40.1）。这些差异信息被大脑处理和解释，以产生对形状、大小和深度的感知。早期的 3D 内镜试图通过双通道系统重建人的立体视觉，该系统向外科医生提供两个稍有不同的图像（每只眼睛一个）。通过使用一种双通道光学内镜，并将其连接到两个摄像机上。然而，使用两个不同的摄像机通常会造成图像质量、颜色、亮度和光学失真的差异，以及一些不受欢迎的副作用，如头痛、头晕和眼睛疲劳。此外，大型摄像机的复杂性影响了手术的灵活性。另一种选择是"顶端双芯片"，其中两个视频芯片安装在内镜的末端，并生成两个不同的数字图像。虽然这避免了光学失真，但也存在头痛和眼疲劳类似缺点。此外，由于两个芯片的距离很近，该系统无法产生令人信服的 3D 效果。

　　1993 年，Becker 等报告了使用"快门"技术生成 3D 图像的情况。这种内镜的优点是采用单通道系统，利用快速交替的快门将一幅图像分成两幅角度稍有不同的图像。然而，这种机制依赖于相机的持续移动以及屏幕上的闪烁，其产生的副作用与双通道系统相似。同样，产生的 3D 效果也相对较弱。

　　3D 内镜技术的最新进展是"昆虫眼"技术的发展，并于 1996 年由 Visionsense 有限公司（New York，NY）取得专利。在内镜的末端置入一个双瞳成像物镜来创建一个 3D 图像。该物镜能够将图像分为左眼通道和右眼通道，然后将其聚焦到图像传感器的微阵列上，类似于昆虫的复眼。然后对数据进行处理并进行数字重建。与左右通道相对应的图像被投影并覆盖在显示器上。观看者戴上偏振光 3D 眼镜，将左右声道滤除到各自的眼睛中，生成最终的 3D 图像（图 40.2，图 40.3）。Visionsense 3D 系统已经获得美国食品和药物管理局以及欧洲的欧洲合格评定（CE）的批准。

　　Visionsense 系统的最新版本（第三代 VSiii 系统；图 40.4）于 2014 年引入。该系统的主要升级之一是能够生成 1080p 高清分辨率（1920×1080 像素）的 3D 图像。3.3mm 数字传感器包含在单通道内镜内，内镜外径为 4mm 或 5.5mm。内镜视野（FOV）为 75° 或 105°，景深为 15~70mm。内镜有 0° 和 30° 两种视

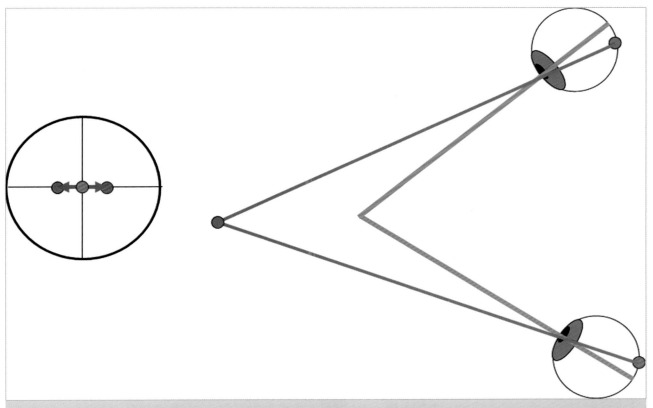

图 40.1　立体视觉的产生需要双眼视觉。左眼和右眼的视角不同会导致被观察物体的细微差异。解释的差异导致深度感知

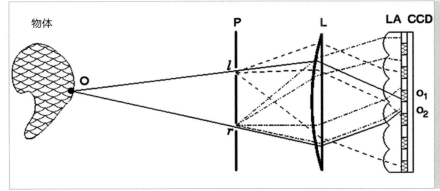

图 40.2　Visionsense 有 限 公 司 的 "昆虫眼"技术。来自物体（O）的光穿过双瞳成像物镜（P），并向左（/）和向右（r）分开。然后，光通过透镜（L）聚焦到电荷耦合器件（CCD）微芯片前面的透镜微阵列（LA）上。因此，来自物体的光产生两次（O_1，左；O_2，右），并且 O_1 和 O_2 之间的距离代表物体的左视图和右视图之间的视差。微芯片处理这些图像从而为用户产生立体视觉

角，图像质量由内镜内的自动对焦机制保持。图像显示在 24in（1in ≈ 2.54cm）LED 显示器上，观看者佩戴轻便的偏光眼镜进行立体观察。与以往的视觉内镜（VSii）相比，VSiii 提供了更小的内镜，更高分辨率的图像［标准清晰度（SD）（720p）：高清（1080p）；图 40.5］和改进的控制台控制单元，便于外科医生使用。与电视技术相比，我们预计下一代的 3D 内镜将包含超高清分辨率（4K/UHD，3840×2160 像素），以进一步加强手术可视化。

最近的系统综述表明，3D 内镜在临床实践中越来越受欢迎，这也反映在过去 5 年中越来越多的出版物中。随着 3D 内镜的普及程度越来越高，在临床医生中也越来越普遍，我们预计这一数字还会继续增加。

40.3　3D 内镜入路的优势与不足

3D 系统最显著和决定性的优点是保留了立体视

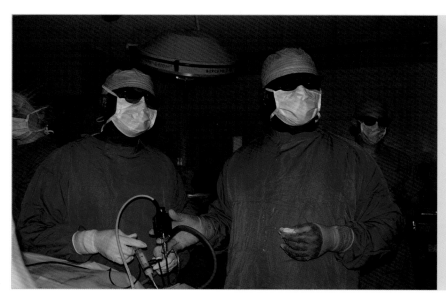

图 40.3　手术室里的 Visionsense VSiii 系统。两位外科医生戴着偏振光眼镜，可以感知深度。我们通常需要两名外科医生（"双鼻孔 – 四手"技术）：助手扶镜，重量较轻，而主刀医生可自由进行双手操作

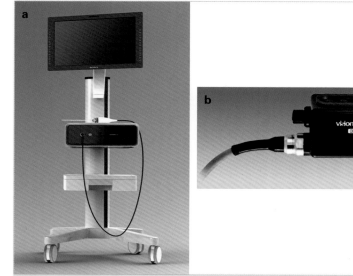

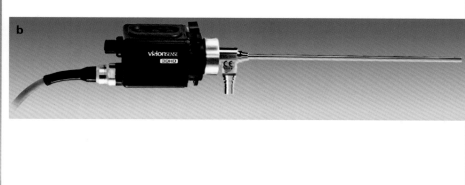

图 40.4　Visionsense 系统的最新版本：VSiii，全高清 1080p 系统。a. 控制台控制单元，由 24in LED 显示屏、计算机和内镜接口组成。b. VSiii 内镜

觉。一些研究已经证明立体视觉在理解和解释人类视觉图像中的重要性，特别是当情况变得越来越复杂时。Wickens 等发现，与 2D 图像相比，用 3D 图像呈现物体表面特征时，人类对象能够更快地解释物体表面特征，并且注意到立体视觉对整体空间关系有更深入的了解。

视觉运动研究已经证明了深度感知对于需要精确的手眼协调任务非常重要。Servos 等研究了双眼和单眼视觉在人类受试者中的多种抓握任务之间的差异。在单眼视觉下，受试者不仅低估了物体的距离，而且与双眼视觉相比，而且在运动开始时明显延迟，运动速度较慢，握持孔较小，完成任务的时间更长。根据他们的数据，作者还认为双眼视觉可能在运动规划、编程和执行的准确性方面发挥作用。类似地，另一项研究表明，双眼视觉的提示在视觉运动控制和物体在 3D 空间中的位置上得到了广泛的应用。

从临床角度来看，深度感知、理解 3D 空间解剖关系和精准的手眼协调在神经外科手术中至关重要。

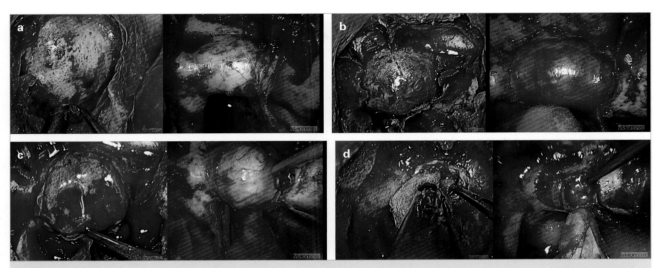

图 40.5　Visionsense VSii（720p，左图）和 VSiii（1080p，右图）的比较。a. 经蝶窦入路的鞍底。b. 鞍底硬脑膜暴露。c. 垂体大腺瘤。d. 垂体微腺瘤。由 VSiii 产生的高分辨率图像可以更好地了解解剖和手术病变的区别。原始图像在 3D 中被捕获并转换为 2D

对于那些使用内镜的手术来说尤其如此。例如，从 TSA 到蝶鞍的通道很窄，可以防止使用大型器械或过度的清扫动作。与蝶鞍并列的是颈内动脉、海绵窦、视神经和视交叉，需要精确的器械置入以防止对它们造成伤害。因此，当务之急是外科医生能很好地观察解剖结构，真正了解该区域关键神经血管结构之间的空间关系，并能够通过鼻孔有限的通道进行精确的器械操作。

40.4　2D 高清内镜手术入路的优势与不足

与上一代相比，现代的 2D 内镜利用高清视频，具有更好的图像质量和颜色区分。来自 SD 内镜的图像包含大约 40 万像素，而 HD 图像包含大约 200 万像素。HD（16∶9）和 SD（4∶3）之间的宽高比也有所不同，从而可以扩大 HD 的视野。内镜手术中图像质量的重要性不可低估，高清成像使操作者能够在手术过程中更好地观察和辨别解剖结构。一些作者认为高清成像的分辨率可以与手术显微镜的光学性能相媲美。

在内镜垂体手术中，Yoneoka 等研究了 HD 神经内镜对外科医生识别正常腺垂体、漏斗和神经垂体能力的影响，并将其与鞍区病变（包括一系列垂体腺瘤和 Rathke 囊肿）区分开来。作者认为，高清成像可以使外科医生更好地识别正常组织和异常组织之间的解剖界面，发现前、后腺体的颜色差异，

了解减压后整个腺体的颜色变化，总之，这些优势的叠加效应使得他们在一系列患者中取得了良好的效果。

2D 内镜的其他优势包括带有角度的内镜，使得操作者可以"观察周围的角落"。目前，3D 内镜被限制在 0°和 30°，而 2D 高清内镜可以达到 70°视角（用于大多数神经外科手术）。更重要的是，最近的一项研究表明，与传统的 2D 高清显示器（Karl Storz Hopkins Ⅱ，Stryker HD camera）相比，上一代的 Visionsense 3D 系统（VSii 系统）的 FOV 减少了 52%。FOV 的这种变化是一个非常重要的细节，对于同时使用 2D 和 3D 系统并在一次手术中两者之间相互切换的操作者应该认识到这一点。

一些 2D-HD 内镜雏形也在开发和测试。digiCAMeleon（Karl Storz）是一款 Cavallo 等在尸体模型上对内镜经鼻、脑室内和眶上入路进行测试的多向视频内镜。这种独一无二的视频内镜包含一根"一体化"细电缆，用于所有电子数据和照明，重量仅为 215g。内镜的顶端包含一个数字传感器，它可以根据操作者的判断在 0°、30°、45°和 70°之间改变视角。自动水平定位功能还允许操作员设置并保持观察方向，以便内镜的旋转不会影响屏幕上图像的方向。虽然只在尸体模型中进行了测试，但作者得出结论，这种可操纵、多方向和符合人体工程学的设备代表了高清视频内镜技术的下一个发展方向。按照类似的思路，Friedman 等最近在一名患有顶盖

占位和梗阻性脑积水的患者身上制作了 HD 柔性内镜的原型；该设备被制作用以肿块活检和内镜第三脑室造瘘相结合的原型（ETV 是使用标准的硬性内镜完成的）。柔性内镜利用芯片上的高清摄像机，在内镜的顶端有一个互补的金属氧化物半导体（CMOS）芯片。该芯片直接将光学图像转换为内镜顶端的数字图像，并最大限度地减少了对大型精密光纤电缆的需求。作者认为柔性内镜提供的更大的移动范围和增强的可视化是一种非常有价值的工具，当其用于脑室内手术，尤其是与 HD 成像相结合时。鉴于 2D 内镜是目前的标准，内镜未来的技术创新很可能在 3D 内镜生产之前进入 2D 商业市场。

2D 内镜的主要缺点是不能提供精准的深度感知。传统的 2D 内镜，通过移动视差和触觉反馈相结合的方法来估计深度。当内镜移动时，物体质地和阴影的变化给人一种间接的深度感。然而，这要求内镜处于持续的偏离、俯仰或滚动移动状态，这可能导致定向障碍和手眼协调困难。由于屏幕上观察到的器械位置与其实际位置之间的差异，使用单眼提示可能导致器械放置不准确，这可能会导致在 2D 内镜经蝶窦手术中出现并发症。事实上，一些作者认为，缺乏深度感知是内镜手术一个非常明显的缺点，以至于他们认可经典的显微镜方法作为 TSA 的"金标准"。

40.5 2D-HD 与 3D 内镜在神经外科中的应用比较

目前比较 2D-HD 和 3D 内镜的文献多为经蝶手术。Tabaee 等是最早报道鞍区病变经蝶窦手术中 2D-HD 与 3D 内镜对比结果的人之一。在他们的系列文章中，患者前瞻性地接受 3D-SD 内镜（Visionsense VSii）治疗，并与先前使用 2D-HD 内镜进行 TSA 手术的患者进行回顾性配对研究。作者发现两组在手术时间、切除范围和平均住院时间上没有差异。虽然这项研究的目的并不是为了证明技术上的优越性，但几位手术人员报告说，当使用 3D 内镜时，手术的深度感知和"更自然的感觉"得到了改善。这个早期的报告表明，3D 内镜是一种安全的技术，是 TSA 可行的替代方法。

Fraser 等对 2D-HD 和 3D-SD 内镜（Visionsense VSii）进行了更直接的比较，他们招募了神经外科医生和颅底耳鼻喉科医生（主治医师和住院医师）来完成 2D 和 3D 两种模拟任务。他们发现 75% 的受试者更喜欢 3D 内镜，而 87.5% 的参与者认为 3D 可视化有助于他们完成分配的任务。此外，从 2D 切换到 3D 时，受试者的任务速度和效率得到了提高。作者认为 3D 可视化不仅可以使参与者更有效地学习任务，而且可以让他们在熟悉任务后提高自己的表现。Kawanish 和 Shah 等也发现了类似的结果。尽管这两项研究也都使用了模拟 TSA 环境来完成 2D 和 3D 任务，但他们各自发现 3D 内镜用户的表现优于 2D 内镜用户。此外，这些研究表明，新手或无经验的用户更能从 3D 内镜受益，认为它可能缩短正在接受培训医生的学习曲线。

在临床环境中，Felisati 等招募了 8 名外科医生（2 名高级耳鼻咽喉科医生、3 名初级耳鼻喉科医生、1 名高级神经外科医生、2 名初级神经外科医生），并要求他们对 52 例患者使用 3D 内镜行前颅底内镜手术的经验进行评估。结果表明，大多数外科医生，不管他们以前的技术水平如何，都能够不超过 10 个手术就能有效地适应 3D 可视化。这与 2D 内镜手术的扩展学习曲线形成对比，后者需要 10~50 个手术才能熟练掌握并能够安全地进行类似的手术。作者报告认为，与高年资同行相比，初级外科医生能够更轻松地适应 3D 系统。另外，还发现 3D 系统在增加任务复杂性后更具优势。总体而言，本研究的参与者偏爱 3D 系统，因为解剖的精度更高，并且立体视觉赋予了"更安全"的感觉。

一个意大利小组最近详细介绍了他们在 104 个鞍区病变（83 个大腺瘤、7 个微腺瘤、5 个 Rathke 氏裂囊肿、5 个颅咽管瘤、2 个孤立性纤维瘤、1 个鞍区脊索瘤和 1 个转移瘤）和 13 个斜坡脊索瘤中使用 3D 内镜（Visionsense VSii）的单中心 3 年经验。对于这些鞍区病变，70% 的患者在随访的 MRI 中发现做到了全切除；令人印象深刻的是 80% 的患者术前 Knosp 评分 ≥ 2 分。此外，85% 的患者在 3 个月后的随访中视野缺损得到改善。在功能性腺瘤中，70%~80% 的患者生化指标得到缓解。重要的是，他们的并发症发生率与先前的 2D 内镜相似：脑脊液（CSF）漏为 4.8%；尿崩症（DI）/抗利尿激素不当综合征（SIADH）为 5.7%；血管损伤为 1.9%。在他们的斜坡脊索瘤系列中，66.6% 的患者实现了全切除，11.2% 的患者实现了近全切除。这与先前报道的 50%~80% 全切除率一致。相应的并发症很小：2 例患者出现脑脊液漏，1 例为暂时的第Ⅵ对颅神经麻痹，无血管损伤。作者认为 3D 系统具有许多优点，能取得更好的效果，对于手术在狭窄的通道中距离重要的血管只有几毫米，深度感知尤其重要。

其中最大的一项临床研究比较了 2D-HD 内镜和 3D 内镜（Visionsense VSii）的使用，回顾性分析了 2 年内 160 例手术的结果。作者观察到总手术时间在使用 2D 和 3D 内镜之间没有差异；但是，一个显著的发现是，垂体瘤手术的切除时间使用 3D 内镜与 2D 相比相差近 30min。重要的是，作者发现 2D 组和 3D 组在术中 CSF 漏发生率、肿瘤切除范围、并发症发生率或住院时间方面没有差异。他们的数据还显示，与 2D 内镜相比，新的内镜使用者能更快地适应 3D 内镜，这表明 3D 内镜空间感知、器械放置、显微切除的学习曲线更短。

这些结果与最近比较 3D 内镜和 2D 内镜疗效的系统评价一致。总的来说，在比较 2D 和 3D 内镜时，文献没有显示手术因素（手术时间、估计的失血量、术中 CSF 漏、头痛、眼疲劳、劳累）、临床结果（肿瘤切除程度、住院时间）或并发症（再入院率、脑膜炎、术后脑脊液漏）的差异。3D 内镜的一些主要缺点包括较差的画质和缺乏角度内镜。值得注意的是，目前的大多数文献都比较的是老一代的 SD-3D 内镜（Visionsense VSii）和 2D-HD 内镜。随着 3D-HD 内镜的引入，在未来的研究中可以更直接地比较 3D 的效果，而不必将图像分辨率的差异作为混淆因素。尽管如此，大多数作者认为即使是 3D-SD 也能使操作者更好地理解手术解剖，对新手来说学习曲线更短，并且与 2D-HD 内镜相比在手术上是有效的。

目前的文献主要是回顾性研究，证据水平较低。虽然 2D 和 3D 内镜之间似乎没有显著的差异，但是目前并没有足够的数据证明一种内镜方式优于另一种。很明显，为了更好地解决这个问题，未来需要进行前瞻性随机研究。

40.6　3D-HD 内镜

开发 3D-HD 内镜是为了解决以往 3D 系统的主要缺点之一：图像分辨率低。鉴于这项技术才刚应用，目前有关 3D-HD 内镜在神经外科中的应用的文献有限；例如，HD Visionsense VSiii 系统于 2014 年才首次发布。

在一项随机研究中，一份早期报告比较了在模拟环境中使用 2D 和 3D 以及 SD 和 HD 内镜的情况。研究人员发现，3D 使用者完成任务的速度明显快于 2D，而 HD 图像与 SD 相比能够提高准确性。作者认

为 3D 和 HD 有不同但互补的效果，而 3D 和 HD 都不能单独地互补。虽然只是一项临床前研究，但他们提供了令人信服的证据，表明 3D-HD 内镜可以成功地用于神经外科手术。类似地，OginoNishimura 等直接比较了 3D 高清内镜（Shinko 光学）和 2D 高清内镜在尸体内镜鼻窦和颅底手术中的应用。在这项研究中，73 名外科医生（63 名耳鼻喉科医生和 10 名神经外科医生，平均 14~15 年的手术经验）接受了调查，近 90% 的参与者表示，与 2D HD 内镜相比，3D HD 系统对于解剖学理解更有优势。

Nassimizadeh 等在欧洲第一个发表了有关 3D 高清内镜（Visionsense VSiii）的临床报告。在他们的系列文章中，作者比较了 3D-HD 内镜（n=1）和 3D-SD 内镜（n=4）以及他们以前使用 2D-HD 内镜的经验。虽然他们没有特别评论手术结果，作者指出，3D-HD 内镜的图像质量不仅可以与传统 2D-HD 媲美，同时也优于 3D-SD 系统。作者认为，对于那些继续将显微镜用于 TSA 手术的人来说，3D-HD 内镜作为过渡工具可能特别有优势，并且 3D-HD 内镜代表了内镜手术的下一个发展方向。

40.7　资深作者的经验

与美国的其他几家机构类似，我们团队的所有经蝶窦手术都只使用 3D 内镜。我们的首次经验是在 2009 年使用 SD Visionsense VSii 机器。已经报道了我们在比较 58 例患者的 3D 和 2D 系统（3D，n=26；2D，n=32）中的最初经验。在我们的研究中，我们发现 2D 和 3D 内镜在手术时间、手术失血量和平均住院时间方面没有显著差异。此外，我们注意到术后并发症方面没有任何差异，包括脑脊液漏、短期内分泌异常和再次入院。我们的发现证实了使用 3D 系统的优势，包括立体视觉和可以减少学员的学习曲线。我们没有经历过其他作者报道的眼疲劳、恶心、定向障碍或其他一些不利情况。对于外科医生或手术室的支持人员来说，戴上 3D 眼镜以获得完全的立体效果并不存在太大的困扰。

我们最近于 2014 年 3 月购买了 3D-HD Visionse VSiii 系统。我们对于 VSiii 的经验是积极的，与当前文献结论类似，其可以增强可视化，更好地理解高清影像中解剖关系。在使用 Visionsense VSiii 的前 3 个月内，我们进行了大约 40 次经蝶手术。与先前的 Visionsense VSii 设备相比，我们的结果表明手术时间（平均手术时间 93.4min：146.5min；数据未公布）和

术中脑脊液漏比例（4.9%：23%；数据未公布）有所改善，术后内分泌相关并发症和再入院率没有任何差异。随着我们继续收集和分析我们的数据，我们期待 3D-HD 的优势进一步显现。作为卓越的垂体中心和超过 2300 台经蝶垂体手术，我们可以自信地说 3D-HD 内镜已经成为我们所有神经内镜手术的一个不可或缺的工具。随着 3D 技术的不断进步和越来越多的机构采用，3D 内镜将有可能成为垂体手术的新标准。

40.8 结论

Harvey Cushing 在《垂体及其疾病》一书中写道："手术的每一步都必须在手术者的眼皮底下进行。"内镜手术让神经外科医生真正地实现了这一信条。内镜技术的最新进展是 3D 内镜的引入，目前的证据表明，3D 内镜是一种安全的工具，具有多种优点，包括立体视觉、更好地了解手术解剖和更短的学习曲线。3D 高清内镜的发展也解决了以往 3D 系统图像质量差的问题。虽然没有足够的数据表明 3D 内镜相对于当前 2D 高清内镜的优势（或劣势），但我们认为 3D 内镜的优势大于劣势。为了更好地验证 3D 内镜的疗效并解决 3D 内镜和 2D 内镜之间的争论，需要未来的前瞻性随机临床研究。

参考文献

[1] Di Ieva A, Tam M, Tschabitscher M, Cusimano MD. A journey into the technical evolution of neuroendoscopy. World Neurosurg. 2014; 82(6):e777–e789.

[2] Gandhi CD, Christiano LD, Eloy JA, Prestigiacomo CJ, Post KD. The historical evolution of transsphenoidal surgery: facilitation by technological advances. Neurosurg Focus. 2009; 27(3):E8.

[3] Rolston JD, Han SJ, Aghi MK. Nationwide shift from microscopic to endoscopic transsphenoidal pituitary surgery. Pituitary. 2015.

[4] Mortini P. Cons: endoscopic endonasal transsphenoidal pituitary surgery is not superior to microscopic transsphenoidal surgery for pituitary adenomas. Endocrine. 2014; 47(2):415–420.

[5] Freeman RD. Stereoscopic vision: which parts of the brain are involved? Curr Biol. 1999; 9(16):R610–R613.

[6] Szold A. Seeing is believing: visualization systems in endoscopic surgery (video, HDTV, stereoscopy, and beyond). Surg Endosc. 2005; 19(5):730–733.

[7] Becker H, Melzer A, Schurr MO, Buess G. 3-D video techniques in endoscopic surgery. Endosc Surg Allied Technol. 1993; 1(1):40–46.

[8] Zaidi HA, Zehri A, Smith TR, Nakaji P, Laws ER, Jr. Efficacy of three-dimensional endoscopy for ventral skull base pathology: a systematic review of the literature. World Neurosurg. 2015.

[9] Marcus H, Wan Y, Ulrich N, Reisch R. Comparative effectiveness and safety of 3D versus 2D endoscopy in skull base surgery: a systematic review. Innovative Neurosurgery.. 2015; 3(3–4):53–58.

[10] Fielder AR, Moseley MJ. Does stereopsis matter in humans? Eye (Lond). 1996; 10(Pt 2):233–238.

[11] Wickens CD, Merwin DH, Lin EL. Implications of graphics enhancements for the visualization of scientific data: dimensional integrality, stereopsis, motion, and mesh. Hum Factors. 1994; 36(1):44–61.

[12] Servos P, Goodale MA, Jakobson LS. The role of binocular vision in prehension: a kinematic analysis. Vision Res. 1992; 32(8):1513–1521.

[13] Knill DC. Reaching for visual cues to depth: the brain combines depth cues differently for motor control and perception. J Vis. 2005; 5(2):103–115.

[14] Fraser JF, Allen B, Anand VK, Schwartz TH. Three-dimensional neurostereoendoscopy: subjective and objective comparison to 2D. Minim Invasive Neurosurg. 2009; 52(1):25–31.

[15] Liu CY, Wang MY, Apuzzo ML. The physics of image formation in the neuroendoscope. Childs Nerv Syst. 2004; 20(11–12):777–782.

[16] Conrad J, Philipps M, Oertel J. High-definition imaging in endoscopic transsphenoidal pituitary surgery. Am J Rhinol Allergy. 2011; 25(1):e13–e17.

[17] Schroeder HW, Nehlsen M. Value of high-definition imaging in neuroendoscopy. Neurosurg Rev. 2009; 32(3):303–308, discussion 308.

[18] Yoneoka Y, Watanabe N, Okada M, Fujii Y. Observation of the neurohypophysis, pituitary stalk, and adenohypophysis during endoscopic pituitary surgery: demonstrative findings as clues to pituitary-conserving surgery. Acta Neurochir (Wien). 2013; 155(6):1049–1055.

[19] Van Gompel JJ, Tabor MH, Youssef AS, et al. Field of view comparison between two-dimensional and three-dimensional endoscopy. Laryngoscope. 2014; 124(2):387–390.

[20] Cavallo LM, Di Somma A, Solari D, de Divitiis O, Bracale UM, Cappabianca P. Preliminary experience with a new multidirectional videoendoscope for neuroendoscopic surgical procedures. PLoS One. 2016; 11(1):e0147524.

[21] Friedman GN, Grannan BL, Nahed BV, Codd PJ. Initial experience with high-definition camera-on-a-chip flexible endoscopy for intraventricular neurosurgery. World Neurosurg. 2015; 84(6):2053–2058.

[22] Tabaee A, Anand VK, Fraser JF, Brown SM, Singh A, Schwartz TH. Three-dimensional endoscopic pituitary surgery. Neurosurgery. 2009; 64(5) Suppl 2:288–293, discussion 294–295.

[23] Kawanishi Y, Fujimoto Y, Kumagai N, et al. Evaluation of two- and three-dimensional visualization for endoscopic endonasal surgery using a novel stereoendoscopic system in a novice: a comparison on a dry laboratory model. Acta Neurochir (Wien). 2013; 155(9):1621–1627.

[24] Shah RN, Leight WD, Patel MR, et al. A controlled laboratory and clinical evaluation of a three-dimensional endoscope for endonasal sinus and skull base surgery. Am J Rhinol Allergy. 2011; 25(3):141–144.

[25] Felisati G, Pipolo C, Maccari A, Cardia A, Revay M, Lasio GB. Transnasal 3D endoscopic skull base surgery: questionnaire-based analysis of the learning curve in 52 procedures. Eur Arch Otorhinolaryngol. 2013; 270(8):2249–2253.

[26] Snyderman C, Kassam A, Carrau R, Mintz A, Gardner P, Prevedello DM. Acquisition of surgical skills for endonasal skull base surgery: a training program. Laryngoscope. 2007; 117(4):699–705.

[27] O'Malley BW, Jr, Grady MS, Gabel BC, et al. Comparison of endoscopic and microscopic removal of pituitary adenomas: single-surgeon experience and the learning curve. Neurosurg Focus. 2008; 25(6):E10.

[28] Pennacchietti V, Garzaro M, Grottoli S, et al. 3D Endoscopic endonasal approach and outcomes in sellar lesions: a single-center experience of 104 cases. World Neurosurg. 2016.

[29] Garzaro M, Zenga F, Raimondo L, et al. Three-dimensional endoscopy in transnasal transsphenoidal approach to clival chordomas. Head Neck. 2016; 38 Suppl 1:E1814–E1819.

[30] Barkhoudarian G, Del Carmen Becerra Romero A, Laws ER. Evaluation of the 3-dimensional endoscope in transsphenoidal surgery. Neurosurgery. 2013; 73(1) Suppl Operative:ons74–ons78, discussion ons78–ons79.

[31] Marcus HJ, Hughes-Hallett A, Cundy TP, et al. Comparative effectiveness of 3-dimensional vs 2-dimensional and high-definition vs standard-definition neuroendoscopy: a preclinical randomized crossover study. Neurosurgery. 2014; 74(4):375–380, discussion 380–381.

[32] Ogino-Nishimura E, Nakagawa T, Sakamoto T, Ito J. Efficacy of three-dimensional endoscopy in endonasal surgery. Auris Nasus Larynx. 2015; 42 (3):203–207.

[33] Nassimizadeh A, Muzaffar SJ, Nassimizadeh M, Beech T, Ahmed SK. Three-dimensional hand-to-gland combat: the future of endoscopic surgery? J Neurol Surg Rep. 2015; 76(2):e200–e204.

[34] Kari E, Oyesiku NM, Dadashev V, Wise SK. Comparison of traditional 2-dimensional endoscopic pituitary surgery with new 3-dimensional endoscopic technology: intraoperative and early postoperative factors. Int Forum Allergy Rhinol. 2012; 2(1):2–8.

第 41 章　柔性和硬性神经内镜

Leonardo Rangel-Castilla

陈　垒　黄国栋 / 译

摘要

　　神经内镜技术正在成为神经外科的一个独立领域。神经内镜的目标包括诊断（直接可视化）、治疗（开窗术、切除术）和手术辅助（显微外科手术）。神经内镜有两种不同的类型：硬性神经内镜和柔性神经内镜。硬性神经内镜已用于颅底和脑室内病变，其中柔性神经内镜几乎仅用于脑室内疾病。得益于最近开发的高清内镜（高端芯片），柔性神经内镜的使用越来越受到欢迎。不仅可以进行经典手术（内镜第三脑室造瘘术），而且可以提供更高级手术（终板造瘘术、脉络丛电凝术、对侧脑室入路、第三脑室和第四脑室入路）。与硬性神经内镜有很大的不同，使用柔性神经内镜需要遵循学习曲线，我建议神经外科医生在进行手术操作前应该熟悉设备并在尸头上练习。

　　关键词：神经内镜，柔性神经内镜，硬性神经内镜

41.1 引言

　　由于技术的进步以及图像质量和光照的改善，现代神经内镜检查在 20 世纪 70 年代再一次恢复了活力。神经内镜手术的应用得到复兴，其应用领域已经远远超出了内镜第三脑室造瘘术（ETV）和脉络丛切除术。目前神经内镜在神经外科的应用有 3 个不同的目的：诊断、治疗和手术辅助。

　　做或不做组织活检，诊断性神经内镜检查在不明原因的脑积水患者的治疗中都是有用的，如成人进行性特发性导水管狭窄常常被误诊为"常压脑积水"。

　　治疗性神经内镜检查是指以治疗为目的的内镜检查。在过去的 30 年里，脑室内镜手术已经从简单的手术［ETV，透明隔（SP）开窗］发展到更复杂的手术（终板开窗，经导管第四脑室探查，以及 Magendie 和 Luschka 孔成形术）。

　　内镜辅助显微外科是指利用内镜辅助颅底肿瘤切除或动脉瘤夹闭等显微外科手术。一些手术已经从内镜辅助发展到单纯的内镜手术，如三叉神经痛或面肌痉挛的微血管减压术。

41.2 特定手术选择的演变

　　在神经外科中，有两种不同类型的神经内镜：硬性神经内镜和柔性神经内镜（图 41.1）。每种内镜都有自己的适应证、目标、局限性、优点、缺点、并发症和禁忌证（表 41.1）。虽然它们是两种完全不同的工具，有两种不同的学习曲线，但作者认为它们是相辅相成的，任何内镜方向的神经外科医生都应该熟悉这两种技术。

41.2.1 硬性神经内镜

　　当前，硬性神经内镜技术的金标准是基于 Hopkins 专利的杆状透镜。许多具有光学形状末端的玻璃棒可与不同类型的玻璃自对准，以校正图像失真。改进的 Hopkins Ⅱ 内镜可提供全高清视频成像。巨大的聚焦范围和宽广的视野给人以"眼睛在镜头前"的印象。同时其可以提供不同的视角。最常用的是 0°、30° 和 45° 光学元件，它们是"直视前方"的；通过旋转，45° 的镜头可以实现近 300° 的视角。70° 和 120° 的镜头允许"向后"看；这在检查肿瘤是否完全切除时很有用。

　　主要缺点是缺乏可操纵性和工作范围有限。硬性神经内镜一旦进入侧脑室，只要进入点和角度合适，即可进入侧脑室和第三脑室的某些区域，但不能再进入侧脑室远端区域（如颞角）或大脑导水管。多个穿刺孔和可能的多次手术是解决涉及多个脑室的脑室病变（如感染、出血等）所必需的。

　　根据成像、冲洗和设备的不同，硬性神经内镜可分为通道镜和空间镜。通道镜有用于手术器械的较大通道，用于冲洗的较小通道，以及用于较小器械的附加通道。它们提供用于器械的精准导航，但主要工作空间有限。空间镜有更大的通道或更大的器械空间，包括超声吸引器或额外的柔性神经内镜。大的空间中集成了双重器械的冲洗和使用功能，并带有独立的侧向喷嘴。

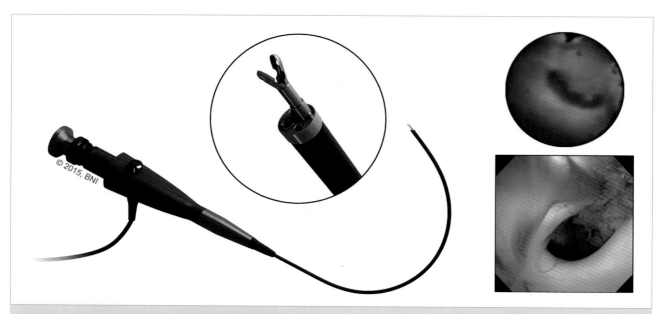

图 41.1 一种柔性神经内镜，带有可插入端口的抓取工具

表 41.1 硬性和柔性神经内镜对各种类型手术的效果

手术	硬性神经内镜	柔性神经内镜
内镜第三脑室造瘘术	适合	适合
透明隔造瘘术	适合	适合
Monro 孔成形术	适合	适合
肿瘤活检	适合（侧脑室和第三脑室）	适合（侧脑室、第三脑室和第四脑室）
肿瘤切除	适合	不适合
蛛网膜囊肿开窗术	适合	适合
胶样囊肿切除	适合	不适合
脑室内神经囊虫病	适合（侧脑室和第三脑室）	适合（侧脑室、第三脑室、第四脑室和基底池）
基底池活检	适合（脚间池、桥前池）	适合（脚间池、桥前池、髓前池和枕骨大孔池）
终板开窗术	除非 Monro 孔扩大术，不适合	适合
中脑导水管成形术	适合	适合
第四脑室探查术	禁忌	适合
第四脑室正中孔和外侧孔成形术	禁忌	适合
内镜辅助分流手术	适合	适合
内镜辅助显微外科手术	适合	适合

41.2.2 柔性神经内镜

柔性神经内镜由一组光纤组成，这些光纤通过每根光纤传输一个光点。每根光纤都有一个由包层玻璃包围的核心玻璃。柔性神经内镜的分辨率取决于玻璃纤维的数量（直径大约 7~10μm）。在直径为 4mm、工作通道为 2mm 的大型柔性神经内镜中，光纤的数量约为 50 000，对应的分辨率为 240×240 光纤像素。3mm 柔性神经内镜约为 200×200 光纤像素。

柔性神经内镜和其附件经过了多次改进，旨在提高其准确性和安全性。第一代和第二代软镜的外径分别为 2.8mm 和 4.6mm，仅用于观察和简单手术。第三代（当前最常用）内镜的外径范围为 2.8~4.8mm，工作通道为 1~2mm。可以容纳多种镊子、针头，用于切割和电凝的电极，用于凝固汽化和切割的激光内镜、球囊导管和内镜超声吸引器。

Videoendoscopes（"Distal Chip" 或 "Chip-on-the-

Tip"）视频内镜（"远端芯片"或"尖端芯片"）。在视频内镜中，电荷耦合器件（CCD）安装在可以投射图像到芯片的透镜后面的尖端。视频神经内镜（FLEX-XC）是一种可操纵的内镜，有一个无创头端，长度70cm，直径 2.8mm。它拥有 90° 的视觉区域，1.5mm芯片顶端，1.2mm 的工作通道。置入器械时，它具有270°（向上 / 向下）的弯曲度，几乎没有角度变化。一个优点是其可以通过二次成像实现全屏显示。这种内镜也用于脊柱内镜手术，从骶骨到颈椎。第二种视频内镜（VEF-V，奥林巴斯医疗系统，日本东京）具有 120° 视野和 180° 偏转角。管的远端和软管的外径分别为 5mm 和 4.8mm。软管的 180° 旋转是这种视频内镜的一个独特特点。它有多个过滤器能提供浅表和室管膜下毛细血管信息的能力。

柔性神经内镜的"缺点"是低分辨率和低亮度。如今，使用新型高清软镜或视频内镜已不再是问题。玻璃纤维容易断裂，微小表面覆盖物可能导致其损坏。在使用前后，应检查光纤。手术后应立即清洁器械和冲洗通道。

另一个重要的缺点是屈曲体位时可能导致定向障碍，特别是对于那些脑室解剖异常且没有正常定位标志的患者，如脉络丛、Monro 孔、透明隔或乳头体。将神经导航技术与软镜结合可以解决这一问题。Torres-Corzo 和他的同事利用内镜工作通道内的可延展导航线进行了首次成功的可操控内镜尖端的电磁追踪（未发表的数据）。

41.3 病例

41.3.1 病例 1：内镜手术治疗

病史

一名 16 岁青春期男孩出现亚急性发作，表现为恶心 / 呕吐、步态不稳、复视和严重头痛。在出现当前急性症状之前的 4~5 个月内患者有头痛和间歇性视力模糊。此外他没有其他重要的病史。

体格检查和神经影像学

检查发现：患者是清醒的，警惕的，轻微的困惑，可定向。瞳孔反应迟钝，对称。轻度上凝视性麻痹（帕里诺）。未观察到其他颅神经缺损。肌力为5/5，感觉完整，中度异常，眼球震颤，步态不平衡。磁共振成像（MRI）显示病情严重脑积水并室管膜下水肿。松果体区有一个大的强化团块，对中脑、小

脑和胼胝体有团块效应。大脑导水管锢囚是因为质量（图 41.2）。

术中管理

相比患者接受了脑脊液分流术，我们更愿意直接带患者去做一个确定的永久性手术。一般来说，如果可能的话，我们先进行内镜探查，采用 / 不采用内镜手术治疗脑积水并解决病因。我们尽量避免脑室外引流。在目前的一例继发于第三脑室肿瘤的梗阻性脑积水病例中，我们认为该患者是 ETV 和肿瘤活检 / 切除的最佳人选。将患者带至手术室，在全身麻醉下，在右侧额部距中线 2.5cm，冠状缝前 1cm 处钻孔。术中未使用神经导航。双极电烧行皮质切开术后，用钝针头进入脑室，然后将鞘管放入。将柔性神经内镜置入右侧脑室，并进一步探查第三脑室。首先，我们常规进行了 ETV。然后，将软镜引导到第三脑室后部，发现了肿瘤并多点取材（图 41.2）。患者术后情况良好，48h 后出院回家。病理结果为生殖细胞瘤。

软性神经内镜手术的优点和缺点

在这个病例中使用软镜的优点包括仅需要一个穿刺孔。柔性神经内镜的可操控性使得我们可以到达第三脑室的前部和后部，从而极少甚至不触碰 Monro孔周围的结构（穹隆、脉络丛和静脉），从而在同一手术时间进行 ETV 和肿瘤活检。使用最新开发的柔性神经内镜，其图像质量与硬镜一样好（图 41.2），并且两个手术均能成功完成。

硬性神经内镜手术的优点和缺点

在这个病例中，硬性神经内镜的潜在优势将是"更好地"可视化肿瘤。两种内镜均可进行肿瘤活检。硬性神经内镜的缺点是进行 ETV 和肿瘤活检需要两个不同的穿刺孔。如果要使用硬性神经内镜，这两个手术过程都需要不同的入口和通道。如果尝试通过一个穿刺孔操作这两个手术，那么对穹隆和脉络丛造成伤害的可能性就很高。

基于以上原因，我们认为柔性神经内镜对于这个特殊的患者是最合适的。

41.3.2 病例 2：内镜手术治疗

病史

这是一名 56 岁男性，患有严重的头痛，恶心 / 呕吐并伴有精神状态改变。既往史无特殊。

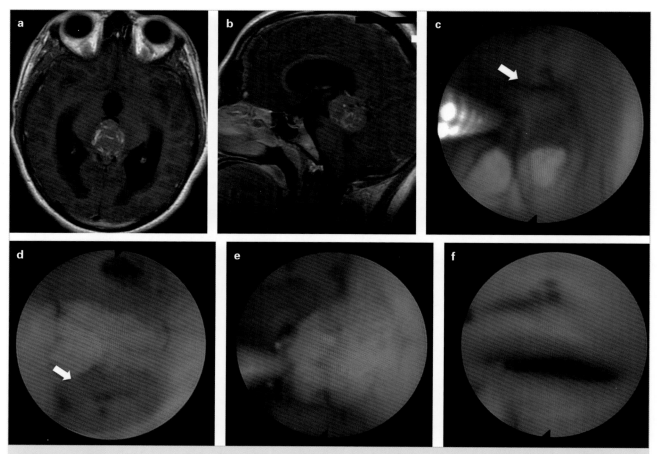

图 41.2　松果体区肿瘤。a、b. 轴位和矢状位磁共振成像（MRI）显示松果体巨大肿瘤强化，导致中脑导水管阻塞和脑积水。c~f. 术中内镜下观察：抓钳（c），用于内镜下第三脑室造瘘术（ETV）的器械；注意第三脑室很薄的底和基底动脉（箭头）；第三脑室的后视图（d）显示造瘘口和松果体肿瘤（箭头）；抓钳获得多个活检样本（e）；肿瘤的占位效应引起的中脑导水管狭窄（f）

体格检查和神经影像学

　　检查发现，患者是清醒的，但思维严重混乱。瞳孔对光反应迟钝，对称。未发现颅神经功能障碍。肌力 5，感觉完整，中度辨距障碍和眼球震颤。

　　MRI 显示起源于胼胝体的巨大不均匀性强化占位，病灶侵犯了第三脑室的顶和侧壁然后向后延伸到四叠体。患者有中度脑积水（图 41.3）。

术中处理

　　基于 MRI 和临床表现，患者可能为浸润性轴内恶性肿瘤。患者不适合行全切除手术；然而，诊断还是必需的。与此同时，浸润性病变导致 Monro 孔狭窄 / 闭塞甚至导水管狭窄进而引起继发性脑积水。因此，我们认为这例患者特别适合内镜探查、肿瘤活检和脑脊液分流。患者被带到手术室，全麻下钻孔，钻孔部位位于右侧额叶，具体部位距中线 2.5cm，在冠

状缝上。术中采用神经导航。钻孔后用双极电凝切开皮层，钝性针头进入脑室，然后将鞘管放入置换。将硬性神经内镜置入右侧脑室，进一步探查侧脑室和第三脑室。肿瘤浸润透明隔，导致右侧 Monro 孔狭窄。首先，我们常规进行了 Monro 孔成形术。然后在导航的帮助下将硬性神经内镜置入第三脑室，行 ETV 手术。两个脑脊液分流手术均成功完成后，采集多个活检样本。本来考虑进一步采用透明隔造瘘，但是整个透明隔充满肿瘤，同时肿瘤血供丰富，我们认为手术并不安全（图 41.3）。患者术后情况良好，术后 48h 出院回家。病理结果显示为多形性胶质母细胞瘤。

41.4　硬性神经内镜手术的优点和缺点

　　本例患者选择硬性神经内镜，因为它能更好地显示肿瘤及其富血供区域。活检时有明显的肿瘤出

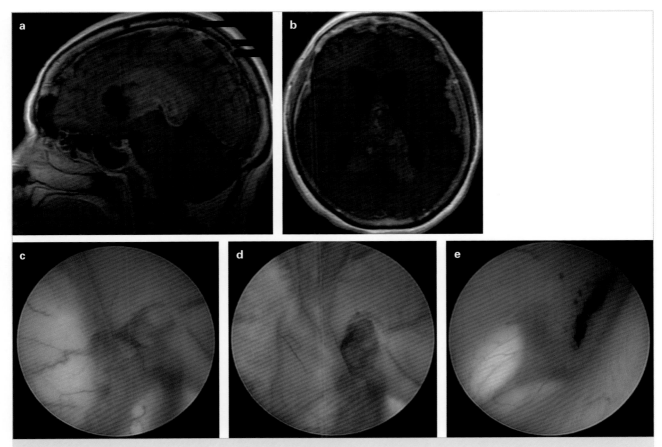

图 41.3 胼胝体肿瘤。矢状位（a）和轴位（b）MRI 显示源于胼胝体浸润第三脑室的巨大浸润性肿瘤，肿瘤有强化。c~e. 术中内镜观察：Monro 孔狭窄（c）；Monro 孔成形术成功，可观察到浸润透明隔的富血管肿瘤（d）；内镜下第三脑室造瘘术（e）

血的可能性；因此，需要一种性能更好、功率更大的双极或单极电凝。同样的钻孔和通道可用于肿瘤活检和脑脊液分流术，包括 Monro 孔成形术和 ETV。这两个手术都可以成功地完成。

41.5 柔性神经内镜手术的优点和缺点

对于这个病例，可以选择使用柔性神经内镜。但是，可用于软镜的电凝都很小，并且可能不足以控制这种富血管巨大肿瘤的出血。

41.6 病例的选择性

任何患有脑积水、脑室内和（或）脑室旁病变以及基底池病变的患者，都应考虑选择内镜手术。

41.6.1 脑积水

本质上，所有的脑积水都是梗阻性的。梗阻性

和非梗阻性脑积水的鉴别是基于梗阻是发生在解剖性通路还是在再吸收过程。所有需要治疗的梗阻性脑积水患者都可以进行神经内镜手术。内镜手术的选择是基于脑室系统内的阻塞程度（表 41.1）。交通性脑积水涵盖了脑脊液流动受阻于脑脊液出口远端的所有病例。一些交通性脑积水病例也适用于神经内镜手术；然而，患者的选择可能非常具有挑战性。与蛛网膜下腔出血或感染（脑膜炎、脑室炎、蛛网膜炎）相关的脑积水患者，有 40%~70% 的病例对内镜手术（第三脑室造瘘术、终板造瘘术）有作用。50%~60% 常压性脑积水患者行 ETV 治疗效果较好；然而，患者的选择还没有完全确定。相对年轻的患者，其症状主要表现为共济失调和尿失禁有更好的结果。

41.6.2 脑室内和脑室旁肿瘤

所有脑室内和脑室旁肿瘤患者都适合行内镜手术（表 41.1）。目标是在梗阻和肿瘤活检 / 切除的情况下重建脑脊液循环，如果条件允许的话，可以在相

同的手术路径下同时进行手术。这些病变包括但不限于原发性中枢神经生殖细胞肿瘤（如生殖细胞瘤、畸胎瘤）、朗格汉斯细胞组织细胞增生症、有核细胞增多症相关肿瘤（如室管膜下巨大星形细胞瘤）、脉络丛肿瘤、室管膜瘤、脑膜瘤、松果体肿瘤、胶质瘤、淋巴瘤和转移瘤。其他非肿瘤性病变如胶样囊肿、蛛网膜囊肿和下丘脑错构瘤，也适合内镜手术。

41.6.3 其他脑室/基底池病变

其他一些适合内镜手术的常见脑室内病变包括脑室内/蛛网膜下腔出血（血肿清除、透明隔造瘘、ETV）、蛛网膜囊肿（囊肿造瘘/缝合）、脑室和基底池神经囊虫病（囊肿清除、透明隔造瘘、ETV、导水管成形术，Magendie 和 Luschka 造瘘术）、感染（蛛网膜活检 ETV、透明隔造瘘）和分流功能障碍（ETV、脉络丛电凝术；表 41.1）。

41.7 并发症的避免

由于神经内镜手术的广泛传播，以及过去 20~30 年间神经外科医生积累的大量经验，神经内镜手术已变得相当安全。但是，即使在有经验的人手中，也并非没有并发症。作者认为，临床适应证适当、内镜设备（硬性、柔性及其器械）适当和经验适当是目前降低神经内镜并发症风险的最好方法。

41.7.1 内镜手术中最常见的并发症

· 心动过缓，通常与第三脑室底牵拉或与内镜进入第四脑室或基底池有关。

· 心动过速，可发生在第三脑室扩张期间或之后。

· 体温过低，可能与小孩或老人身上的湿披巾、不适当的冲洗液有关，或者（不太常见的）下丘脑损伤所致。

· 脑室内出血，通常来自室管膜静脉、脉络丛和内镜手术通道造成。

· 技术失误（视觉模糊、解剖异常）和血管损伤（基底动脉或穿支）。

41.7.2 技术要点

在任何内镜手术中，一般的技术细节包括设备准备和术前的房间设置，以及皮肤切开前的准备。常见的并发症如心动过缓可由过度冲洗、低渗或低温溶液灌洗以及第三脑室底打开引起。如果不能及时

发现，心动过缓可导致停搏。为了避免这种并发症，要与麻醉师保持密切沟通或聆听心脏监护仪，检查内镜流出道水流，仅用等渗液（乳酸林格液）轻轻冲洗。

脑室内出血并不少见，大多数情况下与技术不良有关。最常见的原因包括：置入内镜前止血不充分，手术过程中内镜移动不当或过度，重复使用内镜而不置入镜鞘，使用锋利镜鞘，以及错误移除内镜（不正确的路径，以曲线的方式撤回柔性神经内镜）。有时单单使用内镜就足以引起出血，尤其是对于出血后或感染后脑积水（脆弱的脑室壁）或凝血障碍的患者。作者建议：在置入内镜前充分止血，预先制订理想的手术通道，在脑室较小的情况下，可以采用神经导航或柔性神经内镜，如果可以的话，建议使用钝性鞘管和剥离鞘管，熟练使用器械并谨慎移动，避免牵拉。应避免牵拉第三脑室的底部或使造瘘口过于靠近垂体漏斗，避免使用锋利的器械或进行电凝以形成瘘口。脑室内出血通常是轻微出血，可自发停止。如果出血点可见，可将其电凝止血。大的出血可导致视野模糊或完全视野混浊；如果是这种情况，手术必须停止；下一步是强力冲洗；不要惊慌，不要牵拉内镜，因为脑室内可以很快充满血液，重新进入脑室可能比较困难甚至是不可能的。移除内镜，将鞘管留在脑室内，持续冲洗和保持进入脑室的通道。通常在手术结束时放置一个外引流管。不要电凝大的静脉（例如，大脑内静脉）。不要犹豫，迅速转为开颅手术同时使用显微镜。血管损伤几乎占据所有术中死亡病例。ETV 手术时基底动脉、大脑后动脉或脉络膜前动脉受损，或终板造瘘时前交通动脉受损都可能致命。蛛网膜下腔出血患者可能有血管痉挛、假性动脉瘤、中风和或脑积水引起的神经功能障碍。治疗方法类似于动脉瘤性蛛网膜下腔出血。

避免血管损伤的几个要点包括：了解正常和异常的神经内镜下解剖结构，选择合适的第三脑室进入点，以及避免使用尖锐的器械或电凝来打开第三脑室。技术失误通常与以下相关：视野范围不集中导致的视线不佳，以及镜头起雾或设备组装不正确，脑室内解剖结构不佳（室间隔、Monro 孔小、大的中间块、第三脑室壁部分融合、第三脑室增厚），由于肿瘤巨大，畸形、出血或感染、手术位置棘手、不当的内镜手术通道和角度而导致的穿刺孔位置错误以及内镜（硬性神经内镜/柔性神经内镜）使用错误而导致的解剖结构扭曲。

41.7.3 术后早期并发症

迟发性苏醒在脑室镜术后并不少见。它与手术期间的短暂颅内高压有关。发热是由于寒冷/过度冲洗或第三脑室壁牵拉引起的下丘脑刺激引起的。硬膜下积液比较少见（1%~5%）；水瘤是最常见的，其结果是颅颈不平衡或脑脊液漏入硬膜下间隙。较大的水瘤可能需要手术。急性硬膜下血肿发生在脑脊液突然引流后，或者由于皮层出血导致硬脑膜与皮层分离。脑脊液漏或皮下积液在 2% 的病例中可见，在儿童中更常见，由于其皮肤薄，大脑皮层菲薄。脑脊液漏是由于不正确的硬脑膜封闭技术或颅内压升高所致。神经损伤占所有病例的 3%~4%，永久性神经功能损伤占 1%。穹隆柱是最常见的损伤部位，临床上通常无症状，患者可出现短暂性记忆障碍或混淆。罕见的神经并发症包括：丘脑、脑干和（或）颅神经Ⅲ或Ⅳ损伤后出现的偏瘫和复视；视交叉损伤引起的偏盲、间脑或中脑损伤引起的 Horner 综合征、眼球震颤和大脑脚综合征；额叶阻塞引起的精神症状。在第三脑室内的内镜手术中，下丘脑损伤可表现为心动过缓/心动过速、电解质紊乱，内分泌后遗症包括尿崩症，抗利尿激素分泌不当，很少发生闭经。预防下丘脑损伤的技术细节包括：选择合适的内镜、限制电凝的使用、术中避免过度移动，以及不在不利的解剖条件下进行手术。

41.7.4 晚期术后并发症

由于神经内镜具有微创的特点，同时手术时间短以及在大多数情况下不用置入异物（分流管），因此感染相对较少（1%~5%）。脑膜炎、脑室炎和伤口感染是其主要表现形式。但是，由于脑室内膜形成或 CSF 重吸收受损使得内镜手术失败导致的感染变得复杂。

第三脑室和透明隔造瘘口的关闭和脑室内病变（如肿瘤和蛛网膜囊肿）的复发是众所周知的问题。有时，它是因为手术不够彻底，例如第三脑室底、透明隔或者囊肿造瘘口太小，没有看清第二层包膜，或者导水管支架放置错位。ETV 和透明隔造瘘术以及导水管成形术后瘘口的闭塞是早期的并发症。这与术中出血血块堵塞造瘘口有关。晚期造瘘口关闭极为罕见（0.5%），可在术后 5~7 年内发生；第三脑室底部的蛛网膜和胶质瘢痕能导致 ETV 术后造瘘口的堵塞。

41.8 临床要点

在评估伴或不伴脑积水的脑室内病变患者时，

负责治疗的神经外科医生应考虑多个变量，比如患者的临床情况、手术解剖以及外科医生在使用硬性神经内镜和（或）柔性神经内镜方面的经验，以便提供最佳的手术选择：开放手术还是内镜手术抑或是分流手术。

所有的脑积水都是梗阻性的。梗阻性和非梗阻性脑积水的区别是基于梗阻是发生在解剖性通路还是再吸收过程。内镜手术可以恢复脑脊液循环或者绕过解剖学梗阻导致的脑脊液循环障碍。对于非交通新脑积水的病例，内镜下 ETV 可能是有益的，因为它可以改善脑室的顺应性，而脑室的顺应性可能在其中发挥着关键的病理生理作用。对于多房性脑积水，治疗的目的是降低重复手术的概率。内镜使得脑室系统的解剖结构得以简化，同时能减少分流失败以及修复手术复杂性的概率。

在评估脑室内肿瘤患者时，患者的选择是最重要的，它可以帮助我们确定哪些患者可以从内镜手术中获益。肿瘤的大小、位置、钙化程度和血供都是决定因素。脑室不扩大不是内镜手术的禁忌证。立体定向导航可以用来引导脑室造瘘术、肿瘤手术入路，尽量减小内镜对周围结构的干扰。对于引起多房性脑积水的肿瘤，可同时进行透明隔造瘘术，而引起阻塞性脑积水的第三脑室和松果体区肿瘤可同时行 ETV 手术。钻孔位置和（或）手术通道的数量和位置将根据同时进行切除或活检的决定而有所不同；然而，如果可以使用软性神经内镜的话，单一钻孔是必要的。

内镜治疗脑室内出血已引起神经外科医生的关注。最近的研究表明，其恢复速度更快，并减少了永久性分流的必要。如果是硬性神经内镜，则可能需要多个钻孔部位，而使用柔性神经内镜时，一个穿刺孔就足够了。当使用柔性神经内镜清除第四脑室血肿时，穿刺孔的位置距中线不超过 2cm，因为它可能会使第四脑室穿刺变成一项艰巨而危险的手术。插入鞘管前，使用 EVD 或脑穿刺针找到脑室，而不必释放 CSF。一旦进入脑室后，在内镜下首先能看到的是红色的血块。在此阶段，一定程度上是盲目地清除血凝块，因此，一旦发红开始消失并且脑室壁变白，就可以立即停止抽吸。如果外科医生遵循这些简单的规则并谨慎耐心地进行手术，则可以吸除大量的血块。在第四脑室内，由于血凝块会堵塞出口或者导水管完全被柔性内镜阻塞，所以冲洗和抽吸必须保持相同的量。完成手术后，始终使 EVD 在 15 H_2O 下保持开放状态。

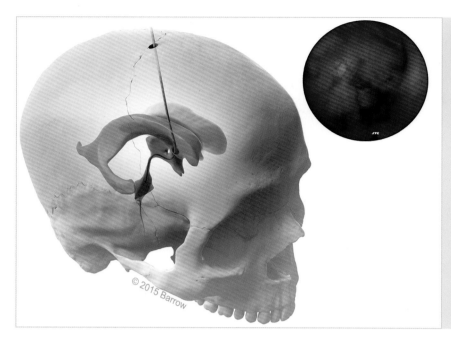

图 41.4 柔性神经内镜经中脑导水管进入第四脑室的图示。第四脑室术中内镜观察

某些有第四脑室病变（脑室内出血、第四脑室梗阻）的患者可以通过内镜进行治疗。第四脑室入路只能用柔性神经内镜来实现（图 41.4）。当柔性神经内镜在中脑导水管和第四脑室内时，要始终保持视觉接触，防止内镜不适当移动而看不见导致脑干损伤。第四脑室内的移动应该是精细和温柔的，类似于动脉瘤显微解剖。在第四脑室内要非常小心冲洗量。第四脑室是一个很小的腔室，一旦内镜进入导水管，脑脊液流出量就会很小。第四脑室高压可导致心动过缓和心脏骤停。内镜解剖学知识是必不可少的。在取出内镜时，请始终记住内镜后面的结构，以避免对它们造成伤害。

在儿科患者中，考虑将神经内镜手术作为梗阻性脑积水和脑室内占位的一线治疗。众所周知，小于 6 个月的患者因生发性基质出血合并基底池瘢痕而继发脑积水，用 ETV 治疗成功率较低，可能需要第二次手术治疗脑积水（如脉络丛烧灼术、终板造瘘术，或脑室 – 腹腔分流术）。对于继发于生殖基质出血的梗阻性脑积水患者，我们提倡早期内镜手术干预（如血肿清除、脑室灌洗、ETV 和透明隔造瘘术）。对于患有脑积水且脑室内和（或）脑室旁肿瘤的患者，我们主张首先进行 ETV，然后进行肿瘤活检和（或）切除。

内镜可以提供卓越的光学功能，以微创的方式增强了显微可视化，这一认识让人们倍感兴奋，在以前显微可视化无法达到的区域现有的内镜可以进行手术解剖。内镜手术和微神经手术不应该是互斥的。内镜辅助手术已经应用于颅内和颅外的多种病变，包括前、中、后颅窝肿瘤，三叉神经痛，颅内肿瘤切除，脑动脉瘤夹闭等。以前被认为不可能的手术可以通过微创入路轻易地完成。神经内镜应用扩大了传统显微镜手术的功能。通过使用内镜来"观察周围"，可以在以前不可能单独进行显微手术的区域继续进行。

参考文献

[1] Borg A, Rangel-Castilla L. Meningitis and infectious hydrocephalus. In: Torres-Corzo J, Rangel-Castilla L, Nakaji P, eds. Neuroendoscopic Surgery. New York, NY: Thieme Medical Publishers; 2016:206–213.

[2] Friedman GN, Grannan BL, Nahed BV, Codd PJ. Initial experience with high-definition camera-on-a-chip flexible endoscope for intraventricular neurosurgery.World Neurosurg. 2015; 84(6):2053–2058.

[3] Kawaguchi T, Nakagawa A, Endo T, Fujimura M, Sonoda Y, Tominaga T. Ventricle wall dissection and vascular preservation with the pulsed water jet device: novel tissue dissector for flexible neuroendoscopic surgery. J Neurosurg. 2016; 124(3):817–822.

[4] Nishiyama K, Natori Y, Oka K. A novel three-dimensional and highdefinition flexible scope. Acta Neurochir (Wien). 2014; 156(6):1245–1249.

[5] Oka K. Development of a flexible neuroendoscope. In: Torres-Corzo J, Rangel-Castilla L, Nakaji P, eds. Neuroendoscopic Surgery. New York, NY: Thieme Medical Publishers; 2016:24–30.

[6] Oka K. Introduction of the videoscope in neurosurgery. Neurosurgery. 2008; 62(5) Suppl 2:ONS337–ONS340, discussion ONS341.

[7] Rangel-Castilla L, Nakaji P. Future of neuroendoscopy. In: Torres-Corzo J, Rangel-Castilla L, Nakaji P, eds. Neuroendoscopic Surgery. New York, NY: Thieme Medical Publishers; 2016:386–391.

[8] Rodriguez-Della Vecchia R, Torres-Corzo J. Endoscopic approach to the fourth ventricle. In: Torres-Corzo J, Rangel-Castilla L, Nakaji P, eds. Neuroendoscopic Surgery. New York, NY: Thieme Medical Publishers; 2016:266–271.

[9] Torres-Corzo J, Rangel-Castilla L. Lamina terminalis fenestration. In: Torres-Corzo J, Rangel-Castilla L, Nakaji P, eds. Neuroendoscopic Surgery. New York, NY: Thieme Medical Publishers; 2016:261–265.

[10] Toyota T, Kageyama H, Tsuzuki N, Ishihara S, Oka K. Flexible endoscopic aspiration for intraventricular vesting hematoma. Acta Neurochir Suppl (Wien). 2016; 123:17–23.

第42章 内镜端口手术：优点和缺点

William C. Newman, Johnathan A. Engh

陈 垒 黄国栋 / 译

摘要

内镜端口手术是一种针对脑外科手术的混合方式，它结合了管道内镜和双手显微外科手术来切除复杂的、深部的脑肿瘤。它比管道内镜手术更具侵入性，比标准的显微外科手术更具技术挑战性。它是一种功能强大、微创的深部脑肿瘤切除工具。在这一章中，我们讨论颅内实质内肿瘤的端口手术。

关键词：内镜，内镜端口手术，脑肿瘤，胶样囊肿

42.1 引言

传统的颅内肿瘤切除技术是显微外科手术，通过静态或动态的牵拉脑组织来实现肿瘤暴露和安全切除。虽然医源性手术创伤对浅表性脑肿瘤可能是有限的，但对深部病变则未必如此。对于深部肿瘤，为了实现肿瘤的完全可视化和建立手术解剖平面，常常需要对邻近的脑组织进行显著的操作。对邻近功能区脑组织进行手术操作和解剖可能导致严重的并发症。因此，一种既能安全切除这些肿瘤，又能减少脑损伤的装置具有潜在的吸引力。

作者将讨论内镜通道手术（EPS）可以作为一种潜在的解决问题的方案，可以安全、微创地切除深部肿瘤。同时将对该技术进行深入探讨，包括对其技术演变的分析、基于病例的 EPS 讨论以及更广泛的讨论其争议、并发症、技术细节和临床精髓。通过适当的处理，EPS 是安全切除肿瘤的有力工具，但与任何颅内手术技术一样，EPS 也会带来很大的风险。

42.2 外科治疗方案的演变

内镜通过一根细长的管子，借助光和照相机，提供大脑深处结构的视图，从而促进微创神经外科手术。这种管子通常可以通过一个比传统方法小得多的开口插入。早在一个多世纪前，Lespinasse 就首次报道了脑室镜手术，从那时起，更好的光学设备和手术工具的发展使脑室镜手术从中受益，内镜手术已经应用到神经外科的其他领域，包括颅底手术和脑池内手术。Hopf 和 Perneczky 根据所使用的光学设备（即单独使用内镜与带显微镜的内镜）以及手术操作的路径（即通过内镜或在内镜外面）将现代内镜颅底手术分为 3 种亚型。内镜神经外科，或称通道内镜，是指使用特殊器械通过内镜对穿刺孔进行外科手术。内镜辅助显微外科手术是指内镜与显微镜在同一手术中相互独立使用。内镜控制的显微外科手术需要在内镜视野下使用传统显微外科手术工具开颅。后一个定义将是 EPS 的最佳亚组分类，尽管 EPS 可能最好地描述了内镜和传统显微外科手术的融合。

通道内镜对于脑室可视化，创建脑脊液流动的通道（如第三脑室造瘘术、透明隔造瘘术）、肿瘤活检以及胶样囊肿或脑室内肿瘤的切除是一种很好的工具。此外，通道内镜具有真正的微创性，通常只需要总直径为 3~4mm 套管。然而，通道内镜在处理大的、钙化的、复杂的或富血管性病变方面的能力非常有限。这种局限性的一部分是通道内镜手术是在液体环境中进行的；尽管这种方法对组织的破坏最小，但少量出血就可能视野被破坏。此外，内镜本身的形状也大大限制了手术器械的复杂性和移动度。因此，在液体环境中，复杂的病变通常不适合通过通道内镜手术切除。

相比之下，内镜辅助的显微外科和内镜操控的显微外科手术都允许在出血的情况下手自由移动和观察肿瘤。然而，这两种技术都不能解决切除肿瘤时皮层和皮层下塌陷的问题，因为单纯的脑池入路是完全不可能的。换句话说，如果需要穿过软膜和软膜下组织才能接近肿瘤，那么理想的情况下，通道应该尽可能地小，同时仍然有利于肿瘤的安全切除。

EPS 是一种混合脑部手术，它结合了通道内镜和双手显微手术的优点，用于切除复杂的深部脑肿瘤。虽然较通道内镜侵袭性略强，技术上比标准显微手术更具挑战性，但对于深部肿瘤手术切除来说，它是一种功能很强大、非常微创的工具。

作者（J.E.）已经详细描述其使用的 EPS 技术。

患者的体位与标准开颅手术相似，手术通道位于病变上方。不管是基于无框架的还是基于框架的图像引导，都是用来定位开颅手术的，手术切口一般是2.5~3cm。硬膜打开后，在行微小皮层切开时要注意避免损伤桥静脉。理想情况下，可以对目标病变采取经脑沟手术。小的穿刺针或者影像引导下的探针用来进行穿刺。对于脑室病变，直接靶向病变脑室。对于脑实质肿块，直接靶向肿瘤。在移除扩张器后，将端口固定在头皮上，内镜用来显示病变，同时使用双手操作进行病变切除。如果可能，在端口移除前可以使用术中超声或术中CT评估切除程度。止血结束后，小心移除端口，常规关颅（图42.1）。

EPS使用管状撑开器使邻近脑组织可以在移位过程中均匀受力。正是因为内镜尺寸比较小，使得手术通道可以最小化，并可以提供充足的照明。内镜产生的几乎全景式的视野在很大程度上可以显示解剖细节。此外，角度内镜使得外科医生可以观察神经血管后面的结构和周围角落。此外，所有这些都可以在不需要不断调整图像焦点的情况下实现的。最后，该端口可对周围皮层和白质起到保护作用，防止因将器械带进或带出手术区域而造成的持续操作和牵拉损伤。但是，持续不断地从端口向周围大脑施加静态压力是一个值得关注的问题，尤其是在颅内压（ICP）升高的情况下。迄今为止，尽管端口外科手术很具有吸引力，但还没有研究明确同一类型肿瘤使用端口手术还是显微手术的医源性损伤程度。

EPS是Patrick Kelly医生引进技术的改进，该技术使用圆柱形撑开器来接近深部脑肿瘤。尽管Kelly博士的技术是显微外科手术，一般使用基于框架的立体定位技术来引导2cm长的导管，内镜和现代器械的引入使得大脑的开口变得更小，对周围脑组织的影响更小。此外，这些系统可以与无框架立体定位兼容。资深专家使用的当前端口直径约为13.25mm，有多种长度可供选择。市场上使用的大多数其他端口在大小上是相似的。普通市场上可用的其他端口包括NICO BrainPath（NICO Corporation，Indianapolis，IN），其内径为13.5mm，长度为5~7.5cm，以及Vycor ViewSite（Vycor Medical Inc.，Boca Raton，FL），其卵形轮廓的圆柱长度为3~7cm，远端开口为12~28mm。值得注意的是，后一种系统具有锥形形状，通常与手术显微镜一起使用。

神经外科内镜端口手术的变化

为了促进EPS发展，已经对现有设备进行了许多创造性的改进。管状撑开器包括折叠的透明乙烯基管状牵开器，该透明乙烯基管状撑开器插入带有鼻扩张器的硅胶管，这是通过用乳胶手套的手指扩张达到的，以定向引导内镜管状系统及其他。此外，医生们正在采用其他领域的各种技术，例如将立体定向技术与序贯扩张的微创脊柱外科手术中先前使用的管状牵开器相结合，以创建通往深部颅内病变的通道。在我们的研究所，目前正在研究球囊扩张术，已建立手术通道，用于放置导管，尽量减少因为推进导管对脑实质传递的局部切应力。

内镜端口的这些进步已经伴随并促进了内镜自身的进步。内镜已从0°镜发展到各种角度，光学性能不断提高，从光纤的使用到杆状透镜内镜的问世。这些和其他进展为内镜和内镜辅助显微手术的多样性发展铺平了道路。由于对这种技术兴趣的不断增加，现在在美国市场上可广泛使用市售的用于端口手术的系统，包括先前描述的NicoMyriad（Nico Corporation）和Vycor Viewsite（Vycor Medical Inc.）。

42.3 病例

下面的例子描述了EPS在治疗脑深部肿瘤中的成功应用。一位60岁的右利手女性，既往无明显病史，表现为持续8个月越来越频繁的左侧头痛、找词困难和短期记忆恶化。体格检查发现了两个非常有意义的轻微神经体征。首先，记忆测试显示直接对象回忆为0，但在有语言提示的情况下，这一比例提高到了2/3。此外，患者还出现了轻微的不完全右眼视野缺损。

大脑的对比增强磁共振成像（图42.2）显示左侧脑室房部约5cm均匀增强的肿块，周围有大量水肿、脑室受压和局部有占位效应，与脑膜瘤有关。另见一个孤立的2cm大小病灶毗邻大脑镰，无明显水肿，被认为是第二个偶发肿瘤。

作者认为，较大的病灶需要手术切除，第二个肿瘤可以在第一个手术恢复后处理。考虑到肿瘤的大小和表现，放疗和观察似乎不是可行的选择。有人建议尝试使用内镜端口手术切除肿瘤，可以将与肿瘤切除相关的附带伤害降至最低。鉴于明显的脑室扩张和周围水肿，这是一个特别令人担忧的问题，因为该肿瘤位于优势性半球内，不仅使运动和视力同时也使言语功能处于危险之中。主要缺点是缺乏可操纵性和有限的操作范围。一旦硬镜进入到侧脑室中，如果进入点和角度合适，它就可以导航到侧

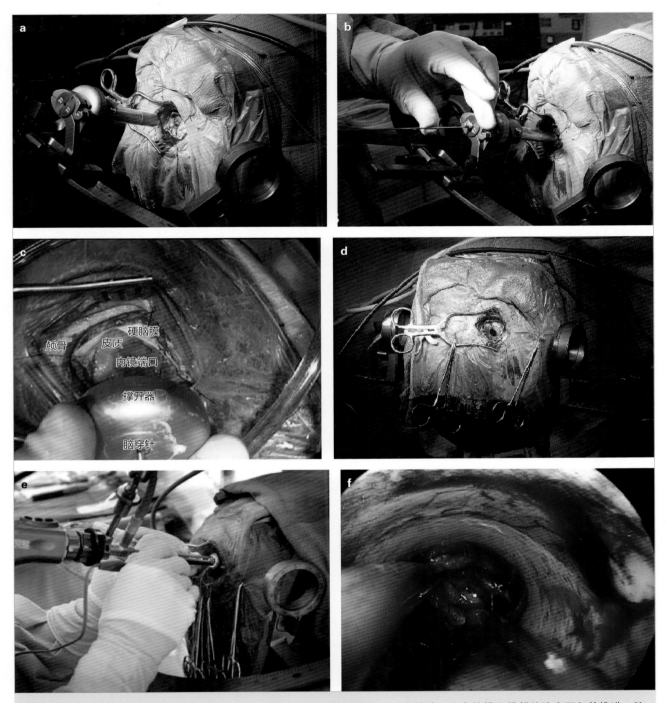

颅骨 硬脑膜

皮质

内镜端口

撑开器

脑穿针

图 42.1 图像描述内镜端口手术配置。a. 已经完成开颅和硬脑膜打开。b. 内镜端口上方的撑开器朝着脑表面向前推进，脑穿针向前推进到目标深度。c. 图片详细描述了脑穿针、撑开器和内镜端口穿刺进入大脑的位置。d. 穿刺后取出撑开器和脑穿针后，透明的端口保持原位，4-0 缝线穿过端口并通过止血钳与患者相连。e. 固定管子后，通过内镜提供的视野进行双手手术（f）

脑室和第三脑室的某些区域，但不能进一步进入侧脑室的远端区域（例如颞角）或中脑导水管。解决脑室内涉及多个脑室的病变（如感染、出血等）需

要多个穿刺孔，并可能需要进行多次手术。

该患者被带到手术室进行左顶骨开颅手术，使用可扩张的内镜端口切除脑室肿瘤，这是我们机构

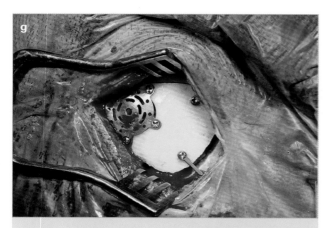

图 42.1（续） g.肿瘤切除后，复位骨瓣，在缝合头皮前用钛板固定骨瓣

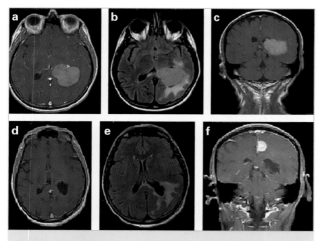

图 42.2 增强磁共振成像（MRI）T1 轴位（a）、T2 轴位（FLAIR；b）和增强冠状位 T1（c）显示左侧房部脑膜瘤伴脑室压迫和瘤周水肿。使用内镜通道左侧经顶开颅全切肿瘤（d~f）。注意沿大脑镰生长（f）的第二个偶发脑膜瘤

使用的一种可扩张的工具。术前，甘露醇的使用剂量为 0.5mg/kg，以促进大脑放松。管道被放置在 Mayfield 头架的外侧位置，左侧向上，使用滚轮。在影像引导下，行 3cm 长的线性切口。开颅手术完成后，硬脑膜十字切开。通过顶下小叶经脑沟入路，可以将语言功能障碍或视野缺损的风险最小化。使用影像引导确定立体定向穿刺针的轨迹，放置深度为 3cm。用波士顿科学公司（Boston Scientific）的 XXL 14mm×4cm 半顺应性球囊导管代替管道的内芯，取出外套管后，缓慢充气 10~15min。将球囊放气后取出，然后将内镜端口置于手术通道并固定在头皮上。

用 0°内镜观察肿瘤。通过抽吸和机械吸引的结合，肿瘤可以做到内减压。当肿瘤塌陷后，沿着脑室室管膜表面放置棉条，进而确定肿瘤和室管膜界面。电凝和分离多条来自脉络膜裂的血管后，肿瘤包膜即可完整切除。充分冲洗脑室系统，检查是否有肿瘤残余。拔除穿刺管，用速即纱在穿刺口周缘皮层绕一圈止血。作为预防措施，脑室引流管留在空腔内。术后，患者在重症监护室观察 2 天，仍维持在术前的神经功能状态，伴有一些轻微的言语错乱，2 周后患者基本恢复正常。术后影像学显示肿瘤全切除，切除周围有水肿（图 42.2）。视野没有发生改变。术后病理显示为 WHO Ⅰ 级脑膜瘤，Ki-67 是 1%。术后 6 个月，肿瘤没有复发的迹象，第二个肿瘤仍在观察中。

42.4 内镜管道手术的优点和不足

EPS 与传统的显微手术相比，在切除脑室内病变方面存在明显差异。传统的侧脑室显微手术入路是经皮质或经胼胝体入路，后者至少需要切开胼胝体 1cm 才能进入脑室，有时甚至需要切开 2cm 才能确保在手术显微镜下双眼可见。对于较大的脑室内病变，更大的皮层下白质通道是必要的，以实现充分的可视化和切除。但是使用这种入路会显著提高并发症的发生率，如静脉梗死、神经功能缺损和认知功能障碍，这可能反映了潜在的白质结构断裂或者皱缩。

类似于显微外科手术，脑室内使用内镜管道需要用空气介质代替正常的脑脊液介质。尽管这确实会引起术后气颅和头痛，但空气介质下允许在脑室系统内使用传统的显微外科器械，例如双极电凝或吸引器。与标准工作通道内镜相比，这代表了另一项优势，使用标准工作通道内镜时，止血只能通过大量冲洗或通过工作通道引入的移动有限的特殊器械来实现。这种特殊的优势很好地解释了为什么使用通道内镜几乎不可能切除如前所述的侧脑室房部脑膜瘤这样的病变。

在前述病例中，由于多个原因，内镜管口手术是有优势的。第一，它可以通过小切口开颅和皮层切开进入脑室房部，最大限度地减少局部颅内压升高对大脑的暴露。第二，EPS 无须大量白质操作，有助于动态撑开器发挥功能达到肿瘤可视化。第三，当证实肿瘤为实性时，EPS 可以双手操作同时吸引、电凝做到肿瘤全切除。这样的操作很难通过工作通道内镜做到，而传统的显微外科手术为了肿瘤切除

往往会在大脑中形成一个很大的手术通道，这可能会导致更大的神经功能障碍。

通常，对于较大尺寸的侧脑室房部脑膜瘤，如果不进行一定程度的皮层切开就不可能到达肿瘤。显然，考虑到脑室扩张和肿瘤及其供血血管的长轴，经顶叶入路在这种情况下是最直观的。在这种特殊情况下，脑室受压，小的皮层切开术使得脑室减压前的脑疝最小化。相比之下，显微外科手术需要花费大量的分离时间才能到达肿瘤，如果颅内压升高，可能会增加潜在的脑损伤。使用该管道，可以快速完成穿刺，只会将大脑的局部置于危险之中。但是，在接近肿瘤的过程中，必须注意避免损伤浅表的桥静脉，因为这样的损伤可能是毁灭性的。

相反，在这种情况下，显微外科手术最显著的优点是，一旦进入脑室后，它可能更节省时间。在显微外科手术中，如果需要的话，两名外科医生可以通过相同的皮质切开通道同时进行手术，这可以减少手术时间。此外，其他一些辅助器械，如超声吸引器或刨削器，虽然可用于内镜管道手术，但在显微手术通道中更容易使用。

42.5　病例的选择

EPS 手术的患者选择基于其神经系统表现、合并症、病变解剖、组织学和影像学的综合。从一般意义上讲，深部病变（即皮层表面以下 2.5cm 或更深的病变）可在不进行实质性开颅手术的情况下最大限度地利用管道长度。因此，对于表浅病变，如果可以做到最小的皮层切开，那么传统的显微外科技术比 EPS 更有效。如果没有皮层和（或）皮层下组织需要保留，那么就没有理由使用 EPS 来切除肿瘤。

在解剖上，小脑半球深部病变、基底节、大脑半球深部病变、深部白质病变和脑室内病变最适合进行通道手术。如果功能区白质纤维的位置不清楚，作者建议采用弥散张量成像或高分辨率纤维示踪技术来描绘这些纤维同时设计手术入路以避开这些纤维（图 42.3）。对于罕见的深部肿瘤可能危及语言，清醒开颅与 EPS 联用是一个可行的选择。

推测病变的组织分型在患者的选择中也发挥作用。软的和更容易被吸出的肿瘤更容易通过管道切除。然而，正如我们的病例所显示的，对于硬的肿瘤仍然可以通过联合瘤内减压和周缘剥离来切除。值得注意的是，血肿也可以用 EPS 清除；一般从技术上讲，吸除血肿并使病变周围的腔体塌陷是很简

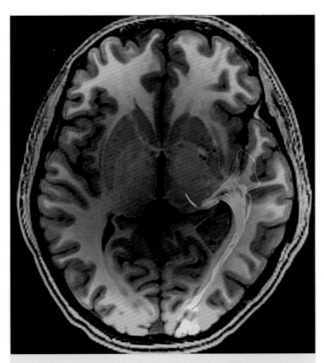

图 42.3　代表性的图片描述了在轴面上通过高分辨率纤维追踪系统对视放射的显示。它的位置在脑室肿瘤附近并包绕枕角。这些图像可以在大脑穿刺前整合到导航系统引导手术路径规划

单的，有助于血块安全排出。

42.6　解剖学和病理学考虑

幕上脑室肿瘤在外科手术中面临许多挑战，手术入路取决于手术部位。几乎所有的常见病变都可以通过手术切除来治疗，包括胶样囊肿、室管膜下瘤、神经节细胞瘤和脑膜瘤。在额角，使用通道的经冠状切口入路直接到达肿瘤减少了对正常脑组织的牵拉。与中线胼胝体切开术不同的是，对于这个手术入路，肿瘤向外侧扩展并不是问题。此外，通过避免显著的胼胝体切开，可以使手术干预导致的认知障碍发生的概率最小化，虽然在这一点上是有争议的。侧脑室体部肿瘤可以用相似的方式处理，只是工作通道再往后一些，但要小心避免通道后向牵拉过大而到达房部。房部肿瘤更适合经顶叶入路，这种入路必须经过精心设计，以避免对视觉辐射或功能区语言纤维束造成损伤。当脑脊液大量滞留和扩张时，颞角肿瘤通常易于显微手术切除；在这里，经通道入路的应用有限。在第三脑室前部，利用内镜通道经冠状切口可提供良好的入路，必要时可打

开脉络膜裂扩大室间孔，增加肿瘤的可视性。这个入路最常用于胶样囊肿的切除。需要单独进行活检之外的其他第三脑室后部肿瘤，最好采用显微手术治疗。第四脑室肿瘤通常可以通过膜帆入路进行显微外科手术切除，在这种情况下，通道的作用也可能非常有限。

通道手术已成功地应用于多种脑实质肿瘤。对于这种手术方式最适合的病例通常是位于深部的，靠近脑室系统。转移瘤，胶质瘤，海绵状血管畸形，甚至血肿，都可以使用这种技术成功的切除。小骨窗开颅和减少皮层下分离是该技术的优点，尽管与显微外科手术相比，使用该方法获得同等程度切除的能力还存在争议。

病理上，肿瘤的一致性对切除的难易程度起着重要的作用。与周围白质有边界的软肿瘤是最理想的，显微手术也是如此。随着肿瘤变硬，血供丰富，或者与周围大脑的界线不清，手术难度加大。当然，显微外科也是如此。因此，资深作者建议外科医生在实践中考虑使用 EPS 时最好采用学习曲线。血肿和皮层下脑实质内软的转移瘤是早期学习的好病例，复杂的脑室内肿瘤只有在掌握重要经验后才能处理。

42.7 避免并发症和技术上的细微差别

避免端口手术并发症的首要原则是考虑标准开颅手术可能发生的任何并发症。标准开颅手术的所有并发症也可能发生在端口手术上，包括感染、出血、卒中、癫痫发作和伤口裂开。因此，患者的选择是最重要的。由于身体状况不佳或疾病程度不适合开颅手术的患者，也不应进行端口手术。

端口手术的开颅大小相对较小（约 2.5~3cm），必须注意患者的体位，并实现图像引导的精确配准。患者的体位应与标准开颅手术相似，进入肿瘤的路径应位于肿瘤本身的上方。不正确的图像引导配准会导致插管不良或脑损伤。应该小心避免使重要的血管处于危险之中。这尤其适用于大型桥静脉和毗邻肿瘤的血管（图 42.4）。

尽管端口技术是小切口开颅，但脑组织仍然可以从硬膜开口疝出。

为了避免这种并发症，在开颅完成后，硬脑膜打开之前，我们触碰硬脑膜来评估它的紧张程度。如果张力特别高，我们让麻醉医生降低患者的潮气末 CO_2 水平，在某些情况下，建议使用甘露醇。局部颅

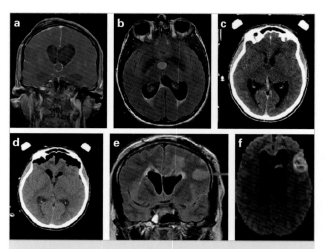

图 42.4 36 岁女性，严重头痛、恶心、呕吐和嗜睡。脑室外引流术后冠状位 MRI（a）显示，在 Monro 孔处有一处病变，考虑胶样囊肿，（FLAIR）序列（b）显示脑积水和脑脊液（CSF）沿室壁渗出。术中 CT 图像显示患者带有 Leksell 框架的术前（c）和术后（d）图像。术后影像显示轻度气颅。术后冠状位 T2 FLAIR 像显示穿刺管外侧改变良好（e，红色箭头）。弥散加权成像（f）在同一区域的显示有局限性，可能是由于穿刺时皮层静脉损伤所致

内压升高最好采用肿瘤减压治疗；因此，对于质地较软的肿瘤，端口手术的一大优点是穿刺可以迅速进行，以至于颅内压直接将肿瘤运送到管口本身。

对于大多数显微外科手术入路，建议在经脑回入路的基础上采用经脑沟入路到达感兴趣的病灶，虽然这一规则也有例外。尽管经脑沟入路减少了穿过管口的脑组织数量，但脑沟内通常都有较高密度的血管，在穿刺过程中可能会有风险。然而，这并不是一个问题，在非功能区脑回中部，经脑回入路不太可能增加风险。此外，如果在肿瘤治疗过程中必须牺牲大的皮层桥静脉，那么经脑沟入路的价值就丧失了。术前仔细检查影像通常有助于确定特定病灶最安全的穿刺轨迹。

切除任何病变后，切除腔内或沿穿刺道的出血都是可能的。在病灶切除过程中，在肿瘤周缘放置棉条有助于小的出血点止血同时保持可见。

切除病变后，在移开导管口之前必须对瘤腔进行仔细检查。对于脑室内入路的手术，动脉出血可通过双极电凝来止血，而静脉出血通常是通过直接加压冲洗来控制的。对于实质性肿瘤，可以使用双极凝血或可吸收止血剂。因为管口是透明的，所以在缓慢拔出管口时可以看到出血部位并直接处理。

此外，在移除管道时，应检查管道壁是否有出

血迹象。如果遇到这种情况，应暂停切除病灶，并使用双极电凝来处理任何明显的出血。同样，在完全切除管道后，应仔细检查皮层，以确保没有其他出血部位。通常，作者会用速即纱（Ethicon, Somerville, NJ）或类似的可吸收止血替代品对皮层入口位置围绕一圈达到止血的目的。

EPS 手术的另一个问题是脑室内肿瘤切除术后可能发生阻塞性脑积水。虽然依据我们的经验这不是很常见的现象，但我们通常在移除端口之前常规在脑室系统中置入脑室外引流管。在记录 ICP 同时，保持引流管夹闭状态 24h。如果患者在常压下可以耐受，则将引流导管拔出。但是，如果患者因脑积水而导致颅内压力升高或神经功能下降，则需打开并维持引流管直至可以夹闭或可以放置脑室－腹腔引流管。作为替代方案，对于较简单的病变（例如胶样囊肿），可以使用术中 CT 来明确是否有脑室内出血，从而无须放置脑室引流管。

42.8 临床要点

资深编者强力推荐无害化作为肿瘤手术的首要原则。因此，对于管道手术最重要的临床精髓就是做出常识性的决定：最大限度地提高患者的安全性。就像标准开颅手术一样，卒中、出血、癫痫、伤口感染和神经系统损伤在端口手术中都可能发生，就像标准的开颅手术一样。因此，采取所有预防措施避免并发症是很重要的，主要是采用与标准开颅手术相同的考虑因素。麻醉团队需要意识到，患者需要采用与传统病例相同的血管通道和气道管理。对于复杂病例，就像常规病例一样，需要使用重症监护病房。护理人员也应该接受专业培训，就像传统开颅手术一样，使用相同的方案来护理这些患者。

有一个合适的老师来指导端口手术是一个很大的优势，因为它可以加快学习速度。应该在早期尝试简单的病例，然后在训练的后期尝试更复杂的肿瘤。如果出血掩盖了肿瘤的显示，或者肿瘤不具有一致性，手术室里如果有另一双眼睛或手可能会帮助达到可接受的结果。最大限度的肿瘤切除是大多数神经肿瘤手术的共同目标，但必须在不以牺牲并发症为代价。以大量神经功能损伤为代价的过于激进的肿瘤切除对患者没有任何好处。因此，如果肿瘤的可视化由于无法到达某个部位或由于脑转移而成为一个挑战，那么找到一个安全的替代方案来实现肿瘤切除是至关重要的，即使这个替代方案是一

个阶段性的手术或肿瘤的次全切除。

由于端口手术提供的手术通道比较狭窄，肿瘤本身比管道大得多，明智地使用棉条尤其有助于实现安全切除。瘤腔边缘的静脉出血是不可避免的，保持耐心和柔和的压力使得手术视野保持干净，而不是电凝每一个小出血点，最终做到肿瘤的安全切除。此外，早期刻意放置明胶海绵有助于分辨肿瘤和大脑之间的解剖平面。数小时手术后，这些手术界面可能变得不那么连续，增加了医源性脑损伤的风险。

42.9 支持内镜手术的文献回顾／证据

与传统的显微手术相比，内镜手术最有力的论据是最少的手术时间、并发症和恢复时间。这种争论已经被多种病变验证，但最引人瞩目的是胶样囊肿。例如，对接受经胼胝体显微外科手术与经工作通道内镜切除胶样囊肿的患者进行的 10 年回顾性研究发现，经内镜入路感染较少，术后需要分流的脑积水较少，但是在后续影像学检查中，有更多的小残留囊肿。相反，在对文献的系统回顾和 Meta 分析中，Sheikh 等发现，经显微手术治疗的胶样囊肿有较高的总切除率，较低的复发率，术后分流依赖性无差异，但手术发病率较高。这些趋向于内镜下较低的并发症和显微手术更明确的囊肿切除都是通过 EPS 的"混合入路"实现的。在我们机构，EPS 治疗胶样囊肿的总切除率为 96.9%，平均住院时间为 2.7 天。总之，EPS 的目标是将内镜和显微外科的最优方面结合起来，并将它们结合成一种技术（表 42.1）。

通过使用固定的内镜支架或助手来操作内镜，术者可以利用显微外科技术双手操作。然而，这种双手操作技术也有一些缺点。首先，将内镜作为手术通道内的第三个器械，会造成操作空间拥挤，部

表 42.1　内镜端口手术（EPS）与通道内镜和显微外科手术的比较

通道手术	管道手术	显微手术
最小的皮层切开术	较小的皮层切开术	较大的皮层切开术
液体介质下观察	空气介质下观察	空气介质下观察
器械沿着工作通道限制在线性轨道中	圆形管道内的双手操作	充分移动下的双手显微操作
出血后很容易失去观察	出血后直接填塞观察	出血后直接填塞观察

分限制了外科医生双手的移动能力。还有一种观点的支持者认为可以通过管道口使用手术显微镜或外放镜。对于他们来说，显微镜聚焦能力的提高使得外科医生能够使用双手技术，同时最大化手术通道内的空间。但是，当光源和放大倍数在管道口之外时，外科医生的器械本身可能会影响视野。这对于已经很狭窄的手术腔道来说是个很大的问题。出于这个原因，资深作者仍然希望将内镜置入端口内。

与传统的开放式显微外科手术相比，内镜端口的使用使得较小的开颅手术变为可能，因为窗口的大小仅需将端口固定即可。类似地，皮层切开的尺寸也可以小得多，因为端口产生了一个圆柱形的手术通道，可以动态地操纵该通道以增加总的可视面积，而无须增加皮层切开的尺寸。具有坚硬和圆柱形特性的端口创造的操作空间使得相邻脑实质受力为静态且是均匀的。

虽然越来越多的证据支持基于端口的手术在深部脑病变中的作用，但对于 EPS 或基于端口的使用手术显微镜的显微手术是否能获得更好结果的争论日益激烈。对于脑室内肿瘤，我们中心最初的 EPS 报告显示了 80% 的全切除或接近全切除率。对于脑实质内肿瘤，我们中心最初的 EPS 报告显示了 67% 的全切除或接近全切除率。其他一些组发现显微镜更有利于侵袭性肿瘤的切除。例如，在最初的 20 例因各种病变接受端口手术切除的患者中，Hong 等发现使用内镜与次全切除率的增加有关。然而，获得更高的总切除率的问题可能与肿瘤的位置（超过 50% 的病变位于基底节或丘脑）和外科医生的经验有关。根据我们的经验，全切除率显著提高是可能的，但有一个手术学习曲线，适当的患者选择是至关重要的。此外，无论采用何种切除技术，使用超声探头或术中成像是促进肿瘤最大安全切除的一个极好的辅助手段。

什么时候常规显微手术依然是理想的手术选择？

虽然作者在绝大多数幕上脑室内肿瘤切除术中都使用了 EPS 技术，但在幕上脑实质内肿瘤中却不是这样。这些肿瘤选择 EPS 必须慎重；深部分散肿瘤是最适当的。相反，浅表性宽基底肿瘤（图 42.5）和侵犯皮层的肿瘤显然更适合常规切除，因为不需要保护皮质或浅表白质。

虽然该端口可以在清醒状态下使用，但对于大

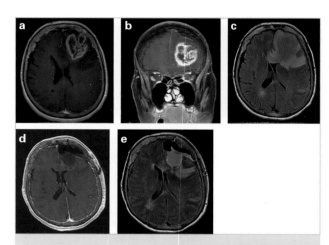

图 42.5 增强 MRI 显示左侧额叶胶质母细胞瘤，肿瘤侵犯额叶和胼胝体（a、b），伴有明显的 T2 信号改变（c）。术后影像表现为增强病灶完全切除（d、e），与术前 T2 信号相比，术后变化明显。由于广泛的皮层受累和肿瘤相对表浅的特征，采用标准左额开颅显微手术切除病变

部分需要在清醒状态下切除同时需要皮层定位的肿瘤最好采用传统方法。

有时，由于与部位或大小有关的细微差别，对于深部皮层下肿瘤，端口手术并不具有优势。例如，图 42.6 显示了一例患者，其表现为复杂的癫痫发作和非优势半球海马旁回肿瘤。由于患者癫痫发作，年龄小，手术切除小肿瘤的指征明确。然而，由于肿瘤靠近颅底，通过颞下沟的 EPS 不会减少与本病例相关的医源性脑损伤。因此，在本病例中，通过术中超声经颞下入路显微手术切除肿瘤，并使用荧光素染料和集成的显微镜滤镜来增强术中肿瘤的可

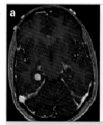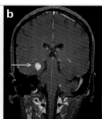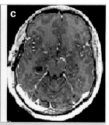

图 42.6 25 岁新发患者，表现为癫痫部分复杂性发作，增强 MRI 序列发现右侧海马旁回（a、b）孤立的、强化性肿块。相对于传统的经颞下（b，黄色箭头）显微外科入路，沿颞下沟（b，红色箭头）用内镜管道穿刺需要穿过更多的脑组织。后者可与术中荧光素联合做到病灶的完全切除（c）。在这个病例中，病变与颅底更加接近使得显微外科手术对于患者更有利

视化。病变完全切除，无并发症，组织学证实为毛细胞星形细胞瘤。

42.10 结论

作者认为，EPS 掌握在适当的人手里是一种切除脑深部肿瘤的有效工具。EPS 仍然是一种发展中的技术，但对于复杂病变、深部病变和脑室内肿瘤已经显示出了很好的效果。随着外科器械、内镜和牵开器技术不断进步，神经外科医生将继续努力降低手术的侵袭性。这些创新有望为下一代神经外科患者提供更好的治疗效果。

参考文献

[1]　Grant JA. Victor Darwin Lespinasse: a biographical sketch. Neurosurgery. 1996; 39(6):1232–1233.

[2]　Hopf NJ, Perneczky A. Endoscopic neurosurgery and endoscope-assisted microneurosurgery for the treatment of intracranial cysts. Neurosurgery. 1998; 43(6):1330–1336, discussion 1336–1337.

[3]　McLaughlin N, Prevedello DM, Engh J, Kelly DF, Kassam AB. Endoneurosurgical resection of intraventricular and intraparenchymal lesions using the port technique. World Neurosurg. 2013; 79(2) Suppl:18. e1–18.e8.

[4]　Ochalski PG, Fernandez-Miranda JC, Prevedello DM, Pollack IF, Engh JA. Endoscopic port surgery for resection of lesions of the cerebellar peduncles: technical note. Neurosurgery. 2011; 68(5):1444–1450,

[5]　discussion 1450–1451.

Engh JA, Lunsford LD, Amin DV, et al. Stereotactically guided endoscopic port surgery for intraventricular tumors and colloid cyst resection. Neurosurgery. 2010; 67:198–204.

[6]　Kassam AB, Engh JA, Mintz AH, Prevedello DM. Completely endoscopic resection of intraparenchymal brain tumors. J Neurosurg. 2009; 110(1): 116–123.

[7]　Kelly PJ, Goerss SJ, Kall BA. The stereotaxic retractor in computerassisted stereotaxic microsurgery. Technical note. J Neurosurg. 1988; 69 (2):301–306.

[8]　Kelly PJ, Kall BA, Goerss S, Earnest F, IV. Computer-assisted stereotaxic laser resection of intra-axial brain neoplasms. J Neurosurg. 1986; 64(3): 427–439.

[9]　Jho HD, Alfieri A. Endoscopic removal of third ventricular tumors: a technical note. Minim Invasive Neurosurg. 2002; 45(2):114–119.

[10]　Yadav YR, Yadav S, Sherekar S, Parihar V. A new minimally invasive tubular brain retractor system for surgery of deep intracerebral hematoma. Neurol India. 2011; 59(1):74–77.

[11]　Greenfield JP, Cobb WS, Tsouris AJ, Schwartz TH. Stereotactic minimally invasive tubular retractor system for deep brain lesions. Neurosurgery. 2008; 63 (4) Suppl 2:334–339, discussion 339–340.

[12]　Horn EM, Feiz-Erfan I, Bristol RE, et al. Treatment options for third ventricular colloid cysts: comparison of open microsurgical versus endoscopic resection. Neurosurgery. 2007; 60(4):613–618, discussion 618–620.

[13]　Bodily L, Mintz AH, Engh J. Combined awake craniotomy with endoscopic port surgery for resection of a deep-seated temporal lobe glioma: a case report. Case Rep Med. 2013; 2013:401359.

[14]　Ochalski P, Chivukula S, Shin S, Prevedello D, Engh J. Outcomes after endoscopic port surgery for spontaneous intracerebral hematomas. J Neurol Surg A Cent Eur Neurosurg. 2014; 75(3):195–205, discussion 206.

[15]　Symss NP, Ramamurthi R, Kapu R, et al. Complication avoidance in transcallosal transforaminal approach to colloid cysts of the anterior third ventricle: an analysis of 80 cases. Asian J Neurosurg. 2014; 9(2):51–57.

[16]　Sheikh AB, Mendelson ZS, Liu JK. Endoscopic versus microsurgical resection of colloid cysts: a systematic review and meta-analysis of 1,278 patients. World Neurosurg. 2014; 82(6):1187–1197.

[17]　Hong CS, Prevedello DM, Elder JB. Comparison of endoscope- versus microscope- assisted resection of deep-seated intracranial lesions using a minimally invasive port retractor system. J Neurosurg. 2016; 124(3):799–810.

第43章 神经内镜的未来

Hasan A. Zaidi, Peter Nakaji

陈　垒　黄国栋 / 译

摘要

　　神经内镜的发展前景是光明的，因为内镜近年来已发展成为一种重要而有效的神经外科工具，在神经外科设备中占有不可或缺的地位。然而，阻碍其进一步崛起的障碍依然存在。在这一章中，我们将描述神经内镜技术的各个方面，这些方面将在未来几年改变这一领域。目前，神经内镜并不是所有神经外科病变的万能钥匙。在某些方面，它不如传统的可视化模式。尽管如此，光学物理学和电子学的未来创新有望减轻目前 3D 内镜的局限性，使得自然直观的立体内镜可视化成为可能。可塑性内镜在创新内镜设计方面具有巨大的潜力，它将通过改善外科医生的舒适度来提高手术效率。未来神经内镜医生的培养可以通过仿真技术来提高，如利用 3D 打印技术制作解剖学模型，该模型解剖准确、按比例缩放，甚至可以通过增加泵和液体来创造真实的血液和脑脊液环境。此外，未来机器人技术的改进和利用手术视野中叠加的患者信息来创建增强现实可能会给侵袭性神经内镜手术带来革命性的变化。因此，未来的创新可能会减轻目前内镜的局限性。在神经内镜领域，通过推进微创方法的边界、适应新技术、重新定义医学教育和外科技术，使其继续发展是非常必要的。

　　关键词：发展，未来，神经内镜，光学，颅底

43.1 引言

　　在短短的几代之内，内镜已经从一个新奇的项目发展成为一个具有多重功能和有效的神经外科工具。外科亚专业之间的充分交流使整个医学界得以认识到内镜的潜力。几代工程师努力改进内镜的设计，每一次迭代都会缩小其外形并提高光学效率。神经外科的先驱者们在面对严厉的批评时，坚持使用这种以前从未测试过的设备，这有助于培养他们的手术技能。通过住院医师、专科医生培训和教学课程来传播内镜知识，吸引了每一代外科医生的想象力，

使内镜神经外科医生能够对患者的生活产生更大的影响。神经内镜的发展前景是光明的，但仍存在一些障碍。在此，我们详细阐明神经内镜的各个方面，这些方面将在未来几年内改变这一领域。

43.2 3D 内镜

　　当前内镜的一个重要限制是无法提供手术通道逼真的 3D 可视化。尽管在图像质量和色彩逼真度方面有了稳步的提高，但缺乏立体视觉往往会导致视觉空间定位的丧失，从而使得学习曲线比采用开放技术的外科医生的学习曲线更陡峭。受训者被指导使用 2D 投影图像抓取物体时，往往会误判物体的大小和距离，从而导致移动到目标的时间更长，峰值速度更小，减速阶段更长，抓取孔径更小。此外，立体视觉的丧失使得外科医生无法利用他们的自然能力来辨认手术通道的轮廓。例如，在颅底腹侧，不能识别视神经颈内动脉隐窝可能是一种潜在的灾难。批评者认为这些限制延长了手术时间，增加了医源性神经血管损伤的风险。

　　在过去的 10 年中，微芯片阵列的创新推动了 3D 内镜的发展。专家认为，与 2D 内镜不同，3D 内镜可增强视觉空间定位，从而改善对解剖结构的识别以及与解剖结构的关系，并有可能缩短学员的学习曲线（图 43.1）。但是，目前使用的 3D 内镜是早期版本，还有一些缺点。这些内镜提供的图像分辨率较低，存在明显的颜色失真，导致红色饱和，这对试图将肿瘤与正常结构区分开的外科医生提出了重大挑战。深度效应会导致主刀医生眩晕，有些外科医生甚至需要止吐治疗。此外，由于缺乏支持其使用的大规模客观临床试验，因此 3D 内镜提供的优势基本上都是传闻。光学物理学和电子学方面未来创新可能会减轻当前 3D 内镜的这些限制。新模型正在开发中，据称将在保持色彩逼真度的同时提高分辨率。这些渐进的改进可能为更大的神经内镜群体提供足够的动力，以鼓励向立体内镜可视化的过渡。

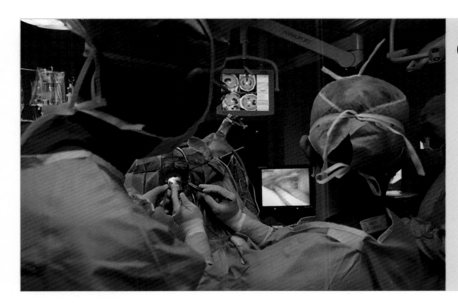

图 43.1 术中图像显示使用 3D 内镜（显示器位于神经导航系统显示器的右下方）。主刀医生和助手在手术过程中都戴着 3D 眼镜观看 3D 视频投影

43.3 可塑内镜

内镜提供的众多优点之一是，与传统入路相比，通过减少切口和开颅手术的大小，能够将手术入路相关的创伤降至最低。因此，手术通道通常都比较狭窄，器械非常拥挤，导致器械碰撞和外科医生挫败感增加。现代神经外科手术中使用的内镜通常都是硬镜，这必然导致手术腔内外的器械冲突。摄像机和光缆经常与手术腔外主刀医生的手相撞，手术器械经常与手术腔外内镜轴相撞。与开放手术相比，硬质内镜前端和后端频繁的器械冲突会导致学习曲线变陡，手术时间延长，安全性和有效性降低。为了给手术操作提供更多的空间，外科医生常常通过增加手术通道的大小来切除更多的组织，这会恶化与手术入路相关的发病率。

在过去的几年里，具有记忆功能的可塑内镜已经被开发出来，可以弯曲内镜的轴来保持其结构（图 43.2）。这种可塑性允许助手将摄像机头从手术区域外的主刀医生手中移开，同时弯曲手杆，用以减少手术通道内器械冲突的发生。尸体模型中的手术自由度研究表明，与硬性内镜不同，可塑性内镜改善了手术工作条件，减少了器械冲突。尽管可塑性内镜尚未得到美国食品和药物监督管理局的批准，因此尚未在美国投入临床使用，但它们在内镜设计方面具有巨大的创新潜力，可以通过提高外科医生的舒适度来提高手术效率。从历史上看，内镜设计的增量改变对提高内镜神经外科的质量、安全性和普及程度有着深远的影响。

43.4 内镜的训练

传统上，掌握显微神经外科技术需要对人体解剖学进行严格的研究，需要数小时的实验室解剖、密切的指导以及对手术室受训人员的勤勉监督。内镜手术的普及增加了神经外科新手培训过程的复杂性。学员必须熟练使用不断发展的导航设备、内镜、解剖工具、钻头和清创工具，所有这些操作都限制在狭窄和拥挤的手术通道中。随着手术方式和相关手术器械复杂性的增大，与有效的外科手术实践相关的学习曲线也变得更加陡峭。在这种动态环境下，传统的训练过程在培养下一代内镜神经外科医生方面已经变得过时和无效。内镜神经外科的未来将取决于新培训课程的开发。

几代人以来，神经外科界主要依靠解剖福尔马林固定的尸体标本来培养受训者的手术技能。这种陈旧的神经内镜外科医生培训模式有几个局限性。第一，因为经济和后勤保障的原因，标本往往很难获得，培训者经常被要求重复使用同一标本以降低成本。第二，神经解剖固定标本在保存过程中结构变化很大，软组织中的关键解剖标志经常被扭曲。对于内镜神经外科新手来说，能够识别这些标志是一项关键的技能，因为他们无法获得广泛的神经解剖暴露。第三，尸体标本通常没有手术室常见的异常解剖标志。在特定手术病变的异常解剖环境中，手术通道导航和避免医源性并发症对有效进行神经内镜手术至关重要。第四，与手术室相比，固定标本通常质硬，收缩性差。内镜外科医生依靠神经血管

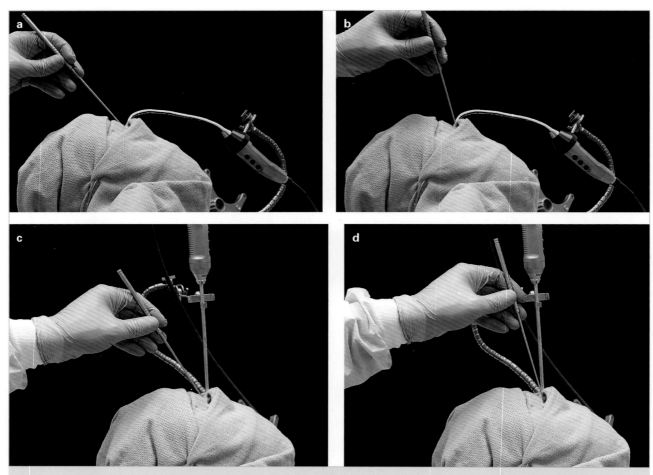

图 43.2 一系列照片展示了在获取空间坐标期间剥离子和内镜的位置。a、b. 照片显示了可塑性内镜的摄像头在手术通道外是如何成形的，以及剥离子如何向下方移动（a）和向上方移动（b）。c、d. 照片显示了剥离子在下方（c）和上方（d）移动时硬性内镜的位置，在此位置，剥离子与内镜摄像头发生碰撞，限制了手术自由度

结构的自然弹性来有效地执行手术操作。使用尸体标本进行外科训练不能充分培训触觉反馈，而这对于有效执行神经外科任务是必需的。最后，尸体标本缺乏人体的天然体液，如血液和脑脊液。这对内镜受训者来说尤其麻烦；有效实施内镜第三脑室造瘘术需要了解如何处理侧脑室内脑脊液造成的视觉障碍，这是尸体标本无法模拟的。福尔马林固定尸体标本的局限性常常使受训人员难以将实验室培训的技能应用到手术室。

考虑到面对内镜的日益普及，内镜手术的相对稀少，神经内镜领域已经自然而然地走在了开发新型模拟工具以加强手术训练的前沿。开发新的教学工具有助于克服传统尸体标本解剖的固有局限性。作为尸体解剖的替代方法，计算机模拟模块最近获得了发展（图 43.3）。他们需要的支持人员很少，并

且可以创建可重现的术中情境，可以根据受训者的技能水平进行定制。但是，这些模拟器尚不能复制对于改善外科技术所必需的微妙触觉反馈，并且受训人员通常不能自由地在受限模块之外探索解剖结构。此外，开发和维护模拟器的成本过高限制其广泛使用。

在过去的 10 年里，3D 打印技术领域发展迅速。新一代的打印机已经提供了以难以置信的逼真度重建解剖模型的能力，并且价格实惠。最新的版本是多材料打印机，它模拟了一系列的机械和物理特性，从软到硬，从不透明到透明，非常多的颜色。这些打印机为机构提供了打印颅骨模型的能力，这些模型包括可以钻孔的坚硬材料中的骨骼、较软材料中的软骨、血管树以及不同形状和大小的肿瘤。这些模型具有一定优势，超过以往的外科训练模式。它

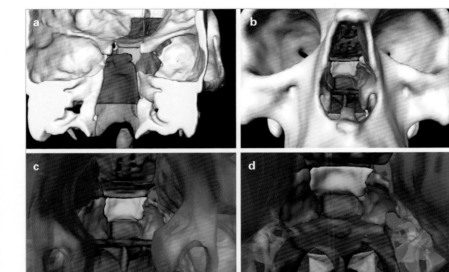

图 43.3　基于虚拟计算机的中线颅底和海绵窦不同内镜经鼻入路区域的 3D 模型。经筛板入路（红色）；经平台 / 经鞍结节入路（浅蓝色）；蝶鞍入路（黄色）；经斜坡入路（深蓝色）；颅颈交界入路（紫色）；海绵窦入路（绿色）。a. 后外侧视图。b. 前视图。c、d. 经鼻前后位视图

们价格低廉且可迅速获得，并且不需要完整的实验室环境，它们可以提供大量根据学员技能水平定制的颅底病变，同时可以钻孔和解剖，从而达到必要的触觉反馈，以改善术中技能。受训者使用这些 3D 模型从而达到对复杂颅底血管解剖更好的视觉空间理解，同时也提高了可直接应用到手术室的技能。

Narayanan 等使用 3D 打印机开发用于内镜手术解剖的颅底内陷模型。这种技术允许将罕见的、复杂的病变纳入仿真模型中，以增强处理这些病变所需的真实感和触觉反馈。类似地，Berhouma 等开发了一种基于聚合物的肿瘤模型，并将肿瘤模型置入经过防腐的尸体的头部，用以产生神经外科手术中经常遇到的解剖异常。这样的模型受训者如何认识到颅底腹侧病变会扭曲正常的解剖路径，从而避免医源性损伤。

为了进一步增强模拟模型的真实性，Winer 等通过颈椎椎板切除术将生理盐水持续注入尸体标本中，并进行脑室内神经内镜操作，以更好地模拟在脑脊液湖中的工作。这样的练习可以让受训者了解在充满液体的腔中执行精细的神经外科操作的技术细节。类似地，Muto 等将尸体标本连接到搏动泵上，以模拟内镜经蝶手术术中颈动脉损伤。这项技术提供了术中颈动脉损伤的真实模拟，搏动的血液和碎片遮住了手术通道，弄脏了内镜。随着 3D 打印技术的改进和解剖打印输出泵和液体的增加，这些结构在真实性和相关的神经外科训练中最终取代尸体标本。

43.5　机器人科学

使用颅内内镜的一个主要缺点是需要两名外科医生协同工作来执行手术的关键部分。在典型的手术室设置中，主刀外科医生双手操作器械进行精细的颅内操作，而助手手持内镜提供动态显示。双外科医生模式导致了管理和基于任务的复杂性。首先，与助手协调时间表可能会很困难，有可能导致手术延误。其次，助手的存在常常限制了主刀医生手臂和肘部活动范围，这导致手术自由度降低。这种限制，再加上手术腔道内存在多种器械，可能会加剧器械冲突。外科医生自身也受到人体解剖结构的限制，即手腕和手臂的自然活动范围有限。因为手术工作通道在内镜神经外科手术中是非常重要的，这个领域在机器人辅助方面已经成熟，这可能会减弱其中的一些缺点。

早期的先驱者开始通过使用各种机械设备来解决传统的双外科医生内镜手术的短板。气动内镜支架是神经内镜最早采用的工具之一。通过将内镜放在一个固定的臂上，这样就不需要额外的助手，主刀医生能够相对不受阻碍地进行手臂移动。然而，这样做也有自己的缺点。机器人内镜支架提供的是静态的手术视觉而不是动态的画面。对于许多外科医生，特别是那些习惯 2D 可视化的外科医生，内镜的连续移动可以提供额外的视觉反馈和视差深度的感知。此外，尽管使用了冲洗鞘，但内镜的镜头需要经常清洗，这就要求主刀医生在手术过程中取

出内镜并清洁镜头，这会增加手术时间和医生的挫败感。未来发展的机器人控制内镜支架随着主刀医生的移动而移动可能会提高手术的可视化、自由度和效率。

机器人辅助技术已经在包括妇科学、泌尿外科学、产科学、心脏外科学和骨科学在内的多种外科亚专业中稳步普及。拥护者认为，机器人在密闭空间中特别有用。机械臂的多个枢轴点和 360° 旋转最大限度地利用了狭窄的手术通道，并提供了手动器械无法比拟的灵活性。此外，震颤的减轻为手术器械向目标提供了更精确和准确地移动。在最近的一篇综述中，Marcus 等将手术机器人分为三大类。第一类是受监督控制的机器人系统，由主刀医生计划手术的每一步，并由机器人在人的直接监督下自主执行任务。第二类是"主从"系统，在这个系统中，外科医生远程控制机械臂的运动。最后一类是共享控制系统，即外科医生和机器人共享对主要手术器械的控制，从理论上讲，这利用了外科医生的自然动作和机器人的精确性。

Marcus 等报道，已经开发出 30 多个用于神经外科手术的机器人系统。这些机器人系统的大多数都是监督控制系统这一类。它们已经被应用于脑部病变活检、肿瘤内药物输送、深部脑刺激电极植入和椎弓根螺钉植入等临床应用。利用计算机图像引导的立体定向系统，这些机器人系统所涉及的手术任务可以被精确定义并易于导航。对于更复杂的情况，例如需要动态手术决策的侵袭性深部病变，手术过程中的临时决定更难明确。主从式机器人设备，类似用于泌尿外科和其他外科手术非常流行的达·芬奇机器人系统（Intuitive Surgical, Sunnyvale, CA），已经应用于各种尸体解剖研究（图 43.4）。这些系统通常有 2 个或 3 个自由度的机械臂。一些作者已经证明，尽管这些机器人系统提高了手术的自由度和任务的准确性，但它们显著地延长了手术时间，包括术前准备和手术的时间。共享控制系统是使用最少的机器人系统，很少在神经外科文献中被描述。这些系统提高了易用性，并且更加自然地集成到了手术流程中。

尽管其他外科亚专科对机器人手术赞誉有加，但在神经外科领域，机器人辅助手术还没有取得同样的商业成功。尽管机器人辅助技术在未来对神经内镜手术产生积极影响的潜力巨大，但当前这一代机器人技术未能为神经外科医生提供一个真正的沉浸式环境来保证其使用。与其他外科亚专业相比，

神经外科手术在本质上是动态的，需要精细的触觉反馈才能有效地执行手术。未来的系统必须克服一些挑战，机器人必须与图像引导系统完全集成，必须在不限制移动自由的情况下提供小的工作通道，以尽量减少与接触相关的损伤，并最大限度地提高手术的灵活性。机器人–外科医生交互界面也需要改进，不仅要提供高分辨率立体定向图像和改进的触觉反馈，还要更自然地融入手术流程，以提高手术安全性和减少手术时间。尽管目前的机器人技术太有限，无法证明其在神经内镜手术中的应用是正确的，但未来的改进确实将彻底改变微创神经内镜手术。

43.6 增强现实

在过去的 20 年中，计算机引导的神经导航也极大地改变了神经外科手术。它使外科医生可以更精准地计划手术，减小切口尺寸，减少入路相关并发症的发病率并避免医源性神经血管损伤。它为手术医生提供了实时的手术通道相关地图，对于传统的神经解剖学标记因颅骨病变而扭曲时，该功能尤其有用。在神经内镜手术中，神经导航更为关键。内镜手术的微创性质避免了使用已知的解剖学标志定位手术目标所需的广泛暴露。尽管神经导航在神经内镜手术中非常普遍，但其最常使用的导航界面仍然不够方便。要求外科医生经常将视线从手术通道转移到专用的导航工作站屏幕。工作站上的图像以各种投影形式显示术前影像。外科医生需要不断地分析这些数据，将神经导航提供的模拟图像转换成手术图像。对于新手和专家来说，由于导航投影的非直观性，这个过程可能会导致错误和混淆。

随着计算机技术的不断进步，处理速度的不断提高，使得外科手术导航相关的增强现实技术得以发展。增强现实系统可以拍摄从术前影像中获得的颅内肿瘤和血管结构的图像，并将这些数据投影到内镜手术通道图像上。这种类型的成像可将真实环境与虚拟信息中的数据进行无缝结合，使得图像更加"身临其境"，更符合人体工学。增强现实技术可以提高外科医生对手术路径的感知，使外科医生在到达手术目标前避免损伤重要的血管。这种增强的感知在神经内镜手术使用狭窄的手术通道时特别有用，因为暴露太少很难提供解剖学标志。通过将患者来源的信息叠加到手术视野上，增强现实技术可以为主刀医生创建一种"X线"视觉。尽管增强

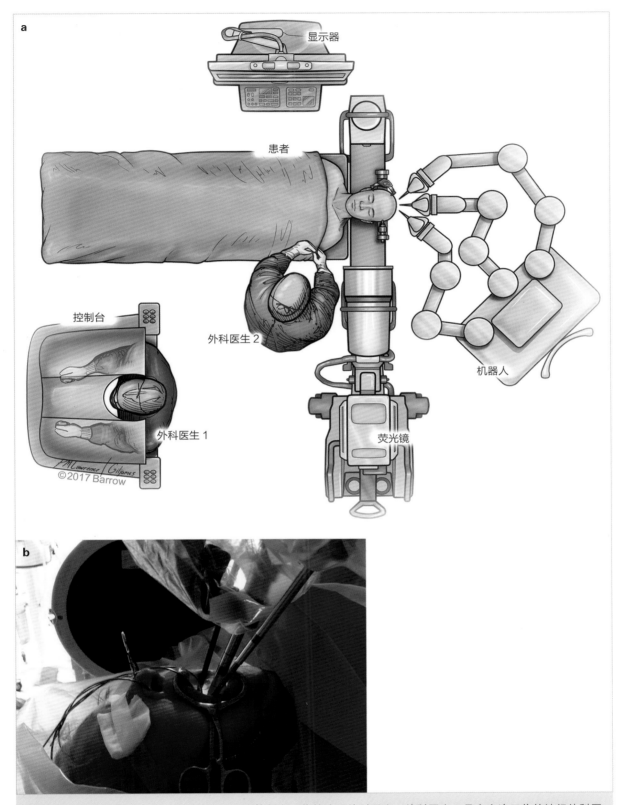

图 43.4　a. 手术室示意图。外科医生 1 是在控制台工作的头颈外科医生，外科医生 2 是在床边工作的神经外科医生。b. 术中侧面视图。3 个机械臂位于患者口腔中，口腔由牵开器打开。软腭的收缩是通过使用两个橡胶导管从鼻子插入，然后从口中拖出来完成的。C 臂荧光镜用于术中 2D 侧向控制

现实系统的广泛应用目前成本高昂，且在设置方面不便于用户使用，但目前在这方面的工业努力表明，未来将改进并集成到神经内镜中，这可能会减轻这些限制，并最终对这一领域产生相当大的影响。

43.7 结论

内镜在相对较短的时间内彻底改变了神经外科的各个亚专科。在过去的几十年中，适应证的迅速扩大导致了新的机遇和挑战的出现。在目前这种形式下，神经内镜并不是所有神经病变的灵丹妙药。神经内镜的某些方面不如传统的可视化方式。但是，随着技术和相关领域的发展，未来神经内镜专家的创新可能会降低内镜的局限性。内镜作为一种可行的替代传统的可视化模式，其生存依赖于神经内镜医生的推动。至关重要的是，神经内镜作为一个不断发展的领域，必须不断突破微创治疗方法的界限，适应即将出现的新技术并重新定义医学教育和外科技术。

参考文献

[1] Servos P, Goodale MA, Jakobson LS. The role of binocular vision in prehension: a kinematic analysis. Vision Res. 1992; 32(8):1513–1521.

[2] Zaidi HA, Zehri A, Smith TR, Nakaji P, Laws ER, Jr. Efficacy of three-dimensional endoscopy for ventral skull base pathology: a systematic review of the literature. World Neurosurg. 2016; 86:419–431.

[3] Elhadi AM, Zaidi HA, Hardesty DA, et al. Malleable endoscope increases surgical freedom compared with a rigid endoscope in endoscopic endonasal approaches to the parasellar region. Neurosurgery. 2014; 10 Suppl 3:393–399, discussion 399.

[4] de Notaris M, Topczewski T, de Angelis M, et al. Anatomic skull base education using advanced neuroimaging techniques. World Neurosurg. 2013; 79(2) Suppl:16.e9–16.e13.

[5] Narayanan V, Narayanan P, Rajagopalan R, et al. Endoscopic skull base training using 3D printed models with pre-existing pathology. Eur Arch Otorhinolaryngol. 2015; 272(3):753–757.

[6] Berhouma M, Baidya NB, Ismaïl AA, Zhang J, Ammirati M. Shortening the learning curve in endoscopic endonasal skull base surgery: a reproducible polymer tumor model for the trans-sphenoidal trans-tubercular approach to retro-infundibular tumors. Clin Neurol Neurosurg. 2013; 115(9):1635–1641.

[7] Winer JL, Kramer DR, Robison RA, et al. Cerebrospinal fluid reconstitution via a perfusion-based cadaveric model: feasibility study demonstrating surgical simulation of neuroendoscopic procedures. J Neurosurg. 2015; 123(5):1316–1321.

[8] Muto J, Carrau RL, Oyama K, Otto BA, Prevedello DM. Training model for control of an internal carotid artery injury during transsphenoidal surgery. Laryngoscope. 2017; 127(1):38–43.

[9] Marcus HJ, Seneci CA, Payne CJ, Nandi D, Darzi A, Yang GZ. Robotics in keyhole transcranial endoscope-assisted microsurgery: a critical review of existing systems and proposed specifications for new robotic platforms. Neurosurgery. 2014; 10 Suppl 1:84–95, discussion 95–96.

[10] Haegelen C, Touzet G, Reyns N, Maurage CA, Ayachi M, Blond S. Stereotactic robot-guided biopsies of brain stem lesions: experience with 15 cases. Neurochirurgie. 2010; 56(5):363–367.

[11] Frasson L, Ko SY, Turner A, Parittotokkaporn T, Vincent JF, Rodriguez y Baena F. STING: a soft-tissue intervention and neurosurgical guide to access deep brain lesions through curved trajectories. Proc Inst Mech Eng H. 2010; 224 (6):775–788.

[12] Wei J, Wang T, Liu D. A vision guided hybrid robotic prototype system for stereotactic surgery. Int J Med Robot. 2011; 7(4):475–481.

[13] Lefranc M, Touzet G, Caron S, Maurage CA, Assaker R, Blond S. Are stereotactic sample biopsies still of value in the modern management of pineal region tumours? Lessons from a single-department, retrospective series. Acta Neurochir (Wien). 2011; 153(5):1111–1121, discussion 1121–1122.

[14] Lieberman IH, Togawa D, Kayanja MM, et al. Bone-mounted miniature robotic guidance for pedicle screw and translaminar facet screw placement: part I—technical development and a test case result. Neurosurgery. 2006; 59 (3):641–650, discussion 641–650.

[15] Hong WC, Tsai JC, Chang SD, Sorger JM. Robotic skull base surgery via supraorbital keyhole approach: a cadaveric study. Neurosurgery. 2013; 72 Suppl 1:33–38.

[16] Chauvet D, Missistrano A, Hivelin M, Carpentier A, Cornu P, Hans S. Transoral robotic-assisted skull base surgery to approach the sella turcica: cadaveric study. Neurosurg Rev. 2014; 37(4):609–617.

[17] Matinfar M, Baird C, Batouli A, Clatterbuck R, Kazanzides P. Robot-assisted skull base surgery. IEEE International Conference on Intelligent Robots and Systems, October 29–November 2, 2007.

[18] Kazanzides P, Xia T, Baird C, et al. A cooperatively-controlled image guided robot system for skull base surgery. Stud Health Technol Inform. 2008; 132:198–203.

[19] Kane G, Eggers G, Boesecke R, et al. System design of a hand-held mobile robot for craniotomy. Med Image Comput Comput Assist Interv 2009;12:402–409.

[20] Meola A, Cutolo F, Carbone M, Cagnazzo F, Ferrari M, Ferrari V. Augmented reality in neurosurgery: a systematic review. Neurosurg Rev. 2016.

索引